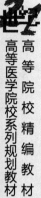

高等医学院校系列规划教材

高等院校精编教材

NEIKE HULI

JIAOXUE ANLI FENXI

内科护理教学案例分析

张先翠 车恒英 陶秀彬◎主编

MEDICAL CARE

北京师范大学出版集团
BEIJING NORMAL UNIVERSITY PUBLISHING GROUP
安徽大学出版社

图书在版编目(CIP)数据

内科护理教学案例分析/张先翠，车恒英，陶秀彬主编. —合肥:安徽大学出版社，2021.3
ISBN 978-7-5664-2214-9

Ⅰ. ①内… Ⅱ. ①张… ②车… ③陶… Ⅲ. ①内科学－护理学－教案(教育)
Ⅳ. ①R473.5

中国版本图书馆 CIP 数据核字(2021)第 054252 号

内科护理教学案例分析　　　　　　　张先翠 车恒英 陶秀彬 主编

出版发行：北京师范大学出版集团
　　　　　安 徽 大 学 出 版 社
　　　　　(安徽省合肥市肥西路 3 号 邮编 230039)
　　　　　www. bnupg. com. cn
　　　　　www. ahupress. com. cn
印　　刷：合肥现代印务有限公司
经　　销：全国新华书店
开　　本：184mm×260mm
印　　张：25
字　　数：608 千字
版　　次：2021 年 3 月第 1 版
印　　次：2021 年 3 月第 1 次印刷
定　　价：89.00 元
ISBN 978-7-5664-2214-9

策划编辑:刘中飞　武溪溪　　　　　　　装帧设计:李　军
责任编辑:武溪溪　　　　　　　　　　　美术编辑:李　军
责任校对:陈玉婷　　　　　　　　　　　责任印制:赵明炎

本书编委会

主　编　张先翠　车恒英　陶秀彬

副主编　匡　霞　范晓莉　潘玲玲　吴　俊

　　　　郑元英　费小芸

编　者　（以姓氏笔画为序）

丁淑芳　王　燕　车恒英　匡　霞

朱玉娟　朱加梅　许崇武　孙翔云

杨玉辉　吴　俊　余正芝　张先翠

陈敬涛　范晓莉　郑元英　费小芸

奚卫珍　陶秀彬　黄美霞　黄碧玲

康建会　童小梨　谢发琴　蒯荟芬

潘玲玲　戴晓英

前　言

本书是根据《国家中长期教育改革和发展规划纲要(2010—2020 年)》《国家中长期人才发展规划纲要(2010—2020 年)》《国家中长期科学和技术发展规划纲要(2006—2020 年)》等文件的精神,本着与时俱进、改革与创新临床护生培养模式和教学方法的宗旨,在借鉴国内外先进教学模式——案例式教学的基础上,编写的适合中国国情的案例版教材。

随着医学科学的快速发展,社会对护理人才综合素质的要求逐渐提高。护生是护理人员的后备力量,临床实习是护生将理论知识向实践转化的重要阶段。长期以来,我国高等教育的教学活动中存在一定的"教""学"分离现象,枯燥的"填鸭式"教学,导致护生学习主动性不够、创新思维不强、自学能力缺乏,影响了人才培养的质量。传统的护理临床教学模式通常只注重提升护生的理论知识水平和操作能力,对护理的整体性和动态性关注不够,导致很多护生真正走向临床时解决实际问题的能力不足,护生不知道实际案例如何,会犯何种错误,应该怎样避免,怎样正确分析等。为了顺应教育部教学改革的潮流,改进现有教学模式和课程体系,提升教学质量和就业率,我们在不改变教学核心内容的前提下,引进国内外先进教学模式,借鉴案例教学成功经验,编写了《内科护理教学案例分析》。

案例教学是教师基于教学目标和内容,设计或收集临床实际案例,创设情境,引导护生找到解决问题的途径或者方法的一种教学手段。在教学过程中,以"案例"为基本素材,把护生带入特定的情景中,通过问题分析培养其运用理论知识解决问题的能力并形成技能技巧。本书涉及人体各大系统的常见典型疾病的诊疗与护理。其主要特点如下:

先进性　在突出基础理论、基本知识和基本技能的基础上,以案例引导教学,书中案例内容紧扣常见病、多发病护理或热点临床护理问题,以能引发循证护理思考为原则。强调以"学"为中心,以学生的主动学习为主,打破传统教学中强调的以"教"为主,将教学改革落到实处。

科学性　书中案例来自于真实的临床实践,在收集、整理、编写和使用过程中,遵循基本伦理原则,如保护患者的隐私、不泄露单位某些信息等。案例的撰写遵循统一的体例;一个完整的护理教学案例由三个部分组成:案例信息、案例正文和案例说明书。案例正文包括基本信息及与案例相关的信息资料等。除案例正文外,还提供相关参考资料和文献等。案例说明书是提供给教师使用的,对此案例应用于教学中需要注意和强调的内容进行说明,采用教学目标—启发思考题—分析思路—理论依据及分析—案例总结的模式,注重创新能力和实践能力的培养。在案例选材上取舍有度,既保证案例的完整性,又注意剔除不必要的内容,并加以合理组织。在案例的叙述上,注意背景介绍清晰简洁,内容描述翔实,结构严谨。力求为学生知识、素质和能力的协调发展创造条件。

启发性　所选案例均是临床护理中的较典型案例,更重要的是,每个案例带有问题,能引发学生思考,通过对案例的学习、思考和讨论,对如何解决临床护理问题富有启发性。

实用性　各章节知识点明确,护生易学,教师好教,可使护生在较短的时间内掌握所学知识。案例内容紧密结合内科护理学相关理论和实践方法,针对内科护理学课程内容的知识重点和难点以及教学目标与要求,让护生在思考、讨论、分析、判断中强化临床思维,从教学案例中有效地理解知识、实践要点及其关联性。本书内容符合教育部制定的基本教学要求,以护理本科实习生为主要使用对象,以适应专业发展需求。

本书是具有丰富临床教学工作经验的各位主编、副主编及编委的教学与经验总结,适用于课堂 PBL 教学、临床带教以及新入职护士、学生自学等。在本书编写和出版过程中,得到了安徽大学出版社的大力支持,在此表示衷心的感谢!

本书是案例版教材。限于我们的水平和经验,本书还存有不足,热忱欢迎广大师生和同行在使用过程中提出宝贵意见和建议,以便进一步修订提高。

主　编

2020 年 11 月

目 录

第一章　呼吸系统疾病患者的护理

第一节　咯血患者的护理

一、案例信息

【摘要】　通过对一例咯血患者进行相关问题的分析,找出导致患者咯血的病因为曲霉菌感染(属于真菌感染)。要求学生掌握咯血的常见并发症及护理重点,在护理过程中如何全面评估患者现有的护理问题及潜在的危险因素,并指导学生对患者实施整体护理,是本文阐述的重点。

【关键词】　咯血;酚妥拉明;窒息护理;肺曲霉病

二、案例正文

(一)基本信息

胡＊＊,男性,56岁,已婚,从事司机工作,高中文化程度。入院时间为2018年11月6日10:22,病史采集时间为2018年11月6日11:00。

(二)护理评估

【健康史】

1.主诉　咯血4天。

2.现病史　患者4天前在无明显诱因下出现咯血,鲜红色,量少,约30 mL,遂至宣城市某医院就诊,行胸部CT示:①左肺多发病变,支气管扩张伴感染? 真菌感染? ②左肺下叶多发模糊影,考虑咯血后改变;③左肺上叶支气管欠通畅;④右肺上叶结节灶。予以头孢哌酮钠舒巴坦钠抗感染,酚妥拉明、止血二联等止血及对症支持治疗,未见好转。11月5日患者再发大咯血,量较多,鲜红色,共约500 mL,考虑患者病情进一步加重,遂转来我院就诊。门诊拟以"肺部病变伴大咯血,高血压病3级"收住我科。患者神志清楚,精神萎靡,无头痛、头昏,无腹痛、腹胀,无恶心、呕吐,睡眠、食欲尚可,二便正常,近期体重无明显变化。

3.日常生活形态

(1)饮食:每日三餐,主食100 g左右,以米饭为主,饮食清淡。

(2)睡眠:平时睡眠规律,睡眠时间为每日6～7 h,睡眠质量尚可。

(3)排泄:平时大便每日1～2次,为成形软便,小便正常,小便每日约1500 mL。

（4）自理及活动能力：日常生活完全可以自理，偶尔锻炼，以行走为主，步行约 2 km。入院评估日常生活活动（activity of daily living，ADL）16 分，日常生活可以自理。

4. 既往史　既往有高血压病史，最高血压 180/110 mmHg，服用依那普利控制血压。否认糖尿病、冠心病、肝炎、菌痢、伤寒等病史，否认手术、输血史，否认药物、食物过敏史，预防接种史不详。

5. 个人史　生于芜湖市，无长期外地居住史，无疫区居留史，无特殊化学品及放射性物质接触史。已婚已育，子女体健。

6. 家族史　家族中否认遗传性疾病及类似病史。

7. 心理状况

（1）情绪状态：患者入院前一天发生大咯血，情绪紧张、焦虑，内心害怕，不知道咯血的原因，也担心疾病的预后。

（2）对所患疾病的认识：患者既往有高血压病史，长期服用降压药，已戒烟戒酒，略知晓与高血压相关的饮食注意事项。不知道本次咯血的原因及相关注意事项。患者是一名司机，长期接触汽车尾气及其他有害气体，工作环境较差；同时长时间驾驶易使人疲劳，抵抗力下降，不知道职业相关因素可能会导致本次疾病的发生。

（3）重大应激事件及应对情况：近期无重大应激事件。

8. 社会状况

（1）社会支持系统：家庭关系和睦，家人对患者的病情较为关心，对患者能给予足够的关心与照顾。

（2）经济状况及付费方式：患者有城镇居民医疗保险，家庭收入稳定，完全可以承担医疗费用。

【体格检查】

体温（temperature，T）36.3 ℃，脉搏（pulse，P）78 次/分，呼吸（respiration，R）19 次/分，血压（blood pressure，BP）130/78 mmHg。发育正常，营养一般，由推车推入病室，端坐体位，表情自然，言语流利，神志清楚，查体合作。胸廓对称，呼吸节律正常，肋间隙正常，胸壁无压痛。①肺检查。视诊：呈腹式呼吸，呼吸运动正常，肋间隙未见明显异常。触诊：语颤正常，双肺未触及胸膜摩擦感，未触及皮下捻发感。叩诊：双肺叩诊呈清音。听诊：双肺呼吸音粗，可闻及湿性啰音，未闻及胸膜摩擦音，满肺语音传导未及明显异常。②心检查。视诊：心前区无隆起，心前区无异常搏动。触诊：心尖搏动位置正常，未触及震颤，无心包摩擦感。叩诊：心界正常。听诊：心率 78 次/分，律齐，心音有力。各瓣膜听诊区未闻及病理性杂音，未闻及额外心音，未闻及心包摩擦音。周围血管征阴性。

【辅助检查】

检查项目：真菌 D-葡聚糖；胸部高分辨率 CT（HRCT）平扫。

（三）护理计划

日期	患者问题	相关因素	临床表现	护理目标	干预措施	效果评价	评价时间
2018-11-06 11:46	P_1.潜在并发症:大咯血、窒息	与肺部感染引起咯血有关	患者于11月5日发生大咯血,鲜红色,约500 mL	控制患者咯血症状,住院期间无大咯血和窒息的发生	I_1.观察咯血的量、颜色、性状及患者的意识状态,及时发现窒息征象,配合医生抢救,并做好护理记录。 I_2.床边备负压吸引器,必要时用吸痰管进行负压吸引,嘱患者咯血时勿屏气,保持呼吸道通畅。 I_3.遵医嘱予以头孢哌酮钠舒巴坦钠、莫西沙星联合抗感染,酚磺乙胺、氨甲苯酸、血凝酶止血等对症治疗。 血凝酶具有特定的机制,不仅可以有效止血,还具有在正常血管系统中不引起血栓形成的特点,逐渐为临床医生所重视[1]。 I_4.给予低盐、低脂、温凉饮食指导。 I_5.心理护理:护理人员要积极与患者沟通,了解患者的心理情况,建立良好的护患关系,让患者对护理人员产生信任感[2],缓解患者的紧张、焦虑情绪。紧张、恐惧、悲观、失望的心理及高度的精神紧张可反射性地引起喉头痉挛而易发生窒息[3]	患者住院期间未发生大咯血和窒息	2018-11-28 08:00
2018-11-06 11:46	P_2.知识缺乏:缺乏疾病相关知识	与患者的文化程度不高、不易理解疾病知识有关	患者不知道与咯血有关的饮食、用药、活动等注意事项以及疾病检查的意义和重要性	患者知晓与咯血相关的饮食、用药、活动等相关知识	I_1.向患者及家属介绍咯血的原因和治疗方法。 I_2.为患者提供整体护理,向患者介绍饮食、用药、休息、活动等相关知识。在有效的护理干预作用下,能进一步提升临床针对该患者的诊治效率,促进其康复[4-5]。 I_3.向患者解释确定疾病病因的检查方法,如肺穿刺、纤维支气管镜检查、血液和痰液检查等,取得患者的配合。 I_4.鼓励患者主动参与医疗等相关活动,医患间充分沟通,使患者感知自己的健康状况越来越好,在诊疗过程中能够获得更佳的就医体验,在身心方面感到满意[6-7]	患者知晓自身咯血的原因及饮食、日常活动等注意事项	2018-11-13 10:00
2018-11-10 13:00	P_3.焦虑	与反复咯血、担心疾病预后有关	患者情绪紧张,对治疗效果不满意	患者情绪良好,积极配合治疗	I_1.聚焦模式:对患者的心理问题及突出特点予以聚焦放大,制定针对性的护理方案[8-9]。 I_2.医护患一体化模式以患者为中心,实现医护患三方有效沟通[10-11]。 I_3.向患者做好解释及宣教工作,增进护患沟通,以增加患者的安全感。 I_4.支持性心理治疗:从患者的病情和心理状态出发,用理解、同情、共情等方法,与患者及家属形成同盟,针对患者的心理和情绪问题寻找解决方法,使患者获得自尊和自信,减轻焦虑,改善症状[12]	患者的焦虑情绪明显得到缓解,积极配合治疗	2018-11-13 14:00

日期	患者问题	相关因素	临床表现	护理目标	干预措施	效果评价	评价时间
2018-11-10 02:00	P₄. 睡眠形态紊乱	与晚夜间反复咯血有关	患者于11月9日19:32、11月10日01:05分别发生咯血,整个晚夜间睡眠时间约4 h	咯血次数减少,晚夜间睡眠时间增加	I₁. 遵医嘱予以酚妥拉明持续静脉泵入止血、血凝酶静脉注射止血,控制咯血症状。早期科学有效的止血方法对改善咯血患者的病情、提高治疗效果和改善预后具有重要作用[13-14]。 I₂. 晚夜间根据患者病情测量生命体征,减少不必要的打扰。 I₃. 在咯血症状得到控制后,嘱患者勿紧张、焦虑,注意休息,保证睡眠质量	患者未再咯血,晚夜间平均睡眠时间6~7 h	2018-11-14 07:00
2018-11-10 15:00	P₅. 舒适的改变	与病情需要限制活动及持续静脉泵入药物、持续床边心电监护有关	输液延长管及各种导联线限制了患者的活动,舒适度明显下降	患者能主诉舒适感增加	I₁. 向患者解释卧床休息、减少活动及交谈的必要性,得到患者的理解。 I₂. 保持床单位清洁、干燥,及时更换被服,增加舒适度。 I₃. 保持病室内空气流通和清新,利于呼吸。 I₄. 指导床上适当活动,活动的幅度勿过大。如床上减压活动,能促进机体血液循环,有助于降低静脉血栓的发生[15]。 I₅. 指导患者进行呼吸功能锻炼,帮助疾病恢复。有效的呼吸训练有助于提高肺功能,对预防肺部感染具有重要意义[16]	遵医嘱停酚妥拉明持续静脉泵入及床边心电监护,患者病情较前平稳,可适当下床活动,患者主诉舒适感较前增加	2018-11-21 16:00
2018-11-16 12:00	P₆. 感染	与肺曲霉菌感染有关	$(1,3)$-β-D-葡聚糖 128.6 ng/L	真菌感染得到对症治疗,病情好转	I₁. 遵医嘱予以伏立康唑静滴,进行抗真菌感染治疗。肺曲霉病患者短期(2~4周)静脉注射伏立康唑的有效率为53%,安全性明显提高[17]。 I₂. 定期进行血常规、真菌D-葡聚糖监测,了解感染情况。 I₃. 定时监测体温,做好护理记录。 I₄. 加强营养,增强机体抵抗力。 I₅. 各项操作均遵守无菌原则,医务人员严格执行手卫生,防止交叉感染。医务人员的手成为病原菌的主要传播媒介,提高医务人员手卫生执行率可明显降低医院感染率[18-19]	患者病情明显好转,已无咯血,一般情况尚可,生命体征平稳	2018-11-28 08:30

（四）护理记录

2018-11-06 11:46

患者因"咯血4天"而入院,入院后给予全面综合评估,既往有高血压病史,长期口服降压药,入院测血压为130/78 mmHg。跌倒评分1分,为低危风险;Braden压疮风险评分22分,无压疮风险;ADL评分16分,生活完全可以自理,无需依赖;Caprini静脉血栓栓塞症

(VTE)风险评分1分,无静脉血栓风险。患者神志清楚,精神欠佳,入院前一晚发生大咯血,鲜红色,量约500 mL,因有再次发生大咯血的危险,遵医嘱予以下病重通知。遵医嘱完善相关检查,给予抗感染、止血等对症处理,床边备负压吸引器。对患者进行疾病相关知识宣教,告知患者用药的作用,进行饮食宣教。告知患者进低盐、低脂、温凉饮食,避免过冷或过热的食物诱发或加重咯血;避免进食盐分、较油腻食物较多,否则不利于血压的控制;告知其多饮水,多食富含纤维素的食物,以保持排便通畅,避免排便时腹内压增加而引起再度咯血。若再次发生咯血,告知患者勿屏气,以免诱发喉头痉挛,使血液引流不畅而形成血块,导致窒息。

2018-11-09 07:30

患者晨起少量咯血,鲜红色,向患者进行宣教。少量咯血以静卧休息为主,指导患者适当床上活动,如床上翻身、抬臀、踝泵运动、呼吸功能锻炼等,活动时间勿过久,勿过度用力而引起疲劳,活动幅度勿过大,以减少肺部的活动度,再次进行低盐、低脂、温凉饮食指导。

2018-11-09 19:32

患者发生咯血,鲜红色,量约5 mL,遵医嘱予以血凝酶1支静脉注射,嘱患者勿紧张,卧床休息,进温凉饮食,继续观察病情。

2018-11-09 20:30

患者未再咯血,嘱患者多注意休息,放松心情,关闭病室内灯,嘱病室内其他人减少交谈,创造良好的休息环境,保证患者的睡眠质量。

2018-11-10 01:05

患者再次发生咯血,鲜红色,量约10 mL,遵医嘱予以血凝酶1支静脉注射,继续观察病情,嘱患者勿紧张,卧床休息,继续观察病情,做好护理记录。

2018-11-10 02:00

患者未再咯血,安静休息中。加强病房的巡视工作,走路、关门等动作宜轻柔。

2018-11-10 12:58

患者发生咯血,鲜红色,量约15 mL,嘱患者将气管内痰液和积血轻轻咳出,保持气道通畅。遵医嘱予以床边心电监护,监测生命体征,遵医嘱予以0.9%氯化钠溶液48 mL+酚妥拉明20 mg,以5 mL/h的速度持续静脉泵入,观察药物疗效及有无低血压、心动过速、心律失常、恶心、呕吐等不良反应。由于反复咯血,患者对治疗效果不满意,情绪紧张、焦躁。与患者及家属沟通交流,了解患者内心的焦虑因素。与床位医生沟通,共同向患者解释药物的作用过程,导致咯血可能的原因以及探寻病因的方法,让患者了解疾病的诊疗过程,并鼓励患者参与诊疗活动,增加患者的安全感,减轻患者的焦虑,避免紧张、焦躁的情绪加重咯血。同时嘱其仍要静卧休息,食用温凉饮食,继续观察病情。

2018-11-10 14:00

患者未再咯血,情绪稍平稳,安静休息,加强病房巡视,观察病情。

2018-11-13 14:00

患者病情平稳,未再咯血,焦虑情绪较前明显好转。患者知道与咯血相关的饮食、用药、活动等相关知识,能够积极配合诊疗活动,知晓为确定病因所需要做的相关检查。

2018-11-13 15:50

　　为进一步明确病因,予以CT引导下行肺穿刺活检术。术前与患者及家属充分沟通,取得患者及家属同意并签字。通过CT定位确定穿刺部位,穿刺成功后活检取出少许病灶组织,送病理检查。术中无异常,术后安全返回病房,予以测量生命体征,无不适主诉。

　　2018-11-14 05:00

　　患者发生咯血,鲜红色,量约30 mL,遵医嘱予以血凝酶1支静脉注射,调节酚妥拉明的泵入速度,以10 mL/h持续静脉泵入,做好咯血相关的健康宣教工作及病情观察。

　　2018-11-14 08:35

　　患者的咯血症状得到控制,予以调节酚妥拉明静脉泵入速度为5 mL/h。

　　2018-11-14 17:15

　　患者再次发生咯血,鲜红色,量约15 mL,遵医嘱予以血凝酶1支静脉注射,酚妥拉明持续静脉泵入,嘱其勿紧张,静卧休息,继续观察病情。

　　2018-11-14 18:00

　　患者的咯血症状较前好转,嘱患者进食晚餐宜温凉,避免进食辛辣刺激性食物,多饮水。

　　2018-11-16 12:00

　　患者目前的主要症状为咯血,已给予头孢哌酮钠舒巴坦钠、莫西沙星联合抗感染、止血等治疗数日,但仍有间断性咯血。经全院会诊(肿瘤内科、感染科和CT室),一致考虑肺曲霉菌感染可能性大,患者真菌D-葡聚糖检测为128.6 ng/L。遵医嘱予以伏立康唑进行诊断性抗真菌治疗,观察有无视觉障碍、发热、皮疹、恶心、呕吐、腹泻、头痛等不良反应,监测患者的肝肾功能。

　　2018-11-19 10:00

　　患者病情平稳,未再咯血,为明确患者肺部病变,拟行纤维支气管镜检查。右肺上叶各级支气管管腔通畅,黏膜光滑,未见新生物及出血;右肺中叶及下叶各级支气管管腔通畅,黏膜光滑,未见新生物及出血,于右肺下叶行肺泡灌洗,送病理检查;左肺上叶固有支可见血性分泌物,于此处行肺活检(取组织4块)、肺泡灌洗并刷检,送病理检查;左肺下叶各级支气管管腔通畅,黏膜光滑,未见新生物及出血。操作顺利,患者安返病房,嘱患者术后2 h禁食、禁水,卧床休息。

　　2018-11-20 10:00

　　患者CT引导下肺穿刺活检结果示:未见明显阳性结果。肺泡灌洗液见上皮细胞及炎细胞,根据患者病史、临床表现和辅助检查,同时结合全院多学科会诊意见,仍考虑肺曲霉菌感染可能,继续予以伏立康唑治疗,密切观察患者病情变化。

　　2018-11-21 16:00

　　患者病情平稳,未再咯血,遵医嘱停酚妥拉明静脉泵入。

　　2018-11-26 12:52

　　患者病情平稳,生命体征正常,一般情况尚可,遵医嘱予以停病重通知。

　　2018-11-28 08:30

　　患者被诊断为"肺部感染伴大咯血(真菌感染)"。经过积极治疗后,病情明显好转,已无咯血多日,一般情况尚可,生命体征平稳,遵医嘱办理出院。嘱患者口服抗真菌药物,出院后注意忌刺激性食物,避免剧烈运动,避免感染,定期复查血常规、肝肾功能及凝血,1个月后复查胸部 CT,如有不适,我科随诊。

三、案例说明书

（一）教学目标

1. 了解咯血的病理生理及诊断方法。

2. 熟悉咯血的病因及治疗方法。

3. 掌握大咯血的临床处理流程及发生窒息的急救措施。

（二）启发思考题

1. 大咯血和窒息的临床急救流程是什么？其中最关键的步骤是什么？

2. 在咯血的药物治疗中,垂体后叶素和酚妥拉明均是常用止血药,这两种药物的作用机制是什么？

3. 感染是如何导致咯血的？

（三）分析思路

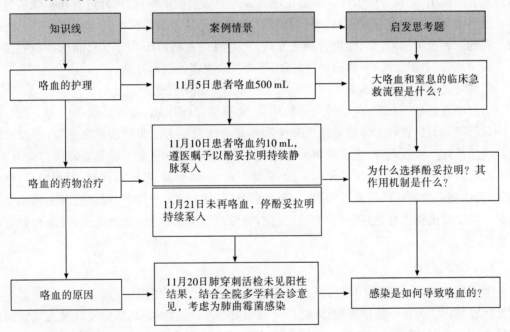

（四）理论依据及分析

1. 大咯血和窒息的临床急救流程是什么？其中最关键的步骤是什么？

咯血是呼吸内科常见的临床症状,也是呼吸内科经常遇到的急症之一,若不及时进行科学对症的治疗,会引起失血性休克、窒息等性质较严重的并发症,甚至会危及患者的生命安全[20]。在本案例中,患者入院前发生大咯血,入院后出现反复多次的少量咯血,但不能排除大咯血、窒息的危险,因此我们要做好大咯血、窒息的预防措施,掌握急救流程。

发生大咯血者应绝对卧床休息,暂禁食,遵医嘱应用止血药物,保持呼吸道通畅,嘱患者将气管内积血轻轻咳出,勿屏气,以免诱发喉头痉挛,导致窒息。窒息是咯血直接致死的主要原因,应及时识别与抢救,如抢救不及时,将会导致患者在较短时期内发生窒息甚至死亡[21]。窒息发生时患者可表现为咯血突然减少或中止,表情惊恐或紧张,大汗淋漓,两手乱动或指喉头(示意空气吸不进来),继而出现发绀、呼吸音减弱、全身抽搐甚至心跳和呼吸停止而死亡。护士对咯血量较大的患者,尤其是易发生窒息者应保持高度警惕。一旦发生窒息,立即取头低脚高45°俯卧位,面向一侧,迅速排出气道和口咽部的血块,必要时进行负压吸引,给予高浓度吸氧,做好气管插管或气管切开的准备与配合工作,解除呼吸道阻塞。

2.在咯血的药物治疗中,垂体后叶素和酚妥拉明均是常用止血药,这两种药物的作用机制是什么?

在本案例中,患者住院期间一直遵医嘱静脉泵入酚妥拉明止血。酚妥拉明和垂体后叶素是近年来临床应用较普遍的两种药物,对控制咯血有显著效果[22]。现代临床对治疗大咯血已达成共识,一致表示早期有效地控制咯血是治疗的关键[23]。垂体后叶素在治疗大咯血时起效迅速且效果显著,有收缩肺小动脉和毛细血管的作用,减少血流量,从而使咯血减少,达到止血的目的[24]。但其可以引起全身血管收缩,并可引起子宫收缩,因此存在冠心病或高血压者应慎用,妊娠者则禁用。酚妥拉明为α-肾上腺素能阻滞药,可通过直接扩张血管使肺血管阻力降低,肺动静脉压降低,从而减轻出血,由于其为血管扩张药,对于存在高血压、冠心病的患者更为适用。回顾患者病史发现,患者既往有高血压,因此,只能选择酚妥拉明联合酚磺乙胺、氨甲苯酸、卡络磺钠、血凝酶等来控制患者的咯血症状。

3.感染是如何导致咯血的?

引起咯血的病因众多,包括呼吸系统疾病、心血管系统疾病、血液系统疾病等。在本案例中,结合病因、患者的诊断检查结果和全院专家会诊意见考虑为肺曲霉菌感染,予以诊断性抗真菌治疗。经过治疗,患者未再发生咯血,因此患者发生咯血可能与曲霉菌感染有关。咯血的病因有感染性因素、医源性因素、创伤性因素、肿瘤性因素、血管疾病、凝血障碍、肺疾病等,其中感染为咯血的最常见病因,占全部咯血病因的60%~70%,侵袭性真菌感染也较常见。其发病机制主要是感染引起炎症反应,导致黏膜充血水肿,血管扩张,继而破裂造成出血。

(五)案例总结

本案例患者为一名中年男性,既往有高血压病史,长期服用降压药,血压控制良好。本次发病以"咯血"为单一临床表现,入院后完善相关检查,通过肺穿刺活检及纤维支气管镜检查确定疾病病因及肺部病变,结合全科会诊意见,考虑为肺曲霉菌感染。肺曲霉病是由曲霉属真菌感染或吸入曲霉属抗原所引起的一组急慢性肺部疾病。最常见的引起肺部曲霉感染的是烟曲霉。曲霉广泛存在于自然界中,主要存在于有机质坏死物、发霉谷物、饲料、水、土壤、衣服和家具中。曲霉为条件致病菌,当患者免疫功能低下或损伤时易受感染。治疗上遵医嘱予以伏立康唑抗真菌,同时持续泵入酚妥拉明,联合静滴氨甲苯酸、酚磺乙胺、卡络磺钠止血治疗。在整个诊疗过程中,患者因反复咯血而存在紧张、焦虑情绪,对治疗没有信心。通过与患者的沟通,正确进行健康宣教后,患者的不良情绪明显改善,能积极配合治疗,经过2周的治疗与护理,患者康复出院。

因患者年龄不大,生活完全可以自理,营养状况良好,除咯血外无其他不适主诉,易沟通,所以在护理方面没有太大的困难,主要是做好病情的观察及心理护理。在日常护理中,加强与患者及家属的沟通,对患者进行低盐、低脂、温凉饮食宣教,嘱患者多卧床休息,减少不必要的交谈及活动,减少肺的活动度,从而减少咯血;向患者介绍用药的作用及不良反应,如与伏立康唑有关的视觉障碍、发热、皮疹、恶心、呕吐、腹泻、头痛等不良反应,监测肝肾功能;对患者进行心理护理,避免紧张、焦虑情绪影响疾病的恢复。

通过本案例我们总结经验,在临床实践中遇到类似的患者,我们该从哪些方面处理呢?

首先,在整个住院诊疗过程中,要注重与患者的沟通,学会站在患者的角度思考问题。在本案例中,患者主诉"咯血4天",在入院前一天发生大咯血,既往有高血压,是一名司机,56岁,无吸烟、酗酒等不良嗜好,入院后遵医嘱给予抗感染、止血等对症治疗,并完善相关检查,帮助疾病诊断。在患者住院期间,通过沟通了解到患者存在的问题有:①患者不知道咯血的原因。②患者未重视日常工作、生活的环境。③患者不能重视大咯血对生命影响的重要性。④患者担心疾病的预后,害怕是重症疾病或肿瘤。⑤反复发生的咯血使患者情绪焦虑,觉得治疗无效,患者内心希望能尽快止住咯血症状,找出病因,能有针对性的病因治疗。⑥患者希望医生或护士能主动告诉自己疾病的诊疗过程。⑦患者希望有人能告诉自己疾病的相关知识。⑧患者希望得到医生、护士的关心,希望他们能耐心地倾听自己的主诉。

其次,作为责任护士,针对患者的咯血症状,要做好病情的观察,观察咯血的量、颜色和性状,及时通知医生处理咯血症状,做好护理记录。准备好大咯血、窒息的急救措施,掌握急救流程,能及时、有效地配合医生的抢救。与此同时,我们应从患者的病情和心理状态出发,用理解、同情、共情等方法,将个性化的整体护理贯穿在整个住院过程中。针对患者存在的问题,主要的护理措施是做好健康宣教:①患者入院当天,向患者介绍与咯血有关的饮食、休息与活动等宣教知识,考虑患者的高血压病史,指导患者按时服用降压药,进低盐、低脂饮食,控制血压,让患者对疾病有初步的认识。②主动向患者介绍责任护士及床位医生,让患者有问题时能第一时间找对人,及时帮助患者解决问题,增加患者的安全感。③与医生沟通,了解患者的治疗方案,告知患者疾病的诊疗过程、相关检查的意义,取得患者的配合,鼓励患者主动参与诊疗活动,让患者了解疾病知识。④告知患者药物的作用及可能出现的不良反应,药物治疗是循序渐进的过程,可与患者分享同病例的治疗情况,增加患者对治疗的信心。⑤加强病房的巡视工作,多问候患者,以表示关心,同时从与患者的交谈中发现其不良情绪,做好心理护理。

本案例患者以"咯血"为单一临床表现,其他表现较强烈的即为心理焦虑状态,在护理过程中要学会找出患者的焦虑因素,学习沟通技巧,学习新的心理护理方法,如聚焦模式、医护患一体化模式等。

(六)课后思考题

1.对于持续性咯血患者,应选择哪种治疗方法?

2.哪些情形的咯血患者易发生窒息?

参 考 文 献

[1]血凝酶在急性出血临床应用专家组.血凝酶在急性出血性疾病中应用的专家共识[J].中

华急诊医学杂志,2018,27(2):137－140.

[2]李卫新.肺结核咯血患者的护理[J].中国实用医药,2014,9(26):206－207.

[3]周春萍,许日波,李源.个性化健康教育对肺结核咯血病人治疗依从性的影响[J].全科护理,2014,12(11):1046－1047.

[4]张丹丹.全程护理对肺结核并咯血患者疗效的影响分析[J].中国医药指南,2018,16(24):257－258.

[5]亢丽.支气管扩张大咯血介入治疗的护理干预效果分析[J].中国实用医药,2018,13(17):167－168.

[6]Sweeney J C,Danaher T S,Mccoll-Kennedy J R. Customer effort in value cocreation activities[J].Journal of Service Research,2015,18(3):1－18.

[7]Le N H,Anh P N T,Thuy P N. The effects of interaction behaviors of service frontliners on customer participation in the value co-creation:a study of health care service[J]. Service Business,2017(11):253－277.

[8]刘彩霞,吉红.聚焦解决模式在抑郁症患者家属心理护理中的应用[J].中国医学创新,2016,13(4):107－110.

[9]农惠娟,陈淑娴,刘旭,等.聚焦模式在精神分裂症患者中护理效果的研究[J].齐齐哈尔医学院学报,2016,37(16):2102－2104.

[10]蒋芳,庄利梅,张金娟.医护患一体化心理护理模式在食管癌同期放化疗患者中的运用[J].护理实践与研究,2016,13(20):79－80.

[11]曹晓欣,廖旻媛.医护患一体化管理对冠状动脉支架置入术患者焦虑及睡眠质量的影响[J].临床护理杂志,2018,17(4):8－11.

[12]简可雯,张秋华,陈依柔,等.慢性阻塞性肺疾病合并焦虑抑郁障碍的研究进展[J].国际呼吸杂志,2018(2):142－146.

[13]邹昵.垂体后叶素联合酚妥拉明治疗支气管扩张大咯血的疗效分析[J].中国处方药,2016,14(4):86－87.

[14]熊焕文,徐劲松.垂体后叶素联合酚妥拉明治疗支气管扩张咯血临床观察[J].南昌大学学报(医学版),2014,54(7):32－33.

[15]屈伟侠,王丽君.床上减压运动预防卧床老年患者深静脉血栓的临床观察[J].解放军护理杂志,2015,32(18):12－14.

[16]王光珏,潘超,徐畅,等.缩唇腹式呼吸训练与肺功能锻炼对肺癌手术患者肺部感染的影响[J].中华医院感染学杂志,2018,28(19):3023－3025.

[17]郭宪立,宋宁,刘跃,等.2015慢性肺曲霉菌病诊断和治疗临床指南解读[J].临床荟萃,2016,31(3):325－331.

[18]郗萍,付菊芳,刘冰,等.医务人员手卫生依从性现状调查[J].中国感染控制杂志,2015,14(2):120－123.

[19]王燕.医务人员手卫生依从率现状及影响因素[J].全科护理,2018,16(30):3752－3754.

[20]梁籹山,张东香,田良东.垂体后叶素联合酚妥拉明治疗支气管扩张咯血临床疗效观察[J].实用医院临床杂志,2016,13(6):147－148.

[21]苑爱荣.76例肺结核大咯血患者临床急救护理体会[J].疾病监测与控制杂志,2016,10(7):596－597.

[22]周建华.垂体后叶素联合酚妥拉明治疗支气管扩张大咯血的效果观察[J].中国当代医药,2014,21(5):54－55.

[23]王德钦,郭新军.酚妥拉明联合垂体后叶素治疗老年支气管扩张伴大咯血40例[J].中国老年学杂志,2016,34(4):1062－1063.

[24]中华医学会儿科学分会呼吸学组.儿童咯血诊断与治疗专家共识[J].中华实用儿科临床杂志,2016,31(20):1525－1530.

第二节　慢性支气管炎急性发作患者的护理

一、案例信息

【摘要】　慢性支气管炎是气管、支气管黏膜及周围组织的慢性非特异性炎症,通常指一年中持续咳嗽3个月以上且连续出现2年或2年以上的症状,以50岁以上患者较多,故又称为"老慢支"。临床上常表现为咳嗽、咳痰,或伴有气短、喘息等,严重者可并发肺气肿、肺心病和中毒性休克等。漫长而寒冷的冬季,对老年慢性支气管炎患者来说是一个"关口"。有"老慢支"病史的人,冬季容易因受寒感冒、烟雾尘埃污染、化学品过敏等因素导致复发。本案例针对"老慢支"患者提出个性化护理,以实践预防大于治疗。

【关键词】　慢性支气管炎;慢性病;护理

二、案例正文

（一）基本信息

陈＊＊,女性,79岁,已婚,务农,文盲。入院时间为2018年11月11日15:00,病史采集时间为2018年11月11日15:10。

（二）护理评估

【健康史】

1.主诉　反复咳嗽、咳痰30余年,再发伴胸闷、气喘1月余,加重1周。

2.现病史　患者诉1个多月前活动后开始反复出现胸闷、气促症状,咳嗽、咳痰,痰液呈浆液性、泡沫性且不易咳出,无胸痛,无四肢乏力,无咽干喉痛,无头痛。就诊于外院,被诊断为"慢性支气管炎急性发作,通气功能障碍",予以抗感染等对症处理后未见明显好转,今为求进一步诊治,就诊于我院,拟以"慢性支气管炎"收住入院。病程中,患者神志清楚,精神尚可,无心慌胸闷,无夜间阵发性呼吸困难,无端坐呼吸,纳差,睡眠欠佳,大小便正常,近期体重未明显下降。

3.日常生活形态

（1）饮食:每日三餐,早餐一般为稀饭和鸡蛋,午餐、晚餐主食75～100g,以米饭为主,辅以肉和蔬菜,爱吃肉类,不爱吃蔬菜,喜爱吃咸菜。饮水量每日约 1500 mL,以浓茶为主。发病以来纳差。

(2)睡眠:平时睡眠规律,一般晚 7~8 点入睡,早 5~6 点起床,无午睡习惯,睡眠质量尚可。发病以来睡眠欠佳,心理压力大,易醒,每日睡眠 5~6 h。

(3)排泄:小便每日 6~7 次,夜间排尿 2~3 次,小便色清,淡黄色,无泡沫,尿量每日约 2000 mL。大便每日 1 次,为成形软便。发病以来无改变。

(4)自理及活动能力:平时日常生活可以完全自理,在家务农,可承担大部分家务劳动。发病以来生活可以自理,但活动后易胸闷、气喘,活动无耐力,一般在家中休息。

4.既往史 有糜烂性胃窦炎 10 余年,目前未服用药物。慢性胆囊炎 20 余年。肾结石于 2010 年 8 月行体外冲击波碎石治疗。血压一直偏高,未作任何处理。否认肝炎、结核病、疟疾病史,否认外伤、输血史,否认食物、药物过敏史,预防接种史不详。

5.个人史 生长于芜湖市无为县,现仍在原居住地,无疫区、疫情、疫水接触史,无矿区、矿山、高氟区、低碘区居住史,无化学物质、放射性物质、有毒物质接触史,无吸毒史。23 岁结婚,育有四子二女,均体健。吸烟 46 年余,每日 3~5 支,偶饮酒,否认酗酒。

6.家族史 否认家族支气管炎病史。

7.心理状态

(1)情绪状态:担心自己生病会耽误儿女工作及生意,担心自己种植的农作物及饲养的家禽,有些焦虑。

(2)对所患疾病的认识:患者一直务农,认为自己的身体很好,对于胃窦炎和胆囊炎认知不够,平时出现不适症状后都会自行缓解,认为是"老毛病"了,无需处理。现出现活动后胸闷、气喘现象且缓解慢,担心疾病预后,对疾病认知不全,对于"慢性支气管炎"的病因、诱因和治疗等都不了解,也不知晓戒烟的必要性,平时爱吃荤菜和咸菜(会加重胃窦炎)。希望医务人员在上述方面给予更详细、具体的指导,并表示会积极配合医生的治疗,尽早好转出院。

(3)重大应激事件及应对情况:近期无重大应激事件。

8.社会情况

(1)社会支持系统:与丈夫在农村居住,夫妻关系和睦,子女在芜湖市及外地工作生活。入院以来丈夫和子女陆续陪伴,积极寻求医疗帮助。患者爱种菜和养家禽,入院以来比较担心家人不能安排好家中事务,后丈夫回去照顾家中事务,患者可安心治病。平时患者承担家中大部分事务,照顾丈夫并给子女提供大量农产品。

(2)居住与工作环境:现和丈夫住在老家房子,有大院子,新农村环境优美,空气清新,购物方便,周围的医疗环境较差。

(3)经济状况及付费方式:夫妻二人一直务农,有新农合医保和养老保险金,子女孝顺且经济能力很好,支付医疗费用不存在问题。

【体格检查】

T 36.5 ℃,P 85 次/分,R 20 次/分,BP 132/90 mmHg,体重(weight,W)50 kg。神志清楚,精神尚可,全身皮肤黏膜未见黄染,浅表淋巴结未及肿大,颈软,气管居中,双肺呼吸音粗,未闻及明显干湿啰音;心律齐,未闻及明显病理性杂音;腹平软,无压痛、反跳痛,肝脾肋下未及,移动性浊音(一);双下肢无水肿,神经系统(NS)病理征(一)。

【辅助检查】

检查项目:血气分析;常规心电图;超声心动图;胸部CT;肺功能。

（三）护理计划

日期	患者问题	相关因素	临床表现	护理目标	干预措施	效果评价	评价时间
2018-11-11 15:10	P_1. 清理呼吸道低效	两肺慢性支气管炎症	咳嗽、咳痰,痰液呈浆液性黏痰且不易咳出	能将痰液有效咳出,咳嗽、咳痰症状减轻	I_1. 予以左氧氟沙星、氨溴索等抗感染、化痰治疗。 I_2. 保持病室内空气清新,温度保持在18～22℃,湿度保持在50%～70%,避免烟尘及尘土的刺激,劝其戒烟。 I_3. 鼓励患者咳出痰液,保持呼吸道通畅。 I_4. 指导患者有效咳痰。正确的咳痰方法是:取坐位或半卧位,屈膝,上身前倾,双手抱膝或环抱一枕头用两肋夹紧,进行数次深而缓慢的腹式呼吸,深吸气后屏气3～5 s,然后腹肌用力,两手抱紧枕头或膝盖,用力作爆破性咳嗽,将痰液咳出。 I_5. 教会家属叩击拍背法,使患者及时清除痰液,改善肺泡通气功能[1]。 I_6. 遵医嘱予以振动排痰[2]	咳嗽、咳痰程度减轻,次数减少。肺部感染控制较好,但仍有胸腔积液,听诊呼吸音弱。患者及家属已知晓有效咳嗽、咳痰的方法	2018-11-16 08:00
2018-11-11 15:10	P_2. 气体交换受损	与痰多且痰液呈浆液性不易咳出有关	主诉发病以来活动后胸闷气急,休息很久后才能缓解	改善胸闷症状,咳嗽、咳痰症状减轻,痰液能够有效咳出	I_1. 予以布地奈德＋沙丁胺醇雾化吸入治疗。 I_2. 给予舒适体位,如抬高床头半坐位和高枕卧位。 I_3. 遵医嘱给予持续低流量吸氧(2～3 L/min),并保持输氧装置通畅,向患者说明其意义和目的。提高动脉血氧分压,防止心肌、脑缺氧[3]。 I_4. 患者出现呼吸困难、发绀时,应绝对卧床休息,做好生活护理。 I_5. 鼓励患者适度床边活动,以增加肺活量。 I_6. 教会患者锻炼肺功能的方法,如缩唇呼吸和腹式呼吸,对于不能理解的患者,直接让患者吹气球来锻炼肺功能[4]	患者可自理小部分日常生活(如下地和如厕)。痰液变稀薄且易咳出	2018-11-16 08:00
2018-11-11 15:10	P_3. 恐惧、焦虑	与对疾病知识不了解有关	反复询问病情,担心住院所花的费用高,呈现预感性悲哀状态	消除其负面情绪	I_1. 予以心理支持,提供专业的医疗知识及护理措施[5]。 I_2. 介绍疾病转归发展,指导患者配合治疗的方法。 I_3. 遵医嘱对症治疗,积极处理,为患者提供安全感。 I_4. 以成功的案例为例,增强患者的自信心。 I_5. 鼓励家属与患者多沟通交流,分散其注意力	现患者病情好转,无不良情绪	2018-11-15 08:00

续表

日期	患者问题	相关因素	临床表现	护理目标	干预措施	效果评价	评价时间
2018-11-11 15:30	P_4. 活动无耐力	与气体交换受损、机体所需氧气不足有关	活动后易胸闷气喘，ADL评分8分	可自主活动，日常生活能够自理	I_1. 活动后卧床休息，必要时吸氧，缓慢增加活动量。 I_2. 耐心地向患者解释，消除顾虑及紧张、不安心理，使其配合治疗，得到充分休息。 I_3. 保证患者充分的休息和睡眠时间，减少不必要的体力劳动。 I_4. 加强巡视，观察患者的活动耐力是否增加，并随时为患者解决日常生活需要。 I_5. 外出检查、上厕所时派人陪同，保证其安全	自行如厕等基础生活能够自理；可在病房平地步行，无需吸氧	2018-11-18 08:00
2018-11-11 16:00	P_5. 有跌倒受伤的危险	跌倒风险评分4分	年老体弱，活动无耐力，视力、听力下降	住院期间不出现跌倒	I_1. 进行防跌倒健康宣教，嘱家属24小时陪护，床头挂警示牌提醒[6]。 I_2. 密切监测患者的血压、血糖变化，遵医嘱用药调整。 I_3. 嘱患者适当活动，下床活动时需家属协助、陪同。 I_4. 睡觉时，拉起两侧床栏防护。 I_5. 保持病房地面的干燥，拖地时把水处理干净，地面过于潮湿时尽快处理。 I_6. 将患者的常用物品放到易拿取的地方。 I_7. 保持病室及周围环境光线充足、宽敞、无障碍物，晚夜间提供适当的照明设备	住院期间未出现跌倒	2018-11-20 08:00
2018-11-11 20:30	P_6. 睡眠形态紊乱	与胸闷气喘、住院环境嘈杂有关	发病以来易醒，每日睡眠5～6 h	改善睡眠状态	I_1. 尽可能营造安静舒适的病房环境，将患者搬至单间。 I_2. 各种护理操作尽量集中进行。 I_3. 予以心理护理，缓解患者的紧张情绪。 I_4. 嘱家属细心陪护，与患者多交流，保持心情愉悦。 I_5. 必要时，遵医嘱予以辅助睡眠的安慰药物(慎用安眠药物，以防抑制呼吸)[7]	现患者睡眠时间延长至7～8 h	2018-11-20 08:00

（四）护理记录

2018-11-11 15:10

患者主诉1个多月前活动后反复出现胸闷、气促症状，咳嗽、咳痰，痰液呈浆液性、泡沫性且不易咳出。用轮椅推入病房。听诊：双肺呼吸音粗，未闻及明显干湿啰音。入院后进行综合评估，讲解疾病相关知识及住院期间注意事项，予以吸氧，采取舒适卧位。

2018-11-11 16:00

患者ADL评分11分，跌倒风险评分3分，予以防跌倒知识宣教；VTE风险评分3分，指导其做踝泵运动，多抬高双下肢，协助生活护理，嘱多饮水。床头悬挂防导管滑脱警示标志。既往有高血压病史，给予膳食指导，低盐、低脂饮食。

2018-11-12 09:00

患者神志清楚,精神较差,晨起洗漱由家属协助。痰多,呈黏液性,不易咳出,鼓励其多饮水,教会其有效咳嗽的方法,并教会家属扣背排痰法。胸部 CT 示:两肺支气管炎伴感染;心包腔少量积液;双侧胸腔积液,左肺下叶膨胀不全。

2018-11-13 09:00

患者晚夜间睡眠欠佳,易醒,起夜次数多。遵医嘱予以非那雄安,减少起夜次数,同时安排单间,提供安静的睡眠环境。

2018-11-16 09:00

患者现状态良好,咳嗽、咳痰、胸闷等症状都好转,夜间睡眠质量好转,能够很好地掌握踝泵运动。

2018-11-17 09:00

患者近日出院,予以出院前指导,教会其肺功能锻炼及有效排痰方法。

(1)肺功能锻炼。①缩唇呼吸:a. 用鼻子吸气。b. 呼气时嘴唇半闭(缩唇),类似于吹口哨的嘴型,呼出气体。c. 吸气和呼气的时间比例为 1:2,慢慢地呼气,将时间比例达到1:4作为目标。呼气时使距口唇15~20 cm 处的蜡烛火焰随气流倾斜而不熄灭。②腹式呼吸。取仰卧位或舒适的冥想坐姿,放松全身。右手放在腹部肚脐处,左手放在胸部。吸气时,最大限度地向外扩张腹部,胸部保持不动。呼气时,最大限度地向内收缩腹部,胸部保持不动。循环往复,保持每一次呼吸的节奏一致。

(2)掌握咳嗽、咳痰的技巧。正确的咳嗽、咳痰方法是:取坐位或半卧位,屈膝,上身前倾,双手抱膝或环抱一枕头用两肋夹紧,进行数次深而缓慢的腹式呼吸,深吸气后屏气 3~5 s,然后腹肌用力,两手抱紧枕头或膝盖,用力作爆破性咳嗽,将痰液咳出。

三、案例说明书

(一)教学目标

1. 了解慢性支气管炎的病因及发病机制。

2. 熟悉慢性支气管炎的治疗原则及治疗要点。

3. 掌握慢性支气管炎的临床表现、主要护理诊断及护理措施。

(二)启发思考题

1. 可以通过哪些措施来改善慢性支气管炎患者的肺通气功能?

2. 慢性支气管炎的诊断依据有哪些?

3. 慢性支气管炎的临床症状有哪些?

（三）分析思路

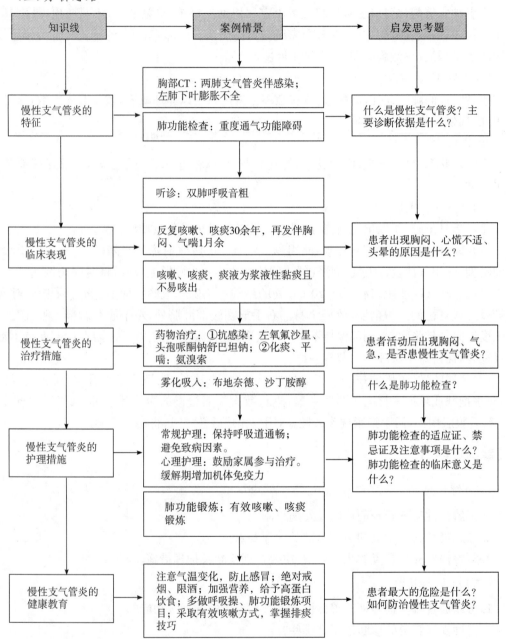

（四）理论依据及分析

1.什么是慢性支气管炎？

慢性支气管炎是气管、支气管黏膜及周围组织的慢性非特异性炎症，临床以咳嗽、咳痰为主要症状，每年发病至少持续3个月，且连续2年或2年以上。需要进一步排除具有咳嗽、咳痰、喘息症状的其他疾病（如肺结核、尘肺、肺脓肿、心脏病、心功能不全、支气管扩张、支气管哮喘、慢性鼻咽炎、食管反流综合征等疾病）。

2.患者被诊断为慢性支气管炎的依据有哪些?

慢性支气管炎反复发作后,支气管黏膜的迷走神经感受器反应性增高,副交感神经功能亢进,可出现过敏现象而发生喘息。随着病情发展,可见的慢性支气管炎的症状有终年咳嗽、咳痰不停和冬秋季节加剧。喘息型支气管炎患者在症状加剧或继发感染时,常有哮喘样发作,气急不能平卧。呼吸困难一般不明显,但并发肺气肿后,随着肺气肿程度增加,则呼吸困难逐渐增剧。

(1)体征:本病早期多无体征。有时在肺底部可听到湿啰音和干啰音。喘息型支气管炎在咳嗽或深吸气后可听到哮喘音,发作时,有广泛哮鸣音。长期发作的病例可有肺气肿的体征。

(2)诊断:诊断主要依靠病史和症状。在排除其他心、肺疾病(如肺结核、尘肺、支气管哮喘、支气管扩张、肺癌、心脏病、心功能不全等)后,临床上凡有慢性或反复的咳嗽、咳痰或伴喘息,每年发病至少持续3个月,且连续2年或以上者,诊断即可成立。如每年发病持续不足3个月,而有明确的客观检查依据(如X线、肺功能等),亦可诊断。

(3)X线征象:单纯型慢性支气管炎的X线检查呈阳性,或仅见两肺下部纹理增粗,或呈索条状,这是支气管壁纤维组织增生变厚的征象。若合并支气管周围炎,可有斑点阴影重叠其上。支气管碘油造影常可见到支气管变形,有的狭窄,有的呈柱状扩张,有的由于痰液潴留而呈截断状。由于周围瘢痕组织收缩,支气管可并拢成束状。有时可见支气管壁有小憩室,为黏液腺开口扩张的表现。临床上为明确诊断,透视或摄平片即可满足要求。支气管碘油造影只用于特殊研究,不作常规检查。

(4)临床表现:起病多缓慢,病程较长,部分患者发病前有急性支气管炎、流感或肺炎等急性呼吸道感染史,由于迁延不愈而发展为本病。主要症状为慢性咳嗽、咳痰和气短或伴有喘息。症状初期较轻,随着病程进展,因反复呼吸道感染,急性发作愈发频繁,症状亦愈严重,尤以冬季为甚。①咳嗽:初期晨间咳嗽较重,白天较轻,晚期夜间亦明显,睡前常有阵咳发作,并伴咳痰。此系由支气管黏膜充血、水肿,分泌物积聚于支气管腔内所致。随着病情发展,咳嗽终年不愈。②咳痰:以晨间排痰尤多,痰液一般呈白色黏液性或浆液泡沫性,偶可带血。此多系夜间睡眠时咳嗽反射迟钝,气道腔内痰液堆积,晨间起床后因体位变动引起刺激排痰之故。当急性发作伴有细菌感染时,痰量增多,痰液则变为黏稠或脓性。③气短与喘息:病程初期多不明显,当病程进展合并阻塞性肺气肿时,则逐渐出现轻重程度不同的气短,以活动后尤甚。慢性支气管炎合并哮喘或喘息型慢性支气管炎患者,特别在急性发作时,常出现喘息的症状,并常伴有哮鸣音。

3.临床上慢性支气管炎的治疗措施有哪些?

该病属于慢性疾病,病程较长。治疗效果取决于疾病的类型、治疗方案、患者及家属的配合程度。治疗方案的制定应根据患者的病史、主诉、体征及辅助检查进行综合考虑。为了取得患者和家属的配合,应让患者大概了解疾病的治疗过程及每一阶段可能出现的问题。这样患者就不会因短期内治疗无效而失去信心,也不会擅自停药,而会从各方面积极配合,从而保证治疗顺利进行。治疗方法包括:

(1)控制感染:急性发作时,可选用喹诺酮类、大环内酯类、β-内酰胺类抗菌药物口服,病情严重时静脉给药,如左氧氟沙星和阿奇霉素。如果能培养出致病菌,可按药敏试验选用抗菌药物。

（2）镇咳祛痰：可试用复方甘草合剂，也可加用祛痰药溴己新、盐酸氨溴索，以干咳为主者可用镇咳药物，如右美沙芬等。

（3）平喘：有气喘者可加用解痉平喘药，如氨茶碱，或用茶碱控释剂，或长效 β_2 受体激动剂加糖皮质激素吸入。

（五）案例总结

慢性支气管炎是一种由多种因素长期相互作用而引起的慢性疾病，疾病的长期反复发作，严重影响患者的健康和生活质量。对于慢性支气管炎患者的实际情况，综合护理应当包括宣传预防知识、院内护理及家庭护理三个方面。慢性支气管炎的病因目前考虑为以下几个方面：①有害气体和有害颗粒。②感染因素：病毒、支原体、病菌等感染。③其他因素：免疫、年龄和气候等因素。

应针对病因倡导戒烟，避免接触刺激性气体，注意防寒保暖，避免病原体感染。针对院内护理，我们在临床工作中发现，患者的负面情绪对治疗疾病有着极其不利的影响，所以目前应当更加重视心理护理，加强与患者及家属的沟通，达到更好的疾病治疗效果。

家庭护理是院内护理的延续，包括一般护理、呼吸道管理、饮食管理、心理护理和家庭氧疗等。对于慢性病患者，家庭护理极为重要，家属应当充分了解病情及相应护理措施，帮助患者树立战胜疾病的信心，提高生活质量。

针对该案例循证护理的三个要求，应用当前所获得的最好的研究依据，并根据护士的个人技能和临床经验，考虑患者的价值、愿望和实际病情三者相结合，制定完整的方案。

（1）做好心理护理工作。慢性支气管炎以咳嗽、咳痰、喘息及反复发生感染为特征，常可并发阻塞性肺气肿，甚至发展为慢性肺源性心脏病。由于长期呼吸困难，患者逐渐丧失信心，生活质量明显下降；加上家人对患者的支持也常随病情进展而显得无力，因此患者多有焦虑、抑郁等心理障碍。护士应聆听患者的叙述，做好患者与家属间的沟通，疏导其心理压力，必要时请心理医生协助诊治。护士必须以高度的责任感和同情心，关怀、安慰和鼓励患者，稳定患者的情绪。

（2）做好宣教工作。教育患者戒烟，改善生活环境，反复强调不吸烟及戒烟，不仅要了解吸烟的危害，还要引导其行为的改变；增强体质，防止急性呼吸道感染，坚持用冷水洗脸、擦身或洗澡等方法进行耐寒锻炼；重视缓解期营养摄入，改善营养状况；教育患者进行适宜的全身活动（如散步）。

（3）建立完善的病房管理制度。①科室要建立一套完善的病房管理制度，病房内的环境要舒适、安静、整洁、美观，严格控制探视人数及探视时间。②医护人员的操作要集中进行，尽量减少不必要的走动，做到走路轻、说话轻，严禁治疗车撞门等易引起患者反感的动作。③注意病情观察：观察痰外观、痰量、是否易咳出，以及呼吸频率、辅助呼吸肌参与活动的状况；意识状态、发绀等是观察的重点，当患者突发胸痛时，要警惕气胸。④休息与活动：急性发作期需卧床休息，病情缓解后鼓励患者适当增加体力活动。⑤饮食：慢性支气管炎患者由于呼吸负荷加重，能量消耗增多，又因呼吸困难、缺氧及药物副作用等使进食减少，故营养不良十分常见，这不仅损害肺功能和呼吸肌功能，也削弱机体的免疫力，因此应重视营养摄入，改善营养状态。要给予高热量、高蛋白饮食，少吃产气食品（如豆类），食物要易嚼、易咽，小量多餐进食(如增加睡前小吃)。如无禁忌,每日饮水量至少 1.5 L。⑥按医嘱进行氧疗及药物治疗。⑦呼吸训练:进行腹式呼吸和缩唇呼吸训练。教会患者掌握腹式呼吸方法,并将缩唇呼吸融入其中,增加呼吸运动的力量和效率,调动通气的潜能。⑧严密观察病情变化,及时发现当前存在的护理问题,若有多个护理问题,能辨出孰轻孰重,哪个急需解决。

(六)课后思考题

1.如何指导慢性支气管炎患者进行肺功能锻炼?

2.慢性支气管炎患者的家庭延续护理有哪些?

参 考 文 献

[1]屈威.老年慢性支气管炎患者施行护理干预的价值评估及分析[J].中国医药指南,2018,16(11):270－271.

[2]韩冬.振动排痰机对肺部感染患者排痰的护理分析[J].中国医药指南,2018,16(16):286－287.

[3]沈瑜燕.分析对慢性支气管炎患者采取护理干预对其生活质量的影响效果[J].实用临床护理学电子杂志,2018,3(34):29.

[4]李庚申.健康教育护理干预在老年慢性支气管炎患者中的临床应用探讨[J].中国医药指南,2018,16(1):282.

[5]谢美琼.老年慢性阻塞性肺疾病患者抑郁症状调查和心理护理干预的效果[J].中外医学研究,2014,12(17):88－89.

[6]蒋俊,杨新凰.跌倒风险评估及分级护理预防在老年住院患者中的应用[J].中国现代医药杂志,2018.20(7):88－89.

[7]杨阳,曾铁英,赵梅珍.老年慢性病患者健康赋权量表的研制及信效度检验[J].护理学杂志,2017,32(17):20－21.

第三节　支气管哮喘患者的护理

一、案例信息

【摘要】　通过对一例支气管哮喘患者进行相关问题分析,了解支气管哮喘的发病原因,阐述支气管哮喘的发病机制、临床表现和治疗方法。面对这样的患者,我们在临床中如何配合医生处理,如何做好支气管哮喘患者的护理,尤其是针对支气管哮喘患者急性发作的急救处理,如何引导学生思考:怎样全面评估患者并采取相应的护理措施,有效地控制支气管哮喘,怎样指导患者在生活中避免一些诱因,提高患者的生存质量,是本文阐述的重点。

【关键词】　支气管哮喘;哮喘急性发作;吸入剂;穴位治疗

二、案例正文

（一）基本信息

张＊＊,女性,74岁,已婚,退休职工。入院时间为 2018 年 11 月 23 日 21:59,病史采集时间为 2018 年 11 月 24 日 09:00。

（二）护理评估

【健康史】

1. 主诉　胸闷、气喘 10 余年,加重 3 h。

2. 现病史　患者 10 余年前在受凉、闻异味等情况下易反复出现胸闷、咳喘,痰初为白色黏液样,后逐渐发展为黄色,较黏稠,不易咳出,一直未接受正规治疗,自诉仅在当地诊所行穴位注射药物治疗(具体不详),自觉口服支气管扩张剂效果不明显。2018 年 3 月,患者受凉后再次出现上述症状,就诊于我科,被诊断为"支气管哮喘",予以氨茶碱、左氧氟沙星等对症治疗,好转后出院。2018 年 8 月,患者的胸闷、气喘症状再发,就诊于山东某医院,具体治疗方案不详。9 月份前患者再次出现胸闷、气喘,自服激素类药物未见明显好转,后症状加重,遂就诊于我科,住院行平喘等治疗后好转出院,3 h 前患者再次出现胸闷、呼吸困难,急诊入院,急诊拟以"支气管哮喘"收住我科。病程中,患者偶有咳嗽,咳少量白痰,无畏寒、发热,无头晕、头痛、意识不清,无腹痛、腹泻、脓血便,无尿频、尿急、尿痛,饮食、睡眠一般,大小便正常,体重近期未见明显改变。

3. 日常生活形态

(1)饮食:每日三餐,早餐一般为稀饭、馒头、鸡蛋,午餐、晚餐主食 250 g 左右,辅以蔬菜等。主诉平日口干,饮水量每日约 2000 mL,以白开水为主。发病以来食欲下降。

(2)睡眠:平时睡眠尚规律,一般晚 8~9 点入睡,早 5~6 点起床,但偶有胸闷不适,夜里苏醒,间断入睡,睡眠质量欠佳。发病以来,睡眠质量较前更差。

(3)排泄:平时小便每日 8~9 次,夜间排尿 2~3 次,小便色清,淡黄色,无泡沫,尿量约 2000 mL。大便两三天一次,为成形硬便,干结。发病以来,白天和夜里小便次数增多,每晚 3~4 次。大便仍是硬便、干结,三四天一次。

(4)自理及活动能力:平时日常生活基本能自理,一般早饭后在小区内散步,偶能买菜做饭,有时去邻居家走动,不常锻炼。发病以来,日常生活尚可以自理,但自觉体力明显下降,活动后会有胸闷、喘息、四肢乏力等不适,一般在家中休息。

4. 既往史　患支气管哮喘 10 余年,自服支气管扩张剂和激素药物(具体不详),但控制不佳。否认肝炎、结核、疟疾病史,否认手术、外伤、输血史,否认食物、药物过敏史,预防接种史不详。

5. 个人史　生于安徽省芜湖市,久居山东,自 2018 年 3 月起居住在芜湖,无疫区、疫情、疫水接触史,无矿区、矿山、高氟区、低碘区居住史,无化学性物质、放射性物质、有毒物质接触史,无吸毒史。22 岁结婚,育有二子二女,均体健。无不良嗜好,不吸烟、不饮酒。

6. 家族史　否认家族哮喘病史。

7. 心理状况

（1）情绪状态：患病10余年，长期用药，仍久病不愈，反复发作，有些焦虑、烦躁，偶有胡思乱想。

（2）对所患疾病的认识：患者对自身的疾病有所了解，也能积极地去治疗，但对疾病的认知方面有点盲目，偶有服药不规律，曾在患病期间去当地小诊所行穴位注射药物治疗（具体不详），经治疗后自觉无明显效果。病情加重后才认识到正规治疗的重要性，但是对支气管哮喘的表现、病因、诱因和治疗等并不太了解。希望医护人员在上述方面可以给予更详细、具体的指导，并表示会积极配合医生的治疗，尽早好转出院。

（3）重大应激事件及应对情况：近期未遇到重大应激事件。

8. 社会状况

（1）社会支持系统：夫妻关系融洽，现与小女儿住在一起，家庭和睦。发病以来，家人对其病情较为关注，对患者给予足够的关心和照顾，此次入院由小女儿陪同前来，家里的事务已经全部安排好，患者可以安心治病。患者退休后参与部分家务劳动，协助老伴照顾家人的生活起居，大多数时间和家人度过，偶尔会参与社区组织的活动。

（2）居住与工作环境：现和小女儿住在一起，小区环境优美，购物方便，社区周围学校、医院等配套设施较齐全。初中文化程度，退休前一直在厂里上班。

（3）经济状况及付费方式：夫妻二人均为退休职工，有稳定的退休金，儿子、儿媳、女儿、女婿也有稳定的收入，家庭经济状况不错，支付医疗费用方面不存在问题。

【体格检查】

T 36.0 ℃，P 86次/分，R 19次/分，BP 100/60 mmHg，W 34.5 kg，身高（height，H）158 cm。神志清楚，精神尚可，步入病房，痛苦面容，查体合作。头颅外形正常，头皮正常。口唇无发绀，全身皮肤黏膜未见黄染，浅表淋巴结未及肿大，无色素沉着。颈部对称，无包块，无强直，颈动脉搏动正常，气管居中。脊柱正常生理弯曲，活动无障碍，无压痛及叩击痛。四肢活动无障碍，双上肢、双下肢无畸形，关节无红肿，活动无障碍，皮温正常。无杵状指、趾。心律齐，未闻及明显病理性杂音；腹平软，无压痛、反跳痛，肝脾肋下未及，移动性浊音（一）；双下肢无水肿，NS病理征（一）。

【辅助检查】

检查项目：血常规（静脉血）；肌钙蛋白；血脂＋肾功能2项（住院）＋电解质3项＋肝功能2项；降钙素原；心肌酶谱＋急诊8项＋CPR；脑钠肽（BNP）；免疫球蛋白；心电图；血气分析；超声心动图。

（三）护理计划

日期	患者问题	相关因素	临床表现	护理目标	干预措施	效果评价	评价时间
2018-11-23 21:59	P₁. 气体交换受损	与支气管痉挛、气道炎症、气道阻力增加有关	胸闷、气喘、咳嗽、咳白痰、呼吸形态异常	咳嗽、咳痰症状减轻，次数减少，能进行有效咳嗽，气喘症状缓解	I₁. 予以氧气吸入、地塞米松、多索茶碱、左氧氟沙星平喘、抗感染对症治疗。I₂. 予以布地奈德、特布他林吸入剂雾化吸入。对初始病情进行评估。急性发作的总体治疗目标在于尽快缓解症状，解除气道痉挛和改善缺氧，恢复肺功能，预防进一步恶化或再次发作，防治并发症[1]。I₃. 指导患者同时进行上下肢肌肉锻炼。美国胸科学会和欧洲呼吸学会的肺康复指南表明，下肢肌肉锻炼对改善患者的呼吸困难症状、提高生活质量有重要作用；上肢肌肉训练可改善疲劳[2]。I₄. 健康教育：指导患者正确的胸部叩击方法及有效咳嗽的方法等。I₅. 给予低流量吸氧（2 L/min）。长期氧疗可有效纠正低氧血症患者静息状态下的呼吸困难，还可减轻活动后气喘，增加日间活动，提高运动耐力，延缓病情进展，改善患者生活质量[3]	咳嗽、咳痰症状减轻，次数减少。胸闷、气喘症状好转。患者基本掌握有效咳嗽、咳痰的方法；基本掌握上下肢肌肉功能锻炼的方法	2018-11-25 09:00
2018-11-23 21:59	P₂. 清理呼吸道无效	与支气管黏膜水肿、分泌物多、痰液黏稠、无效咳嗽有关	咳嗽、咳痰，痰不易咳出	能进行有效的咳嗽，痰液容易咳出	I₁. 观察痰液的量、颜色、性质及咳嗽情况。I₂. 适当补充水分，每日保证饮水在2500～3000 mL，防止分泌物干结，有利于痰液的排出，定时翻身叩背，经常变换体位。I₃. 有效排痰：指导咳痰技巧，对于痰液黏稠、不易咳出的患者，可雾化吸入、吸痰，保持呼吸道通畅[4]	基本掌握有效咳嗽、咳痰的方法，痰液较前易咳出	2018-11-26 10:00
2018-11-23 21:59	P₃. 焦虑	与反复哮喘发作和呼吸困难有关	不易入睡，易烦躁不安	情绪平稳，睡眠改善	I₁. 评估患者的焦虑水平。I₂. 保持病室的环境安静、舒适。I₃. 提供生理和心理支持：可向患者讲解成功案例，并针对患者产生不良情绪的原因开展针对性的心理疏导，以此稳定患者情绪[5]。I₄. 急性发作期护理：遵医嘱及时给予平喘药物，注意观察用药疗效[6]	患者的焦虑症状减轻，心情较前舒畅	2018-11-27 11:00

续表

日期	患者问题	相关因素	临床表现	护理目标	干预措施	效果评价	评价时间
2018-11-24 09:30	P4. 睡眠形态紊乱	与夜晚气喘加剧、咳嗽、咳痰有关	夜里易醒,间断入睡,睡眠质量差	胸闷、气喘症状减轻,睡眠改善	I1. 评估具体原因和睡眠形态,如入睡困难、易醒等;监测具体睡眠时数。 I2. 减少影响患者睡眠的相关因素,遵医嘱使用镇咳止喘药物。 I3. 减少白天的睡眠时间,夜间患者睡眠时,除必要的观察和操作外,不宜干扰患者睡眠。 I4. 保证患者舒适,指导家属睡前协助患者擦洗泡脚等[7]。 I5. 减少睡眠的潜在损伤因素,解除患者的恐惧感。 I6. 通过与患者交流,进行针对性的心理护理,减轻患者的焦虑程度,从而改善患者的睡眠。 I7. 加强疾病相关知识的宣教[8]	患者睡眠情况较前改善,夜间睡眠约5 h	2018-11-25 09:00
2018-11-24 12:00	P5. 营养失调	低于机体需要量,与呼吸困难、疲乏引起食欲下降有关	食欲下降,蛋白质水平低(白蛋白35 g/L)	食欲改善,白蛋白含量正常,营养状况得到改善	I1. 鼓励少量多餐,多准备患者喜爱的食物以促进食欲。 I2. 指导家属烹饪色、香、味俱全的食物,增加患者的食欲。 I3. 饮食宜选择高蛋白、高维生素、低脂的食物;避免进食产气食物,避免硬、冷、油煎食物,不宜食用鱼、虾、蟹等。保持大便通畅[9]。 I4. 保证良好的进餐环境,进食时取半卧位,进食后切勿马上平卧,以免胃内食物反流[10]	患者出院,食欲明显改善,体重较入院前增加(体重35.5 kg)	2018-12-04 15:30
2018-11-23 21:59	P6. 活动无耐力	与氧供和氧耗失衡及肺功能减退有关	乏力、活动减少	耐力逐渐提高,能进行常规的自主活动	I1. 让患者了解充分休息有助于心肺功能的恢复。①指导患者卧床休息,协助取舒适体位,以减少机体的耗氧量。②鼓励进行呼吸功能锻炼,如缩唇呼吸和腹式呼吸,提高活动耐力。③方法:吹气球法;抱枕咳嗽法;呼吸体操(包括腹式呼吸、胸式呼吸、上胸式呼吸、深呼吸、节律呼吸、强烈呼吸、激励呼吸和净化呼吸8节)[11]。 I2. 指导患者取半卧位,并略抬高床尾,使下肢关节轻度屈曲。 I3. 指导患者在床边适量活动,逐步过渡到在病室内和病区走廊活动,以活动时不气喘为宜	患者住院期间活动耐力逐渐提高,能在床边自主活动,如如厕、打开水等	2018-11-27 11:00

日期	患者问题	相关因素	临床表现	护理目标	干预措施	效果评价	评价时间
2018-11-23 21:59	P7. 有跌倒、坠床的危险	高龄、住加床、睡眠差	跌倒风险评分3分	保证住院期间的安全	I1. 做好健康宣教，指导患者注意起居安全，使其尽快熟悉病区环境。I2. 保持病房安静舒适，改善患者睡眠质量。I3. 床头放防跌倒标志，每天床位护士做好宣教。因患者住加床，应加强巡视。I4. 保持病房地面干燥，在开水房、卫生间和走廊里放置警示标志。I5. 向患者家属做好宣教，日常生活中24小时陪护，加强巡视。I6. 建立跌倒风险评分量表，实时评分，并采取相应的护理措施[12]	患者出院，住院期间未发生跌倒和坠床	2018-12-04 15:30
2018-11-23 21:59	P8. 知识缺乏	缺乏预防哮喘发作和治疗哮喘的相关知识	平时服药不规律，对疾病认知不够明确	能够正确地认识疾病预防和治疗的相关知识，规律服药	I1. 告知患者疾病的预防知识及正确科学治疗的重要性。健康教育能够提高哮喘患者的治疗效果，减少哮喘的发作次数及住院天数，改善肺功能，提高患者的自我管理能力和生活质量[13]。I2. 避免诱发因素[14]。居室内禁放花、草、地毯，不养宠物；避免摄入引起过敏的食物；避免精神刺激和剧烈运动；充分休息，合理饮食，预防感冒；避免接触刺激性气体；指导患者正确使用吸入器。I3. 告知患者急性发作时的急救处理措施，同时及时就医	掌握基本的预防相关知识，能复述哮喘相关的防治知识。能正确地认识到科学治疗疾病的重要性。能正确掌握吸入器的使用方法	2018-11-27 11:00

（四）护理记录

2018-11-23 21:59

患者因"胸闷气喘10余年，加重3 h"而入院，急诊拟以"支气管哮喘"收住我科。患者神志清楚，精神一般，入院后给予全面综合评估，ADL评分15分，跌倒风险评分3分，心理状态偶有焦虑、烦躁，营养状况欠佳。进行入院宣教，予以心理护理。患者年龄较大，做好防跌倒相关知识宣教，同时向患者及家属讲解疾病相关知识及住院期间相关注意事项。

2018-11-23 22:30

遵医嘱予以地塞米松5 mg（每日1次）、多索茶碱0.3 g（每日1次）、左氧氟沙星0.6 g（每日1次）、泮托拉唑肠溶片40 mg（每日1次）、布地奈德2 mg＋特布他林5 mg雾化（每12 h 1次）、平喘、消炎、护胃等对症处理。给予低流量氧气吸入，并告知吸氧的注意事项。雾化前，告知患者雾化吸入治疗的意义与方法，缓解患者的紧张情绪，告知雾化后充分漱口，避免引起口腔真菌感染。密切观察患者的生命体征情况，同时观察药物的疗效。

2018-11-24 09:30

患者神志清楚,精神尚可,主诉昨晚因急诊入院,一夜没睡,食欲差,胃部不适,早餐未进,同时大便干结、难解。通知医生,遵医嘱予以暂停泮托拉唑肠溶片,改为雷贝拉唑肠溶片20 mg(每日1次)口服及乳果糖口服溶液10 mL(每日3次)服用,指导其按时服药及用药注意事项,同时少量多餐,进清淡、易消化饮食。另外,今早自觉胸闷、气喘症状未见明显缓解,遵医嘱改为地塞米松10 mg(每日1次)静滴,同时加以孟鲁司特钠片10 mg(每日1次)＋酮替芬2 mg(每晚1次)口服。氧气持续低流量吸入中。

2018-11-24 12:00

患者血生化检查示:白蛋白35.0 g/L,葡萄糖6.48 mmol/L。嘱其进高蛋白、高维生素、低糖、清淡、易消化饮食,加强营养,保持大便通畅。

2018-11-24 17:00

患者神志清楚,精神尚可。床边心电图示:窦性心率,T波改变,前间壁异常Q波。尚未主诉有特殊不适,嘱其卧床休息,避免情绪激动、屏气等,保持大便通畅。平时输液时注意速度宜慢。

2018-11-25 09:00

患者主诉昨晚气喘症状较前有所缓解,昨夜睡眠质量尚可,胃部不适有所缓解,早餐已吃。遵医嘱予以噻托溴铵吸入剂使用,指导吸入器的正确使用方法。

2018-11-26 10:00

患者自觉咳嗽、咳痰、胸闷等症状较前有所减轻,痰液较前也容易咳出,但仍有一过性胸闷和气喘不适。遵医嘱加布地奈德福莫特罗吸入剂使用,同时指导都保吸入器的正确使用方法。今早大便已解,干结症状较前好转。

2018-11-27 11:00

患者主诉今日食欲、饭量增加,能在床边进行基本的活动,如厕、打开水时未见明显的胸闷、气喘不适。查血气分析示:pH 7.442,PO$_2$ 61.0 mmHg,PCO$_2$ 38.2 mmHg,Lac 1.2 mmol/L,血钾2.8 mmol/L。遵医嘱暂停地塞米松,改为甲强龙40 mg(每12 h 1次)静滴。嘱其持续吸入氧气。继续观察患者的胸闷、气促情况,必要时复查血气。多食含钾量多的食物,如橙汁、香蕉、牛奶等。

2018-11-28 09:00

巡视患者,一般情况尚可,氧气吸入中,焦虑症状减轻,与医护人员沟通融洽,家属陪护中。

2018-12-01 12:00

患者超声心动图示:升主动脉硬化,二尖瓣轻度反流,肺动脉轻度高压。密切观察患者的生命体征情况,取半卧位,指导有效呼吸,加强SpO$_2$的监测。满足患者生活需要,加强巡视,减少不必要的言语和活动,保持大便通畅,减少机体耗氧量。嘱其多休息,勿剧烈活动,家属24小时陪护。

2018-12-02 10:00

患者胸闷、气喘症状明显改善,遵医嘱改用甲泼尼龙琥珀酸钠40 mg(每日1次)静滴。

2018-12-04 15:30

患者神志清楚,精神良好,饮食、睡眠正常,未诉不适。遵医嘱予以今日出院,进行出院指导,嘱其注意休息和保暖,劳逸结合,多饮水,进清淡饮食,避免接触易过敏物质或食物等。适量运动,运动方式以步行、打太极拳等为主,避免饱餐、情绪激动、用力排便或剧烈运动等,遵医嘱使用吸入剂,定期门诊随访。

三、案例说明书

（一）教学目标

1. 了解支气管哮喘的病因。

2. 了解支气管哮喘的诊断方法。

3. 了解支气管哮喘的治疗方法。

4. 掌握支气管哮喘的定义。

5. 掌握支气管哮喘的临床表现。

6. 掌握支气管哮喘的护理评估、护理措施及健康指导。

（二）启发思考题

1. 该患者目前的病因是什么？

2. 该患者符合支气管哮喘的诊断吗？

3. 该患者急性期严重程度分级属于哪一级？

4. 有效咳嗽、咳痰的方法有哪些？

5. 支气管哮喘急性发作为什么使用糖皮质激素？

6. 为何给支气管哮喘患者使用喷雾剂？常用的吸入剂有哪些？如何正确指导患者使用吸入剂？

（三）分析思路

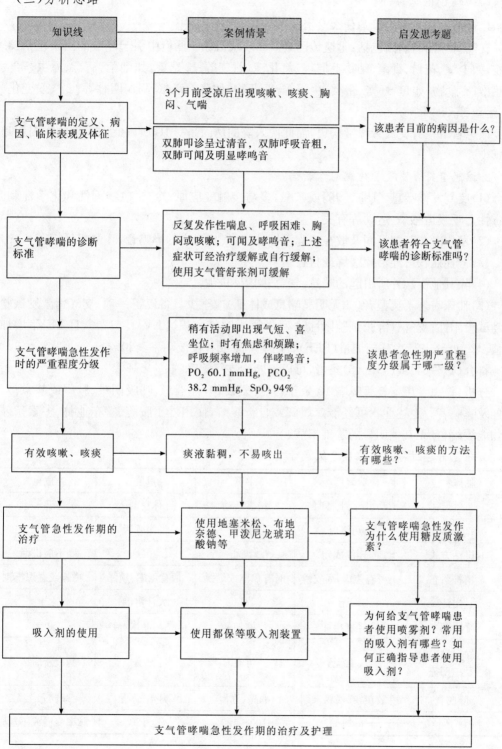

知识线	案例情景	启发思考题

- 3个月前受凉后出现咳嗽、咳痰、胸闷、气喘
- 支气管哮喘的定义、病因、临床表现及体征
- 双肺叩诊呈过清音，双肺呼吸音粗，双肺可闻及明显哮鸣音
- 该患者目前的病因是什么？

- 支气管哮喘的诊断标准
- 反复发作性喘息、呼吸困难、胸闷或咳嗽；可闻及哮鸣音；上述症状可经治疗缓解或自行缓解；使用支气管舒张剂可缓解
- 该患者符合支气管哮喘的诊断标准吗？

- 支气管哮喘急性发作时的严重程度分级
- 稍有活动即出现气短、喜坐位；时有焦虑和烦躁；呼吸频率增加，伴哮鸣音；PO_2 60.1 mmHg，PCO_2 38.2 mmHg，SpO_2 94%
- 该患者急性期严重程度分级属于哪一级？

- 有效咳嗽、咳痰
- 痰液黏稠，不易咳出
- 有效咳嗽、咳痰的方法有哪些？

- 支气管急性发作期的治疗
- 使用地塞米松、布地奈德、甲泼尼龙琥珀酸钠等
- 支气管哮喘急性发作为什么使用糖皮质激素？

- 吸入剂的使用
- 使用都保等吸入剂装置
- 为何给支气管哮喘患者使用喷雾剂？常用的吸入剂有哪些？如何正确指导患者使用吸入剂？

支气管哮喘急性发作期的治疗及护理

（四）理论依据及分析

1.该患者目前的病因是什么？

支气管哮喘的病因包括：①遗传因素。②环境因素。环境中引起哮喘的因素包括：a.吸入物，如尘螨、花粉、真菌、动物毛屑、二氧化硫、氨气等；b.感染，如细菌、病毒、原虫、寄生虫等感染；c.食物，如鱼、虾蟹、蛋类、牛奶等；d.药物，如普萘洛尔、阿司匹林等；e.气候变化、妊娠、运动等。

该患者既往有支气管哮喘病史，而此次入院的诱因是受凉，所以此次入院的病因为呼吸道感染。

2.该患者符合支气管哮喘的诊断吗？

（1）反复发作喘息、气急、胸闷或咳嗽，多与接触变应原、冷空气、物理性和化学性刺激、病毒性上呼吸道感染、运动等有关。

（2）发作时在双肺可闻及散在或弥漫性、以呼气相为主的哮鸣音，呼气相延长。

（3）上述症状可经治疗缓解或自行缓解。

（4）除其他疾病外所引起的喘息、气急、胸闷和咳嗽。

（5）临床表现不典型者（如无明显喘息或体征）应至少具备以下一项：支气管激发试验或运动试验阳性；支气管舒张试验阳性[1秒钟用力呼气容积（FEV_1）≥12%，且 FEV_1 增加绝对值≥200 mL]；最大呼气流量（PEF）日内变异率或昼夜波动率≥20%。

符合（1）～（4）或（4）＋（5）条者，可以诊断为支气管哮喘。

分析：该患者患支气管哮喘10余年，且反复发作，伴喘息、呼吸困难、胸闷或咳嗽；双肺可闻及哮鸣音。上述症状可经治疗缓解或自行缓解，使用沙丁胺醇、特布他林、多索茶碱等药物能缓解，且无其他明显的基础疾病。

3.该患者急性期严重程度分级属于哪一级？

临床特点	轻度	中度	重度	危重
气短	步行、上楼时	稍事活动	休息时	—
体位	可平卧	喜坐位	端坐呼吸	—
讲话方式	连续成句	单词	单字	不能讲话
精神状态	可有焦虑，尚安静	时有焦虑或烦躁	常有焦虑、烦躁	嗜睡或意识模糊
出汗	无	有	大汗淋漓	—
呼吸频率	轻度增加	增加	常>30次/分	—
辅助呼吸肌活动及三凹征	常无	可有	常有	胸腹矛盾运动
哮鸣音	散在，呼气相末期	响亮、弥漫	响亮、弥漫	减弱乃至无
脉率（次/分）	<100	100～120	>120	脉率变慢或不规则

续表

临床特点	轻度	中度	重度	危重
奇脉	无,<10 mmHg	可有,10~25 mmHg	常有,>25 mmHg	无,提示呼吸肌疲劳
使用 β_2 受体激动剂后PEF预计值或个人最佳值	>80%	60%~80%	<60%或<100 L/min 或作用时间<2 h	—
PaO_2(吸空气,mmHg)	正常	≥60	<60	<60
$PaCO_2$(mmHg)	<45	≤45	>45	>45
SaO_2(吸空气,%)	>95	91~95	≤90	≤90
pH	—	—	—	降低

分析:患者稍有活动即出现气短、喜坐位;时有焦虑和烦躁;呼吸频率增加,伴哮鸣音; PO_2 60.1 mmHg, PCO_2 38.2 mmHg, SpO_2 94%。综上可判断患者的严重程度为中度级别。

4.有效咳嗽、咳痰的方法有哪些?

有效咳嗽、咳痰的前提:患者神志清楚,一般状况良好,能够配合。

方法:患者取坐位,双脚着地,身体稍前倾,双手环抱一个枕头,进行数次深而缓慢的腹式呼吸,深吸气并屏气,然后缩唇(撅嘴),缓慢呼气。在深吸一口气后屏气3~5 s,身体前倾,从胸腔进行2~3次短促有力的咳嗽,张口咳出痰液,咳嗽时收缩腹肌,或用自己的手按压上腹部,帮助咳嗽。经常变换体位也有利于痰液咳出。

分析:该患者痰液黏稠,不宜咳出,通过指导有效咳嗽、咳痰的方法,能够有利于痰液的咳出。

5.支气管哮喘急性发作为什么使用糖皮质激素?

理论依据包括:①哮喘的主要治疗药物:a.支气管舒张剂,包括 β_2 受体激动剂、茶碱类、抗胆碱能药物等。b.抗炎药,包括糖皮质激素、抗组胺药、白三烯受体拮抗剂等。②糖皮质激素的抗炎机制:糖皮质激素具有强大的抗炎作用,能抑制多种原因(如物理性、化学性、免疫性及病原生物性等)所引起的炎症反应。在炎症早期,能增高血管的紧张性,减轻充血,降低毛细血管的通透性,同时抑制白细胞浸润及吞噬反应,减少各种炎症因子的释放,减轻渗出、水肿,从而改善红、肿、热、痛等症状。在炎症后期,糖皮质激素通过抑制毛细血管和成纤维细胞的增生,抑制胶原蛋白、黏多糖的合成及肉芽组织增生,防止粘连及疤痕形成,减轻后遗症。机制一:抑制炎症细胞,特别是嗜酸性粒细胞的趋化和激活。机制二:抑制细胞因子的生成,干扰花生四烯酸代谢,抑制白三烯和前列腺素介质的合成和释放。机制三:活化并提高气道平滑肌 β 受体的反应性。机制四:抑制细胞因子合成,减轻微血管的渗漏,从而减轻气道水肿,使呼吸道通畅。

分析:糖皮质激素是最有效的抗变态反应炎症的药物,给药途径包括吸入、口服和静脉应用等,吸入是首选途径。吸入疗法是指通过哮喘患者的吸气动作,将药物直接送入气道。吸入给药的优点包括:局部抗炎作用强;药物直接作用于呼吸道,所需剂量较少;通过消化道和呼吸道进入血液的大部分药物被肝脏灭活,全身性不良反应较少;能够在急性期快速地缓解患者的急性喘息、呼吸困难等症状。

6.为何给支气管哮喘患者使用喷雾剂？常用的吸入剂有哪些？如何正确指导患者使用吸入剂？

理论依据包括：①喷雾剂可以使药物到达下呼吸道，从而发挥治疗作用，同时可以提高患者的血氧饱和度。②与口服泼尼松相比，雾化吸入布地奈德对肾上腺皮质功能的抑制作用较弱。③喷射式雾化吸入能够快速地使药液到达呼吸道，作用于支气管，从而快速缓解患者的急性哮喘症状。该患者吸入布地奈德及特布他林后，胸闷、气喘症状明显缓解。

在支气管哮喘和慢阻肺的治疗中经常使用吸入疗法。因为吸入的药物直接作用于气道和肺，局部药物的浓度高、疗效好、起效迅速，起效时间仅为 5～10 min，可迅速缓解症状。吸入药物剂量比口服剂量小，药物吸收入血在全身各组织的分布少，因此减少了全身用药可能产生的副作用。

常用吸入剂及装置的使用方法如下：

(1)压力定量气雾吸入器的使用方法。压力定量气雾吸入器的气雾成分由药物、推进剂、表面活性物质或润滑剂组成。常用制剂有硫酸沙丁胺醇气雾剂、硫酸特布他林气雾剂、异丙托溴铵气雾剂、丙酸倍氯米松气雾剂、丙酸氟替卡松气雾剂、布地奈德粉吸入剂等。使用方法：①移去套口的盖子，使用前轻摇储药罐，使之混匀。②头略后仰并缓慢地呼气，尽可能呼出肺内空气。③将吸入器吸口紧紧含在口中，并屏住呼吸，以食指和拇指紧按吸入器，使药物释出，并同时做与喷药同步的缓慢深吸气，最好大于 5 s(有的装置带笛声，没有听到笛声则表示未将药物吸入)。④尽量屏住呼吸 5～10 s，使药物充分分布到下呼吸道，以达到良好的治疗效果。⑤将盖子套回喷口上。⑥用温水漱口，去除上咽部残留的药物。

(2)布地奈德粉吸入剂的使用方法：①旋转并移去瓶盖。②检查剂量指示窗，看是否还有足够剂量的药物。③一手拿吸入剂，另一手握住底盖，先向右转到底，再向左转到底，听到"咔"一声，即完成一次剂量的充填。④吸入之前，先轻轻地呼出一口气(勿对吸嘴吹气)，将吸嘴含于口中，并深深地吸一口气，即完成一次吸入动作。⑤吸药后屏气 5～10 s。⑥用完后将瓶盖盖紧。

(3)准纳器的使用方法：①一手握住准纳器外壳，另一手拇指向外推动准纳器的滑动杆直至发出"咔嗒"声，表明准纳器已做好吸药的准备。②握住准纳器并使其远离嘴，在保证平稳呼吸的前提下，尽量呼气。③将吸嘴放入口中，深深平稳地吸气，将药物吸入口中，屏气约 10 s。④拿出准纳器，缓慢恢复呼吸，关闭准纳器(听到"咔嗒"声表示关闭)。

(4)药粉吸入器的使用方法：①向上拉，打开防尘帽，然后打开吸嘴。②从包装中取出一粒胶囊，将其放入中央室内。③用力合上吸嘴直至听到"咔嗒"一声，保持防尘帽敞开。④手持药粉吸入器，使吸嘴向上，将装置周边的刺孔按钮完全按下数次，然后松开。这样可在胶囊上刺出许多小孔，当吸气时药物便可释放出来。⑤完全呼气(先做一次深呼吸)。注意：无论何时都应避免呼气到吸嘴中。⑥举起药粉吸入器放到嘴上，用嘴唇紧紧含住吸嘴，保持头部垂直，缓慢地深吸气，其速率应能保证听到胶囊振动。吸气到肺部全充满时，尽可能长时间地屏住呼吸，同时从嘴中取出药粉吸入器。重新开始正常呼吸。重复步骤⑤和⑥一次，胶囊中的药物即可完全吸出。⑦再次打开吸嘴，倒出用过的胶囊并弃之。关闭吸嘴和防尘帽，将药粉吸入器保存起来。

使用吸入剂后的注意事项：①使用后用温水漱口，以保持口腔清洁。②清理吸嘴：用手握住吸嘴往外压,即可把吸嘴拿下,用干布把吸嘴下方内侧的药粉擦干净,绝对不可以用水清洗。

（五）案例总结

支气管哮喘是由多种细胞包括气道的炎性细胞、结构细胞（如嗜酸性粒细胞、肥大细胞、T淋巴细胞、中性粒细胞、平滑肌细胞、气道上皮细胞等）和细胞组分参与的慢性气道炎症性疾病。

哮喘是一种异质性疾病,常以慢性气道炎症为特征,包含随时间不断变化的呼吸道症状病史,如喘息、气短、胸闷和咳嗽,同时有可变性呼气气流受限。哮喘的发病机制复杂多样,存在多种哮喘亚型,下面是常见的5种亚型:过敏性哮喘、非过敏性哮喘、迟发型哮喘、伴固定气流受限的哮喘及肥胖型哮喘,但目前对哮喘的表型认识仍不充分。

本案例患者因"胸闷、气喘10余年,加重3 h"而入院,急诊拟以"支气管哮喘"收入院。入院后完善相关检查,遵医嘱予以抗感染、平喘等对症治疗。针对患者住院过程中存在的护理问题采取相关的护理措施。

（1）心理方面:患者患病10余年,长期用药,仍久病不愈,反复发作,有些焦虑、烦躁,偶有胡思乱想。支气管哮喘急性发作患者通常病情较重,且该患者患病长达10余年,心理难免有焦虑、烦躁等情绪,所以我们要时刻关注患者的心理问题,做好入院时的评估,给予患者心理护理,让其对疾病相关知识有所了解,能够更好地战胜疾病。

（2）睡眠方面:患者急性发病期间,睡眠受到严重影响,所以在积极治疗原发病的基础上,还要做好入院介绍,减少患者对医院的陌生感。同时,保持病房安静舒适,为患者提供良好的睡眠环境。

（3）营养方面:针对患者的营养不良、白蛋白低的情况,应在积极控制疾病发展的情况下,做好饮食方面的健康指导。

（4）知识缺乏方面:患者对自身的疾病有所了解,也能积极地去治疗,但对疾病的认知方面有点盲目,偶有服药不规律,曾在患病期间去当地小诊所行穴位注射药物治疗（具体不详）,经治疗后自觉有点效果。后因不规律服药,病情加重后才认识到正规治疗的重要性。因此,我们要做好疾病相关知识的宣教,让其更深一步地了解自己的病情,只有通过科学规范的治疗,才能缓解病情。

（5）患者住院期间无并发症发生,好转后出院,予以出院指导,包括饮食、运动、用药及按时复诊等。

（6）当询问该患者的病史时,患者主诉之前在当地诊所行穴位治疗,且有一定的效果。我们当时有点疑惑,故通过此案例,寻找循证方面有关的文章,结果发现科学规范的中医治疗确实对患者的支气管哮喘缓解期有所帮助。在常规西医治疗的基础上给予穴位敷贴、穴位注射治疗,能帮助改善机体肺功能。

支气管哮喘为临床常见疾病,以喘息、面唇发绀、哮鸣音及呼吸困难等为主要表现。西医治疗支气管哮喘效果不稳定,近年来中医疗法在该病治疗中逐渐得到应用。中药穴位贴敷治疗支气管哮喘临床缓解期的疗效显著,能够改善患者活动受限,减轻哮喘症状,减弱对刺激原的敏感性,改善患者的肺功能[15]。

中医外治法在该病治疗中的应用较多,可用的方法包括穴位敷贴、针刺、超短波、穴位注射、推拿等。

　　穴位敷贴疗法是中医常用的治疗措施,也就是现在所说的"透皮吸收疗法",是在选定穴位上提供医师精心选配的药物敷贴。穴位敷贴是以中医经络学说和天人相应的思想为基础,利用细末的药物直接贴敷于患者穴位,是一种无创的治疗方法。

　　支气管哮喘属于中医学"哮病"范畴,多由先天禀赋不足,脏腑功能失调导致宿痰内伏于肺内,再由外邪入侵、饮食失调、冷暖不当,久居寒湿之地或情志不畅等外因而诱发,以致痰阻气道,肺失宣降,气道挛急。哮喘缓解期多以本虚为主,久病反复发作则可导致肺、脾、肾的虚证,表现为虚实夹杂、本虚标实的特征。穴位敷贴选取肺俞、脾俞、肾俞、膏肓为背俞穴,有宣肺理气、豁痰解痉之效;擅中、气海能理气宽胸,除胸肺气郁;大椎为诸阳之会,能振奋阳气;诸穴并举发挥平喘、补肺、健脾、益肾之功效。外敷药物中麻黄发散风寒、温肺祛痰,麻黄碱舒张支气管平滑肌,缓解支气管痉挛;细辛辛温,温肺化饮,其挥发油可明显抑制组织胺释放,减少毛细血管通透性;半夏镇静咳嗽中枢,解除支气管痉挛;白芥子辛温,利气宽胸豁痰,以鲜姜汁为引归肺经,具有温肺散寒、利气豁痰、止咳平喘之功效。诸药合用,外敷体表,经皮吸收,达到治疗支气管哮喘之功效[16]。

　　在科学规范的中医治疗条件下,穴位敷贴配合护理治疗支气管哮喘缓解期的效果更显著[17]。

　　(7)支气管哮喘急性严重发作的抢救:①持续雾化吸入 $β_2$ 受体激动剂和(或)抗胆碱能药物。②糖皮质激素静注、静滴继而口服。③并用茶碱类药物静注、静滴继而口服。④充分补液,每日 2500～3000 mL。⑤纠正酸碱失衡。⑥氧疗。⑦气管切开和机械通气。⑧防治并发症。

　　(六)课后思考题

　　1.什么是哮喘-慢阻肺综合征(ACOS)？什么是全球哮喘防治创议(GINA)？

　　2.简述近年来 GINA 的研究进展。

　　3.每年的世界哮喘日是哪一天？今年是第几个世界哮喘日？其主题是什么？

参 考 文 献

　　[1]中华医学会呼吸病学分会哮喘学组,中国哮喘联盟.支气管哮喘急性发作评估及处理中国专家共识[J].中华内科杂志,2018,57(1):4—14.

　　[2]Spruit M A,Singh S J,Garvey C,et al. An official American Thoracic Society/European Respiratory Society statement：key concepts and advances in pulmonary rehabilitation[J]. Am J Respir Crit Care Med,2013,188(8):1011—1027.

　　[3]岳慧娟,张培莉,庞敏. 长期氧疗对肺部疾病防治作用的研究进展[J].护理研究(中旬版),2015(35):4365—4367.

　　[4]寇玲.护理综合干预在支气管哮喘发作治疗中的作用[J].护理研究(下旬版),2006(18):1620—1621.

　　[5]陈淑云.心理护理与健康教育对支气管哮喘患者生活质量的影响[J].中国医药指南,2018,16(26):239.

　　[6]张凤霞.支气管哮喘急性发作期应用临床护理路径的效果观察[J].中国医药指南,2013,11(19):315—317.

[7]曾秀莲.支气管哮喘患者实施舒适护理的临床效果探讨[J].世界最新医学信息文摘, 2017,17(81):182.

[8]韦冬琴,吴娟,罗丽.多种形式健康宣教在改善老年支气管哮喘患者睡眠质量中的应用 [J].护理实践与研究,2017,14(7):45－46.

[9]代志花,张冬梅.52例重症支气管哮喘患者的临床护理干预体会[J].中国医药指南, 2015,13(15):223－224.

[10]王琼.慢性支气管哮喘患者护理干预效果分析[J].世界最新医学信息文摘(电子版), 2018,18(61):252,254.

[11]夏宏,崔蕾.呼吸功能锻炼应用于小儿支气管哮喘延续性护理中对肺功能、生活质量改善的效果[J].临床护理杂志,2018,17(6):8－11.

[12]周敏,蒋亚娟.支气管哮喘急性发作合并急性上呼吸道感染患者护理风险管理效果研究 [J].护理管理杂志,2017,17(11):834－836.

[13]黄欣媛.健康教育对支气管哮喘患者的疗效影响[J].中国医药指南,2016,14(19):293.

[14]甘秀华.支气管哮喘发病的危险因素及优质护理方案[J].中国医药指南,2018,16(6): 269－270.

[15]李竹英,滕超,赵越,等.中药穴位贴敷治疗支气管哮喘缓解期35例临床观察[J].中国中医急症,2017,26(2):331－333.

[16]任伟,张建玲.穴位贴敷治疗支气管哮喘缓解期的临床观察[J].中国医药指南,2013,11 (33):496－497.

[17]谢静波.穴位贴敷配合护理治疗支气管哮喘缓解期的效果探讨[J].中国现代药物应用, 2018,12(21):144－146.

第四节　肺癌化疗后骨髓抑制患者的护理

一、案例信息

【摘要】 通过对一例肺癌化疗后骨髓抑制患者进行相关问题分析,了解骨髓抑制的定义和分级,以及化疗后骨髓抑制的一般规律和意义,阐述了肺癌化疗后骨髓抑制的临床表现、治疗和护理措施。面对这样的患者,我们在临床中如何配合医生处理,如何做好化疗后贫血的护理、化疗后感染的预防及粒细胞减少的护理,如何引导学生思考:怎样全面评估患者并采取相应的护理措施,有效地预防出血风险,是本文阐述的重点。

【关键词】 肺癌化疗后骨髓抑制;支气管镜;保护性隔离;输血;乏力;纳差;循证护理

二、案例正文

(一)基本信息

谈＊＊,男性,62岁,已婚,退休工人。入院时间为2018年11月10日10:35,病史采集时间为 2018 年 11 月 10 日 11:00。

(二)护理评估

【健康史】

1. 主诉　咳嗽、咳痰 2 月余,伴纳差、乏力 1 周。

2. 现病史　患者 2 个多月前无明显诱因下出现咳嗽、咳痰,为阵发性咳嗽,痰为白黏痰,较易咳出,痰中偶带血丝。后患者就诊于芜湖市某医院,2018 年 9 月 25 日查胸部 CT 示:左上肺陈旧性病变,左下肺肺不张,胸膜增厚伴钙化。拟以"肺部感染"收住入院,予以抗感染、止咳、化痰等治疗后未见明显好转,遂至我院就诊。2018 年 10 月 19 日行气管镜检查,见左肺下叶管腔阻塞,并予以活检,提示鳞状细胞癌 Ⅱ 级。评估病情后,排除化疗禁忌,于 2018 年 10 月 30 日行 GP 方案化疗,具体方案为:吉西他滨 1.4 g d1,d5(表示第一天和第五天用药,下同)+奈达铂 40 mg d1,30 mg d2—d3,并给予护胃、止吐等辅助治疗。复查血常规提示骨髓抑制,予以升白细胞处理。化疗结束后,请示上级医师后出院。从出院后第二天开始,患者逐渐出现纳差、乏力,伴全身皮肤瘙痒,于 2018 年 11 月 10 日至我院复查血常规,白细胞 1.6×10^9/L,中性粒细胞绝对值 0.6×10^9/L,血红蛋白 79 g/L,血小板 10×10^9/L。现患者为求进一步诊治,来我院门诊就诊,拟以"肺恶性肿瘤,化疗后 4 度骨髓抑制"收住入院。

3. 日常生活形态

(1)饮食:每日三餐,主食以米饭为主,口味较重,好食辛辣刺激性食物,饮水量每日约 1500 mL,以白开水为主。发病以来食欲欠佳,体重减轻。

(2)睡眠:平时睡眠规律,一般晚 9~10 点入睡,早 6~7 点起床,中午无午休的习惯,睡眠质量尚可。发病以来睡眠正常,较前无明显改变。

(3)排泄:平时小便每日 5~6 次,夜间排尿 1~2 次,尿色清,淡黄色,无泡沫,尿量每日约 2000 mL,大便每日 1 次,为成形软便。发病以来二便无明显异常。

(4)自理及活动能力:平时日常生活完全可以自理,亦可承担部分家庭劳动,饭后常散步半小时,但不喜欢体育锻炼。发病以来,日常生活尚可以自理,但自觉体力明显下降,四肢乏力,一般在家中休息。

4. 既往史　平素身体状况一般,40 年前有肺结核病史,规律服药治疗 6 个月后停药,否认高血压、糖尿病、冠心病、脑梗死等慢性病史,否认肝炎、菌痢、伤寒等传染病史,否认输血史,否认胸部外伤史,否认药物及食物过敏史。

5. 个人史　生于芜湖市,无长期外地居住史,无疫区居留史,无特殊化学品及放射性物质接触史。男性,已婚已育。既往有吸烟史 30 年,每日 1 包半,已戒烟 2 个月,偶饮酒。

6. 家族史　家族中否认遗传性疾病及类似病史。

7. 心理状况

(1)情绪状态:担心疾病会有遗传倾向,影响儿女健康。

(2)对所患疾病的认识:认为自己身体素质一直很好,平时很少生病。此次因为无明显诱因下出现咳嗽、咳痰,为阵发性咳嗽,痰为白黏痰,较易咳出,痰中偶带血丝,查胸部 CT 发现异常才引起重视,进一步确诊治疗后出现骨髓抑制。但对肺癌化疗后骨髓抑制的相关知识并不了解,希望医护人员多予以关心和指导,并表示会积极配合治疗,争取早日康复出院。

(3)重大应激事件及应对情况:未遇到重大应激事件。

8.社会状况

(1)社会支持系统:夫妻关系融洽,爱人是退休教师,现与爱人生活在一起,家庭关系和睦。发病以来,家人对其关心,给予充分的陪伴与照顾。

(2)居住与工作环境:现一家两口居住在80平方米两居室,小区及周围环境优美,购物方便,生活便捷。

(3)经济状况及付费方式:患者为退休工人,老伴也已退休,均有稳定退休金,儿女有稳定收入,家庭经济状况不错。患者有职工医疗保险,支付医疗费用无压力。

【体格检查】

T 36.3 ℃,P 66 次/分,R 16 次/分,BP 142/61 mmHg,W 50 kg。发育正常,营养正常,步入病室,平卧体位,表情自然,言语流利,神志清楚,查体合作,步态正常。全身广泛性出血点。全身浅表淋巴结未触及肿大。胸廓正常,呼吸节律正常,肋间隙正常,胸壁无压痛,无胸骨叩痛。①肺部检查。视诊:呈腹式呼吸,呼吸运动正常,肋间隙未见明显异常。触诊:双肺未触及胸膜摩擦感,未触及皮下捻发感。听诊:双肺呼吸音粗,双肺未闻及干湿啰音,未闻及胸膜摩擦音。叩诊:双肺叩诊呈清音。②心脏检查。心前区无隆起,可见心尖搏动,心尖搏动位于第5肋间左锁骨中线内0.5 cm,心前区无异常搏动。心尖搏动正常,未触及震颤,无心包摩擦感。心界正常。听诊:心率66次/分,律齐,各瓣膜听诊区未闻及病理性杂音,未闻及心包摩擦音。周围血管征阴性。四肢活动无障碍,双上肢、双下肢无畸形,关节无红肿,活动无障碍,皮温正常。无杵状指、趾,双下肢无水肿。

【辅助检查】

检查项目:急诊血常规(静脉血);急诊血凝(静脉血);血生化(静脉血);心电图。

(三)护理计划

日期	患者问题	相关因素	临床表现	护理目标	干预措施	效果评价	评价时间
2018-11-10 11:00	P_1.出血	与患者血小板低下有关	全身广泛性出血点	出血点面积缩小,未发生跌倒和坠床,血小板升至正常数值	I_1.嘱患者绝对卧床休息。 I_2.密切观察患者有无出血征象,指导患者预防出血措施。做好安全防护,防止碰伤、撞伤,活动时动作宜轻慢。 I_3.指导患者进食软质、易消化、高营养饮食,禁食粗硬及带刺的食物。 I_4.指导患者用软毛牙刷刷牙,勿挖鼻,勿用力排便。穿刺时一次成功,尽量减少穿刺次数,穿刺结束后延长按压时间。 I_5.遵医嘱使用升血小板药物(如重组人白介素-11)以及输注血小板[1]	患者精神尚可,全身皮肤黏膜出血点明显减少,未发生潜在出血现象。复查血小板147×10^9/L。可自由下床活动	2018-11-19 11:00

续表

日期	患者问题	相关因素	临床表现	护理目标	干预措施	效果评价	评价时间
2018-11-10 11:00	P_2. 有感染的危险	与患者白细胞低下有关	头晕、乏力、四肢酸软、食欲减退、低热	患者生命体征平稳,食欲尚可,无头晕、乏力、四肢酸软	I_1. 给予口服地榆升白片、皮下注射粒细胞刺激因子等治疗[2]。I_2. 实行保护性隔离,限制探视。I_3. 嘱患者注意保暖,避免着凉及感染	患者精神尚可,生活可自理,无自觉不适主诉。复查白细胞$10.1 \times 10^9/L$	2018-11-19 11:00
2018-11-10 11:00	P_3. 恐惧	与肺癌确诊后知识缺乏、担心疾病威胁生命及疾病预后有关	紧张不安、心慌、出汗、尿急、尿频	患者的焦虑和恐惧感减轻或消失	I_1. 向患者讲解病房环境及疾病相关知识,建立良好的护患关系。I_2. 帮助家属与患者进行更好的沟通,给予患者肺康复的相关知识介绍[3]。I_3. 向患者讲解骨髓抑制的原因及恢复时间和过程,让患者对骨髓抑制有正确的认识并能积极面对,鼓励患者表达自己的感受[4]。I_4. 告诉患者当焦虑、恐惧不能缓解时,可随时向医护人员寻求帮助	患者心情开朗,了解了肺癌相关知识,可以配合医护人员治疗	2018-11-16 17:00
2018-11-10 11:00	P_4. 潜在并发症:有深静脉血栓的危险	与患者D-二聚体高(1.84 mg/L)、疾病需绝对卧床休息有关	VTE风险评分5分	不发生深静脉血栓	I_1. 叮嘱患者多饮水,防止血液浓缩。I_2. 重视VTE的预防和治疗,当血小板$<50 \times 10^9/L$时禁忌抗凝疗法[5]。I_3. 抬高患肢,避免下肢静脉穿刺。I_4. 教会患者进行踝泵运动	未发生深静脉血栓,VTE风险评分4分	2018-11-19 11:00
2018-11-13 11:00	P_5. 活动无耐力	与患者长期卧床及重度贫血有关	乏力	患者活动状况缓解,可以自行活动	I_1. 卧床休息,减少耗氧量,指导患者进行床上活动。I_2. 加强营养,促进食欲。I_3. 遵医嘱输血,观察有无不良反应[6]。I_4. 协助进行生活护理。指导患者采取渐进式活动,由平卧慢慢坐起,挪到床沿再坐片刻,慢慢站起,站稳后再开始活动	患者可自由下床活动。复查红细胞$2.62 \times 10^{12}/L$,血红蛋白71 g/L	2018-11-16 09:00
2018-11-16 11:00	P_6. 营养失调:低于机体需要量(总蛋白61.9 g/L,白蛋白29.7 g/L)	与肺癌致机体消耗、摄入不足有关	患者食欲降低、体重减轻	患者营养状态维持良好,体重无明显减轻	I_1. 遵医嘱输注人血白蛋白治疗。I_2. 定期测量患者体重,观察患者的面色。指导患者进食高蛋白、高维生素食物,少食多餐[7]	患者营养状况较前好转,体重无明显减轻	2018-11-19 11:00

（四）护理记录

2018-11-10 11:00

患者因"咳嗽、咳痰 2 月余,伴纳差、乏力 1 周"而入院。2018 年 10 月 19 日行气管镜检查,提示鳞状细胞癌Ⅱ级。评估病情后,排除化疗禁忌,2018 年 10 月 30 日行 GP 方案化疗,复查血常规提示骨髓抑制,予以升白细胞治疗。化疗结束后,请示上级医师后出院。从出院后第二天开始,患者逐渐出现纳差、乏力,伴全身皮肤瘙痒,2018 年 11 月 10 日至我院复查血常规,白细胞 $1.6×10^9/L$,中性粒细胞绝对值 $0.6×10^9/L$,血红蛋白 79 g/L,血小板 $10×10^9/L$,收住入院。遵医嘱予以下病重通知,遵医嘱给予升白细胞、纠正贫血、输注血小板等对症处理,护理上嘱其绝对卧床休息并给予保护性隔离;加强病情观察;协助做好各种生活护理,保持排便通畅,告知患者排便时不可用力;各项护理操作动作轻柔,尽可能减少注射次数,注射或穿刺部位应交替使用,以防局部血肿形成;指导患者用软毛牙刷刷牙,忌用牙签剔牙;保证充足睡眠,避免情绪激动、剧烈咳嗽和屏气用力;输注血制品前应认真核对,结束后观察有无输血反应。同时做好患者及家属的心理护理,宽慰患者,学会倾听患者的主诉。

2018-11-13 10:00

患者今日仍主诉乏力,血常规检查示:红细胞 $2.19×10^{12}/L$,血红蛋白 58 g/L。遵医嘱输注悬浮红细胞 400 mL。输血前仔细核对患者姓名、性别、年龄、住院号、床号、血型、交叉配血结果、血袋号、采血日期等。输血时的前 15 min 速度较慢,注意观察患者有无输血不良反应发生。患者无任何不适主诉,于 15 min 后调快输血速度直至输血结束。患者一般情况尚可,加强巡视,嘱患者卧床休息,放松心情,多食黑木耳、瘦肉、红枣等补血食物。

2018-11-14 10:10

患者神志清楚,精神一般,乏力,食欲减退。嘱患者少食多餐,进高蛋白饮食,嘱其继续卧床休息,放松心情。

2018-11-16 11:00

患者一般情况尚可,但食欲减退。今日血常规检查示:白细胞 $10.1×10^9/L$,中性粒细胞百分比 74.5%,红细胞 $2.62×10^{12}/L$,血红蛋白 71 g/L,血小板 $147×10^9/L$。血生化检查示:总蛋白 61.9 g/L,白蛋白 29.7 g/L。患者化疗后出现骨髓抑制,致三系减少,经输血小板及输血治疗后,复查血指标示明显好转。现患者病情稳定,遵医嘱停病重通知,予以药物继续支持治疗。由于癌肿消耗以及食欲减退,患者营养低下,故嘱患者进高蛋白、高营养、富含维生素饮食,少食多餐,增强抵抗力。同时患者可进行适当的床边活动,防止长期卧床导致下肢深静脉血栓形成。下肢血管超声示双下肢深静脉通畅,无 VTE 发生。

2018-11-19 11:30

患者神志清楚,精神良好。饮食、睡眠均较前好转,未诉特殊不适。遵医嘱予以今日出院,进行出院指导,嘱其戒烟限酒,加强营养;注意休息,避免受凉及感冒;适当活动;出院后 1 周内复查血常规及肝功能,同时叮嘱患者,若在家里出现任何不适症状,应及时来院就诊。

三、案例说明书

（一）教学目标

1. 了解骨髓抑制的定义及分级。

2.熟悉肺癌化疗后骨髓抑制的临床表现。

3.掌握肺癌化疗后骨髓抑制的治疗及护理措施。

（二）启发思考题

1.肺癌化疗后骨髓抑制如何分级？

2.化疗后骨髓抑制的一般规律及意义是什么？

3.化疗后贫血的处理措施有哪些？

4.化疗后感染的预防及粒细胞减少的处理措施有哪些？

5.化疗后血小板减少的处理措施有哪些？

（三）分析思路

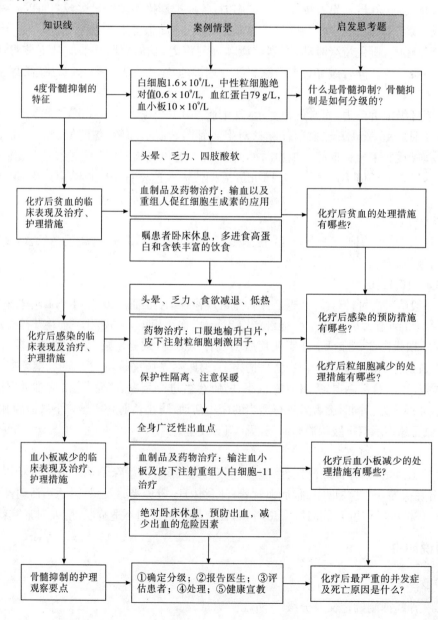

（四）理论依据及分析

1. 肺癌化疗后骨髓抑制如何分级？

肺癌化疗后骨髓抑制的分级见下表。

	0	1	2	3	4
血红蛋白(g/L)	≥110	109～95	94～80	79～65	<65
白细胞($\times 10^9$/L)	≥4.0	3.9～3.0	2.9～2.0	1.9～1.0	<1.0
粒细胞($\times 10^9$/L)	≥2.0	1.9～1.5	1.4～1.0	0.9～0.5	<0.5
血小板($\times 10^9$/L)	≥100	99～75	74～50	49～25	<25

2. 化疗后骨髓抑制的一般规律及意义是什么？

一般认为，粒细胞减少通常开始于化疗停药后 1 周，停药后第 10～14 天达到最低点，在低水平维持 2～3 天后缓慢回升，至第 21～28 天恢复正常，呈 U 形。血小板降低比粒细胞降低出现稍晚，也在停药后 2 周左右下降到最低值，血小板下降迅速，在谷底停留较短时间即迅速回升，呈 V 形。红细胞下降出现的时间更晚。

化疗后骨髓抑制的规律具有以下意义：

（1）限定化疗疗程的间隔时间：理论上，化疗应该在最短时间内施以最强剂量，以迅速抑制或杀灭肿瘤细胞。但化疗后骨髓抑制的恢复需要时间，故很多化疗是 3～4 周进行一次。

（2）涉及对 2 度骨髓抑制的处理：必须对 3 度和 4 度骨髓抑制给予干预已经成为共识，但对于 2 度骨髓抑制何时必须干预、何时可以短暂观察则较为困惑。利用上述规律，有助于决策。

（3）有助于及早发现骨髓抑制：根据化疗后骨髓抑制的规律，能及早发现这一问题并进行相应处理。化疗后每 2 天检查一次血常规即可达到这一目的。

3. 化疗后贫血的处理措施有哪些？

（1）关于输入浓缩红细胞：输入浓缩红细胞的优点是能迅速提高贫血患者的携氧能力，缺点是存在输血相关的风险。当血红蛋白达到 70～80 g/L 时，绝大多数患者的携氧能力正常。对于化疗患者，如果有明显乏力、气短、心动过速等，则有输血指征。如果患者血红蛋白为 70 g/L，每单位浓缩红细胞可增加 10 g/L 的血红蛋白。

（2）关于重组人促红细胞生成素（简称促红素）的应用：促红素是由肝脏和肾脏合成的激素，能调节红细胞的生成。很多化疗药物都不同程度地影响肾功能（尤其是铂类药物），从而引起促红素分泌减少。因此，促红素特别适用于肾功能有损害的患者或对输血相关风险顾虑过多的患者。用法为促红素 150 U/kg 皮下注射，每周 3 次。使用促红素的同时应该补充铁剂、维生素 B_{12}、叶酸等。当血红蛋白高于 80 g/L 或红细胞压积大于 40% 时应停药。副作用少见。

4. 化疗后感染的预防及粒细胞减少的处理措施有哪些？

关于抗生素的使用：

（1）何时用：一般认为，对于粒细胞减少伴有发热的患者，均使用抗生素；对于 4 度骨髓抑制的患者，无论有无发热，均必须预防性使用抗生素。

（2）用什么：理论上抗生素的使用应该以药敏试验结果为依据，但实际工作中很难实现，故多为经验性用药。通常用广谱抗生素，特别是需要涵盖革兰阴性菌和厌氧菌，如三代或四代头孢菌素。

（3）何时停：如果患者有发热，应在发热消退至少48 h后停用；如果患者为4度粒细胞减少但无发热，待粒细胞上升至正常后可停用。

关于重组人粒细胞集落刺激因子（G-CSF）的应用：G-CSF的人工合成被认为是恶性肿瘤化疗的重要里程碑，使用好这一类药物对于保障化疗的进行非常重要。

（1）何时用：对于3度和4度粒细胞减少，必须使用。对于1度粒细胞减少，原则上不用。对于2度粒细胞减少，基于以下两点判断是否应用：①查历史，即检查患者是否有3度以上骨髓抑制的历史，如果有，则需要使用。②观现状，即明确患者目前所处的化疗后时间。如果化疗后很快出现2度骨髓抑制（2周以内），尤其是患者有3度以上粒细胞减少历史，最好使用。如果患者在化疗2周以后才出现2度粒细胞减少，而此前又没有3度以上骨髓抑制的历史，则可以密切观察，暂时不用。

（2）如何用：①治疗性：$5\sim7~\mu g/(kg\cdot d)$，如果按体重平均50 kg计算，一般用300 $\mu g/d$；主要用于3度和4度粒细胞减少。②预防性：$3\sim5~\mu g/(kg\cdot d)$，一般用150 $\mu g/d$，主要用于此前有过4度骨髓抑制历史的患者，或者为了保障短疗程高密度化疗（如周疗）的进行。通常自化疗结束后48 h开始使用。

（3）何时停：对于治疗性使用，应在中性粒细胞绝对值连续两次大于$10\times10^9/L$后停药。然而，临床上很多患者由于反复化疗，两次中性粒细胞绝对值大于上述标准比较困难，故当白细胞总数两次超过$10\times10^9/L$时亦可考虑停药。对于预防性使用，应在下次化疗前48 h停用。

5. 化疗后血小板减少的处理措施有哪些？

（1）关于血小板减少患者的护理：对于血小板减少而言，护理与药物治疗同等重要。应注意以下问题：①减少活动，防止受伤，必要时绝对卧床。②避免增加腹压的动作，注意通便和镇咳。③减少黏膜损伤的机会：进软食，禁止掏鼻挖耳等行为，使用软毛牙刷，必要时禁止刷牙，用口腔护理代替。④鼻出血的处理：如果是前鼻腔出血，可采取压迫止血法；如果是后鼻腔出血，则需要请耳鼻喉科会诊，进行填塞。⑤颅内出血的观察：注意观察患者神志、感觉和运动的变化及呼吸节律的改变。

（2）关于单采血小板的使用：输注单采血小板能迅速提升血小板数量，从而防止在血小板最低阶段出血的发生。如果患者为3度血小板减少且有出血倾向，则应输注单采血小板；如果患者为4度血小板减少，无论有无出血倾向，均应使用。一般而言，1单位单采血小板可提高血小板计数1万～2万。然而，外源性血小板的寿命通常仅能维持72 h左右，而且反复输入后患者体内会产生抗体。因此，近年来出现了一些新型药物，如重组人促血小板生成素。

（3）关于重组人促血小板生成素（TPO）的应用：TPO为特异性的巨核细胞生长因子，作用于血小板生成阶段的多个环节，能减少单采血小板的输入量和缩短血小板降低持续的时间。用法为300 IU/(kg·d)皮下注射，7天为一疗程。当血小板计数超过$50\times10^9/L$时可停用。其不足之处是起效较慢，通常需要连续使用5天以后才有效果，故在有4度血小板减少历史的患者中预防性使用,其效果可能更好。

(五)案例总结

肺鳞癌是最常见的肺癌,由支气管上皮化生而来,多见于老年男性,与吸烟有密切关系。临床症状常有发热、咳嗽、痰中带血或咯血、胸痛等。采用化疗手段治疗后常见骨髓抑制。本案例患者因"咳嗽、咳痰2月余,伴纳差、乏力1周"入院,确诊为肺鳞癌。行吉西他滨+奈达铂方案化疗后出现骨髓抑制,予以纠正骨髓抑制处理后好转出院。针对患者住院过程中存在的护理问题采取相关的护理措施。

(1)心理方面:患者在入院时及疾病治疗过程中,存在对治疗效果及预后的担心,并担心疾病的遗传倾向会影响到儿女。应积极予以相关知识介绍,与家属共同做好对患者的鼓励和安慰,增强治疗疾病的信心,保持情绪稳定。

(2)潜在并发症护理方面:患者D-二聚体增高,绝对卧床休息,有深静脉血栓的危险。嘱患者多饮水,避免下肢静脉穿刺,教会其踝泵运动,及时评估。

(3)住院期间健康宣教方面:循序渐进地向患者和家属讲解绝对卧床休息及保护性隔离的重要性,提高患者的依从性,鼓励家属参与患者的护理过程。

(4)白细胞减少时患者容易疲倦,治疗和护理应集中进行,使患者能够保证充足的睡眠和体力;根据患者血常规结果采取保护性措施,分为一般性保护隔离和无菌性保护隔离。

(5)血小板减少时,应减少活动,防止受伤,必要时绝对卧床;避免增加腹压的动作,注意通便和镇咳;进软食,使用软毛牙刷,必要时禁止刷牙,用口腔护理代替;注意观察皮肤有无淤点,有无消化道和颅内出血等情况。

(6)对于贫血患者,指导其采取渐进式活动方式,由平卧慢慢坐起,挪到床沿后再坐片刻,慢慢站起,站稳后再开始活动。注意保暖,以促进血液循环。饮食要有规律,以高蛋白、富含维生素饮食为主,多吃新鲜水果和蔬菜,忌烟酒。

我们发现,在临床护理工作中,大多数患者因不适应在床上完成全部的日常生活活动,无法遵从绝对卧床的医嘱,在下床活动时可能会引发下肢血栓脱落,亦或引起创伤后出血不止,从而引起相应的并发症,导致疾病加重,延长住院时间,增加住院费用,而家属也无法进行绝对的看护,导致治疗受阻。所以对于三系减少、骨髓抑制、有深静脉血栓风险需绝对卧床的患者,应在护理时着重注意,加强患者及家属的防护意识,同时进行病例的演示,加强患者的自我防护意识及依从性。对不同文化程度的患者进行不同方式的健康教育,防止并发症的发生是非常有必要的。

(六)课后思考题

1.骨髓抑制到何种程度才需要干预?如何干预?

2.对骨髓抑制患者输血有哪些注意事项?

3.骨髓抑制的护理观察要点有哪些?

参 考 文 献

[1]曲雅静,穆海玉,沈春燕,等.重组人白介素-11治疗肺癌化疗后血小板减少症的疗效分析

[J].临床肺科杂志,2015,20(6):1136—1139.

　　[2]胡芸.肺癌化疗致粒细胞缺乏症的护理探讨[J].实用中西医结合临床,2010,2(71):87—88.

　　[3]覃梦霞,潜艳,陈英.肺康复在肺癌患者治疗中的应用进展[J].护理学杂志,2019,34(10):101—104.

　　[4]刘景利,肖晓玉,邹鸿雁.心理护理干预在晚期肺癌化疗患者中的应用[J].中国医药指南,2016,14(30):231—232.

　　[5]中国临床肿瘤学会肿瘤与血栓专家共识委员会.肿瘤相关静脉血栓栓塞症的预防与治疗中国专家指南(2015版)[J].中国肿瘤临床,2015,42(20):979—991.

　　[6]张桂芬.成分输血纠正老年肺癌患者贫血的疗效[J].中国老年学杂志,2012,13(88):2850—2851.

　　[7]随意,邢凤梅,朱亮.中晚期肺癌化疗患者营养状况及影响因素研究[J].护理管理杂志,2018,18(11):799—803.

第五节　慢性阻塞性肺疾病患者的护理

一、案例信息

【摘要】　通过对一例慢性阻塞性肺疾病(COPD)患者进行相关问题分析,阐述 COPD患者的发病原因、临床表现和治疗原则。面对这样一例急性加重期 COPD 患者,我们在临床工作中应如何治疗和护理,如何指导患者进行呼吸功能锻炼,如何引导学生思考:怎样全面评估患者并采取相应的护理措施,是本文阐述的重点。

【关键词】　慢性阻塞性肺疾病;吸氧;雾化吸入;饮食护理;呼吸功能锻炼

二、案例正文

（一）基本信息

陶＊＊,男性,81 岁,已婚,务农。入院时间为 2018 年 11 月 28 日 10:03,病史采集时间 2018年 11 月 28 日 11:00。

（二）护理评估

【健康史】

1.主诉　反复咳痰喘 20 余年,加重伴胸闷 1 周。

2.现病史　患者 20 余年前无明显诱因下出现咳嗽、咳痰,痰为黄色脓痰,在秋冬季节及受凉后明显伴有胸闷、气喘,持续数月,曾多次就诊于当地医院,被诊断为"慢性阻塞性肺疾病"。2018 年 3 月,患者再次出现上述症状,且较前有加重,伴有轻微活动后胸闷、气喘,就诊于芜湖市某医院,经对症治疗后病情好转出院。后再发 2 次,于当地诊所治疗后病情好转

（具体治疗不详）。1周前,患者咳嗽加重,咳大量黄色脓痰,量增多,胸闷气喘,活动后加重,夜间咳嗽时有心慌,无明显畏寒、发热,无恶心、呕吐。今患者为求进一步诊治,就诊于我科,门诊拟以"慢性阻塞性肺疾病急性加重"收住入院。患者病程中神志清楚,精神一般,低热,无头痛、头晕,无恶心、呕吐,无腹胀、腹痛,纳差,睡眠质量一般,二便正常,近期体重下降2 kg。

3. 日常生活形态

（1）饮食:每日三餐,午餐和晚餐主食各 100 g 左右,以米饭为主,饮食清淡。饮水量每日1000 mL左右。

（2）睡眠:平时睡眠规律,一般晚 10 点左右入睡,早 5 点左右起床,睡眠质量一般。

（3）排泄:平时大便每日 1 次,为成形软便,小便每日白天 7～8 次,夜间 3～4 次,色清,有尿频伴排尿不尽感,无尿急、尿痛等异常。

（4）自理及活动能力:平时日常生活完全可以自理,每天早晚分别走路锻炼半小时,步行约 3000 步。发病以来,生活不能完全自理。

4. 既往史　既往有慢性阻塞性肺疾病病史 20 余年。否认高血压、糖尿病、冠心病等病史。否认肝炎、结核、菌痢、伤寒等传染病史,否认输血、外伤史,否认磺胺类、链霉素、庆大霉素、青霉素、头孢菌素等药物及已知食物过敏史,预防接种史不详。

5. 个人史　生于芜湖市,无长期外地居住史,无疫区居留史,无特殊化学品及放射性物质接触史。吸烟史 30 余年,每日 1 包,已戒 6 年。少量饮酒。老年男性,已婚已育,子女均体健。

6. 家族史　家族中否认遗传性疾病及类似病史。

7. 心理状况

（1）情绪状态:患者因反复发病,多次入院治疗,担心自己的疾病不能治愈,拖累子女,情绪紧张、焦虑。

（2）对所患疾病的认识:患者既往有慢性阻塞性肺疾病病史 20 余年,多次住院,给家庭带来一定的经济负担,日常生活也不注重保养。

（3）重大应激事件及应对情况:近期无重大应激事件。

8. 社会状况

（1）社会支持系统:子女外出打工,此次生病住院后子女返乡,关系和睦。家人对患者的病情较为关心,对患者能给予足够的关心与照顾。

（2）居住与工作环境:现老人和老伴居住在 80 平方米三居室,小区及周围环境安静,购物方便,生活便捷。

（3）经济状况及付费方式:患者为农村老年人,参加了新型农村合作医疗（简称"新农合"）,子女在外务工,尚有稳定的收入,但不能支付过高额度的医疗费。

【体格检查】

T 37.6 ℃,P 86 次/分,R 21 次/分,BP 132/78 mmHg。发育正常,营养一般,用轮椅推入病室,平卧体位,表情自然,言语流利,神志清楚,查体合作。桶状胸,呼吸节律稍快,肋间隙增宽,胸壁无压痛,无胸骨叩痛。①肺检查。视诊:呈腹式呼吸,呼吸运动正常,肋间隙增宽。触诊:语颤减弱,双肺未触及胸膜摩擦感,未触及皮下捻发感。听诊:双肺呼吸音粗,左肺可闻及少许干湿啰音,未闻及胸膜摩擦音。叩诊:双肺叩诊呈过清音。②心检查。视诊:心前区无隆起,心前区无异常搏动。触诊:心尖搏动位置正常,未触及震颤,无心包摩擦感。叩诊:心界正常。听诊:心率 78 次/分,律齐,心音有力。各瓣膜听诊区未闻及病理性杂音,未闻及额外心音,未闻及心包摩擦音。周围血管征阴性。

【辅助检查】

检查项目:胸部 CT 平扫;肺功能;血气分析。

(三)护理计划

日期	患者问题	相关因素	临床表现	护理目标	干预措施	效果评价	评价时间
2018-11-28 11:30	P1. 气体交换受损	与气道炎症导致气道受阻、呼吸面积减少以及分泌物过多有关	患者咳嗽、咳痰,痰为黄色脓痰	患者胸闷、气喘的症状较前明显好转,气促得以减轻	I1. 遵医嘱予以低流量持续吸氧,每天吸氧时间大于 15 h。长期氧疗可有效纠正患者的低氧血症及患者静息状态下的呼吸困难,还可减轻活动后气喘,增加日间活动,提高运动耐力,延缓病情进展,改善患者生活质量[1]。I2. 协助患者取舒适卧位,利于呼吸。I3. 遵医嘱予以头孢哌酮钠舒巴坦钠抗感染、布地奈德、特布他林雾化吸入,多索茶碱平喘、盐酸氨溴索化痰等对症治疗。I4. 指导呼吸功能锻炼,包括腹式呼吸和缩唇呼吸[2-3]。I5. 观察咳嗽、咳痰及呼吸困难的程度,监测血气分析情况	咳嗽、咳痰程度减轻,次数减少。患者及家属已知晓有效咳嗽、咳痰的方法。患者的喘闷症状有所缓解	2018-12-02 10:54
2018-11-28 10:03	P2. 感染	与肺部疾病有关	患者低热、咳嗽、咳痰,痰为黄色脓痰,不易咳出,中性粒细胞百分比 81.3%	患者体温正常,能有效咳嗽,痰量减少	I1. 遵医嘱予以抗生素、糖皮质激素等,密切观察药物的疗效及不良反应[4]。I2. 定期监测血常规,观察感染指标的变化,监测体温。I3. 嘱患者多饮水,并指导患者有效咳嗽。I4. 各项操作均遵守无菌原则,医务人员严格执行手卫生,防止交叉感染。医务人员的手成为病原菌的主要传播媒介,提高医务人员手卫生的执行率可明显降低医院感染率[5]。医院环境中的病原体可以通过医务人员的手传播给患者或在不同患者之间传播[6]。2009 年世界卫生组织(WHO)向全球发起"手卫生促进运动",旨在通过提高医务人员的手卫生依从性,降低医院感染的发生率[7-8]	患者出院时未复查血常规,但病情明显好转,一般情况尚可,生命体征平稳	2018-12-01 10:00

续表

日期	患者问题	相关因素	临床表现	护理目标	干预措施	效果评价	评价时间
2018-11-29 10:00	P₃. 电解质紊乱	与缺氧、疾病造成的生理改变、进食少、代谢紊乱有关	患者血钾为 2.7 mmol/L,血钙为 0.69 mmol/L,血氯为 97.0 mmol/L	患者食欲增强,电解质得到纠正	I₁.给予高热量、高蛋白、富含维生素、易消化食物,少食多餐,避免辛辣、刺激,减轻电解质紊乱[9]。 I₂.定期监测血生化值,观察电解质变化情况。 I₃.遵医嘱予以口服及静脉补钾等对症支持治疗[10]。 I₄.做好病情观察,观察患者有无肌肉抽搐等反应,做好低钙反应的处理[11]	患者出院前未复查电解质,食欲较前明显增强	2018-12-02 10:00
2018-11-28 12:00	P₄. 低效型呼吸形态	与肺部疾病引起肺部通气功能障碍有关	患者静歇状态下胸闷气喘,不能自行活动	患者轻微活动后不感到喘闷,氧饱和度超过95%	I₁.协助患者取半坐位,利于呼吸,减轻呼吸困难。 I₂.观察患者缺氧及呼吸困难的程度,监测 SpO₂ 情况。 I₃.遵医嘱予以持续低流量吸氧(2 L/min)。 I₄.心理护理:减轻焦虑情绪,减少耗氧[12]。 I₅.指导患者进行呼吸功能的锻炼,帮助疾病的恢复。有效的呼吸训练有助于提高肺功能[13]	患者可以自行活动且氧饱和度超过95%	2018-12-02 07:00
2018-11-28 15:00	P₅. 清理呼吸道低效	与痰液黏稠、不易咳出有关	患者年龄大、体质弱,咳嗽、咳痰	患者咳嗽症状好转,痰液减少,且能自主咳出	I₁.遵医嘱予以抗生素和化痰药。 I₂.指导患者有效咳嗽排痰(如叩击法),体位引流,雾化吸入以稀释痰液[14]。 I₃.保持病室空气流通,保持空气清新,利于呼吸。 I₄.指导患者进食高维生素、高蛋白饮食。 I₅.指导患者进行呼吸功能的锻炼,帮助疾病的恢复。有效的呼吸训练有助于提高肺功能,对预防肺部感染具有重要意义	患者主诉痰量减少,能自主咳出	2018-12-01 16:00
2018-11-29 12:00	P₆. 营养失调,低于机体需要量	与患者缺氧、食欲欠佳、疾病本身的消耗有关	近期体重下降,总蛋白59.0 g/L,白蛋白34.8 g/L	做好相关的锻炼和合理的进食,体重没有减轻	I₁.多食高蛋白、高热量食物。 I₂.监测体重:每周测体重一次并记录,了解营养状况是否改善。 I₃.与营养科沟通,为患者制订科学合理的膳食计划,忌烟酒及辛辣刺激性食物[15]。 I₄.增进食欲:增加膳食品种	患者病情明显好转,体重增加。出院前血生化未复查	2018-12-02 10:30

（四）护理记录

2018-11-28 10:03

患者因"反复咳痰喘20余年,加重伴胸闷1周"而入院,神志清楚,呼吸稍促,精神欠佳。入院后给予全面综合评估,既往诊断有 COPD,跌倒风险评分3分,为中度风险;Braden 压疮风险评分21分,无压疮风险;ADL 评分14分,生活自理能力中度依赖;Caprini 静脉血栓栓塞症风险评分 5 分,无静脉血栓风险。患者入院后予以抗感染、止咳化痰、雾化吸入等对症支持治疗。

2018-11-28 15:30

患者神志清楚,呼吸尚平稳,精神欠佳,主诉心慌气短。心电图示:窦性心律;完全性右束支传导阻滞;肢导低电压;下壁异常 Q 波;Q-Tc 延长。严密观察病情,活动时动作宜缓慢并注意多休息,保证充足的睡眠,饮食方面要低盐、低脂、清淡、易消化,多吃新鲜蔬菜和水果,保持大便通畅。输液时控制输液速度,勿擅自调滴速,积极配合治疗,勿焦虑,保持心情舒畅。

2018-11-28 16:30

患者血气分析示:PO_2 43.9 mmHg,PCO_2 48.0 mmHg,血钾 2.7 mmol/L,血钙 0.69 mmol/L。予以氧气持续吸入(2 L/min),勿擅自调节氧气流量,吸氧时周围不能有明火。饮食方面要加强营养,且要多吃含钾丰富的食物,如香蕉,同时要定期复查血气和电解质的变化,加强病情观察。

2018-11-29 15:00

患者神志清楚,呼吸平稳,精神欠佳,未诉心慌不适。胸部 CT 示:双肺慢性支气管炎,肺气肿、肺大疱;右肺炎症;双肺少许纤维灶。心脏超声示:升主动脉硬化并增宽,右室增大,主动脉瓣退行性改变并前向血流加速,轻度反流,肺动脉中度高压并三尖瓣、肺动脉瓣轻-中度反流,左室充盈异常,左室收缩功能正常。BNP 为 113.43 ng/L,遵医嘱继续予以头孢哌酮钠舒巴坦钠抗感染等对症治疗,控制输液速度。

2018-11-30 15:00

患者行肺功能检查,检查前予以宣教,嘱其勿紧张,配合检查。检查结果示:$FEV_1<$ 30%预计值,极重度混合型通气功能障碍。遵医嘱予以布地奈德+特布他林雾化吸入[16],多索茶碱静滴,改善患者平喘症状。嘱患者多休息、持续氧疗,并告知患者加强营养,注意保暖,不劳累时要加强肺部功能锻炼,如采用缩唇呼吸、腹式呼吸、阻力呼吸(吹气球)、三球呼吸器锻炼、呼吸操及气球吹摆法等强化呼吸训练。

2018-11-30 18:10

患者主诉咳嗽,遵医嘱予以复方甲氧那明 25 mg 口服,并嘱其多饮水,后症状好转。

2018-12-01 18:10

患者神志清楚,呼吸平稳,精神较前明显好转,主诉胸闷、气喘稍好转,咳嗽、咳痰症状减轻,咳白色黏痰。嘱其注意保暖,多饮水,持续氧疗,并告知吸氧的重要性和注意事项。

2018-12-02 10:54

患者病情稍好转,患者及家属要求出院,嘱相关注意事项后,予以出院指导。嘱患者注意休息,避免劳累及受凉,建议家庭氧疗,并告知呼吸功能锻炼的方法,如气球吹摆法、中医的六字诀及全身呼吸操[17-18]等,如有不适,及时到呼吸科就诊,门诊随诊。

三、案例说明书

(一)教学目标

1.了解慢性阻塞性肺疾病的概念。

2.熟悉慢性阻塞性肺疾病的临床表现、辅助检查及诊断要点。

3.掌握慢性阻塞性肺疾病的治疗要点及护理措施。

（二）启发思考题

1.慢性阻塞性肺疾病的临床表现有哪些？

2.慢性阻塞性肺疾病急性期和稳定期的治疗原则分别是什么？

3.慢性阻塞性肺疾病早期如何干预？

4.慢性阻塞性肺疾病患者的诊断要点是什么？

5.为什么慢性阻塞性肺疾病患者要持续进行低流量吸氧？

6.长期家庭氧疗的具体指征是什么？

（三）分析思路

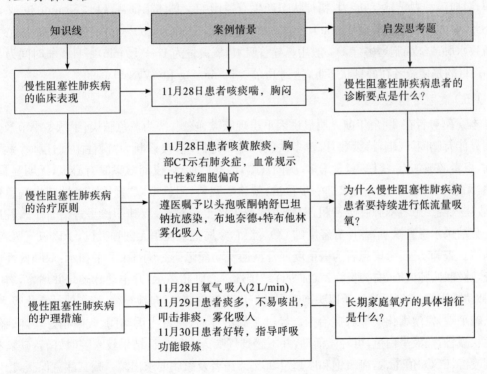

（四）理论依据及分析

1.慢性阻塞性肺疾病患者的诊断要点是什么？

慢性阻塞性肺疾病是一种以持续气流受限为特征的可以预防和治疗的疾病,其气流受限多呈进行性发展,与气道和肺组织对烟草烟雾等有害气体或有害颗粒的慢性炎症反应增强有关。主要累及肺脏,但也可引起全身(肺外)的不良效应,可存在多种合并症。急性加重和合并症影响患者整体疾病的严重程度。肺功能检查对确定气流受限有重要意义。在吸入支气管舒张剂后,$FEV_1/FVC < 70\%$表明存在持续气流受限。慢性咳嗽、咳痰常早于气流受限许多年存在,但并非所有具有咳嗽、咳痰症状的患者均会发展为慢性阻塞性肺疾病,部分患者可仅有持续性气流受限改变,而无慢性咳嗽、咳痰。

2.为什么慢性阻塞性肺疾病患者要持续进行低流量吸氧?

慢性阻塞性肺疾病发生的呼吸衰竭一般为Ⅱ型呼吸衰竭,即低氧分压和高二氧化碳分压。吸入高流量氧气会导致二氧化碳分压升高,引起严重后果。其机理如下:慢性呼吸衰竭失代偿者缺氧伴二氧化碳潴留是通气不足的后果,由于高碳酸血症慢性呼吸衰竭患者的呼吸中枢化学感受器对二氧化碳反应性差,呼吸的维持主要靠低氧血症对颈动脉窦、主动脉体的化学感受器的驱动作用。如果吸入高浓度的氧,则氧分压迅速升高,使外周化学感受器失去低氧血症的刺激,患者的呼吸变浅、变慢,其二氧化碳分压随之上升。如果反应严重,就会陷入二氧化碳麻醉状态,而这种神志改变往往与二氧化碳分压上升的速度有关。

3.长期家庭氧疗的具体指征是什么?

长期家庭氧疗(LTOT)可提高慢性阻塞性肺疾病伴有慢性呼吸衰竭患者的生活质量和生存率,对血流动力学、运动能力、精神状态产生有益影响。具体指征:$PaO_2 < 55$ mmHg 或 $SaO_2 < 88\%$,有或没有高碳酸血症;PaO_2 为 $55 \sim 60$ mmHg 或 $SaO_2 < 89\%$,并有肺动脉高压、心力衰竭所致水肿或红细胞增多症。一般用鼻导管吸氧,氧流量为 $1 \sim 2$ L/min,每日吸氧时间为 $10 \sim 15$ h。目的是使患者在静息状态下,达到 $PaO_2 > 60$ mmHg 和(或)$SaO_2 > 90\%$。

(五)案例总结

本案例患者在 20 余年前无明显诱因下出现咳嗽、咳痰,痰为黄色脓痰,于秋冬季节及受凉后明显伴有胸闷、气喘,持续数月,曾多次就诊于当地医院,被诊断为"慢性阻塞性肺疾病"。1周前,患者咳嗽加重,痰白色,量增多,胸闷气喘,活动后加重,夜间咳嗽时有心慌,无明显畏寒、发热,无恶心、呕吐。患者为求进一步诊治,就诊于我科,门诊拟以"慢性阻塞性肺疾病急性加重"收住入院。患者双肺呼吸音粗,左肺可闻及少许干湿啰音,双肺叩诊呈过清音。入院后血气全套结果示患者缺氧,并伴有轻度的 CO_2 潴留,家属拒绝使用无创呼吸机,予以氧气吸入,观察病情。查肺功能,考虑患者为极重度混合型通气功能障碍。胸部 CT 平扫示:双肺慢性支气管炎,肺气肿、肺大疱;右肺炎症;双肺少许纤维灶。心脏超声示:升主动脉硬化并增宽,右室增大,肺动脉瓣轻-中度反流。予以头孢哌酮钠舒巴坦钠抗感染,布地奈德、特布他林雾化吸入,多索茶碱平喘,氨溴索化痰等对症治疗。经过 1 周治疗后,患者主诉胸闷、气喘稍好转,咳嗽、咳痰症状减轻,痰液呈白色,可轻微活动,并不感到气喘。血气分析结果较入院时好转,缺氧状态得到改善,PCO_2 值正常,血氧饱和度超过 95%。患者及家属要求出院。嘱其注意保暖,稳定期做好家庭氧疗,要进行呼吸功能锻炼,做呼吸运动的锻炼操,让家属尽可能帮助患者预防疾病以及指导疾病知识,加强饮食指导,做好患者的心理护理。

通过本案例我们总结经验,在临床实践中遇到类似的患者,我们该从哪些方面处理呢?

首先,在整个住院诊疗过程中,要注重心理护理与人文关怀,注重与患者及家属的沟通,做好心理支持。在本案例中,患者主诉"反复咳痰喘 20 余年,加重伴胸闷 1 周",入院后遵医嘱给予抗感染、化痰、雾化吸入等对症治疗,并完善相关检查,帮助疾病诊断。在患者住院期间,通过沟通了解到患者存在的问题有:①患者不知道氧疗的意义。②患者的生活习惯不好。③患者出现焦虑,因疾病反复发作,担心疾病的治疗费用和疾病的预后。④患者不了解呼吸功能锻炼的具体方法。⑤患者希望医生或护士能主动告诉自己疾病的诊疗过程。⑥患者希望有人能告诉自己疾病的相关知识。⑦患者希望得到医生、护士的关心,希望医护人员能耐心地倾听自己的主诉。

其次,作为责任护士,需密切观察患者各项生命体征的波动情况以及神志、血氧饱和度等的变化。慢性阻塞性肺疾病的病程可以根据患者的症状和体征变化分为急性加重期和稳定期。急性加重期给予解痉、平喘、抗感染、化痰、吸氧等对症支持治疗,同时复查血气分析。稳定期给予长期低流量吸氧,同时加强呼吸功能锻炼。针对患者住院过程中存在的护理问题,采取相应的护理措施:①遵医嘱给予氧疗。一般采用鼻导管持续低流量吸氧,氧流量为1~2 L/min。提倡长期家庭氧疗,氧疗的有效指标包括患者呼吸困难减轻、呼吸频率减慢、发绀减轻、心率减慢、活动耐力增加等。②在疾病的任何阶段戒烟都有益于防止慢性阻塞性肺疾病的发生和发展。③加强病房的巡视工作,多与患者沟通,做好心理支持,鼓励家属多陪伴患者并指导放松技巧,教会患者缓解焦虑的方法,如听轻音乐、下棋、做游戏等娱乐活动,以分散注意力,减轻焦虑。④呼吸功能锻炼:慢性阻塞性肺疾病患者需要增加呼吸频率来代偿呼吸困难,这种代偿多数依赖于辅助呼吸肌参与呼吸,即胸式呼吸。然而胸式呼吸的效能低于腹式呼吸,患者容易疲劳,因此,护士应指导患者进行缩唇呼吸、膈式或腹式呼吸,使用吸气阻力器等进行呼吸训练,以加强胸、膈呼吸肌的肌力和耐力,改善呼吸功能。具体方法如下:a. 缩唇呼吸:患者闭嘴经鼻吸气,然后通过缩唇(吹口哨样)缓慢呼气,同时收缩腹部。吸气与呼气的时间比为 1∶2 或 1∶3。缩唇的程度与呼气流量以能使距口唇 15~20 cm、与口唇等高的蜡烛火焰随气流倾斜而不熄灭为宜。b. 膈式或腹式呼吸:患者可取立位、平卧位或半卧位,两手分别放于前胸部和上腹部。用鼻缓慢吸气时,膈肌最大程度下降,腹肌松弛,腹部凸出,手感到腹部向上抬起。呼气时经口呼出,腹肌收缩,膈肌松弛,膈肌随腹腔内压增加而上抬,推动肺部气体排出,手感到腹部下降。缩唇呼吸和腹式呼吸每天训练3~4次,每次重复 8~10 次。腹式呼吸需要增加能力消耗,因此只能在疾病恢复期或出院前进行训练。⑤主动与医生沟通,了解患者的治疗方案,告知患者疾病的诊疗过程、相关检查的意义,取得患者的配合。⑥主动向患者介绍责任护士及床位医生,协助做好基础护理与生活护理,及时帮助患者解决问题,增加患者的安全感。

在该案例的循证护理中,我们发现,戒烟是预防慢性阻塞性肺疾病的重要措施,也是最简单易行的措施,在疾病的任何阶段戒烟都有益于防止慢性阻塞性肺疾病的发生和发展。控制职业和环境污染,减少有害气体或有害颗粒的吸入,可减轻气道和肺的异常炎症反应。加强体育锻炼,增强体质,提高机体免疫力,可帮助改善机体的一般状况。此外,对于有慢性阻塞性肺疾病高危因素的人群,应定期进行肺功能监测,尽可能早期发现慢性阻塞性肺疾病并及时予以治疗。

(六)课后思考题

1.慢性阻塞性肺疾病患者稳定期和急性加重期的治疗要点分别是什么?

2.呼吸功能锻炼的方法有哪些?如何指导慢性阻塞性肺疾病患者进行呼吸功能锻炼?

3.根据慢性阻塞性肺疾病患者肺康复研究的最新进展,阐述肺康复的主要内容。

参 考 文 献

[1]岳慧娟,张培莉,庞敏.长期氧疗对肺部疾病防治作用的研究进展[J].护理研究,2015,29

(12):4365-4367.

[2]Singh D,Agusti A,Anzueto A,et al. Global strategy for the diagnosis,management,and prevention of chronic obstructive lung disease:the GOLD Science Committee Report 2019 [J]. Eur Respir J,2019,53(5):1900164.

[3]李军华,刘春燕,喻小菊,等.肺功能锻炼对慢性阻塞性肺疾病患者肌肉功能及肺通气功能的影响分析[J].中国医学前沿杂志(电子版),2017,9(6):68-73.

[4]崔震宇,孙荣青.降阶梯抗生素治疗策略在COPD并发重症感染治疗中的应用效果分析[J].河南医学研究,2016,25(3):476-477.

[5]滕月玲.扩展手卫生管理范围对降低呼吸内科病房医院感染率的作用[J].中华医院感染学杂志,2013,23(16):3885.

[6]高晓东,胡必杰.不同干手措施对手卫生效果影响的研究进展[J].中华医院感染学杂志,2013,23(8):1999-2000.

[7]贾会学,李玲,任军红,等.提高医务人员手卫生正确率的干预效果分析[J].中华医院感染学杂志,2013,23(7):1648-1650.

[8]孙明洁,荆楠,刘云红,等.手卫生用品与手卫生依从性的调查[J].中国感染控制杂志,2013,12(5):390-391.

[9]朱亚珍,朱凌燕,曹芸.低糖高脂饮食对慢性阻塞性肺疾病患者BODE指数的影响[J].护理学杂志,2018,33(17):24-27.

[10]汤泽萍,杜宏伟.补钾对不同年龄高血压病患者心脑血管事件的影响[J].中国循证心血管医学杂志,2015,7(2):271-272.

[11]戈艳蕾,李建,王红阳,等.维生素D治疗慢性阻塞性肺疾病急性加重期合并低钙血症患者疗效观察[J].中国老年学杂志,2014,34(8):2250-2251.

[12]陈学昂,王明航,李素云,等.慢性阻塞性肺疾病合并焦虑抑郁的中医药治疗进展[J].中华中医药学刊,2017,35(7):1740-1742.

[13]汤晓艳,包凤岐,朱玉洁,等.呼吸功能锻炼对COPD病人肺功能及生活质量的影响[J].循证护理,2019,5(4):376-378.

[14]韩冬,王贵佐,谢新明,等.布地奈德雾化吸入治疗慢性阻塞性肺疾病急性加重的疗效与安全性Meta分析[J].中华内科杂志,2013,52(11):975-977.

[15]南喜茹,符少华,吕艳丽.饮食护理及呼吸功能锻炼对老年慢性阻塞性肺疾病患者生活质量的影响[J].中西医结合心血管病电子杂志,2018,6(15):108-109.

[16]张啟桥.布地奈德雾化吸入辅助治疗慢性阻塞性肺疾病急性期的效果评价[J].北方药学,2018,15(7):138-139.

[17]韩英.气球吹摆法肺功能锻炼在慢性阻塞性肺疾病稳定期患者延续性护理中的应用与效果观察[J].当代护士(上旬刊),2017(10):40-41.

[18]邓丽金,张文霞,陈锦秀.六字诀与全身呼吸操对老年慢性阻塞性肺疾病患者呼吸功能影响的对比研究[J].康复学报,2018,28(3):57-61.

第六节　支气管扩张患者的护理

一、案例信息

【摘要】　通过对一例支气管扩张伴感染患者进行相关问题分析,找出引起支气管扩张的病因及发病机制,了解支气管扩张的临床表现。如何对支气管扩张患者进行护理评估,并制定相应的护理目标和护理措施,如何对支气管扩张患者实施整体护理等,是本文阐述的重点。

【关键词】　咳嗽咳痰护理;咯血护理;支气管扩张

二、案例正文

（一）基本信息

张＊＊,男性,66 岁,已婚,无职业,小学文化程度。入院时间为 2018 年 11 月 20 日 17：24,病史采集时间为 2018 年 11 月 20 日 17：30。

（二）护理评估

【健康史】

1. 主诉　反复咳嗽、咳痰伴间断咯血 2 周。

2. 现病史　患者因"反复咳嗽、咳痰伴间断咯血 2 周"在当地医院就诊。胸部 CT 及三维重建示:两肺支气管炎伴多发感染;右肺下叶少许支气管扩张;右肺下叶硬结灶;两侧胸膜增厚。住院 1 周症状未见缓解,多次出现间断咯血,多夜间咯血,每次约 30 mL,鲜红色。今患者为求进一步诊治,遂来我院,门诊拟以"支气管扩张伴感染"收住入院。病程中,患者神志清楚,精神尚可,咳嗽、咳痰,咳少许白黏痰,无头痛、头晕,无腹痛、腹胀,无恶心、呕吐,饮食、睡眠尚可,二便未见明显异常,近期体重无明显改变。

3. 日常生活形态

（1）饮食:每日三餐,午餐和晚餐主食各 100 g 左右,以米饭为主,饮食清淡。

（2）睡眠:平时睡眠规律,每日睡眠时间为 6～7 h,睡眠质量尚可。

（3）排泄:平时大便每日 1 次,为成形软便,小便正常,每日约 2000 mL。

（4）自理及活动能力:日常生活完全可以自理,偶尔锻炼,以行走为主,每日步行约 15000 步。发病以来,日常生活可以自理。

4. 既往史　平素身体健康状况一般,否认高血压、糖尿病和冠心病病史,否认结核、肝炎、菌痢、伤寒等传染病史,否认手术、输血、外伤史,否认药物、食物过敏史,预防接种史不详。

5. 个人史　生于芜湖市,无长期外地居住史,无疫区居留史。男性,已婚已育,子女体健。无吸烟、饮酒史。

6.家族史　家人体健,家族中否认遗传性疾病及类似病史。

7.心理状况

(1)情绪状态:患者在外院住院期间多次咯血,担心自己的疾病不能治愈,情绪紧张、焦虑。

(2)对所患疾病的认识:既往体健,此次出现咯血症状,患者比较焦虑,不知晓支气管扩张疾病的相关知识,饮食口味偏重,不知道咯血的饮食、活动等相关注意事项。

(3)重大应激事件及应对情况:未遇到重大应激事件。

8.社会状况

(1)社会支持系统:夫妻关系和睦。发病以来,家人对患者给予足够的关心与照顾,住院期间,妻子陪同,家里事务已全部安排好,患者可安心治病。

(2)居住与工作环境:患者居住于农村,自然环境尚可。

(3)经济状况及付费方式:患者为农村老年人,没有职业,已参加新农合,子女在外务工为生,尚有稳定的收入。

【体格检查】

T 36.0 ℃,P 104 次/分,R 18 次/分,BP 127/89 mmHg。发育正常,营养一般,步入病室,平卧体位,表情自然,言语流利,神志清楚,查体合作。胸廓对称、无畸形。①肺检查。视诊:呈腹式呼吸,呼吸运动正常,肋间隙未见明显异常。触诊:右侧语颤减低,双肺未触及胸膜摩擦感,未触及皮下捻发感。叩诊:右肺叩诊呈浊音。听诊:双肺呼吸音粗,未闻及干湿啰音,未闻及胸膜摩擦音。②心检查。视诊:心前区无隆起、无异常搏动。触诊:心尖搏动位置正常,未触及震颤,无心包摩擦感。叩诊:心界正常。听诊:心率 104 次/分,律齐,心音有力。各瓣膜听诊区未闻及病理性杂音,未闻及额外心音,未闻及心包摩擦音。周围血管征阴性。

【辅助检查】

检查项目:T 细胞检测;气管镜检查及病理诊断。

(三)护理计划

日期	患者问题	相关因素	临床表现	护理目标	干预措施	效果评价	评价时间
2018-11-20 18:00	P₁. 焦虑	与进入陌生环境及担心疾病预后有关	患者情绪低落,精神欠佳	1 周内患者的焦虑感减轻或消失	I₁.热情接待患者,予以环境介绍,消除其环境陌生感。护理人员在患者入院后,应多与其进行交流和沟通,以排解患者内心的不快。有研究显示,焦虑、抑郁是老年患者最常见的心理疾病和精神障碍,主要表现为情绪低落、睡眠障碍、思维内容障碍等,这会导致老年患者进一步的躯体功能下降和生活质量降低,进而形成恶性循环[1]。I₂.介绍疾病的转归发展,指导患者配合治疗。I₃.鼓励家属多与患者沟通,分散其注意力	患者积极配合治疗,自诉焦虑感减轻	2018-11-25 08:00

续表

日期	患者问题	相关因素	临床表现	护理目标	干预措施	效果评价	评价时间
2018-11-20 19:00	P₂. 支气管感染	与支气管扩张有关	患者反复咳嗽、咳痰	患者住院期间感染得到控制	I₁. 遵医嘱使用左氧氟沙星抗感染药物,并密切监测有无药物不良反应。支气管扩张的临床治疗以化痰、抗菌、消炎为主。通过体位引流、雾化吸入等方法,清除呼吸道分泌物。在此基础上,通过药物治疗来控制感染,其中以抗生素药物的使用频率较高[2]。I₂. 指导患者咳痰或咯血后用清水清洁口腔,保持口腔清洁,预防口腔感染。I₃. 观察有无咳嗽、发热、乏力等症状,监测并记录体温变化	患者经治疗后咳嗽、咳痰症状好转,无痰中带血,体温正常,未发生感染症状	2018-11-28 10:00
2018-11-22 08:30	P₃. 清理呼吸道低效	与痰血、痰多黏稠和无效咳嗽有关	患者晨起时咳嗽明显,痰为黏痰,伴有少许血凝块	保持患者在院期间的呼吸道通畅	I₁. 休息和环境:卧床休息,保持室内空气流畅,注意保暖。I₂. 嘱患者多加休息,进食高维生素、高蛋白食物,增强患者机体的抵抗力,减少对机体能量的消耗。为患者制定合理的饮食方案,减少冰冷、辛辣等刺激性食物,避免患者的炎性反应进一步加重[3]。I₃. 观察痰液的性状、量、颜色、气味等情况。I₄. 用药护理:遵医嘱使用抗生素、祛痰药,予以雾化吸入,促进痰液排除。采用雾化吸入治疗支气管扩张的效果显著,能够使药物直接到达病灶,增加药物的浓度,使其症状得到明显缓解[4]	患者的咳嗽、咳痰症状较入院时好转	2018-11-28 10:00
2018-11-22 12:00	P₄. 营养失调	低于机体需要量,与慢性感染导致机体消耗及咯血有关	患者食欲欠佳,近几日饮食多以半流质为主	患者住院期间体重不减少	I₁. 告诉患者饮食治疗的重要性。对于支气管扩张患者,由于支气管扩张的病因持续存在,稳定期仍然存在咳嗽、咳痰和呼吸困难等症状,机体处于慢性消耗和应激状态。对患者进行营养支持,可有效保证机体组织细胞代谢的需要,维持组织器官结构,提高机体免疫力,促进康复,同时为患者呼吸提供能量,有效改善患者的呼吸功能[5]。I₂. 指导其进食高热量、高蛋白、高维生素食物。治疗期间严禁摄取辛辣刺激性食物,补充充足的蛋白质和铁,日常饮食以瘦肉、动物肝脏、豆制品为宜,增加新鲜果蔬,控制助湿和生痰类食物(如鱼虾、肥肉等)的摄入量[6]	患者体重54 kg,较入院时(55 kg)有所减轻	2018-11-29 10:00

续表

日期	患者问题	相关因素	临床表现	护理目标	干预措施	效果评价	评价时间
2018-11-22 15:00	P5. 有跌倒、坠床的危险	与患者高龄、体质虚弱、安全意识不强有关	患者既往有跌倒病史,在病房穿易滑拖鞋	保证患者安全,住院期间不发生跌倒、坠床事件	I1. 针对跌倒发生的原因采取一系列的防范措施,对预防跌倒有重要意义。首先对入院的老年患者进行跌倒风险评估,同时将跌倒风险告知家属,指导家属进行一些简单的护理工作,并在床头挂上防跌倒警示牌,以提醒患者及护理人员[7]。I2. 指导患者小心活动,起床时要"三慢",避免下床时发生体位性低血压导致跌倒。体位性低血压与晕厥被视为老年跌倒独立的危险因素,它可能受多种不同系统疾病的影响,特别是脑血管、心血管、血液和呼吸系统疾病等,导致大脑暂时性供血不足,应激则可能是导致晕厥的重要条件因素[8]。I3. 护理人员应对跌倒风险进行动态评估,从而及时对预防措施采取针对性的调整。由于护理人员人数、精力有限,不能24小时对患者进行照看,因而需要加强对家属、陪护人员及患者本人的宣教工作,提高预防跌倒的意识[9]	患者知晓防跌倒相关注意事项,住院期间未发生跌倒事件	2018-11-30 09:00
2018-11-22 15:00	P6. 知识缺乏	缺乏疾病相关知识	患者文化程度低且高龄,家属基本为在外打工人员,认知有限	让患者及家属了解疾病相关知识,积极配合治疗	I1. 向患者及家属介绍疾病的相关知识及治疗方法。I2. 做好健康宣教,介绍患者的饮食、用药、休息、活动等相关知识。患者住院治疗的主要目的是控制感染、解除急性加重的诱因、缓解呼吸系统症状。当感染得到控制后,患者的主要康复场所是社区和家庭,因此延续护理对慢性疾病有非常重要的意义[10]	患者今日出院,予以相关知识宣教后,患者知晓疾病的相关知识及预防感染的重要性。鼓励其进行体育锻炼,养成良好的生活习惯	2018-11-30 08:30

(四)护理记录

2018-11-20 17:54

患者"反复咳嗽、咳痰伴间断咯血2周",门诊拟以"支气管扩张伴感染"收治入院。患者神志清楚,精神欠佳,呼吸尚平稳,咳嗽、咳痰明显,因年龄大、体质弱、病情重、咯血,遵医嘱予以下病重通知。遵医嘱完善相关检查,给予抗感染、止血、化痰等对症处理,嘱其卧床休息,勿紧张,予以温凉饮食宣教,加强安全宣教,床头悬挂防跌倒警示标志,告知家属24小时陪伴患者,密切监测患者的病情变化。

2018-11-21 08：00

患者主诉咳嗽、咳痰明显，痰中带血，暗红色。嘱其卧床休息，勿紧张，遵医嘱予以雾化吸入，促进痰液排出，指导其有效咳嗽、咳痰并予以咯血相关知识宣教，告诉患者痰中暗红色血液为"陈旧性血液"，嘱其进温凉、清淡饮食，床旁备吸引器，防止大咯血出现。密切监测患者病情变化，加强病房巡视。

2018-11-22 09：00

患者今日主诉咳嗽、咳痰，痰中带血，鲜红色。遵医嘱予以血凝酶静推（每8 h一次），卡络磺钠、止血二联静脉滴注。嘱其勿紧张，予以心理安慰，及时倾倒患者的痰液，避免刺激患者，密切监测患者的病情变化。因患者的咯血原因暂不明确，已预约明日行支气管镜检查，进一步明确诊断，告知其注意事项，予以检查前宣教，讲解支气管镜检查相关知识及基本过程，予以心理护理，嘱其保持情绪稳定及良好睡眠。

2018-11-23 10：00

患者今日行支气管镜检查，术中顺利，术后安返病房，生命体征平稳。予以支气管镜检查术后宣教，嘱2 h内禁食、禁水，密切观察患者有无胸闷、气急、咯血等情况发生，加强病房巡视。

2018-11-24 09：00

患者神志清楚，精神一般，呼吸平稳，主诉咳嗽、咳痰，喉部不适。嘱其勿紧张，喉部不适为支气管镜检查术后反应，遵医嘱继续予以抗感染、化痰、止血等对症处理，密切监测患者的病情变化。

2018-11-24 15：00

患者支气管镜检查结果示：未见恶性肿瘤细胞，见少量上皮细胞和较多炎细胞。遵医嘱继续予以抗感染、化痰、止血等对症治疗，密切监测患者的病情变化。

2018-11-25 10：00

患者神志清楚，精神尚可，呼吸平稳，主诉咳嗽、咳痰较前好转，偶有少量痰中带血，暗红色，为血凝块。嘱其注意休息，勿紧张，多饮水，勿食辛辣刺激性食物，密切监测患者的病情变化，加强巡视。

2018-11-26 09：00

患者未诉不适，咳嗽、咳痰较前明显好转，无痰中带血现象。遵医嘱予以停血凝酶静推（每8 h一次），嘱其注意休息，多饮水，多食高蛋白、富含维生素的食物，加强营养。

2018-11-27 09：00

患者未诉不适，近几日未见咯血，无痰中带血现象。遵医嘱继续予以抗感染、化痰等对症处理，嘱其安心配合治疗和护理，予以支气管扩张相关知识宣教，多饮水，加强巡视。

2018-11-28 10：00

患者未诉不适。ADL评分16分，生活可以自理，病情平稳，遵医嘱予以停病重通知。

2018-11-30 09：00

患者被诊断为"支气管扩张伴感染"，经过抗感染、化痰、止血等对症治疗后，患者神志清楚，精神尚可，咳嗽、咳痰已明显好转，无咯血等不适，遵医嘱予以办理出院。给予出院健康宣教，1个月后复查胸部CT，若有再发咯血、咳嗽、咳痰等不适，及时就诊。

三、案例说明书

（一）教学目标

1.了解支气管扩张的病因及发病机制。

2.熟悉支气管扩张的定义及临床表现。

3.掌握支气管扩张患者的护理措施。

（二）启发思考题

1.什么是支气管扩张？导致支气管扩张的原因有哪些？

2.支气管扩张好发于哪些部位？

3.支气管扩张常见的临床表现有哪些？

4.支气管扩张的治疗措施有哪些？

5.支气管扩张患者的常见护理问题及护理措施有哪些？

6.如何对支气管扩张患者进行健康指导？

（三）分析思路

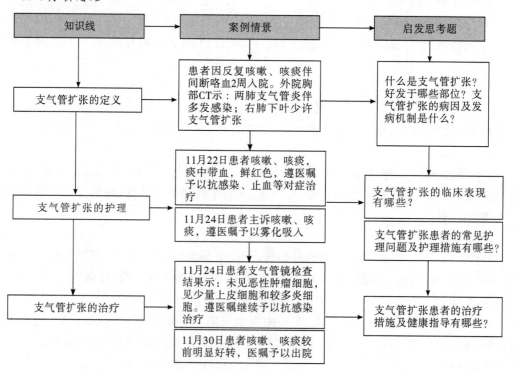

（四）理论依据及分析

1.什么是支气管扩张？导致支气管扩张的原因有哪些？

支气管扩张是由各种原因引起的支气管树的病理性、永久性扩张，导致反复发生化脓性感染的气道慢性炎症。临床表现为持续或反复性咳嗽、咳痰，有时伴有咯血，可导致呼吸功能障碍及慢性肺源性心脏病[11]。

支气管扩张症是 19 世纪初期由 Laennec 提出的,之后研究者 Reid 结合病理学及影像学研究,首次将该病命名为"支气管持久性扩张"。该病在当前临床医学中是一种较为常见的慢性类呼吸道病症,该病症的病程相对较长且无法发生逆转,在患病治疗期间会反复感染,尤其是广泛性支气管扩张,会很大程度地损伤患者的肺功能组织,对患者的生活质量造成严重影响[12]。

支气管扩张的病因与发病机制:

(1)支气管扩张的主要病因是支气管-肺组织感染和支气管阻塞。两者相互影响,促使支气管扩张的发生和发展,发病机制如下图所示。引起感染的常见病原体为铜绿假单胞菌、流感嗜血杆菌、金黄色葡萄球菌等。

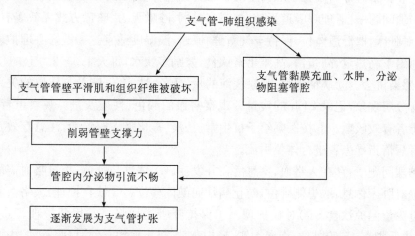

(2)支气管先天性发育缺损和遗传因素:较少见,3.3%的病因不明确。上述病因会损伤气道的消除机制和防御功能,使其清除分泌物的能力下降,易发生感染和炎症。细菌反复感染可使气道因充满包含炎性介质和病原菌的黏稠液体而逐渐扩大,形成瘢痕和扭曲。

支气管扩张发生于有软骨的支气管近端分支,主要分为柱状扩张、囊状扩张和不规则扩张三种类型。支气管扩张的典型病理改变包括支气管的弹性组织、肌层和软骨等被破坏,导致管腔变形扩大,腔内含有多量分泌物。

2.支气管扩张好发于哪些部位?

支气管扩张的好发部位:下叶多于上叶,左侧多于右侧,其次为右肺中叶。原因:①下叶多于上叶是由于下叶支气管易发生引流不畅。②左侧多于右侧是因为左下支气管较右下支气管更细长,以及大气管的角度较大,受心脏压迫。

3.支气管扩张的临床表现有哪些?

(1)症状:①持续或反复咳嗽、咳(脓)痰为主要症状,无明显诱因,常隐匿发病,无或有轻微症状,随感染加重。可出现痰量增多和发热,当支气管扩张伴急性感染时,可表现为咳脓痰和伴随肺炎。②呼吸困难和喘息,提示广泛的支气管扩张或潜在的慢性阻塞性肺气肿。③咯血,50%～70%的患者可发生咯血。小动脉被侵蚀或增生血管被破坏,可引起大咯血。咯血或痰中带血是支气管扩张的一个重要症状,与其他症状相比,更易引起患者的重视。大咯血是导致支气管扩张患者死亡的重要原因[13]。慢性咳嗽、咳大量脓痰、反复咯血是支气管扩张的三大临床表现。临床上部分患者以反复咯血为唯一症状,称为干性支气管扩张症。

（2）体征：气道内有较多的分泌物，体检可闻及湿啰音和干啰音。病变严重，尤其是伴有慢性缺氧和心衰的患者出现杵状指。

4.支气管扩张的治疗措施有哪些？

（1）控制感染：是支气管扩张急性感染期的主要治疗措施。

（2）改善气流受限：应用支气管舒张剂可改善气流受限。

（3）清除气道分泌物：应用祛痰药、振动、拍背、体位引流和雾化吸入。

（4）外科治疗：经充分内科治疗后仍反复发作且病变的为局限性支气管扩张，可通过外科手术切除病变组织。

5.支气管扩张患者的常见护理问题及护理措施有哪些？

常见护理问题一：清理呼吸道无效，与痰多黏稠、咳嗽无力、咳嗽方式无效等有关。护理措施：①绝对卧床，取舒适体位，保持空气新鲜、流通，温湿度适宜。②做好心理护理，取得患者合作。③给予高热量、高蛋白、高维生素饮食，鼓励多饮水，每天 1.5～2.0 L。④做好口腔护理，减少感染机会。⑤病情观察：观察痰液的量、颜色、性质、气味及与体位的关系，痰液静置后是否有分层现象，记录 24 h 的痰量。观察咯血的颜色、性质及量。观察患者的缺氧情况。指导患者有效咳嗽。⑥按医嘱给予抗生素、祛痰、雾化吸入等治疗，注意疗效及副作用。⑦根据患者病情指导患者进行体位引流。

常见护理问题二：存在大咯血、窒息潜在并发症。①休息与卧位：小量咯血需静卧休息，大咯血应绝对卧床休息，取患侧卧位，防止病灶向健侧移位。②饮食护理：大咯血者禁食；小量咯血者进少量温凉饮食。③对症护理。④保持呼吸道通畅。⑤用药护理。⑥窒息的抢救：立即取头低脚高 45°俯卧位，面向一侧，轻拍背部，排出血块；清除口腔、鼻腔内血凝块；必要时用吸痰管进行负压吸引；做好气管插管或气管切开的准备，以解除呼吸道阻塞。⑦病情观察：观察咯血情况、生命体征等。

6.如何对支气管扩张患者进行健康指导？

（1）积极防治百日咳、支气管肺炎等呼吸道感染，预防支气管扩张。

（2）指导患者和家属共同了解疾病的进程，制订防治计划。

（3）避免呼吸道感染，戒烟。

（4）补充营养和水分，稀释痰液，以利于排痰。

（5）参加体育锻炼，增强机体抵抗力。建立良好的生活习惯，防止病情进一步恶化。

（五）案例总结

通过本案例我们总结经验，在临床实践中遇到类似的患者，我们该从哪些方面进行处理呢？

首先，在整个住院诊疗过程中，要注重与患者沟通，学会站在患者的角度思考问题。在本案例中，患者为一名老年男性，既往无相关病史，此次因"反复咳嗽、咳痰伴间断咯血 2 周"入院就诊。来我院前，在外院进行过 1 周的治疗，效果不是很理想，此次因咯血入院。在患者住院期间，通过沟通了解到患者存在的问题有：①内心比较焦虑，担心疾病预后，害怕是重症疾病或肿瘤，希望尽快找出病因。②患者希望有人能告诉自己疾病的相关知识。③患者希望得到医生、护士的关心，希望医护人员能耐心地倾听自己的主诉。

其次，作为责任护士，针对患者出现的症状，要做好病情的观察，观察患者的咳嗽、咳痰情况，及其咳出痰液的颜色、性状和量；观察有无发生咯血，及时做好护理记录。在日常护理工作中做好以下几点：①患者入院当天，主动向患者介绍责任护士及床位医生，让患者有问题时能第一时间找对人，及时帮助患者解决问题，增加患者的安全感。②对患者进行高蛋白、高维生素、温凉饮食宣教。③与医生沟通，了解患者的治疗方案。④加强与患者及家属的沟通。告知患者疾病的诊疗过程及相关检查的意义，取得患者的配合，鼓励患者主动参与诊疗活动，让患者了解疾病知识。⑤观察患者用药的作用及不良反应。⑥加强病房的巡视工作，对患者进行心理护理，避免焦虑情绪影响身体的恢复。⑦加强对疾病相关知识的宣教及安全宣教，鼓励患者多饮水，每天 1500 mL 以上，利于排痰，指导其进行有效的咳嗽、咳痰。

支气管扩张的治疗以清除分泌物、抗感染、提高免疫力为主，必要时可采取手术治疗，护理是辅助治疗的重要手段[14]。

本案例患者入院时主诉反复咳嗽、咳痰伴间断咯血 2 周，住院期间的主要临床表现为咳嗽、咳痰、痰中带血，患者在未明确病因前，表现出较强烈的焦虑情绪。在护理过程中要学会找出患者的焦虑因素，学习沟通技巧和心理护理方法，帮助患者和家属了解疾病的发生、发展、治疗及护理过程，让患者和家属共同制订长期的防治计划，建立良好的生活习惯，避免疾病复发，防止病情恶化。

（六）课后思考题

1. 支气管扩张伴咯血患者的病情观察内容有哪些？发生大咯血时应如何处理？

2. 长期支气管扩张患者的并发症有哪些？如何做好支气管扩张患者的延续护理？

参 考 文 献

[1]戚艳琼,龙海燕.综合心理护理干预对老年住院患者心理状态及生活质量的影响[J].实用临床医药杂志,2016,20(8):147-149.

[2]马建永,李明晖,张春意.支气管肺泡灌洗治疗肺脓肿和支气管扩张合并感染的临床研究[J].中华医院感染学杂志,2014,24(4):895-897.

[3]张晓春,潘瑞敏,刘敏.超声雾化吸入云南白药联合普鲁卡因治疗支气管扩张咯血的效果观察[J].实用临床医药杂志,2016,20(21):147-148.

[4]崔凤梅.雾化吸入疗法用于支气管扩张的护理效果观察[J].中国医药指南,2018,16(31):190-191.

[5]张荣杰,于建梅,鞠贞会,等.家庭营养干预对 28 例营养不良支气管扩张症患者的影响[J].中国初级卫生保健,2016,30:91-92.

[6]曹萌,于光彩.老年支气管扩张合并支气管哮喘的临床特点分析及治疗[J].世界最新医学信息文摘,2014,17(4):101-112.

[7]黄巧,卢少萍,徐永能,等.老年住院患者基于护理结局分类预防跌倒质量评价指标体系构建[J].护理学报,2017,24(22):63-66.

[8]刘翠鲜,沈志祥.老年跌倒的特点与预防策略[J].中国老年学杂志,2013,2(33):456-460.

[9]王桂杰,裴艳玲,孙秀杰,等. 护理干预在老年住院患者意外跌倒中的效果分析[J]. 长春中医药大学学报,2017,33(6):974-975.

[10]高晓华,冷敏,鞠贞会,等. 定期电话随访对支气管扩张症患者出院后遵医行为的影响[J]. 中国临床护理,2016,8(3):227-228.

[11]成人支气管扩张症诊治专家共识编写组. 成人支气管扩张症诊治专家共识[J]. 中华结核和呼吸杂志,2012,35(7):485-492.

[12]覃春海. 支气管扩张的诊治现状及展望[J]. 世界最新医学信息文摘,2018,18(19):26-27.

[13]Habesoqlu M A,Ugurlu A O,Eyuboglu F O. Clinical,radiologic,and functional evaluation of 304 patients with bronchiectasis[J]. Ann Thorac Med,2011,6(3):131-136.

[14]徐夏艳. 优质护理在支气管扩张伴咯血患者中的应用[J]. 当代临床医刊,2018,3(45):3880-3884.

第二章　循环系统疾病患者的护理

第一节　病态窦房结综合征患者的护理

一、案例信息

【摘要】　通过对一例行永久起搏器治疗的病态窦房结综合征患者进行相关问题分析，了解起搏器的原理及治疗效果，以及临时起搏器与永久起搏器的适应证的不同，阐述病态窦房结综合征的特征、诊断依据及治疗方法。面对这样的患者，我们在临床中如何配合医生处理，如何做好永久起搏器植入术的围手术期护理，如何引导学生思考：怎样全面评估患者并采取相应的护理措施，以预防猝死的发生，如何做好永久起搏器术后和出院后的健康指导以提高患者的生存质量，是本文阐述的重点。

【关键词】　病态窦房结综合征；头晕；乏力；永久性人工心脏起搏器植入术；循证护理

二、案例正文

（一）基本信息

颜＊＊，女性，67 岁，已婚，农民，小学文化程度。入院时间为 2018 年 9 月 6 日 12：00，病史采集时间为 2018 年 9 月 6 日 12：10。

（二）护理评估

【健康史】

1.主诉　反复头晕 20 余天。

2.现病史　患者 20 余天前无明显诱因下反复出现头晕，起初几分钟后可缓解，后自觉症状持续加重，无黑蒙、晕厥，时有胸闷、乏力，无胸痛，无肢体活动障碍。2018 年 8 月 31 日于当地行心电图检查，结果示窦性心动过缓、交界性逸搏，自诉有窦性心动过缓病史 30 余年。今为求进一步诊治，特来我院就诊，门诊拟以"心律失常"收住入院。病程中患者神志清楚，精神一般，无发热，无咳嗽、咳痰，无腹痛、腹泻，食纳、睡眠一般，大小便正常，近期体重无明显改变。

3.日常生活形态

（1）饮食：每日三餐，早餐一般为泡饭加小菜，午餐、晚餐主食 100 g 左右，以米饭为主，辅以素菜和肉蛋等，口味偏重。饮水量每日约为 1500 mL，以白开水为主。发病以来食欲欠佳,体重无明显变化。

(2)睡眠:平时睡眠规律,一般晚 8 点左右入睡,早 5～6 点起床,中午饭后偶尔午睡 1 h,睡眠质量尚可。发病以来,夜间睡觉时有时醒一两次,睡眠时间减少、质量下降,有时感胸闷、乏力。

(3)排泄:小便每日白天 5～6 次,夜间 1～2 次,色清,淡黄色,无泡沫,尿量每日约为 2000 mL。大便每日 1 次,为成形软便。发病以来,大小便无异常。

(4)自理及活动能力:平时日常生活完全可以自理,可承担部分家务及农务劳动。发病以来,日常生活尚可自理,农务不再承担,但时常自觉四肢乏力、头晕。

4.既往史　既往有高血压、冠心病病史多年,口服硝苯地平、尼群地平治疗,血压控制不详。否认肝炎、结核等传染病史,否认手术、输血及外伤史,否认药物、食物过敏史。预防接种史不详。

5.个人史　生于芜湖市,无长期外地居住史,无疫区居留史,无特殊化学品及放射性物质接触史。已婚已育,配偶体健。无吸烟、酗酒等不良嗜好。

6.家族史　家族中否认遗传性疾病及类似病史。

7.心理状况

(1)情绪状态:时常感到头晕、乏力,担心疾病加重影响身体及拖累老伴和子女。

(2)对所患疾病的认识:由于文化水平、经济受限及医学知识信息量不足,患者对自身疾病不了解。因经常头晕、乏力,患者希望医护人员多予以关心和指导,并表示会积极配合治疗,争取早日康复出院。

(3)重大应激事件及应对情况:未遇到重大应激事件。

8.社会状况

(1)社会支持系统:夫妻关系融洽,现与老伴在一起生活,家庭关系和睦。发病以来,家人对其关心,给予充分的陪伴与照顾。

(2)居住与工作环境:与老伴居住在农村,与子女离得不远,环境安静,空气清新。

(3)经济状况及付费方式:患者为失地农民,和老伴一起领取失地农民补助金和失地补助生活费,蔬菜自种,参加了新农合,自费部分可由子女支付。

【体格检查】

T 36.5 ℃,P 46 次/分,R 18 次/分,BP 144/86 mmHg。发育正常,营养一般,用轮椅推入病室,平卧体位,神志清楚,查体合作。全身皮肤及黏膜正常,无皮疹。未见皮下出血。全身浅表淋巴结未触及肿大。头颅外形正常。眼睑未见出血点,巩膜无黄染,双侧瞳孔等大等圆,对光反射正常。耳郭外形正常,外耳道通畅,无分泌物。鼻外形正常,无鼻翼翕动。口唇无发绀,咽无充血。颈软,无抵抗感。气管居中。颈静脉正常,肝-颈静脉回流征阴性。颈动脉搏动正常,甲状腺未触及肿大。胸廓对称、无畸形,胸式呼吸存在。呼吸运动正常,肋间隙未见明显异常。语颤正常,双肺未触及胸膜摩擦感,未触及皮下捻发感。双肺叩诊呈清音。双肺呼吸音清,未闻及干湿啰音,未闻及胸膜摩擦音。心前区无隆起,心前区无异常搏动,心尖搏动位于左侧第 5 肋间锁骨中线 0.5 cm。未触及震颤,心尖搏动位置同视诊,心尖搏动无抬举感。无心包摩擦感。心脏相对浊音界正常。心率 46 次/分,律不齐,A2＞P2,未闻及额外心音,各瓣膜听诊区未闻及病理性杂音,未闻及心包摩擦音。周围血管征阴性。腹部平坦、柔软，无液波震颤，无震水音，未触及腹部肿块。全腹无压痛、反跳痛，无肌紧张。肝脏肋下未触及，脾脏未触及，肾未触及。肝浊音界存在，移动性浊音阴性，双肾区无叩痛。肠鸣音正常，无气过水声，未闻及腹部血管杂音。脊柱正常生理弯曲，无压痛及叩击痛。四肢活动无障碍，双下肢无明显水肿。生理反射存在，病理反射未引出。

【辅助检查】

检查项目：肝肾功能＋心肌酶谱＋电解质；常规心电图；超声心动图；24 h 动态心动图；肌钙蛋白；颈动静脉、椎动静脉 B 超。

（三）护理计划

日期	患者问题	相关因素	临床表现	护理目标	干预措施	效果评价	评价时间
2018-09-06 12:10	P_1. 活动无耐力	与心律失常导致心排血量减少、心肌缺氧有关	乏力	患者胸闷、头晕症状得到改善，活动耐力增强	I_1. 休息与体位：嘱患者当心律失常发作导致胸闷、心悸、头晕等不适时，采取高枕卧位或半卧位，尽量避免左侧卧位。 I_2. 给予低盐、低脂、富含纤维素饮食，避免刺激性食物。制订活动计划，保持心情舒畅，避免过度劳累[1]。 I_3. 用药护理：遵医嘱按时按量给予抗心律失常药物，静注时速度宜慢，静滴时尽量用输液泵调节速度。观察患者的意识和生命体征，必要时监测生命体征，以判断疗效和不良反应	患者胸闷、头晕症状缓解，呼吸平稳	2018-09-11 11:00
2018-09-06 12:12	P_2. 有受伤的危险	与心律失常引起的头晕、晕厥有关	乏力、反复头晕，跌倒风险评分3分	患者无跌倒、坠床事件发生	I_1. 评估危险因素：向患者及家属询问患者头晕发作前有无诱因及先兆症状，了解症状及发作持续时间，持续心电监护，密切观察患者的血压、心率和心律情况。在采用跌倒风险评估表对跌倒风险进行评估的基础上，施予老年住院患者预见性护理，可实现跌倒的有效预防[2]。 I_2. 休息与活动：患者应卧床休息，外出时应有人陪伴，避免单独外出，防止意外。避免迅速改变体位，必要时加床护栏。 I_3. 嘱患者避免刺激活动、情绪激动或紧张等，一旦有头晕、黑蒙等先兆时，应立即平卧，以免跌伤。 I_4. 在床头放置防跌倒标志，落实健康教育，做好防滑措施，使用床护栏	患者住院期间无跌倒、坠床事件发生	2018-09-21 08:00

日期	患者问题	相关因素	临床表现	护理目标	干预措施	效果评价	评价时间
2018-09-16 16：00	P₃. 焦虑	与担心疾病治疗效果及预后有关	主诉紧张、担心、情绪不稳	增加患者对治疗的信心，保持情绪稳定	I₁. 以视频、图片等形式告知患者手术方法和疗效、可能造成的不良反应以及手术相关的注意事项[3]。告知患者手术方法和疗效，能够增强患者对手术治疗的信心；告知患者可能造成的不良反应以及手术相关的注意事项，可以减轻患者的焦虑情绪。 I₂. 给予患者人文关爱，从患者角度出发，温柔地询问其自觉症状与感受，在家属的配合下，给予语言或非语言的安慰[4]。采用以人文关怀为基础的护理理念，倾听患者的倾诉，疏导患者的担忧，充分照顾患者的想法，使患者得到舒适愉悦的身心感受，以积极的态度、高质量地配合医护人员的治疗和护理，可促进病情的康复，改善患者的心理感受	患者精神状态改善，情绪稳定	2018-09-18 09：00
2018-09-17 16：10	P₄. 潜在并发症：心律失常、感染、导线移位和断裂及囊袋出血	与永久起搏器植入术后术侧肩关节活动及沙袋加压部位不正确等有关	发热、胸闷、胸痛、出血等	术后无心律失常及感染，切口愈合良好，无出血现象	I₁. 对患者实施循证护理可显著减少囊袋感染、囊袋血肿、电极脱位等并发症的发生，有助于保证手术治疗效果，改善患者预后[5]。 I₂. 心律失常：术后严密观察患者有无心悸、胸闷、胸痛、心前区不适等症状，给予床边心电监护，检测生命体征及心电图改变情况，并做好记录。 I₃. 感染：术后伤口用沙袋加压6～8 h，注意伤口渗血情况，术后换药，防止感染，常规使用3天抗生素。 I₄. 导线移位和断裂：术后24 h绝对卧床休息，避免术侧肩关节运动，1周后再逐渐增加活动量，如抬臂、扩胸、"爬墙"或摸对侧耳垂。 I₅. 术后局部用沙袋压迫6～8 h，观察囊袋有无疼痛、肿胀、隆起和波动，如有出血而对局部压迫不能有效止血者，可采用经皮穿刺抽吸方法治疗	患者术后未发生并发症	2018-09-21 08：00

（四）护理记录

2018-09-06 13：00

患者因"反复头晕20余天"而入院，用轮椅推入病房。入院后给予全面综合评估，跌倒风险评分3分，讲解疾病相关知识及住院期间相关注意事项，做好防跌倒、坠床的评估及相关措施的宣教。使用床边心电监护，交代注意事项，心电监护示：窦性心律，心率54次/分。

2018-09-07 16：00

患者BNP检验示：129.89 ng/L；血生化检验示：甘油三酯3.28 mmol/L，白蛋白38.5 g/L。予以床边健康指导：指导合理安排作息，以卧床休息为主，与患者家属沟通，避免带给患者任何不良的精神刺激，嘱其进低盐、低脂、富含优质蛋白质和粗纤维的软食，保持大便通畅,严格控制输液滴速。

2018-09-11 16:00

患者动态心电图示:显著窦性心动过缓,频发房性早搏,偶发室性早搏,窦性停搏,ST-T改变。心脏彩超示:升主动脉增宽,双心房扩大,二尖瓣、主动脉瓣轻度狭窄并轻度反流,肺动脉轻度高压并三尖瓣轻度反流,左室充盈异常。指导患者少食多餐,勿过饱,避免进过硬及辛辣刺激性食物,注意保暖,教会患者自测脉搏,避免受凉感冒,加强陪护,做好防跌倒的宣教及护理工作。

2018-09-16 16:00

医师拟于明日行起搏器治疗,患者有焦虑情绪。协助医师完善相关术前检查,向患者及家属讲解手术的方法,使患者了解相关内容,做好患者的心理护理,讲解成功案例,缓解紧张、焦虑的情绪,指导患者训练床上使用便器大小便。做好皮肤准备及各项术前护理。

2018-09-17 13:00

协助患者更换手术衣物,护送患者至数字减影血管造影(DSA)室,更换床单被套,床边备心电监护和氧气。

2018-09-17 16:00

患者行永久起搏器植入术后返回病房,神志清楚,呼吸平稳。左肩部切口处敷料干燥、无渗血,予以沙袋加压8 h,并嘱左上肢制动72 h,用约束带适当约束。左侧桡动脉搏动良好,左上肢及指端皮肤红润,末梢循环良好。使用床边心电监护,监护示:起搏心律,偶有自主心律。密切监测T、P、R、BP、心律、心率的变化及左肩伤口情况。

2018-09-18 00:00

患者睡眠良好,去除左肩部加压沙袋,切口处敷料干燥、无渗血,左上肢继续制动中,肢端末梢循环良好,桡动脉搏动良好。床边心电监护示:起搏心律。

2018-09-18 16:00

患者神志清楚,呼吸平稳,精神良好,左上肢制动中,切口处敷料干燥、无渗血,予以换药,切口肉芽生长良好,停用床边心电监护,指导患者床上运动双下肢,防止深静脉血栓的发生。

2018-09-21 08:00

患者神志清楚,精神一般,起搏器术后第4天,切口干燥、无渗血,未诉特殊不适,食欲、睡眠一般,大小便正常。听诊双肺呼吸音清,未闻及干湿啰音;心率62次/分,律齐,未闻及明显病理性杂音。遵医嘱协助办理出院手续,并做好出院指导:①低盐、低脂饮食,注意休息,左上肢术后6周内避免抬举大于2.5 kg的重物。3个月后可以开始轻中度活动,术侧肩关节活动要适度,避免用力或幅度过大的动作,忌接触手机等磁场高的物品。②规律用药:苯磺酸氨氯地平片5 mg口服(每日早晨1片)。③出院后1周到我院门诊换药室换药、拆线。④出院半年内每月随访1次,以后每3个月随访1次,稳定后每半年随访1次,电池即将耗尽时每周随访1次。如起搏频率减慢5次/分及以上,及时就医,及早处理。出院1个月、3个月、6个月和12个月后的周一上午来院行起搏器功能测试,我科门诊随诊。

三、案例说明书

（一）教学目标

1.了解病态窦房结综合征的常见病因及临床表现。

2.熟悉病态窦房结综合征的治疗措施。

3.掌握病态窦房结综合征的护理及永久起搏器术前和术后护理。

（二）启发思考题

1.什么是病态窦房结综合征？

2.患者被诊断为病态窦房结综合征的依据有哪些？

3.临床上病态窦房结综合征的治疗措施有哪些？

4.什么是心脏起搏器植入术？

5.心脏起搏器植入术后可能出现哪些不适或并发症？

6.永久心脏起搏器植入术的术前和术后如何护理？

7.如何对永久心脏起搏器植入术后患者做好出院指导？

（三）分析思路

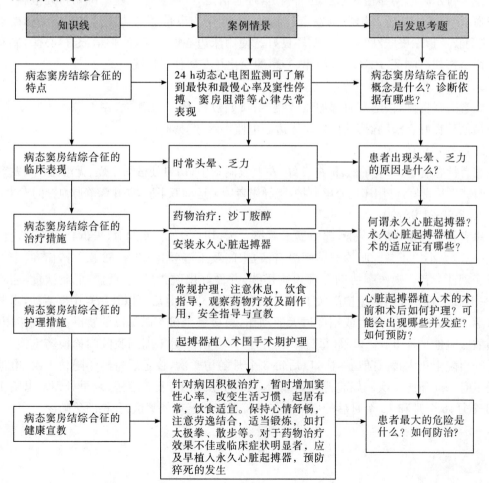

（四）理论依据及分析

1. 什么是病态窦房结综合征？

病态窦房结综合征（sick sinus syndrome，SSS）简称病窦综合征，是由于窦房结或其周围组织的器质性病变导致窦房结冲动形成障碍，或窦房结至心房冲动传导障碍所致的多种心律失常和多种症状的综合病症。其主要特征为窦性心动过缓，当合并快速性心律失常反复发作时，称为心动过缓-心动过速综合征。大多于 40 岁以上出现症状。

2. 患者被诊断为病态窦房结综合征的依据有哪些？

诊断该病应以心律失常为依据，症状仅作参考，中青年人常用阿托品试验、异丙肾上腺素试验、食管心房调搏等检查来确诊，而老年人不宜作上述检查，动态心电图基本能达到确诊的目的。如最慢窦性心律 <40 次/分，最长 RR 间期 <1.6 s，则可诊断。

3. 临床上病态窦房结综合征的治疗措施有哪些？

（1）应针对病因进行治疗，无症状者可定期随访，密切观察病情。

（2）心率显著缓慢或伴自觉症状者可试用阿托品、沙丁胺醇口服。

（3）双结病变、慢快综合征以及有明显脑血供不足症状（如近乎昏厥或昏厥）的患者宜安置按需型人工心脏起搏器。

（4）合并快速心律失常的，安装起搏器后再加用药物控制快速心律失常发作。

（5）治疗该病应注意三点：①任何提高心率的药物只能用于急症处理，不宜久用。②将症状作为选择治疗方案的依据，如有不明原因的黑蒙、晕厥等缺血症状，应安装心脏起搏器。老年人安装 VVI 型心脏起搏器易发生起搏器综合征，若将起搏频率调慢，尽量保持患者自己的窦性心律，能减少其发生。③安装起搏器前应避免使用抑制窦房结的药物（如维拉帕米、β 受体阻滞剂等）。

4. 什么是心脏起搏器及心脏起搏器植入术？

（1）心脏起搏器是一种植入体内的电子治疗仪器，通过脉冲发生器发放由电池提供能量的电脉冲，通过导线电极的传导，刺激电极所接触的心肌，使心脏激动和收缩，从而达到治疗某些心律失常所致的心脏功能障碍的目的。

（2）心脏起搏器植入术是指人工植入心脏起搏器，用特定频率的脉冲电流，经过导线和电极刺激心脏，代替心脏的起搏点带动心脏搏动的治疗方法，是治疗不可逆的心脏起搏传导功能障碍的安全有效方法，特别适用于治疗重症慢性心律失常。

5. 心脏起搏器植入术后常见的并发症有哪些？

（1）出血与感染：心脏起搏器置入术后的出血和感染是较常见的严重并发症，术中止血不佳、组织损伤严重、没有消灭无效腔及伤口部位处理不当等是引发出血的主要原因。

（2）电极脱位：电极脱位是心脏起搏器植入术后常见的并发症之一。一般 72 h 内限于平卧或健侧卧位。此时心内膜组织水肿消失，细胞及纤维蛋白渗出液逐渐形成纤维包裹，电极嵌顿具有稳定性。

（3）起搏器综合征：起搏器综合征表现为起搏器功能正常，但患者出现心悸、头晕、头胀、易疲劳、活动耐力下降、血管搏动等不适。

（4）下肢静脉血栓：由卧床太久所致，应经常按摩患者腿部。

（5）其他并发症：如心肌穿孔、心律失常、栓塞等。

（五）案例总结

本案例患者既往有高血压、冠心病病史多年，一直口服硝苯地平、尼群地平治疗，自诉有窦性心动过缓病史 30 余年。因反复头晕 20 余天而入院，入院后完善相关检查，确诊为病态窦房结综合征，并行永久心脏起搏器植入术治疗。术后恢复良好，心电监护示：起搏心律，病情好转后出院。

因患者生活可以自理，营养状况良好，除头晕、乏力外无其他不适主诉，易沟通，所以在护理方面没有太大的困难，主要是做好病情的观察、心理护理、防跌倒的安全宣教及术前术后的护理。在日常护理中，加强与患者及家属的沟通，对患者进行低盐低脂、少食多餐的饮食宣教，嘱患者多卧床休息，活动时动作宜慢，要有家属陪同；做好心理护理，介绍安装永久心脏起搏器手术的成功案例，有条件时请病友现身交流，对患者进行心理护理，避免紧张和焦虑情绪影响疾病的恢复。指导其术前、术后的一些注意事项。

通过本案例我们总结经验，在临床实践中遇到类似的患者，该从哪些方面处理呢？

（1）在心理护理方面，患者在入院时及疾病治疗过程中，存在对治疗效果及预后的担心。应积极予以相关知识介绍，与家属共同做好对患者的鼓励和安慰，增强治疗疾病的信心，保持情绪稳定。

（2）在护理安全方面，由于患者入院时反复头晕，护理上我们应加强防跌倒的相关宣教。

（3）永久起搏器植入术的相关护理：①术前向患者及家属介绍病变的性质，安装起搏器的原因、目的和手术过程及术中如何配合，床上训练大小便等，解除顾虑并取得合作。指导患者完成必要的实验室检查，如血常规、尿常规、血型、出凝血时间、心电图等。手术前夜给予地西泮辅助睡眠，术前 6 h 禁食，若精神紧张，术前半小时给予镇静剂。做好皮肤准备。术前一天做抗生素皮试、碘试。术前停用抗凝药。建立静脉通道，备好各种抢救仪器和药品。②并发症护理方面。患者行心脏起搏器植入术治疗时，可能会出现出血、感染和电极脱落等并发症，应予以积极完善术前准备，术中密切观察与配合，术后心电监护，监测患者生命体征、心律等变化，倾听患者主诉，及时向医生反映病情。③术后心电监护 24 h，监测起搏和感知功能。术后术侧肢体制动 24 h，避免上抬、外展等动作，以防止导线受到牵拉使起搏器电极脱位。保持平卧位或术侧的对侧卧位，禁止术侧卧位。勿用力咳嗽，指导患者家属做术侧肢体按摩，防止肩关节僵硬，并加强生命体征观察及心理护理。术后生活自理能力降低，有电极脱位的风险，给予补偿性生活照护，满足患者生活需要，指导被动运动，预防深静脉血栓。

（4）出院指导：①术侧肢体避免过度外展、上举，术后 6 周内避免抬举超过 2.5 kg 的重物。3 个月后可以开始轻中度活动，术侧肩关节活动要适度，避免用力或幅度过大的动作。②告知起搏器的设置频率及使用年限，教会患者自数脉搏，出现脉搏明显过快或过慢（低于起搏频率 5 次/分以上），或者出现以前的头晕、乏力、晕厥等症状时及时就诊。③妥善保管起搏器卡，外出时随身携带。④注意切口清洁，防止感染。⑤避开高电压和强磁场，如核磁、激光、理疗、电灼设备、变电站等；手提电话距离起搏器 15 cm 以上。嘱患者一旦接触某种环境或电器后出现胸闷、头晕等不适，应立即离开现场或不再使用该电器。

（5）术后随访也极为重要，应定期随访，主要目的是检查有无并发症发生、起搏系统工作是否正常、电池是否将要耗竭等。出院半年内每月随访1次，以后每3个月随访1次，稳定后每半年随访1次，电池即将耗尽时每周随访1次。如起搏频率减慢5次/分及以上，及时就医，及早处理。饮食上要清淡、低盐、低脂、粗纤维，保持大便通畅，避免受凉感染。病态窦房结综合征发生的缓慢性心律失常是导致心脏性猝死的重要原因之一，对于药物治疗不佳或临床症状明显者，应及早植入永久心脏起搏器，预防猝死的发生。

在对该案例的循证护理中，我们发现，临床实践中往往建议永久心脏起搏器术后患者绝对卧床24 h，取平卧位或低坡卧位，禁止翻身，术后第2天可适当取术侧卧位。但有研究表明，永久心脏起搏器术后患者术后早期3 h下床活动是安全的，且可提高患者舒适度，减少术后住院天数，减轻患者家庭经济负担，值得临床推广[6]。该研究为临床医护人员对此类术后患者的活动指导提供了重要依据，但在对患者进行术后活动指导时，应综合评估，权衡获益和风险，再作出决策。

（六）课后思考题

1. 临时心脏起搏器和永久心脏起搏器的适应证有什么不同？

2. 永久心脏起搏器植入术治疗后的健康教育内容有哪些？

参 考 文 献

[1]冯艳.循证护理在老年冠心病心绞痛患者中的应用价值[J].中西医结合心血管病杂志(电子版),2018,6(33):77,79.

[2]汤月银,冯丽群,陈惠莲.跌倒风险评估表在老年住院患者护理中的应用[J].中国现代药物应用,2017,11(12):150－152.

[3]康立惠,孙涛,路慧,等.肥厚性梗阻型心肌病病人行室间隔化学消融术的临床护理[J].护理研究,2018,32(12):2812－2815.

[4]孙建华.围手术期人文关怀对心脏外科患者就医总体满意度的影响[J].护理实践与研究,2018,15(15):87－89.

[5]任芳.人工心脏起搏器置入术并发症的预防及护理对策分析[J].中外医学研究,2018,16(10):86－87.

[6]李琦.基于循证医学证据的心脏永久起搏器植入术后早期下床的临床研究[D].兰州大学,2018.

第二节　梗阻性肥厚型心肌病患者的护理

一、案例信息

【摘要】 通过对一例行经皮导管室间隔心肌化学消融术治疗的梗阻性肥厚型心肌病患者进行相关问题分析，了解室间隔心肌化学消融术的治疗原理及效果，阐述梗阻性肥厚型心肌病的发病机制、临床表现和治疗方法。面对这样的患者,我们在临床中如何配合医生处理,如何做好室间隔心肌化学消融术的围手术期护理,如何引导学生思考:怎样全面评估患者并采取相应的护理措施,最大程度地减少猝死风险,提高患者的生存质量,是本文阐述的重点。

【关键词】 梗阻性肥厚型心肌病(HOCM);经皮导管室间隔心肌化学消融术(PTSMA);胸闷;胸痛;临时起搏器;循证护理

二、案例正文

(一)基本信息

戴＊＊,男性,64岁,已婚,退休工人。入院时间为2018年11月13日16:49,病史采集时间为2018年11月13日17:00。

(二)护理评估

【健康史】

1. 主诉 反复胸闷、心慌1月余。

2. 现病史 患者1个多月前活动后出现胸闷和心慌不适,无胸痛,无肩背部放射痛,休息后症状缓解不明显,严重时有头晕,无头痛,无黑蒙、晕厥。后自觉心慌症状发作次数较多,至外院查心电图示窦性心律,频发室性早搏,左心肥大,ST-T异常;动态心电图示窦性心律,偶发房性早搏,偶发室性早搏(24个/24 h);心脏超声示左室壁不均匀肥厚、回声改变,左室流出道梗阻,升主动脉硬化并增宽,左房扩大,左室壁运动增强,二尖瓣毛刷样改变、中度反流,主动脉瓣及三尖瓣轻度反流,左室舒张功能减退,左室收缩功能增强。给予控制早搏、改善心室重塑等对症处理后,建议至我院行化学消融术。今患者为求进一步诊治来我院,拟以"梗阻性肥厚型心肌病、心律失常-室性早搏"收住入院。

3. 日常生活形态

(1)饮食:每日三餐,主食100 g左右,以米饭为主,饮食清淡。饮水量每日为1500 mL左右。

(2)睡眠:平时睡眠规律,一般晚10点左右入睡,早7点左右起床,中午习惯午睡1 h左右,睡眠质量尚可。

(3)排泄:平时大便每日1次,为成形软便,小便每日白天7~8次,夜间3~4次,色清,有尿频伴排尿不尽感,无尿急、尿痛等异常。

(4)自理及活动能力:平时日常生活完全可以自理,每天早晚分别走路锻炼1 h,步行约15000步。发病以来,日常生活可以自理。

4. 既往史 既往有高血压病史10余年,最高收缩压达180 mmHg,现口服非洛地平、厄贝沙坦氢氯噻嗪降压,平素血压未监测。否认糖尿病、冠心病、脑梗死等慢性疾病史。否认食物、药物等过敏史。

5. 个人史 生于芜湖市,无长期外地居住史,无疫区居留史。已婚已育,育有一女,体健。无吸烟、酗酒等不良嗜好。

6. 家族史 家族中否认遗传性疾病及类似病史。

7.心理状况

(1)情绪状态:担心疾病会有遗传倾向,影响女儿健康。

(2)对所患疾病的认识:一直认为自己的身体素质很好,平时很少生病。此次因高血压进行常规检查发现超声心动图有异常才引起重视,但是对梗阻性肥厚型心肌病的相关知识并不了解,希望医护人员多给予关心和指导,并表示会积极配合治疗,争取早日康复出院。

(3)重大应激事件及应对情况:未遇到重大应激事件。

8.社会状况

(1)社会支持系统:夫妻关系融洽,现与女儿生活在一起,家庭关系和睦。发病以来,家人对其关心,给予充分的陪伴与照顾。

(2)居住与工作环境:现一家三口居住在 102 平方米三居室,小区及周围环境优美,购物方便,生活便捷。

(3)经济状况及付费方式:患者为退休工人,老伴也已退休,均有稳定退休金,女儿有稳定收入,家庭经济状况不错。患者有城镇职工医疗保险,支付医疗费用无压力。

【体格检查】

T 36.2 ℃,P 62 次/分,R 18 次/分,BP 112/68 mmHg。发育正常,营养一般,步入病室,平卧体位,神志清楚,查体合作。胸廓对称、无畸形。双肺叩诊呈清音。双肺呼吸音清,未闻及干湿啰音。心前区无隆起,心前区无异常搏动,心尖搏动位于左侧第 5 肋间锁骨中线0.5 cm。未触及震颤,心尖搏动位置同视诊,心尖搏动无抬举感。无心包摩擦感。心脏相对浊音界正常。心率 62 次/分,律齐,A2＞P2,未闻及额外心音,胸骨左缘第 3～4 肋间和胸骨右缘第 2 肋间可闻及粗糙的喷射性收缩期杂音,未闻及心包摩擦音。周围血管征阴性。

【辅助检查】

检查项目:肝肾功能＋心肌酶谱＋电解质;常规心电图;超声心动图;冠状动脉造影＋介入治疗手术报告;肌钙蛋白;下肢血管超声。

(三)护理计划

日期	患者问题	相关因素	临床表现	护理目标	干预措施	效果评价	评价时间
2018-11-13 17:00	P1.活动无耐力	与左室流出道梗阻致心排血量下降有关	活动后出现胸闷和心慌不适,严重时伴头晕	心慌、胸闷、头晕感减轻,活动后无不适感,活动耐力增强	I1.卧床休息,保持情绪稳定。I2.避免饱餐,注意保暖。I3.给予低流量氧气吸入。I4.遵医嘱使用β受体阻滞剂美托洛尔、钙通道阻滞剂地尔硫卓等药物治疗,可减慢心率,降低心肌收缩力,减轻左室流出道梗阻[1-2]。对于静息时或刺激后出现左室流出道梗阻的患者,推荐一线治疗方案为滴注无血管扩张作用的β受体阻滞剂,对于β受体阻滞剂和维拉帕米不耐受或伴有禁忌证的有症状左室流出道梗阻患者,应考虑滴注地尔硫卓,以改善患者症状	主诉心慌、胸闷、头晕感明显减轻,活动后无不适感	2018-11-19 11:00

日期	患者问题	相关因素	临床表现	护理目标	干预措施	效果评价	评价时间
2018-11-19 11:00	P₂. 焦虑	与担心疾病治疗效果及预后有关	主诉紧张、担心、情绪不稳	增加对治疗的信心,保持情绪稳定	I₁. 以视频、图片等形式告知患者手术方法、疗效、可能造成的不良反应以及手术相关的注意事项[3]。告知患者手术方法和疗效,能够增强患者手术治疗的信心;告知患者可能造成的不良反应以及手术相关的注意事项,可以减轻患者的焦虑情绪。 I₂. 给予患者人文关爱,从患者角度出发,温柔地询问其自觉症状与感受,在家属的配合下,给予语言或非语言的安慰[4]。 采用以人文关怀为基础的护理理念,倾听患者的倾诉,疏导患者的担忧,充分照顾患者的想法,使患者得到舒适愉悦的身心感受,以积极的态度高质量地配合医护人员的治疗和护理,可促进病情的康复,改善患者的心理感受	患者的精神状态得到改善,情绪稳定	2018-11-21 09:00
2018-11-20 18:20	P₃. 胸痛	与 PTSMA 中注入无水乙醇,引起局灶性的心肌梗死有关	主诉胸痛不适,疼痛评分6分	患者胸痛减轻或消失,增加患者的舒适感	I₁. 消融前遵医嘱静脉注射吗啡[5]。消融前10~15 min 静脉注射吗啡 5~10 mg,可减轻患者胸痛。 I₂. 术后协助患者选择舒适体位卧床休息,严密观察胸痛的性质、范围和持续时间。 I₃. 告知患者胸痛为正常反应,安慰患者,予以心理支持,指导患者做深呼吸运动、听音乐等,分散注意力,缓解不适感受[6]。 I₄. 嘱患者清淡饮食,预防便秘,如出现便秘,辅助使用缓泻剂,切忌用力排便,以免诱发心肌缺血[7]	主诉疼痛明显减轻,疼痛评分1分	2018-11-24 09:00
2018-11-20 18:20	P₄. 潜在并发症:完全性房室传导阻滞、心肌梗死、室间隔穿孔	与PTSMA 主要通过阻塞室间隔支血管,易造成局灶性心肌梗死、房室传导阻滞等有关	心率减慢、血压下降、胸痛等	患者及家属能充分理解术中及术后相关的并发症。降低并发症的发生率	I₁. 术前置入临时起搏电极至右心室心尖部,调试临时起搏器工作良好,备用[5]。 I₂. 术后应注意监测患者心肌酶学、心肌损伤标记物、心电图等变化,若发现异常,及时向主管医师报告。 I₃. 予以心电监护,密切监测生命体征变化,快速识别和治疗可能的并发症。 I₄. 加强巡视,耐心倾听患者主诉。 I₅. 备好急救药品和物品,供抢救时使用	患者生命体征平稳,未诉不适,无相关并发症发生	2018-11-25 09:00

续表

日期	患者问题	相关因素	临床表现	护理目标	干预措施	效果评价	评价时间
2018-11-20 18:20	P5. 临时起搏器电极脱位的风险	与临时起搏器心室电极头光滑、无侧翼等固定装置、不易附着于心肌有关	起搏及感知功能障碍	患者能知晓预防电极脱位的措施。无电极脱位发生	I1. 绝对卧床,右下肢制动,并在脚踝处用海绵约束带进行肢体约束,避免髋关节、膝关节屈曲和下肢牵拉活动。 I2. 通过标准化的示意图、照片、讲解、示教、实际摆放体位等方式向患者宣教,每小时评价一次患者的体位与制动情况,规范姿势[8]。 I3. 妥善固定电极导线,悬挂防导管滑脱标志。 I4. 加强与患者的沟通,减轻患者心理压力	临时起搏器植入期间患者能知晓并配合预防电极脱位的措施。临时起搏器已拔除,无电极脱位发生	2018-11-27 11:00
2018-11-20 18:20	P6. 自理能力缺陷	与经右股静脉临时起搏器植入术后需绝对卧床有关	临时起搏器植入侧肢体制动,生活无法自理,ADL 评分4分,VTE 风险评分5分	患者能适应卧床和生活自理能力降低的状态。生活需要得到满足。避免VTE发生	I1. 取床头抬高 20°半卧位[9−10]。此姿势接近生理状态,增加腹压,有利于大小便的排出;床头抬高可增加患者视野,提高视觉刺激,分散注意力,方便和利于交流,减少孤独感。 I2. 右下肢制动,对患者加强健康教育,制动时尽早开始下肢主动踝泵运动或被动按摩[11];卧床时间超过 72 h 的住院患者有发生 VTE 的危险。对患者加强健康教育,制动时尽早开始下肢主动或被动活动是医院内预防 VTE 的基本措施。 I3. 协助床上洗漱与进食,鼓励多饮水,避免脱水	临时起搏器已拔除,生活自理能力提高,ADL 评分 14 分。临时起搏器植入期间,患者能适应卧床和生活自理能力降低的状态,生活需要得到满足。VTE 风险评分 2 分,下肢血管超声示双下肢深静脉通畅	2018-11-29 11:00
2018-12-04 09:00	P7. 知识缺乏	与缺乏疾病相关预防保健知识有关	对出院后疾病相关预防保健知识不了解	加强健康教育,提高患者对疾病预防保健知识的知晓率	I1. 嘱患者注意休息,劳逸结合。 I2. 进清淡饮食,注意补充富含维生素 C 的新鲜蔬菜和水果。 I3. 避免饱餐、情绪激动、持重、屏气、用力排便等。 I4. 适量运动,避免剧烈运动或竞技运动,运动方式以步行、慢跑、游泳、骑自行车和使用椭圆机为主[12]。肥厚型心肌病患者进行中等强度的运动训练能够改善运动能力,且不增加不良事件发生,对于减轻室性早搏负荷及提高整体生活质量都有益处。 I5. 遵医嘱服药,终生随访	患者理解并掌握出院后的预防保健知识	2018-12-05 14:00

（四）护理记录

2018-11-13 17:00

患者因反复胸闷、心慌1月余而入院,神志清楚,精神一般,步入病房。入院后给予全面综合评估,ADL评分16分,跌倒风险评分2分,心理状态稳定,营养状况正常。进行入院宣教,讲解疾病相关知识及安全防范等相关注意事项。

2018-11-15 16:00

患者主诉心慌、胸闷较前好转,饮食、睡眠良好,情绪稳定。常规心电图示:窦性心律,左室肥厚伴劳损,前壁异常Q波伴ST段抬高,ST-T改变。超声心动图示:左室壁非对称性肥厚且左室流出道轻度狭窄。遵医嘱予以美托洛尔缓释片口服、地尔硫卓静滴,以减慢心率,降低心肌收缩力等。予以用药宣教,注意输液速度宜慢。嘱其卧床休息,避免情绪激动、屏气等,保持大便通畅。

2018-11-19 11:00

遵医嘱拟明日行冠状动脉造影＋左室造影＋室间隔化学消融术。予以术前宣教、心理护理,讲解治疗相关知识及基本过程,进行床上排便训练,嘱其保持情绪稳定及良好睡眠。

2018-11-20 16:00

护送患者入心导管室,予以心理支持,嘱患者勿紧张,保持情绪稳定。

2018-11-20 18:20

患者行冠状动脉造影＋左室造影＋室间隔化学消融术后返回病房。生命体征正常,右桡动脉、右股动脉穿刺处加压包扎,局部干燥无渗血,右股静脉临时起搏器在位,感知良好,妥善固定,心电监护示窦性心律。ADL评分4分,VTE风险评分5分。予以术后宣教,临时起搏器电极妥善固定,进行防电极脱位安全宣教。协助生活护理,嘱多饮水,右下肢制动,指导右下肢进行踝泵运动。床上使用便器,避免膝关节屈曲,床头悬挂防导管滑脱警示标志。

2018-11-21 10:00

患者神志清楚,精神欠佳,取床头抬高20°半卧位,进清淡饮食,床上排便顺利,右下肢踝泵运动按时进行,主诉胸痛、腰背酸痛不适,疼痛评分6分,睡眠较差。右桡动脉、右股动脉穿刺处干燥、无渗血,右股静脉临时起搏器在位,感知良好,心电监护示窦性心律。解释胸痛的原因并密切观察胸痛的性质和程度,指导患者深呼吸、听音乐等,必要时遵医嘱用药。协助床上洗漱与进食,进行右下肢、腰背部被动按摩,予以心理鼓励与支持。患者能积极配合,情绪稳定。

2018-11-22 11:00

患者仍诉胸痛不适。肌钙蛋白13.37 $\mu g/L$,心肌酶谱示:谷草转氨酶72 U/L,肌酸激酶512 U/L,肌酸激酶同工酶37 U/L,乳酸脱氢酶438 U/L,α-羟丁酸脱氢酶410 U/L,均高于正常。右股静脉临时起搏器在位,感知良好,心电监护示窦性心律。嘱其进清淡饮食,避免过饱,少食多餐,保持大便通畅。

2018-11-27 11:00

患者未诉胸痛等不适。复查肌钙蛋白0.18 $\mu g/L$,心肌酶谱示:谷草转氨酶19 U/L,肌酸激酶165 U/L,肌酸激酶同工酶10 U/L,乳酸脱氢酶265 U/L,α-羟丁酸脱氢酶233 U/L,

均明显降低或恢复正常。复查动态心电图及超声心动图均无明显异常。拔除右股静脉临时起搏器,局部加压包扎,嘱卧床休息,注意保暖。

2018-11-29 11:00

患者未诉不适。ADL 评分 14 分,生活基本自理。下肢血管超声示双下肢深静脉通畅,无 VTE 发生。

2018-12-05 14:00

遵医嘱予以今日出院,予以出院指导,嘱患者注意休息,劳逸结合,进清淡饮食,适量运动,运动方式以步行、慢跑、游泳、骑自行车和使用椭圆机为主。避免饱餐、情绪激动、屏气、用力排便或剧烈运动等,遵医嘱服药,定期门诊随诊。

三、案例说明书

（一）教学目标

1. 了解梗阻性肥厚型心肌病的病因和发病机制。

2. 熟悉梗阻性肥厚型心肌病的治疗措施。

3. 掌握梗阻性肥厚型心肌病的护理及化学消融术后的观察和护理。

（二）启发思考题

1. 什么是梗阻性肥厚型心肌病?

2. 患者被诊断为梗阻性肥厚型心肌病的依据有哪些?

3. 临床上梗阻性肥厚型心肌病的治疗措施有哪些?

4. 患者活动后出现胸闷、气急,是否可以使用硝酸甘油及洋地黄类药物?

5. 什么是经皮导管室间隔心肌化学消融术?

6. 化学消融术后可能出现哪些不适或并发症? 如何预防?

7. 梗阻性肥厚型心肌病患者最大的危险是什么? 如何防治?

（三）分析思路

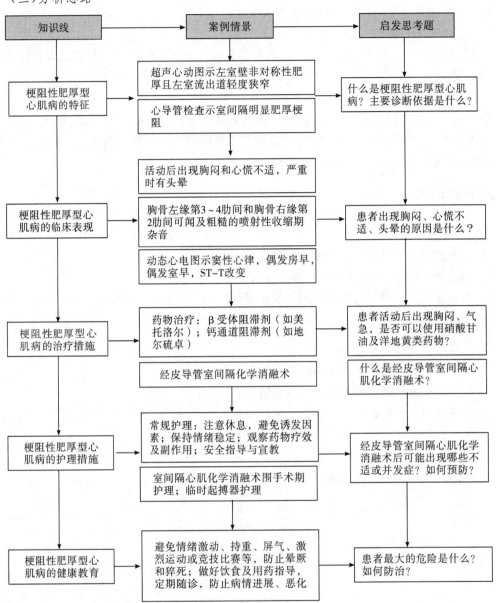

知识线	案例情景	启发思考题

梗阻性肥厚型心肌病的特征
- 超声心动图示左室壁非对称性肥厚且左室流出道轻度狭窄
- 心导管检查示室间隔明显肥厚梗阻

什么是梗阻性肥厚型心肌病？主要诊断依据是什么？

梗阻性肥厚型心肌病的临床表现
- 活动后出现胸闷和心慌不适，严重时有头晕
- 胸骨左缘第3～4肋间和胸骨右缘第2肋间可闻及粗糙的喷射性收缩期杂音
- 动态心电图示窦性心律，偶发房早，偶发室早，ST-T改变

患者出现胸闷、心慌不适、头晕的原因是什么？

梗阻性肥厚型心肌病的治疗措施
- 药物治疗：β受体阻滞剂（如美托洛尔）；钙通道阻滞剂（如地尔硫卓）
- 经皮导管室间隔化学消融术

患者活动后出现胸闷、气急，是否可以使用硝酸甘油及洋地黄类药物？

什么是经皮导管室间隔心肌化学消融术？

梗阻性肥厚型心肌病的护理措施
- 常规护理：注意休息，避免诱发因素；保持情绪稳定；观察药物疗效及副作用；安全指导与宣教
- 室间隔心肌化学消融术围手术期护理；临时起搏器护理

经皮导管室间隔心肌化学消融术后可能出现哪些不适或并发症？如何预防？

梗阻性肥厚型心肌病的健康教育
- 避免情绪激动、持重、屏气、激烈运动或竞技比赛等，防止晕厥和猝死；做好饮食及用药指导，定期随诊，防止病情进展、恶化

患者最大的危险是什么？如何防治？

（四）理论依据及分析

1. 什么是梗阻性肥厚型心肌病？

肥厚型心肌病（hypertrophic cardiomyopathy，HCM）是以心肌非对称性肥厚、心室腔变小为特征，以左心室血液充盈受阻、舒张期顺应性下降为基本病理改变的心肌病。临床根据左心室流出道（LVOT）有无梗阻又可分为梗阻性肥厚型心肌病（HOCM）和非梗阻性肥厚型心肌病。梗阻性肥厚型心肌病是以室间隔非对称性肥厚和左心室流出道梗阻为临床表现的一种疾病。

2.患者被诊断为梗阻性肥厚型心肌病的依据有哪些?

根据患者活动后出现胸闷和心慌不适,严重时伴有头晕的临床表现及心电图、超声心动图等检查即可判断。心电图示:窦性心律,偶发房早,偶发室早,ST-T 改变。超声心动图是临床主要的诊断手段,患者超声心动图示:左室壁非对称性肥厚并左室流出道轻度狭窄,LVOT 18 mm(20~35 mm),IVS 22 mm(7~11 mm),左室流出道最大跨瓣压差 23 mmHg。经右桡动脉行左室造影示:室间隔明显肥厚梗阻,左室心尖部压力为170/130 mmHg。

3.临床上梗阻性肥厚型心肌病的治疗措施有哪些?

(1)药物治疗:①β受体阻滞剂:使心肌收缩减弱,减轻梗阻,减少心肌耗氧量,增加舒张期心室扩张,且能减少心排血量,该患者使用的药物有美托洛尔。②钙离子拮抗剂:既有负性肌力作用,又能改善心顺应性,有利于舒张功能,该患者使用的药物有地尔硫卓。③抗心律失常药:控制快速性心律失常与房颤,常用胺碘酮。

(2)非药物治疗:①手术治疗:对梗阻性肥厚型心肌病患者,行室间隔纵深切开术和肥厚心肌部分切除术,以缓解症状。②经皮导管室间隔心肌化学消融术:能解除左室流出道梗阻,改善患者症状及预后。

4.患者活动后出现胸闷、气急,是否可以使用硝酸甘油及洋地黄类药物?

不可以。梗阻性肥厚型心肌病的基本病理生理改变是室间隔非对称性肥厚,当心室收缩时,肥厚的心室间隔突入左心室腔,造成心室流出道的梗阻,使心排血量减少,进而引起脑、冠状动脉等的灌注不足,临床出现胸闷、心慌、头晕、活动后晕厥等情况。减少左室容量、增加心肌收缩力等均能使左心室流出道梗阻加重,心排血量进一步减少,临床症状加重。硝酸甘油为血管扩张剂,可使静脉系统扩张,回心血量减少,从而使左室容量下降;洋地黄类药物能使心肌收缩力增强。因此,两者均可加重左心室流出道的梗阻,加重临床症状,故不宜使用。

5.什么是经皮导管室间隔心肌化学消融术?

经皮导管室间隔心肌化学消融术(percutaneous transluminal septal myocardial ablation,PTSMA)由 Sigwart 于 1995 年率先报道,近年来国内外已逐步开展。它主要是通过介入的手段,在供应室间隔心肌血运的一支或数支间隔支动脉内注入无水乙醇,使肥厚的心肌组织缺血坏死,从而减轻甚至消除左心室流出道的梗阻,以缓解症状,改善心功能。

6.化学消融术后可能出现哪些不适或并发症?如何预防?

化学消融术后一般会出现不同程度的胸痛,因此在进行化学消融前后均可以肌内注射吗啡镇痛,使患者的胸痛得到很快缓解,保证手术顺利进行。应向患者解释发病的诱因,教会患者疼痛时自我护理的方法,如深呼吸、听音乐等。用"痛尺"对患者进行疼痛评分,评估疼痛的性质、范围和持续时间,结合心电图和心肌酶谱进行分析,必要时给予药物镇静止痛,观察药物的疗效。

化学消融术后最常见的并发症是完全性房室传导阻滞,因为高位室间隔正是房室传导经过的途径,PTSMA 可直接造成房室传导组织损伤,可能发生不可逆的房室传导阻滞。为预防发生房室传导阻滞,术前在右心室常规放置临时起搏电极作保护,预防严重心律失常并发症发生。

该手术可人为地造成心肌梗死,术后要重点观察生命体征的变化(如血压、心率、体温等)、伤口的情况及患者的不适主诉。潜在的并发症主要有充血性心力衰竭、心律失常、心源性休克等。预防并发症的发生需注意以下几点:①密切监测酸碱平衡状况。②重视患者的不适主诉及精神状态改变。③观察患者有无呼吸困难、咳嗽、咳痰、尿少、血压下降等表现,听诊肺部有无湿啰音。④保持情绪稳定,避免饱餐、用力排便等诱发因素。⑤备好急救药品、物品和设备。

7.梗阻性肥厚型心肌病患者最大的危险是什么? 如何防治?

梗阻性肥厚型心肌病患者最大的危险是发生猝死,尤其是青壮年患者。既往认为猝死主要是由流出道梗阻所致的,近年来,根据动态心电图监测研究,发现室性心律失常为 HCM 患者猝死的主要原因。植入性心脏复律除颤器(ICD)能够有效终止威胁生命的室性心律失常发作而延长生命,可作为预防猝死的治疗手段。

(五)案例总结

肥厚型心肌病是一类由常染色体显性遗传造成的原发性心肌病,好发于男性,临床上根据有无左心室流出道梗阻分为梗阻性和非梗阻性两类。本案例患者因活动后出现胸闷、心慌不适 1 月余而入院,入院后完善相关检查,经超声心动图及冠状动脉造影+左室造影检查确诊为梗阻性肥厚型心肌病,并行经皮室间隔心肌化学消融术。针对患者住院过程中存在的护理问题采取相关的护理措施。

(1)在心理护理方面,患者入院时及疾病治疗过程中,存在对治疗效果及预后的担心,并担心疾病的遗传倾向会影响到女儿。积极予以相关知识介绍,与家属共同做好对患者的鼓励和安慰,增强治疗疾病的信心,保持情绪稳定。

(2)在并发症护理方面,患者行冠状动脉造影+左室造影+室间隔心肌化学消融术治疗,可能会出现严重心律失常、心肌梗死、室间隔穿孔等并发症。予以积极完善术前准备,术中密切观察与配合,并采取相应的保护措施,如临时起搏器的应用,术后心电监护,监测患者生命体征、心肌酶谱等变化,倾听患者主诉,及时向医生反映病情。

(3)在舒适度方面,患者有胸闷、胸痛等不适感受,针对产生不适的原因予以对症处理,遵医嘱用药,指导缓解不适的方法,如深呼吸、听音乐等,尽可能减少患者的不适体验。

(4)临时起搏器植入的相关护理。患者经右股静脉穿刺行临时起搏器植入期间,为预防电极脱位,需绝对卧床,右下肢制动,生活自理能力降低,有电极脱位的风险。给予补偿性生活照护,满足患者生活需要,妥善固定电极,指导被动运动,预防深静脉血栓。患者术后病情平稳,无并发症发生,好转后出院,予以出院指导,包括饮食、运动、用药及按时复诊等。对于梗阻性肥厚型心肌病患者,最大的风险是发生猝死,植入性心脏复律除颤器(ICD)能够有效终止威胁生命的室性心律失常发作而延长生命,可作为预防猝死的治疗手段。

在对该案例的循证护理中,我们发现,临床实践中往往不建议肥厚型心肌病患者进行体育锻炼,但有研究表明,肥厚型心肌病患者进行中等强度的运动训练能够改善运动能力,同时不增加不良事件发生,并且对于改善室性早搏负荷及整体生活质量都有益处,这为临床医生对于此类疾病患者的生活指导提供了一些重要依据。因此,在对患者进行运动指导时,应选择个体化运动训练项目,同时需要综合评价,权衡获益和风险,再作出决策。另外,我们需要让患者知晓,应该让其家庭成员也进行疾病筛查,包括从青春期开始每年进行一次心脏超声检查,直至 20 岁左右,然后每 3~5 年检查一次,直至中年时期。

(六)课后思考题

1.经皮导管室间隔心肌化学消融术的适应证主要有哪些?

2.植入性心脏复律除颤器(ICD)治疗后的健康教育内容有哪些?

参考文献

[1]Elliott P M, Anastasakis A, Borger M A, et al. 2014 ESC Guidelines on diagnosis and Management of hypertrophic cardiomyopathy:the task force for the diagnosis and management of hypertrophic cardiomyopathy of the European Society of Cardiology (ESC)[J]. Eur Heart J,2014, 35(39):2733－2779.

[2]中华医学会心血管病学分会中国成人肥厚型心肌病诊断与治疗指南编写组,中华心血管病杂志编辑委员会. 中国成人肥厚型心肌病诊断与治疗指南[J]. 中华心血管病杂志,2017,45(12):1015－1032.

[3]康立惠,孙涛,路慧,等.肥厚性梗阻型心肌病病人行室间隔化学消融术的临床护理[J].护理研究,2018,32(12):2812－2815.

[4]孙建华.围手术期人文关怀对心脏外科患者就医总体满意度的影响[J].护理实践与研究,2018,15(15): 87－89.

[5]肥厚型梗阻性心肌病室间隔心肌消融术中国专家共识组.肥厚型梗阻性心肌病室间隔心肌消融术中国专家共识[J].中国心血管病研究杂志,2012,10(1):1－7.

[6]龚小华,孙玉勤,欧雪青,等.项目管理在疼痛护理实践中的应用[J].护理学杂志,2018,33(20):55－57.

[7]王帆,郭秀琴.经皮室间隔心肌化学消融术治疗肥厚梗阻型心肌病术后并发症的观察及护理[J].中华护理杂志,2014,49(4):503－505.

[8]刘瑞斐.经股静脉途径临时起搏器植入期间肢体制动方式的研究[J].皖南医学院学报,2018,37(5):506－508.

[9]谢雪梅,张娟,马秀兰,等.不同体位干预对 AMI 早期患者心脏电生理、胃肠道不适的影响[J].河北医科大学学报,2017,38(8):882－906.

[10]张亚辉,丁俊琴,赵燕,等.不同体位对髂骨骨折病人舒适度的影响[J].护理研究,2014,12(28):4578－4579.

[11]中国健康促进基金会血栓与血管专项基金专家委员会,中华医学会呼吸病学分会肺栓塞与肺血管病学组,中国医师协会呼吸医师分会肺栓塞与肺血管病工作委员会. 医院内静脉血栓栓塞症防治与管理建议[J]. 中华医学杂志,2018,98(18):1383－1388.

[12]Saberi S, Wheeler M, Bragg-Gresham J, et al. Effect of moderate-intensity exercise training on peak oxygen consumption in patients with hypertrophic cardiomyopathy:A randomized clinical trial[J]. JAMA, 2017,317(13):1349－1357.

第三节 急性心肌梗死患者的护理

一、案例信息

【摘要】 通过对一例行经皮冠状动脉介入术治疗的急性心肌梗死患者进行相关问题分析,了解经皮冠状动脉介入术的治疗护理及效果,阐述急性心肌梗死的发病机制、临床表现和治疗方法。面对这样的患者,我们在临床中如何配合医生处理,如何做好经皮冠状动脉介入术的围手术期护理,如何引导学生思考:怎样全面评估患者并采取相应的护理措施,最大程度地减少猝死风险,提高患者的生存质量,是本文阐述的重点。

【关键词】 急性心肌梗死(AMI);经皮冠状动脉介入术(PCI);胸痛;护理评估;循证护理

二、案例正文

(一)基本信息

陈＊＊,男性,55 岁,已婚,个体户,中专文化程度。入院时间为 2018 年 11 月 13 日 23:17,病史采集时间为 2018 年 11 月 13 日 23:30。

(二)护理评估

【健康史】

1. 主诉 胸痛 4 h。

2. 现病史 患者 4 h 前在无明显诱因下出现胸痛不适,主要位于胸骨后,呈持续性闷痛,一直不缓解,伴肩背部胀痛不适,无恶心、呕吐,无心慌,无头痛、头晕,无黑蒙、晕厥,遂来我院急诊。心电图提示胸导联 T 波高尖,心肌酶谱示 CKMB 13 U/L,肌钙蛋白0.04 μg/L。血常规检查示:白细胞 $9.6×10^9$/L,中性粒细胞百分比 37.3％,红细胞$4.83×10^{12}$/L,血红蛋白152 g/L,血小板 $167×10^9$/L。胸部 CT 平扫示:右肺中叶胸膜下有直径约 0.6 cm 小结节,右肺中叶及左肺上叶舌段少许炎症,双肺上叶局限性肺气肿,拟以"急性冠脉综合征"收住入院。

3. 日常生活形态

(1)饮食:每日三餐,主食 100 g 左右,以米饭为主,饮食油腻、偏咸。

(2)睡眠:平时睡眠欠规律,每日睡眠时间为 6～7 h,睡眠质量尚可。

(3)排泄:平时大便一两天 1 次,为成形软便,小便正常,每日约 2000 mL。

(4)自理及活动能力:平时日常生活完全可以自理,每天很少锻炼,步行约 3000 步。发病以来,日常生活可以自理。

4. 既往史 否认高血压、糖尿病和冠心病,否认肝炎、结核等传染病史,否认手术、输血、外伤史,否认药物、食物过敏史。预防接种史不详。

5. 个人史 生于芜湖市,无长期外地居住史,无疫区居留史。已婚已育,子女体健。吸烟史 20 余年,每日 20 余支;无酗酒等不良嗜好。

6. 家族史　家族中否认遗传性疾病及类似病史。

7. 心理状况

(1)情绪状态:担心疾病预后,害怕失去生命,影响家庭。

(2)对所患疾病的认识:认为自己身体素质一直很好,平时很少生病。此次突发疼痛不缓解才引起重视,但对"急性心肌梗死"相关知识了解甚少,希望医护人员多予以关心和指导,积极采取有效的治疗措施,争取能康复出院。

(3)重大应激事件及应对情况:未遇到重大应激事件。

8. 社会状况

(1)社会支持系统:现夫妻二人与儿子分开生活,家庭关系和睦。发病以来,家人对其关心,给予充分的陪伴与照顾。

(2)居住与工作环境:现夫妻二人居住在 130 平方米三居室,小区及周围环境优美,购物方便,生活便捷。

(3)经济状况及付费方式:患者为个体经营者,收入可观;老伴已退休,有稳定退休金;儿子已参加工作,有稳定收入,家庭经济状况殷实。有城镇职工医疗保险,支付医疗费用无压力。

【体格检查】

T 36.7 ℃,P 69 次/分,R 21 次/分,BP 118/76 mmHg。发育正常,营养良好,平车推入病室,平卧体位,神志清楚,查体合作。全身皮肤及黏膜正常,无皮疹,未见皮下出血。颈静脉正常,肝-颈静脉回流征阴性。胸廓对称、无畸形。双肺叩诊呈清音。双肺呼吸音清,未闻及干湿啰音,未闻及胸膜摩擦音。心前区无隆起,心前区无异常搏动,心尖搏动位于左侧第 5 肋间锁骨中线 0.5 cm。未触及震颤,心尖搏动位置同视诊,心尖搏动无抬举感。无心包摩擦感。心脏相对浊音界正常。心率 69 次/分,律齐,心音正常,A2＞P2,未闻及额外心音,各瓣膜听诊区未闻及病理性杂音,未闻及心包摩擦音。周围血管征阴性。

【辅助检查】

检查项目:血凝常规;18 导联心电图;肌钙蛋白;肝肾功能＋心肌酶谱＋血糖血脂＋电解质;动态心电图;超声心动图;冠状动脉造影。

（三）护理计划

日期	患者问题	相关因素	临床表现	护理目标	干预措施	效果评价	评价时间
2018-11-13 23:20	P_1. 胸痛	与心肌缺血、缺氧有关	无明显诱因下出现胸痛不适,位于胸骨后,呈持续性闷痛,伴肩背部胀痛,疼痛评分4分	胸痛感减轻,使患者舒适	I_1. 卧床休息,保持情绪稳定。 I_2. 避免饱餐,进低盐、低脂、粗纤维、易消化饮食[1]。 I_3. 给予低流量氧气吸入[2]。 I_4. 遵医嘱使用抗凝、扩血管药物阿司匹林或氯吡格雷以及他汀类药物[3]。 对于持续胸痛患者,若无低血压,可静脉滴注硝酸甘油。对无禁忌证的患者应给予受体阻滞剂。对无低血压的患者应给予血管紧张素转化酶抑制剂(ACEI),对ACEI不能耐受者可应用血管紧张素受体拮抗剂(ARB)。对受体阻滞剂有禁忌证而患者持续有缺血或心房颤动、心房扑动伴快速心室率,而无心力衰竭、左室功能失调及房室传导阻滞的情况下,可给予维拉帕米或地尔硫卓	胸痛症状减轻。肌钙蛋白下降。疼痛评分降至1分。患者及家属积极配合各项治疗和护理	2018-11-14 08:00
2018-11-13 23:20	P_2. 潜在并发症:猝死	心肌梗死使冠状动脉闭塞,血流中断使部分心肌因严重的持久性缺血而发生局部坏死	出现胸痛不适,主要位于胸骨后,呈持续性闷痛,一直不缓解	患者生命体征平稳。降低并发症的发生率	I_1. 嘱患者卧床休息,床上排便,减少活动。 I_2. 加强巡视,密切观察病情及生命体征、心电图的变化。 I_3. 遵医嘱对症治疗。 I_4. 床边备好抢救药品和设备	胸痛症状减轻,生命体征平稳。肌钙蛋白下降。无相关并发症发生。患者康复出院	2018-11-24 10:00
2018-11-14 02:00	P_3. 舒适度的改变	与疾病引起的疼痛、病情需要绝对卧床、手术后右上肢制动有关	绝对卧床引起腰酸背痛;生活无法自理,ADL评分8分	提升患者的舒适度。患者能适应卧床和生活自理能力降低的状态。生活需要得到满足	I_1. 保持环境安静整洁,注意保护患者隐私。 I_2. 做好各项基础护理工作;协助床上洗漱与进食。 I_3. 倾听患者的需求,给予及时的帮助。 I_4. 取床头抬高20°半卧位。此姿势接近生理状态,增加腹压,利于大小便的排出;床头抬高可增加患者视野,提高视觉刺激,分散注意力,方便和利于交流,减少孤独感[4-5]	患者舒适度及生活自理能力提高,ADL评分10分。心梗急性期卧床期间,患者能适应卧床和生活自理能力降低的状态,生活需要得到满足。患者及家属的满意度提高	2018-11-16 08:00

续表

日期	患者问题	相关因素	临床表现	护理目标	干预措施	效果评价	评价时间
2018-11-14 02:00	P4.穿刺处出血及血肿	与右桡动脉穿刺、术中肝素化有关	穿刺处渗血及血肿	患者能知晓预防出血、血肿的措施。无出血及血肿发生	I1.右上肢抬高制动，屈肘放于胸前。 I2.通过标准化的示意图、讲解、示教、实际摆放体位等方式向患者宣教，每小时评价一次患者的体位与制动情况[6]。 I3.给予上肢抬高垫，规范姿势。 I4.加强与患者沟通，减轻患者的心理压力	患者知晓并配合预防出血、血肿的措施。无出血、血肿发生	2018-11-15 08:00
2018-11-14 08:00	P5.焦虑	与担心疾病治疗效果及预后有关	主诉紧张、担心、情绪不稳	增加对治疗的信心，保持情绪稳定	I1.以图片、案例等形式告知患者手术疗效。 I2.给予患者人文关爱，从患者角度出发，温柔询问其自觉症状与感受，在家属的配合下，给予语言或非语言的安慰。 采用以人文关怀为基础的护理理念，倾听患者的倾诉，疏导患者的担忧，充分照顾患者的想法，使患者得到舒适、愉悦的身心感受，以积极的态度高质量地配合医护人员的治疗和护理，可促进病情的康复，改善患者的心理感受	患者的精神状态得到改善，情绪稳定	2018-11-16 10:00
2018-11-14 10:20	P6.知识缺乏	缺乏心肌梗死相关知识	不能绝对卧床休息	了解相关知识，积极配合治疗和护理	I1.卧床休息，保持情绪稳定。 I2.落实各项操作前做好解释工作。 I3.饮食指导：低盐、低脂、粗纤维、易消化饮食。 I4.解释所用药物的作用	对心肌梗死相关知识有所了解。能积极配合各项治疗和护理	2018-11-16 08:00
2018-11-15 10:00	P7.有便秘的危险	与进食少、不习惯床上排便有关	两天未排便，但有便意	能及时排便，避免便秘引发用力排便而加重心脏负担	I1.顺时针按摩腹部，促进肠蠕动。 I2.饮食指导：低盐、低脂、粗纤维、易消化饮食[7]。 I3.建议遵医嘱使用缓泻剂	已顺利排便。未再出现排便困难	2018-11-15 14:00

（四）护理记录

2018-11-13 23:17

患者因"胸痛4 h"来我院急诊，拟以"急性冠脉综合征"收住我科。平车推入病室，神志清楚，精神一般。入院后给予全面综合评估，ADL评分8分，跌倒风险评分2分，疼痛评分4分，出现焦虑心理，营养状况正常。进行入院宣教，讲解疾病及安全防范等相关知识，介绍住院期间相关注意事项。

2018-11-13 23:30

常规心电图示：窦性心律，急性前间壁心肌梗死。遵医嘱予以下病危通知，协助医生完善相关检查，遵医嘱予以各种对症治疗，予以床边吸氧、心电监护，告知绝对卧床休息的重要性,交代疾病相关注意事项,做好患者的心理护理。

2018-11-13 23:59

遵医嘱行急诊冠状动脉造影术前准备,更换手术衣,静脉留置针,予以心理护理,T 36.6 ℃,P 75 次/分,R 20 次/分,BP 122/80 mmHg,用平车护送患者入 DSA 室。

2018-11-14 01:50

患者行冠脉造影+支架植入术后返回病房,右桡动脉穿刺处无渗血,生命体征平稳,输液流畅,心电监护示:窦性心律。予以吸氧(2 L/min)。ADL 评分 6 分,予以术后宣教。按 PCI 术后护理常规护理,指导右上肢抬高制动,4 h 内饮水 2000 mL,床上大小便。密切观察病情变化。

2018-11-14 08:50

患者神志清楚,精神一般,取低半卧位。生命体征稳定,右桡动脉穿刺处无渗血,更换穿刺处敷贴,保持干燥 24 h。嘱患者卧床休息,做好各项基础护理工作,指导患者深呼吸、听音乐等,协助床上洗漱与进食,予以腰背部被动按摩,增加患者的舒适度。患者出现焦虑情绪,担心疾病预后,以成功案例告知患者手术的疗效,鼓励患者树立战胜疾病的信心。

2018-11-15 10:00

患者神志清楚,无不适主诉,饮食、睡眠尚可。生命体征平稳,右桡动脉穿刺处无渗血,伤口已愈合。两天未排便,指导患者顺时针按摩腹部,进食含粗纤维、易消化食物。患者有焦虑情绪,担心疾病预后,予以介绍疾病及手术相关知识,安慰患者,嘱其勿紧张。

2018-11-15 14:00

患者已排便,精神状态较前好转。今日加用依诺肝素皮下注射,介绍药物名称及药效,提供宣传画册,讲解相关知识,帮助了解疾病知识,使患者更好地配合各项治疗和护理。

2018-11-16 11:00

患者神志清楚,无不适主诉,饮食、睡眠尚可,精神尚可。T 36.6 ℃,P 72 次/分,R 20 次/分,BP 125/70 mmHg,继续同前治疗,患者能积极配合各项治疗和护理,对疾病相关知识及注意事项有所掌握,指导床上活动,勿剧烈活动。心电图示:窦性心律,急性前间壁心肌梗死,Q-Tc 延长,T 波改变。

2018-11-17 10:50

患者神志清楚,无不适主诉,饮食、睡眠尚可。复查肌钙蛋白、心肌酶谱示各项指标均已下降。今日再次复查床边 18 导联心电图,生命体征平稳,指导患者放松心情,安心静养。

2018-11-18 10:30

患者神志清楚,精神尚可,双肺呼吸音清,生命体征平稳,心律齐。医师查房后指出:患者恢复尚可,今日可坐起少量活动,指导循序渐进活动。患者能良好配合,ADL 评分 10 分。心电图示:窦性心律,前间壁心肌梗死,ST-T 改变。

2018-11-19 05:00

患者神志清楚,生命体征稳定,精神状态较好。遵医嘱复查肌钙蛋白、心肌酶谱,动态观察血检指标,指导晚夜间防寒保暖,防止受凉。

2018-11-20 10:00

患者精神状态较好。辅助检查心电图示:窦性心律,急性前间壁心肌梗死,T 波改变。

肌钙蛋白 0.95 μg/L。电解质＋心肌酶谱示：谷草转氨酶 51 U/L，肌酸激酶 74 U/L，钾 4.61 mmol/L，乳酸脱氢酶 262 U/L。医师查房后告知患者复测的血检结果，肌钙蛋白、肌酸激酶指标较前明显下降，指导患者可床边活动，需避免剧烈运动。

2018-11-21 11:00

患者神志清楚，生命体征稳定，一般情况尚可，未诉特殊不适症状。今日行动态心电图检查，向患者详细讲解注意事项。遵医嘱予以病危改病重，复查心脏彩超，评估心脏恢复情况；治疗同前，继续观察病情。

2018-11-22 16:00

患者神志清楚，生命体征稳定，一般情况尚可，未诉特殊不适症状。今日查心脏超声示：左室收缩功能正常，左室充盈异常。动态心电图示：窦性心律，偶发房性早搏，前间壁 R 波移行不良，ST-T 改变。

2018-11-24 08:00

患者神志清楚，无不适主诉，饮食、睡眠尚可。复查肌钙蛋白、心肌酶谱示各项指标均已下降，今复查床边 18 导联心电图，现生命体征平稳，指导患者放松心情，安心静养。

2018-11-25 10:30

患者神志清楚，生命体征稳定，精神状态较好。患者恢复尚可，医师查房后指出：患者可择日出院。

2018-11-26 11:00

患者无不适主诉，一般情况尚可。神志清楚，双肺呼吸音清，未闻及干湿啰音，心率 72 次/分，律齐，生命体征平稳。遵医嘱办理出院，予以出院指导：注意休息，劳逸结合，运动方式以步行、打太极拳为主；避免劳累、饱餐，进低盐、低脂、粗纤维、易消化饮食；戒烟、限酒，按时按量服药；避免情绪激动、屏气用力排便或剧烈运动；告知床位医生门诊时间，需遵医嘱服药，定期门诊随访。

三、案例说明书

（一）教学目标

1.了解急性心肌梗死的病因和发病机制。

2.熟悉急性心肌梗死的治疗措施。

3.掌握急性心肌梗死的护理及经皮冠状动脉介入术后的观察和护理。

（二）启发思考题

1.什么是急性心肌梗死？

2.急性心肌梗死患者有哪些表现？

3.心肌梗死的诊断标准有哪些？

4.什么是经皮冠状动脉介入术？

5.经皮冠状动脉介入术后为什么要进行监护？

6.对心肌梗死患者如何开展健康教育？

（三）分析思路

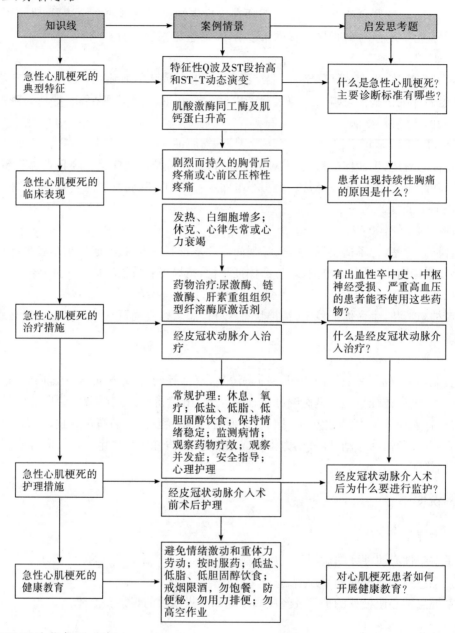

（四）理论依据及分析

1. 什么是急性心肌梗死？

急性心肌梗死（acute myocardial infarction，AMI）属于冠状动脉粥样硬化性心脏病的严重类型，是在冠状动脉粥样硬化的基础上，由持久的严重急性心肌缺血所引起的部分心肌坏死。

2. 急性心肌梗死患者有哪些表现？

急性心肌梗死患者可有剧烈而较持久的胸骨后疼痛、发热、白细胞增多、血清酶活性增高及心电图系列演变等表现,可伴有心律失常、休克或心力衰竭等并发症。

3.心肌梗死的诊断标准有哪些?

符合以下心肌梗死诊断标准中的 2 条即可诊断为典型心肌梗死。

(1)出现典型的胸痛,起病急骤,疼痛持续时间长,位于胸骨后或心前区,可向左颈、左臂放射,疼痛呈压榨性,常伴有濒死感。

(2)典型的心电图演变过程:起病时(急性期)面向梗死区的导联现异常 Q 波和 ST 段明显抬高,后者弓背向上与 T 波连接呈单向曲线,R 波减低或消失;背向梗死区导联则显示 R 波增高和 ST 段压低。在发病后数日至 2 周左右,面向梗死区的导联 ST 段逐渐恢复到基线水平,T 波变为平坦或显著倒置;背向梗死区的导联则 T 波增高。发病后数周至数月(慢性期)T 波可呈 V 形倒置,Q 波以后常永久存在,而 T 波有可能在数年内恢复。

(3)血清酶学改变:包括血清酶浓度的序列变化或开始升高和随后降低,血清肌酸激酶或肌酸磷酸激酶(CK 或 CPK)在发病后 6 h 内出现,24 h 达高峰,48~72 h 后消失。

4.什么是经皮冠状动脉介入术?

经皮冠状动脉介入术(percutaneous coronary intervention,PCI)是指经导管通过各种方法开通狭窄或闭塞的冠状动脉,从而达到解除狭窄、改善心肌血供的治疗方法,包括经皮冠状动脉腔内成形术、冠状动脉内支架植入术、冠状动脉内旋切术、激光冠状动脉成形术等。其中冠状动脉腔内成形术和支架植入术是目前冠心病治疗的重要手段。

5.经皮冠状动脉介入术后为什么要进行监护?

心肌梗死造成心肌坏死和缺血,使心肌易损期延长,应激性增高,因而心律失常的发生率很高。在发病 3 天内,经心电监护发现心律失常发生率超过 90%,且为急性期死亡的主要原因之一。因此,对急性心肌梗死患者进行心电监护,及时发现病情变化,有助于积极防治致命性室性心律失常,明显降低急性期心肌梗死的病死率[8]。

6.对心肌梗死患者如何开展健康教育?

(1)改变不良的生活方式:①保持健康的生活方式,戒烟戒酒,保持理想体重,使体重指数小于 24,每日进行适当的运动,减少食物中的含盐量,采取低热量、低脂肪、低胆固醇的饮食,保持排便通畅、规律的性生活等。②避免诱发因素[9]。

(2)坚持治疗,定期复查。遵医嘱服用抑制血小板聚集的药物,并定期门诊随访。

(3)教会患者及家属辨认病情变化和紧急自救的措施,如停止活动、就地休息、含服硝酸甘油片等。如有突发心绞痛,胸痛时间延长,疼痛部位变化,疼痛不能忍受,静息状态下出现胸痛,含服硝酸甘油片不易缓解,不明原因的血压下降等情况,应及时就医[10]。

(4)康复锻炼。指导患者限制活动量:①最大活动量需逐渐增加,以不引起不适症状为原则。②避免重体力劳动,减轻精神负担。避免重体力劳动及精神过度紧张的工作或过量的工作时间。③避免剧烈劳动或竞赛性的运动。④在任何情况下心绞痛发作时,应立即停止活动,就地休息。经常参加一定量的体力劳动及适当的身体锻炼,有助于侧支循环的建立,能加强对心血管系统的锻炼。

(五)案例总结

本案例患者为一名中年男性,既往无高血压、糖尿病、冠心病病史,本次发病以"无明显诱因下出现胸痛不适,主要位于胸骨后,呈持续性闷痛,一直不缓解"为主要临床表现。入院后完善相关检查,通过患者的症状、心电图和酶学检查,考虑为急性心肌梗死。急性心肌梗死是由于冠状动脉急性、持续性缺血缺氧所引起的心肌坏死。临床上多有剧烈而持久的胸骨后疼痛,休息及硝酸酯类药物不能完全缓解,伴有血清心肌酶活性增高及进行性心电图变化,可并发心律失常、休克或心力衰竭,常可危及生命。急性心肌梗死多发生在冠状动脉粥样硬化狭窄的基础上,某些诱因使冠状动脉粥样斑块破裂,血中的血小板在破裂的斑块表面聚集,形成血块血栓,突然阻塞冠状动脉管腔,导致心肌缺血坏死;另外,心肌耗氧量剧烈增加或冠状动脉痉挛也可诱发急性心肌梗死。常见的诱因有过劳、激动、暴饮暴食、寒冷刺激、便秘、吸烟、大量饮酒等。本案例患者入院后完善相关检查,急诊行冠状动脉造影＋支架植入术,术后遵医嘱予以抗凝、调脂、扩冠等对症处理。在整个诊疗过程中,因病情危重,患者存在紧张、焦虑情绪,对治疗没有信心。通过与患者沟通,正确进行健康宣教后,患者的不良情绪明显改善,能积极配合治疗,经过 2 周的治疗与护理,患者康复出院。

因患者年龄不大,生活完全可以自理,营养状况良好,除胸痛外无其他不适主诉,易沟通,所以在护理方面没有太大的困难,主要是做好病情的观察和心理护理。在日常护理中,加强与患者及家属的沟通,对患者进行低盐、低脂、粗纤维、易消化饮食宣教,嘱患者卧床休息,从而减少心肌耗氧;向患者介绍用药的作用及不良反应,如与依诺肝素有关的出血等不良反应,监测凝血功能;对患者进行心理护理,避免紧张、焦虑情绪影响疾病的恢复[11]。

针对患者的胸痛症状,要做好病情的观察,观察心电图和生命体征的变化,做好护理记录。要了解典型的心肌梗死症状,包括:①突然发作剧烈而持久的胸骨后或心前区压榨性疼痛。②少数患者无疼痛,一开始即表现为休克或急性心力衰竭。③部分患者的疼痛位于上腹部,可能被误诊为胃穿孔、急性胰腺炎等急腹症,少数患者表现为颈部、下颌、咽部及牙齿疼痛,易误诊。④神志障碍:多见于高龄患者。⑤全身症状:难以形容的不适、发热。⑥胃肠道症状:表现为恶心、呕吐、腹胀等,下壁心肌梗死患者更常见。⑦心律失常:发生在起病的 1～2 周内,以 24 h 内多见。⑧心力衰竭:主要是急性左心衰竭,在起病的最初几小时内易发生。我们要准备好相应的急救措施,掌握急救流程,才能及时、有效地配合医生的抢救。

本案例患者以"胸痛"为主要临床表现,急性心肌梗死发病突然,应及早发现、及早治疗,并加强入院前处理。治疗原则为挽救濒死的心肌,缩小梗死面积,保护心脏功能,及时处理各种并发症。患者行冠状动脉介入术后,护士要做好相关术后护理:①心电监护,严密监测有无心律失常、心肌缺血等急性症状。②桡动脉穿刺:穿刺点加压包扎,每小时放松减压一次,股动脉穿刺者在穿刺点加压包扎,用沙袋压迫 6～8 h,患者平卧 24 h,右下肢制动并注意伤口出血、血肿及足背动脉搏动情况。

根据心肌梗死的病因、临床表现和治疗措施,我们可以总结出健康教育的主要内容:心肌梗死发生后必须做好二级预防,预防心肌梗死再发;患者应注意合理膳食(低脂、低胆固醇饮食),戒烟限酒,适当运动,保持心态平衡;坚持服用抗血小板药物(如阿司匹林)、β受体阻滞剂、他汀类调脂药及 ACEI 类制剂,控制高血压及糖尿病等危险因素,定期复查。除上述二级预防所述各项内容外,在日常生活中还要注意以下几点:①按时服药,定期复诊;保持大便通畅;坚持适当的体育锻炼。②不要情绪激动和过度劳累;愉快生活,戒烟限酒,避免吃得过饱。③避免在饱餐或饥饿的情况下洗澡;水温适当,洗澡时间不宜过长。④气候变化时要当心,冠心病患者要注意保暖或适当防护。

(六)课后思考题

1.心绞痛和心肌梗死都以胸痛为主要表现,临床上如何加以区别?

2.急诊经皮冠状动脉腔内成形术的适应证主要有哪些?

参 考 文 献

[1]周开容.心肌梗死患者 30 例饮食护理的探究[J].中外医学研究,2017,15(6):66－67.

[2]李世川,张沙沙,李芝峰.急性心肌梗死后早期氧疗有效性和安全性的 Meta 分析[J].中国循证医学杂志,2016,16(3):304－310.

[3]袁晋青,宋莹.《2015 年中国急性 ST 段抬高型心肌梗死诊断及治疗指南》——更新要点解读[J].中国循环杂志,2016,31(4):318－319.

[4]胡运娇.关于综合性护理对心肌梗死患者的舒适度和满意度的影响[J].世界最新医学信息文摘,2018,18(27):56－59.

[5]谢雪梅,张娟,马秀兰,等.不同体位干预对 AMI 早期患者心脏电生理、胃肠道不适的影响[J].河北医科大学学报,2017,38(8):882－906.

[6]李清,陶玮,潘慧玲.经桡动脉穿刺行冠状动脉介入治疗术后出血的预防及护理[J].中国实用护理杂志,2013,29(1):26.

[7]张玲.急性心肌梗死患者便秘的护理干预探讨[J].中国医药指南,2018,16(28):280－281.

[8]张克霞,郭金明.急性心肌梗死患者的观察与护理体会[J].世界最新医学信息文摘,2015,15(47):73,75.

[9]毕希乐,樊延明,汪雁博,等.经桡动脉入径行经皮冠状动脉介入术后桡动脉慢性闭塞危险因素分析[J].中国介入心脏病学杂志,2017,25(10):573－578.

[10]袁方.健康教育知识缺乏对急性冠脉综合征患者预后的影响[J].齐鲁护理杂志.2012,18(7):118－119.

[11]朱佳华,徐洁莲.循证护理对急性心肌梗死患者并发症和生活质量的影响[J].护理实践与研究,2018,15(20):34－35.

第四节　心力衰竭患者的护理

一、案例信息

【摘要】　通过对一例心力衰竭患者的相关问题进行评估与分析,了解心力衰竭的治疗及护理措施,阐述心力衰竭的病因、诱因、临床表现和治疗方法。面对这样的患者,我们在临床中如何进行全面评估和处理,如何引导学生思考并采取相应的护理措施,最大程度地减少猝死风险,提高患者的生存质量,是本文阐述的重点。

【关键词】 冠心病;心脏再同步化治疗(CRT)植入;心功能Ⅳ级;护理评估;护理措施;循证护理

二、案例正文

（一）基本信息

周＊＊,男性,79 岁,已婚,退休工人,小学文化程度。入院时间为 2018 年 11 月 17 日 14:17,病史采集时间为 2018 年 11 月 17 日 14:40。

（二）护理评估

【健康史】

1. 主诉　心悸 1 天左右。

2. 现病史　患者于 10 年前无明显诱因下出现心悸、胸闷不适,无心前区疼痛,休息后稍好转,症状反复发作。多次来我院门诊,行心电图检查有房性早搏、室性早搏、ST-T 改变,提示心肌缺血,多次住院给予营养心肌、抗心律失常、扩张血管等综合治疗,症状好转后出院。2015 年在我院行永久心脏起搏器植入手术,于 2018 年 3 月 27 日行 DDD 升级 CRT 植入手术,手术顺利,术后恢复良好。昨夜患者出现心悸,休息后无法缓解,伴双下肢轻度水肿,就诊于我院门诊,拟以"冠心病 CRT 植入术后甲状腺功能减退"收住我科。

3. 日常生活形态

(1)饮食:每日三餐,早餐一般为粥和馒头,午餐、晚餐主食 100 g 左右,以米饭为主,口味清淡,但偏好肉类食物。每日饮水量约 1500 mL,以白开水为主。发病以来饮食一般,体重无明显变化。

(2)睡眠:平时睡眠规律,一般晚 8～9 点入睡,早 6 点起床,无午睡习惯,睡眠质量尚可。发病以来,呈半卧位入睡,睡眠质量欠佳,其余较前无明显改变。

(3)排泄:平时大便每日 1 次,为成形软便,小便每日白天 5～6 次,夜间 1～2 次,色清,无尿频、尿急、尿痛等异常。发病以来,小便略少。

(4)自理及活动能力:平时日常生活完全可以自理,一般晨起后步行去菜市场买菜,承担家中大部分家务,接送孙子上学。发病以来,日常生活亦可自理,有心慌、乏力现象,以卧床休息为主,不敢过多活动,怕跌倒。

4. 既往史　既往有高血压病 2 级病史 20 余年,血压控制良好,现不服用降压药,有脑梗死、甲状腺功能减退、老年性骨关节病和骨质增生病史。有永久心脏起搏器植入手术史(2015 年 5 月),于 2018 年 3 月 27 日行 DDD 升级 CRT 植入手术,否认糖尿病,否认肝炎、结核、菌痢、伤寒等传染病史,否认输血、外伤史,否认药物、食物过敏史,预防接种按时完成。

5. 个人史　生于芜湖市,无长期外地居住史,无疫区居留史,无特殊化学品和放射性物质接触史。已婚已育,子女体健。否认吸烟和饮酒。

6. 家族史　家族中否认遗传性疾病及类似病史。

7. 心理状况

(1)情绪状态:有多年病史,已处于疾病接受期,不担心病情。

（2）对所患疾病的认识：对所患疾病相关知识不太了解，平时能按时服药，一有不适症状便及时就医，愿意配合医生治疗，争取早日出院。

（3）重大应激事件及应对情况：近期未遇到重大应激事件。

8.社会状况

（1）社会支持系统：夫妻关系融洽，现与儿子生活在一起，家庭关系和睦。发病以来，家人对其关心，但患者怕耽误子女工作，拒绝家属陪床。

（2）居住与工作环境：现一家五口居住在 120 平方米四居室，小区及周围环境优美，购物方便，生活便捷。

（3）经济状况及付费方式：患者本人为退休工人，老伴也已退休，均有稳定退休金，子女有稳定收入，家庭经济状况不错。患者有城镇职工医疗保险，支付医疗费用无压力。

【体格检查】

T 36.3 ℃，P 69 次/分，R 17 次/分，BP 122/80 mmHg。发育正常，营养良好，步入病室，半卧体位，慢性病容，言语流利，神志清楚，查体合作。胸廓正常，呼吸节律正常，胸壁无压痛，无胸骨叩痛。呈腹式呼吸，呼吸运动正常。双肺叩诊呈清音。双肺呼吸音粗，两下肺可闻及湿啰音，未闻及胸膜摩擦音，满肺语音传导未及明显异常。心前区无隆起，可见心尖搏动，心尖搏动位于第 5～6 肋间左锁骨中线外 0.5 cm，心前区无异常搏动。无心包摩擦感。叩诊心界扩大。心率 69 次/分，各瓣膜听诊区未闻及病理性杂音，不可闻及额外心音，未闻及心包摩擦音。周围血管征阴性。四肢活动无障碍，双下肢轻度凹陷性水肿。

【辅助检查】

检查项目：血常规；肝肾功能＋心肌酶谱＋电解质；血凝常规；肌钙蛋白；脑钠肽血药浓度；常规心电图；胸部卧位片；超声心动图；住院患者高危跌倒/坠床护理评估；Caprini 静脉血栓栓塞症风险评估。

（三）护理计划

日期	患者问题	相关因素	临床表现	护理目标	干预措施	效果评价	评价时间
2018-11-17 14：40	P₁. 体液过多	与心力衰竭导致体静脉淤血、水钠潴留有关	双下肢轻度水肿，主诉小便较以往略少	水肿消退	I₁. 取半卧位休息，适当抬高下肢，以利于静脉回流[1]。 I₂. 给予低盐、清淡、易消化饮食，每日食盐摄入量在 5 g 以下。 I₃. 补液量以"量出为入"的原则确定，控制输液速度和总量[2]。 I₄. 遵医嘱用药，注意观察药物的不良反应。 I₅. 监测病情，准确记录 24 h 出入量。 I₆. 保持床单位清洁干燥，督促翻身，保护皮肤	患者水肿消退，皮肤无破损。24 h 尿量正常	2018-11-20 08：00

续表

日期	患者问题	相关因素	临床表现	护理目标	干预措施	效果评价	评价时间
2018-11-17 14:40	P₂. 活动无耐力	与心排血量下降有关	主诉心悸1天左右,休息后无法缓解,入院后诊断心功能为Ⅳ级	心悸症状好转,活动后无不适感	I₁. 评估患者目前的活动程度和休息方式。 I₂. 指导和协助患者做好生活护理。 I₃. 根据患者病情,制订合理的活动计划。 I₄. 密切观察活动中的反应,如患者出现胸闷、气喘、头晕等不适,立即停止活动。 运动疗法是心力衰竭患者康复治疗的重要组成部分。研究表明,运动训练能够改善心力衰竭患者的临床症状[3-4]	患者无不适主诉,活动耐力增加	2018-11-30 09:00
2018-11-17 14:40	P₃. 潜在并发症:洋地黄中毒	与使用洋地黄类药物有关	患者长期口服地高辛	患者未发生洋地黄中毒	I₁. 严格遵医嘱用药,注意给药时间和剂量准确无误[5]。 I₂. 密切观察有无洋地黄中毒表现,做好护理记录[6]。 洋地黄的不良反应:①心律失常,最常见的为室性早搏,快速性房性心律失常伴有传导阻滞是洋地黄中毒的特征性表现;②胃肠道症状;③神经精神症状:视觉异常、定向力障碍等	患者未发生洋地黄中毒	2018-11-30 09:00
2018-11-17 14:40	P₄. 有发生跌倒的危险	与患者高龄、使用利尿剂、视力及听力下降有关	入院跌倒风险评分3分	患者未发生跌倒	I₁. 保持病房和周围环境安全,无杂物,地面干燥,避免湿滑[7]。 I₂. 给予安全宣教,使用床栏,穿防滑鞋等。 I₃. 悬挂防跌倒警示标志,加强陪护	患者住院期间未发生跌倒	2018-11-30 09:00
2018-11-17 14:40	P₅. 有发生静脉血栓的危险	与患者高龄、需卧床休息有关	入院VTE风险评分5分	患者未发生静脉血栓	I₁. 抬高下肢20°~30°,规范静脉穿刺技术,避免深静脉、下肢静脉穿刺输液[8]。 I₂. 被动运动,从足部到大腿由远到近预防性按摩。 I₃. 鼓励适当运动	患者住院期间未发生静脉血栓	2018-11-30 09:00
2018-11-17 14:40	P₆. 知识缺乏	与疾病知识匮乏有关	对所患疾病的相关知识不太了解	患者了解心衰相关知识	I₁. 介绍心力衰竭的诱因,避免饱餐、情绪激动、用力排便等。嘱患者卧床休息,减轻心脏负担。 I₂. 指导正确服药,不要擅自停药、减药,注意观察药物的不良反应[9]。 I₃. 进低盐、低脂、清淡、易消化饮食。 I₄. 发放心力衰竭健康教育小处方,定期随访	患者掌握心衰的诱因,知晓饮食和用药的注意事项	2018-11-30 09:00

(四)护理记录

2018-11-17 14:17

患者因"心悸1天左右"入院,神志清楚,步入病房,给予全面综合评估,跌倒风险评分3分,VTE风险评分5分,心理状态稳定,营养状况正常。向患者介绍病区环境,进行入院宣教,讲解疾病相关知识及安全防范等注意事项。协助完善相关检查。

2018-11-18 08:00

患者神志清楚,精神一般,P 60 次/分,R 18 次/分,BP 110/62 mmHg,诉仍有间断心悸不适。嘱患者卧床休息,拉起床栏,予以用药宣教,告知药物的作用及副作用,注意输液速度宜慢。

2018-11-18 10:12

患者双下肢轻度水肿,遵医嘱加用 0.9%氯化钠溶液 40 mL+米力农注射液 10 mg 静脉泵入,每日 1 次,0.9%氯化钠溶液 20 mL+注射用托拉塞米 20 mg 立即静脉注射。予以备好尿壶和安全宣教,嘱其起床动作应缓慢,防跌倒。

2018-11-19 08:00

患者神志清楚,精神尚可,P 69 次/分,R 19 次/分,BP 101/63 mmHg,诉心悸较前好转,给予饮食指导,进低盐饮食。

2018-11-20 14:00

患者神志清楚,精神尚可,无不适主诉,双下肢水肿消退。P 69 次/分,R 18 次/分,BP 101/60 mmHg。血脑钠肽 1955.50 ng/L,给予疾病相关健康教育,告知心衰的诱因及日常生活注意事项。

2018-11-21 08:00

患者神志清楚,精神尚可,无心慌、胸闷等不适主诉,晚夜间半卧位入睡,睡眠质量尚可,鼓励其进行适当的床边活动。P 70 次/分,R 18 次/分,BP 117/74 mmHg。

2018-11-26 11:30

接获检验科危急值:脑钠肽 2162.44 ng/L,立即通知医生,嘱患者卧床休息,避免情绪激动、饱餐、屏气等,保持大便通畅,勿用力排便,加强陪护,做好交接班。

2018-11-28 08:00

患者神志清楚,精神尚可,无不适主诉。P 70 次/分,R 18 次/分,BP 129/79 mmHg。嘱其防寒保暖,预防感冒。

2018-11-28 10:48

开放静脉通道,留置静脉留置针,遵医嘱予以 5%葡萄糖溶液 45 mL+左西孟旦 12.5 mg 静脉泵入维持 24 h,密切观察静脉穿刺局部情况,协助做好生活护理。

2018-11-30 09:00

患者神志清楚,无特殊不适主诉,一般情况尚可,生命体征平稳,遵医嘱予以出院,协助办理出院手续。做好出院指导,嘱患者注意休息,劳逸结合,进低盐、低脂、清淡、易消化饮食,适量运动,运动方式以步行、打太极拳为主。避免饱餐、情绪激动、屏气、用力排便或剧烈运动等,遵医嘱按时服药,定期门诊随诊。

三、案例说明书

(一)教学目标

1.了解慢性心力衰竭的病因、诱因和临床表现。

2.熟悉慢性心力衰竭的治疗措施。

3.掌握慢性心力衰竭的护理评估及护理措施。

（二）启发思考题

1.心力衰竭的常见病因有哪些？

2.心功能如何分级？

3.该患者出现双下肢水肿的原因是什么？心源性水肿有何特点？

4.心力衰竭患者为什么常有日间尿量减少、夜间尿量增多的现象？

5.常用的洋地黄类药物有哪些？用药时应注意哪些问题？

6.为何强调心力衰竭患者进低盐饮食？

7.患者存在水肿情况时是否需要控制饮水量？

（三）分析思路

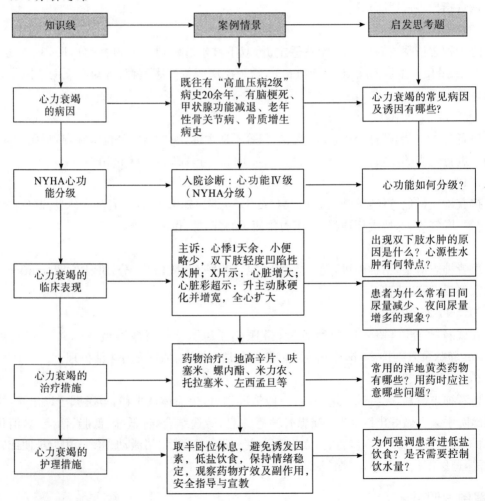

（四）理论依据及分析

1.心力衰竭的常见病因有哪些？

导致心力衰竭（简称"心衰"）的疾病包括心血管疾病和非心血管疾病。成人最常见的病因有冠心病、高血压性心脏病、瓣膜病、心肌病和肺源性心脏病。上述疾病可直接引起心肌收缩成分(细胞数量)减少、心肌组织结构及生化特性发生变化,导致心室收缩和(或)舒张功能低下,进而发展至心衰。常见诱因如下:①感染:呼吸道感染最为常见。②过度的体力活动和情绪激动。③心律失常。④输血、输液过多过快。⑤水电解质紊乱和酸碱平衡失调。⑥钠盐摄入过多。⑦妊娠、分娩。⑧药物作用。

2. 心功能如何分级?

为了评价患者的心功能,美国纽约心脏病协会(New York Heart Association,NYHA)制定了心功能分级标准,它是根据患者的主观症状来分级的,简称 NYHA 心功能分级。它将心功能分为 4 级:①Ⅰ级:体力活动不受限,一般体力活动不引起疲乏、心悸、呼吸困难等症状,相当于心功能代偿期。②Ⅱ级:体力活动轻度受限,静息时无症状,一般体力活动可导致疲乏、心悸、呼吸困难、心绞痛等症状发作,休息后缓解,又称心衰Ⅰ度。③Ⅲ级:体力活动明显受限,轻微体力活动即可出现上述症状,休息后缓解或好转,又称心衰Ⅱ度。④Ⅳ级:从事任何体力活动均可引起上述症状,静息状态下也可出现心衰症状,体力活动后加重,又称心衰Ⅲ度。

3. 该患者出现双下肢水肿的原因是什么? 心源性水肿有何特点?

双下肢水肿与右心功能不全引起的体循环静脉回流障碍有关。心源性水肿的特点是:水肿最早出现在身体的下垂部位(起床活动者下肢水肿常见,仰卧者骶部水肿常见,侧卧者侧卧肢体水肿显著),为凹陷性水肿,晨轻晚重。

4. 心力衰竭患者为什么常有日间尿量减少、夜间尿量增多的现象?

日间,机体处于活动状态,心脏负担加重,心排血量降低,导致肾血流灌注减少,尿液生成较少,故日间尿量减少。夜间,机体得到充分休息,心脏负荷相对减低,心功能常较白天要好,心排血量增多,肾脏有较多血流灌注,尿的生成增多,常表现为夜尿增多。

5. 常用的洋地黄类药物有哪些? 用药时应注意哪些问题?

常用的洋地黄类药物有地高辛片剂和毛花苷 C 注射针剂。用药时应注意:①使用洋地黄类药物要注意个体差异。早产儿、新生儿对强心苷特别敏感,应用时要格外小心。对有甲状腺功能低下、肾功能不全、严重呼吸系统疾病、心脏肌肉损伤的患者,老年人及身体矮小者要考虑减少剂量。②静脉输入此药时要严格控制速度,一般 10~15 min 注射完,注射后 30~60 min 听心率并记录,避免注射过快引起肺水肿或其他心律问题。③仔细观察患者的用药反应。对患者的观察着重放在治疗反应和早期毒性症状上。正常的药物反应是强而有力的脉搏,排尿增加,呼吸困难缓解。每次给药前都要测量脉搏和评价中毒反应。如果成人脉搏<60 次/分或>100 次/分,儿童脉搏<70 次/分,婴儿脉搏<90 次/分,且伴有胃肠不适、恶心、呕吐、视觉变化等症状,要停止给药并通知医生。

6. 为何强调心力衰竭患者进低盐饮食?

心力衰竭患者均有不同程度的血容量增加和水钠潴留,减少钠摄入有利于减轻体内液体潴留,故宜采用低盐饮食。一般患者每日食盐量为 2~5 g,忌盐腌制食物,含钠多的食品和饮料,如罐头、香肠、味精、啤酒、碳酸饮料等,也应限制。当长期大量应用利尿剂时,不应过严限制钠盐,以免引起低钠血症。

7. 患者存在水肿情况时是否需要控制饮水量?

心力衰竭患者出现的水肿主要继发于钠的潴留,在采取低钠饮食时,可不必严格限制进水量。但考虑到过多的液体摄入可加重循环负担,故患者的液体摄入量最好控制在每日1000～1500 mL(夏季可适当增多)。

(五)案例总结

心力衰竭分为左心衰竭、右心衰竭和全心衰竭。

(1)左心衰竭:主要表现为肺循环的淤血与心排血量的降低。症状:呼吸困难是左心衰竭最早和最常见的症状。其严重程度可按以下顺序进行性增加:劳力性呼吸困难→端坐呼吸→阵发性夜间呼吸困难→静息下呼吸困难→急性肺水肿(为左心衰竭最严重的呼吸窘迫状态)。体征:左心室增大;肺部啰音,轻者两侧肺底可听到散在湿性啰音(重要体征之一),阵发性呼吸困难或急性肺水肿者的湿性啰音遍布全肺。

(2)右心衰竭:主要表现为静脉压升高和体循环淤血引起的各器官功能障碍。症状:主要是食欲不振、腹胀不适、右上腹饱胀感,肝区疼痛,尿量减少,体重逐渐增加,手、足等处的皮肤有紧绷感。体征:肝脏淤血肿大、颈静脉充盈、身体下垂部位水肿等。

(3)全心衰竭:左心衰竭与右心衰竭同时存在称为全心衰竭,因此,全心衰竭兼有左心衰竭和右心衰竭的症状与体征。

导致心衰的疾病包括心血管疾病和非心血管疾病。成人最常见的病因有冠心病、高血压性心脏病、瓣膜病、心肌病和肺源性心脏病等。各种诱发因素同样可促使心衰发生或加重。预防及去除诱因可明显减轻及缓解心衰症状,是心衰治疗的重要内容。

本案例患者因心悸1天左右而入院,入院后完善相关检查,结合患者既往病史和实验室检查,明确诊断为慢性心力衰竭。针对患者住院过程中存在的护理问题采取相关的护理措施。①心理方面:患者入院时及疾病治疗过程中,存在对治疗效果及预后的担心,积极予以相关知识介绍,增强治疗疾病的信心,保持情绪稳定。②并发症护理方面:患者心功能为Ⅳ级,可能会出现严重心律失常、急性心衰、猝死等并发症,予以密切观察生命体征变化,倾听患者主诉,及时向医生反映病情,控制输液速度,避免输液过多、过快而导致急性心衰的发生。③舒适度方面:患者有心慌等不适感受,针对产生不适的原因予以对症处理,严格遵医嘱用药,密切观察用药后反应,指导患者卧床休息,减少活动,减轻心脏负担,尽可能降低患者的不适体验。④健康宣教方面:患者有心衰病史多年,根据患者的病情特点,有针对性地进行健康宣教,包括饮食、运动、用药及不良反应的观察等方面,并指导患者避免引起心力衰竭的诱因,积极配合医生诊疗。患者病情平稳,好转后出院,予以出院指导,嘱其按时复诊等。

心衰的治疗原则为:①积极防止病因,去除诱发因素。②减轻心脏负荷。③增强心肌收缩力。④使用 ACEI 类药物。慢性心衰的治疗在过去十多年中已有非常大的转变,从强心、利尿和扩张血管等抗心衰基本药物治疗方法转为长期的、修复性的治疗策略,目的是改变衰竭心脏的生物学性质。心衰的治疗目标除了缓解症状、改善生活质量外,更重要的是针对心室重构的机制采取相应的措施,防止和延缓心室重构的发展,降低住院率及病死率,改善长期预后。本案例患者有心衰病史多年,已行心脏再同步化治疗,住院治疗虽然改善了患者的心衰症状,但是做好心衰患者长期的管理是非常重要的,尤其是患者出院后的自我管理以及延续性的随访工作。因此,我们需要教会患者预防心衰的常见诱因,做好用药指导,与患者及家属共同制定管理目标,提高患者的生存质量。

(六)课后思考题

1.除了强心治疗外,患者还服用了螺内酯和呋塞米,这两种药物在心衰治疗中有什么作用? 患者用药期间,护士应注意哪些问题?

2.洋地黄中毒的表现有哪些? 如果患者发生洋地黄中毒,应如何处理?

3.哪些情况提示患者的病情好转和治疗有效?

参 考 文 献

[1]刘葳,孙立荣,徐燕梅,等.心源性水肿临床护理体会[J].中国现代药物应用,2013,7(2):96-97.

[2]中国医师协会心力衰竭专业委员会,中华心力衰竭和心肌病杂志编辑委员会.心力衰竭容量管理中国专家建议[J].中华心力衰竭和心肌病杂志(中英文),2018,2(1):8-16.

[3]中国康复医学会心血管病专业委员会,中国老年学学会心脑血管病专业委员会.慢性稳定性心力衰竭运动康复中国专家共识[J].中华心血管杂志,2014,42(9):714-718.

[4]Haack K K V,Zucker I H. Central mechanisms for exercise training-induced reduction in sympatho-excitation in chronic heart failure[J]. Auton Neurosci,2015,188(4):44-50.

[5]中华医学会心血管病学分会心力衰竭学组,中国医师协会心力衰竭专业委员会,中华心血管病杂志编辑委员会.中国心力衰竭诊断和治疗指南2018[J].中华心血管病杂志,2018,46(10):760-789.

[6]白玉国,赵秀丽,张爱琴.洋地黄强心苷类药治疗充血性心力衰竭的研究进展[J].药物不良反应杂志,2006,8(3):165-168.

[7]李莺,胡雁,Yifan Xue.住院老年患者跌倒预防[J].中华护理杂志,2013,48(6):574-576.

[8]王深明,武日东.下肢深静脉血栓形成治疗指南与实践[J].中国实用外科杂志,2015,35(12):1264-1266.

[9]陈娟,赵书娥.慢性心力衰竭患者自我护理行为的研究进展[J].中华护理杂志,2015,20(3):360-364.

第五节　主动脉夹层患者的护理

一、案例信息

【摘要】　通过对一例主动脉夹层合并冠心病、高血压、糖尿病的患者进行相关问题分析,找出主动脉夹层与冠心病、高血压、糖尿病之间的关系,阐述主动脉夹层治疗方案的选择,以及如何解决出现的问题。面对主动脉夹层患者,我们在临床中如何配合医生治疗,如何做好患者的护理,如何引导学生思考:怎样全面评估患者并采取相应的护理措施,以最大程度地减少猝死风险,提高患者的生存质量,是本文阐述的重点。

【关键词】 主动脉夹层;冠心病;高血压;糖尿病;个案护理;保守治疗;循证护理

二、案例正文

(一)基本信息

张*,男性,83岁,已婚,离休干部。入院时间为2018年10月8日11:17,病史采集时间为2018年10月8日11:25。

(二)护理评估

【健康史】

1.主诉　反复胸闷10余年,加重伴心悸半年。

2.现病史　患者10余年前因"鼻窦炎"出现胸闷和心慌,多于活动时发作,伴有明显胸前区闷胀感,发作时常伴有出汗,无肩背、手指放射痛,曾在我科住院治疗。心脏彩超提示:射血分数(EF)29%,诊断为"高血压、冠心病、心绞痛、心功能不全",予以对症治疗后症状好转,但胸闷仍反复发作,时有心前区疼痛。2010年在南京市某医院行冠脉造影检查,明确为冠心病,先后两次共植入支架8枚,术后患者规则口服"阿司匹林、氯吡格雷、阿托伐他汀、美托洛尔、缬沙坦、络活喜及胺碘酮"等药物1年余,患者一直未再发作胸痛。但近半年来时有心慌、心悸,发作次数频繁,未正规服药,此次为求进一步诊治而入住我科。病程中,患者偶有咳嗽,无头昏、黑蒙,无晕厥,无恶心、呕吐。

3.日常生活形态

(1)饮食:每日三餐,午餐和晚餐主食各100g左右,以米饭为主,口味清淡,每日两份水果,饮水量适中。

(2)睡眠:平时睡眠规律,一般晚上8~9点入睡,早上五点半起床,中午午睡1h,睡眠质量尚可。

(3)排泄:平时大便每日1~2次,为成形软便,小便正常,每日约1200mL。

(4)自理及活动能力:平时日常生活完全可以自理,早晚各散步半小时。入院评估ADL 16分,日常生活可以自理。

4.既往史　既往有高血压病史,规则口服缬沙坦80mg,每日1次;有糖尿病病史多年,口服阿卡波糖50mg,每日3次,血糖控制尚可;有腔隙性脑梗死、骨质疏松史,有腹主动脉及髂动脉支架置入术史,否认肝炎、结核、菌痢、伤寒等传染病史,否认输血、外伤史,预防接种按时完成,有磺胺类药物过敏史。

5.个人史　生于芜湖市,无长期外地居住史,无疫区居留史,无特殊化学品及放射性物质接触史。23岁结婚,配偶体健,育二子一女,子女体健。

6.家族史　家族中否认遗传性疾病及类似病史。

7.心理状况

（1）情绪状态：患者心态较平和。

（2）对所患疾病的认识：患者生病时间较长，几乎每年都会入院检查和治疗，查出主动脉夹层后，有点紧张和焦虑，睡眠欠佳。后来经过对疾病及治疗方案的了解和认识，能够接受并配合治疗，没有悲观的情绪。

（3）重大应激事件及应对情况：近期未遇到重大应激事件。

8.社会状况

（1）社会支持系统：夫妻关系融洽，现夫妻二人单独居住，子女孝顺。发病以来，家人对其病情较为关注，对患者给予足够的关心和照顾。此次住院，老伴一直陪伴，子女每日轮流来帮忙照顾，社会活动参加较少。

（2）经济状况及付费方式：患者为离休干部，收入稳定，子女都有稳定的工作，家庭经济状况不错，住院费用大部分可以报销，支付医疗费用方面不存在问题。

【体格检查】

T 36.3 ℃,P 80 次/分,R 21 次/分,BP 120/76 mmHg。发育正常，营养良好，步入病室，平卧体位，表情自然，言语流利，神志清楚，查体合作，步态正常，正力型体型。颈静脉充盈正常，肝颈静脉回流征阴性，颈动脉搏动正常，腹式呼吸，呼吸运动正常，肋间隙未见明显异常。双肺未闻及呼吸音异常，满肺语音传导未及明显异常。心前区无隆起，可见心尖搏动，心尖搏动位于第 5 肋间左锁骨中线外 0.5 cm，心前区无异常搏动。未触及震颤，无心包摩擦感。心界向左扩大。心率80 次/分，律齐，心音低钝，P2＜A2。各瓣膜听诊区未闻及病理性杂音，未闻及额外心音，未闻及心包摩擦音。周围血管征阴性，右足背动脉搏动消失，左侧足背动脉搏动减弱，无杵状指（趾），双下肢无明显水肿。双侧肱二头肌正常，四肢肌力正常，双侧 Babinski 征阴性。

【辅助检查】

检查项目：血常规；血生化；糖化血红蛋白；心肌酶谱＋急诊八项；心电图；常规超声心动图；腹主动脉及下腔静脉彩超；胸腹主动脉 CT；肌钙蛋白；BNP。

（三）护理计划

日期	患者问题	相关因素	临床表现	护理目标	干预措施	效果评价	评价时间
2018-10-08 12:00	P1. 气体交换受损	与心功能不全、心肌缺血、缺氧有关	患者有心慌、胸闷的症状，活动量减少	患者心慌、胸闷感有所缓解，活动量增加，血氧饱和度正常	I1.遵医嘱用药，观察药物的疗效及副反应[1]，控制滴速及输液量。I2.出现明显呼吸困难时，卧床休息，取高枕卧位或者半卧位。I3.氧气吸入：鼻导管吸氧，2～4 L/min。I4.保持病房环境安静整洁、空气流通	患者可下床活动，心慌、胸闷有所好转，氧饱和度约为98％	2018-10-10 16:00

日期	患者问题	相关因素	临床表现	护理目标	干预措施	效果评价	评价时间
2018-10-08 12:00	P₂. 舒适的改变：胸闷	与心功能不全导致缺氧、限制活动有关	患者有心慌、胸闷的症状，活动无力	患者心慌、胸闷感有所缓解	I₁. 遵医嘱给予氧气吸入，2~4 L/min。 I₂. 协助患者取舒适卧位。 I₃. 根据医嘱予以强心（地高辛）、利尿（托伐普坦）、扩血管（单硝酸异山梨酯）等对症治疗，观察用药后疗效。 I₄. 指导缓解不适的方法，如深呼吸、听音乐等，尽可能降低患者的不适体验[2]	患者的胸闷症状有所缓解，活动量增加	2018-10-10 16:00
2018-10-11 18:00	P₃. 潜在并发症：夹层破裂、猝死	主动脉夹层	冠脉CT提示主动脉夹层，右足背动脉搏动消失，左侧足背动脉搏动减弱	夹层无破裂，没有发生猝死	I₁. 卧床休息，密切观察患者的生命体征并详细记录危重患者的护理记录单。 I₂. 至少备一条静脉通道。 I₃. 合理控制患者的血压及心率，首选药物为受体阻滞剂，心率60次/分，收缩压100~120 mmHg[3-4]。 I₄. 用药后密切观察患者的呼吸、脉搏、血压以及血氧饱和度，发现异常情况后应及时处理。 I₅. 进低盐、低脂饮食，多食富含营养的高纤维饮食，如蔬菜、水果等，保持大便通畅，遵医嘱每日予以乳果糖口服	夹层无破裂，没有发生猝死，好转后出院	2018-11-22 11:00
2018-10-11 18:00	P₄. 恐惧	与病情重、担心并发症发生有关	患者感觉紧张、焦虑，情绪低落，睡眠欠佳	患者紧张、焦虑的感觉减轻或消失，睡眠改善	I₁. 心理护理：护理人员需要了解患者的心理情绪，将心理疏导工作做好，同时予以患者正确的健康教育，提升患者认知度，帮助患者建立战胜疾病的信心。 I₂. 加强医患间有效、良好的沟通[5]，向患者讲解疾病相关知识及治疗方案。 I₃. 向患者解释不良情绪会影响血压、心率，不利于疾病的控制。 I₄. 保持病室清净，防止不良刺激	患者心态平稳，积极配合治疗	2018-10-20 10:00
2018-10-13 12:00	P₅. 特殊药物的使用：胺碘酮	使用胺碘酮治疗心律失常	患者发生心律失常，使用胺碘酮治疗	患者心律恢复，没有发生药物不良反应	I₁. 严格控制滴速，观察药物使用的效果和不良反应，保障输液通路畅通。 I₂. 药物输注过程中观察心率、血压的变化情况，发现异常后立即通知医师。为维持药物剂量，可用静脉输液泵[6]。 I₃. 加强心电监测：输注过程中，护士应密切关注患者心电波的详细情况、心律异常情况、血压的变化情况等。一旦出现心力衰竭、休克或心率明显变化，应采取相应措施，做到早发现、早处理，减少不良反应的发生[7]。 I₄. 饮食指导：治疗期间严格控制食物的摄入量，坚持少量多餐的原则，注意饮食的规律性，禁忌辛辣刺激性食物，如浓茶、咖啡等，嘱患者多食低糖、低脂、低钾食物，多食新鲜水果及蔬菜，并保持大便通畅[8]。 给予心力衰竭合并心律失常患者胺碘酮可以显著提升治疗效果，降低病死率[9]	患者心律恢复正常，无药物不良反应发生	2018-10-20 10:00

续表

日期	患者问题	相关因素	临床表现	护理目标	干预措施	效果评价	评价时间
2018-10-15 10:00	P6. 活动无耐力	与需卧床休息及心排血量下降有关	患者需卧床休息，活动少，感觉肌肉无力	在病情允许的情况下可以下床适度活动，活动耐力增加	I1. 鼓励患者参与设计活动计划，增加活动的动机和兴趣。I2. 根据患者的心功能和血压变化决定活动量；老年人餐后 20～30 min 间断进行低强度的运动(如步行 30 m，每隔 30 min 一次)有助于提高心输出量，降低收缩压的下降幅度和跌倒的发生率[10]。I3. 活动时观察患者的面色、呼吸及血压变化	患者早晚下床活动 20 min，无不适感	2018-10-30 16:00
2018-11-21 10:00	P7. 睡眠形态紊乱	与心肌缺血缺氧、心慌胸闷有关	患者诉入睡困难	患者睡眠质量改善，每日睡眠 7～8 h	I1. 保持环境安静，空气流通。I2. 遵医嘱予以安眠药助眠。I3. 护理及治疗集中进行，做到"四轻"。I4. 心理护理：给予患者人文关爱，从患者的角度出发，温柔地询问其自觉症状与感受，在家属的配合下，给予语言或非语言的安慰[11]。I5. 提供促进睡眠的措施，如听音乐、热水泡脚、喝热牛奶等	每日睡眠 7～8 h，午睡半个小时	2018-11-25 07:00

（四）护理记录

2018-10-08 12:00

患者因"反复胸闷 10 余年，加重伴心悸半年"入院，神志清楚，步入病房，有心慌、胸闷表现。遵医嘱予以吸氧(3 L/min)，入院后给予全面综合评估，跌倒评分 3 分，ADL 评分 16 分。讲解疾病相关知识及住院期间相关注意事项，告知患者卧床休息，防跌倒，遵医嘱予以强心、抗凝、扩冠等对症支持治疗。

2018-10-11 18:00

患者胸腹主动脉 CTA 提示：降主动脉局部膨隆，内见分隔，考虑主动脉夹层，请胸心外科急会诊，停利伐沙班，严格控制血压、心率，下病重通知。床边心电监护示：窦性心律。诉头痛，监测血压高，171/107 mmHg，遵医嘱予以尼群地平 10 mg 舌下含服。后监测血压 130/70 mmHg，遵医嘱予以乳果糖每日口服，指导患者进低盐、低脂饮食，多食富含营养的高纤维饮食，如蔬菜、水果等，保持大便通畅，勿用力排便，告知患者绝对卧床休息。

2018-10-13 12:00

患者神志清楚，诉心慌不适，床边心电监护示：房颤律，心率 130 次/分。予以琥珀酸美托洛尔 12.5 mg 含服，胺碘酮静脉推注。嘱患者勿紧张，卧床休息，家人多陪护，护士加强巡视，有异常情况时及时处理，后心律转为窦性心律，心率 70 次/分，患者心慌不适感缓解。

2018-10-14 11:00

患者神志清楚，呼吸平稳，右侧足背动脉搏动消失，左侧足背动脉搏动减弱，NS 病理征（一）。现患者随时可能出现猝死，医生已告知病情及可能出现的并发症，家属经商量后考虑保守治疗，密切观察病情变化。嘱患者卧床休息，勿紧张、焦虑，家属多陪伴。

2018-10-18 17:00

患者神志清楚,呼吸平稳,右侧肢体麻木,医生考虑可能是一过性脑供血不足。遵医嘱减少降压药用量,密切观察病情变化,每 3 h 监测一次血压变化,并注意观察患者末梢循环情况。

2018-10-25 12:00

患者神志清楚,呼吸平稳,时有心慌、胸闷的症状,心功能较差。遵医嘱予以左西孟旦抗心衰治疗,遵医嘱用药,注意观察药物不良反应。

左西孟旦可以使心肌细胞在不增加 Ca^{2+} 的情况下增强心肌收缩力,提高心输出量,同时扩张外周血管和冠状动脉血管,降低心脏前后负荷,迅速改善心力衰竭的血流动力学效应,明显改善患者的临床症状,降低死亡率。

2018-10-28 12:00

患者神志清楚,呼吸平稳,遵医嘱予以记录 24 h 出入量。严格交接班,准确记录出入量。

2018-10-29 16:00

接获危急值报告:患者 BNP 640.06 ng/L。已告知医生,嘱患者卧床休息,勿用力排便,保持好的心情,遵医嘱予以抗心衰治疗。

临床资料显示,心力衰竭患者血浆 BNP 水平随着心力衰竭严重程度的增加而升高,并能较好地反映左心室功能。临床上血浆 BNP 水平多随着心力衰竭患者的左心室舒张末期内径和临床严重程度的增加而升高。

2018-11-08 12:00

患者神志清楚,呼吸平稳,无不适主诉,每日按时服药,卧床休息。嘱其合理饮食,卧床休息,勿紧张、焦虑,适当床上运动,可行踝泵运动,防止深静脉血栓的发生。

2018-11-14 12:00

患者神志清楚,呼吸平稳,复查冠脉 CT,主动脉夹层没有继续破裂出血。患者开始每日早晚散步 10 min,嘱患者勿劳累,多休息,活动时需有家人陪伴,有心慌、胸闷等不适时立即停止活动。

2018-11-21 00:00

患者神志清楚,住院时间长,每日需卧床休息,活动量减少,情绪欠佳,诉入睡困难。遵医嘱予以艾司唑仑 1 mg 口服,告知患者勿紧张、焦虑,积极配合治疗,并告知患者可以采用听轻音乐、睡前喝一杯热牛奶等方法帮助睡眠,患者后入睡。

2018-11-22 11:00

患者神志清楚,呼吸平稳,饮食、睡眠尚可,遵医嘱予以出院,予以出院指导:①指导患者出院后以休息为主,活动量逐渐增加,注意劳逸结合。②遵医嘱按时服药,控制血压。③指导患者学会自我调整心理状态,避免不良情绪,避免情绪激动。④进低盐、低脂饮食,多食蔬菜、水果,保持大便通畅。⑤教会患者自测心率、血压。⑥定期复诊,若出现胸背痛等症状,及时就诊。⑦患者患病后生活方式发生改变,家人应积极配合和支持,做好患者家属的宣教。⑧定期门诊随诊。

三、案例说明书

（一）教学目标

1. 了解主动脉夹层的分型及辅助检查。

2. 熟悉主动脉夹层的病因及健康宣教。

3. 掌握主动脉夹层的临床表现、护理及治疗措施。

（二）启发思考题

1. 主动脉夹层的临床表现是什么？主动脉夹层患者为什么会出现肢体缺血症状？

2. 主动脉夹层的治疗有哪些注意事项？为什么需要记录 24 h 出入量？如何控制该患者的心率及血压？

3. 主动脉夹层患者的护理措施有哪些？如何制订患者的活动计划及做好心理护理？

（三）分析思路

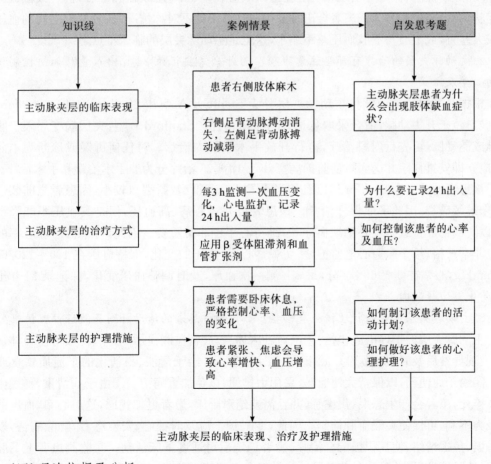

（四）理论依据及分析

1. 主动脉夹层的临床表现是什么？主动脉夹层患者为什么会出现肢体缺血症状？

主动脉夹层的临床表现主要包括：①疼痛：大多数患者突发胸背部疼痛，A 型多发生在前胸和肩胛间区,B型多发生在背部和腹部。疼痛剧烈,难以忍受,起病后即达高峰,呈刀割或撕裂样。少数起病缓慢者疼痛可不显著。②高血压:大部分患者可伴有高血压。患者因剧痛而呈休克貌,焦虑不安、大汗淋漓、面色苍白、心率加速,但血压常不低甚至增高。③心血管症状:夹层血肿累及主动脉瓣瓣环或影响瓣叶的支撑时,发生主动脉瓣关闭不全,可突然在主动脉瓣区出现舒张期吹风样杂音,脉压增宽,急性主动脉瓣反流可引起心力衰竭。脉压改变,一般见于颈动脉、肱动脉或股动脉,一侧脉搏减弱或消失,反映主动脉的分支受压迫或内膜裂片堵塞其起源。可有心包摩擦音和胸腔积液。④脏器和肢体缺血表现:夹层累及内脏动脉、肢体动脉及脊髓供血时,可出现相应脏器组织缺血表现(如肾脏缺血和下肢缺血)或截瘫等神经症状。

本案例患者因反复胸闷10余年,加重伴心悸半年入院,胸痛症状不明显,后CT检查示:降主动脉局部膨隆,内见分隔,考虑主动脉夹层。典型的急性主动脉夹层患者会出现突发的、剧烈的胸背部甚至腹部撕裂样疼痛[12],少数起病缓慢者可没有症状。该患者的典型症状不明显,但有右侧肢体麻木、右侧足背动脉搏动消失的症状,是因为夹层累及内脏动脉、肢体动脉及脊髓供血时可出现相应脏器组织缺血表现(如肾脏缺血和下肢缺血)或截瘫等神经症状。有调查指出,38%患者会出现双侧股动脉搏动不对称情况,或者两臂之间的血压存在较大差别,或上肢与下肢血压差距缩小,这也是主动脉夹层的临床特点之一[13]。

2. 主动脉夹层的治疗有哪些注意事项? 为什么需要记录24 h出入量? 如何控制该患者的心率及血压?

根据是否累及主动脉将主动脉夹层分为Stanford A型和Stanford B型。Stanford A型:破口位于升主动脉,适合采取急诊外科手术治疗。Stanford B型:夹层病变局限于腹主动脉或髂动脉,可先行内科治疗,再行开放手术或腔内治疗。对任何可疑或诊断为本病患者,应立即安排住院并送入重症监护病室(ICU)治疗。治疗分为非手术治疗和手术治疗。

该患者的分型为Stanford B型,相当于DeBakeyⅢ型,撕裂口较小,因患者之前装过支架,未继续破裂,因此采取保守治疗。该患者合并冠心病、高血压,但是其血压不能降得过低,以防病情加重或诱发脑缺血症状,维持心率也非常重要。因此,对于血压和心率的控制应非常严格,给予床边心电监护,密切观察心率、血压的变化,保持血压在100~120/60~65 mmHg,心率在60~65次/分,每3 h测一次血压,及时调整血压变化,并记录24 h出入量,防止发生肾缺血。

3. 主动脉夹层患者的护理措施有哪些? 如何制订患者的活动计划及做好心理护理?

主动脉夹层的护理措施包括:①绝对卧床休息,严密监测血压、心率、呼吸等生命体征变化,发现异常后及时报告医生。②记录24 h出入量,给予清淡、易消化的半流质饮食或软食。③给予通便药,以保持大便通畅,忌用力排便,以免加重病情。④由于病情重,易发生破裂及猝死,患者会产生恐惧、焦虑感,并且需要绝对卧床,患者更加忧虑,这对心率、血压的控制极为不利,可促使夹层血肿伸延。因此,专科护士应及时关心、安慰患者,解除病情,以消除恐惧、焦虑情绪,使其积极配合治疗,患者稳定后可适度下床活动。⑤监测患者上下肢的血压、动脉搏动(桡动脉和足背动脉)、皮肤颜色及温度,同时注意观察患者的肢体感觉、运动及排便情况,使患者增加食欲和自信心,促进体力的恢复。

主动脉夹层病情重,发病急,易发生主动脉夹层破裂及猝死,因此该患者的护理非常重要,患者需要绝对卧床休息,保持大便通畅,心理护理方面尤其重要。虽然该患者情绪比较稳定,但因为疾病比较重,又合并高血压、冠心病,心率、血压不稳定,因此,责任护士应多与患者沟通,了解患者的担心与焦虑,缓解患者的紧张情绪。

(五)案例总结

本案例患者合并冠心病、糖尿病、高血压等多种疾病,入院后给予对症治疗。①在冠心病方面,给予强心、利尿、扩血管处理,及时处理心律失常。②在糖尿病方面,该患者血糖高,予以口服降糖药及胰岛素治疗,积极控制血糖。③在高血压方面,予以控制血压对症处理。

该患者入院后查 CT 示主动脉夹层。该疾病发病急,病情重,需要立即予以对症处理,经综合考虑予以保守治疗:①积极控制血压及心率,防止发生急性肾衰竭,并记录 24 h 出入量。②在活动方面,急性期卧床休息,病情缓解后可进行适当的活动。③在日常生活方面,保持大便通畅,保持情绪稳定。④在营养方面,多食高蛋白、富含营养的食物。

该患者一般情况尚可,经济条件好,主动脉夹层分型为 Stanford B 型,相当于 DeBakey Ⅲ型。撕裂口较小,患者之前植入过支架,未继续破裂,因此采取保守治疗,积极控制心率和血压,要求患者卧床休息,保持大便通畅,每日予以乳果糖口服,积极备好抢救药品,并做好患者的心理护理。该患者积极配合,后复查 CT 示夹层未继续破裂,患者好转后出院。

通过本案例我们总结经验,在临床实践中遇到类似的患者,我们该从哪些方面处理呢?

本案例患者是因心慌、胸闷加重而住院的,住院后积极予以对症支持治疗,急诊冠脉 CT 示主动脉夹层,患者本身合并各种疾病,多种疾病共存,并互相影响。因此,在整个住院诊疗过程中,要注意做好患者的病情观察和心理护理。针对患者的情况,观察有无主动脉夹层破裂的症状,各种疾病之间的相互作用是否会对主动脉夹层产生影响,并做好护理记录。与此同时,我们应从患者的病情和心理状态出发,用理解、同情、共情等方法,将个性化的整体护理贯穿在整个住院过程中。

主动脉夹层多见于马方综合征、主动脉缩窄、妊娠、医源性损伤、外伤等,通常起病急,发展快,病情复杂多变,易猝死。研究显示,若未得到及时诊治,急性期患者 7 日内病死率可超过 50%,30 日内病死率甚至高达 70%。由此可见,主动脉夹层的早期确诊与治疗至关重要。治疗目标是预防夹层进展和致死性并发症。若病变累及升主动脉(Stanford A 型病变),可考虑外科手术。若病变累及降主动脉(Stanford B 型病变),除夹层迅速扩展、疼痛难以控制、主要器官或肢体灌注不良等情况外,原则上先予以药物治疗。药物治疗通过止痛、降压、减轻血管波动波对主动脉壁的冲击和降低左心室收缩力及收缩速率,预防主动脉夹层破裂及其他并发症[14]。

我们可通过循证解决本案例中的疑惑或矛盾点:第一,该患者做过冠心病支架植入术,血压不能太低,而主动脉夹层患者的血压要求不能太高,因此,血压的控制比较严格,保持血压在 100~120/60~65 mmHg,遵医嘱予以每 3 h 测一次血压,血压出现异常时及时调整,并记录 24 h 出入量。第二,该患者患糖尿病,要求适量活动,但是主动脉夹层患者需要绝对卧床休息,因此告知患者绝对卧床休息,防止夹层继续破裂。因活动量减少,相应减少每日进食量,应监测血糖变化。在护理的过程中学会用整体护理的模式去护理患者。

(六)课后思考题

1. 主动脉夹层破裂的表现是什么? 主动脉夹层破裂该如何进行抢救?

2.哪种主动脉夹层需要手术治疗？手术治疗的护理要点是什么？

参 考 文 献

[1]张米锋,寇兰俊,刘畅,等.中西医结合疗法治疗扩张型心肌病的研究进展[J].中西医结合心脑血管病杂志,2018,16(19):50－54.

[2]李梦醒,王培席,陈先辉,等.音乐疗法在临床护理中的应用现状[J].中西医结合护理(中英文),2018,4(6):205－207.

[3]王华芬,陈林招,余珍玲.肺保护性通气结合肺复张治疗急性 A 型主动脉夹层术后并发急性呼吸功能不全患者的监测与护理[J].中国实用护理杂志,2016,32(7):517－519.

[4]范海静,刘玮,孙吉峰,等.覆膜支架治疗 Stanford B 型主动脉夹层的临床效果以及对心肺功能的影响[J].中国综合临床,2018,34(5):390－393.

[5]徐敏,林卫红,杨琼.紧急主动脉夹层动脉瘤手术护理体会[J].中华全科医学,2015,13(3):484－486.

[6]严玉兰.胺碘酮药物治疗心律失常的临床护理操作效果观察[J].临床合理用药杂志,2017,10(5):26－27.

[7]罗影平,李雯,沙秋霞.胺碘酮治疗心律失常的临床护理效果观察[J].中国现代药物应用,2016,10(8):190－191.

[8]王欢.综合护理干预配合胺碘酮治疗心律失常的临床效果[J].海峡药学,2015,27(10):195－197.

[9]徐美娟.胺碘酮治疗心力衰竭合并心律失常患者的护理体会[J].中国医药指南,2017,15(2):194－195.

[10]Nair S, Visvanathan R, Gentilcore D. Intermittent walking: a potential treatment for older people with postprandial hypotension[J]. J Am Med Dir Assoc,2015,16(2):160－164.

[11]孙建华.围手术期人文关怀对心脏外科患者就医总体满意度的影响[J].护理实践与研究,2018,15(15):87－89.

[12]中国心胸血管麻醉学会心血管麻醉分会.Stanford A 型主动脉夹层外科手术麻醉中国专家临床路径管理共识(2017)[J].麻醉安全与质控,2018,2(1):1－5.

[13]严丽,余伍中,李树生,等.以腹痛为首发症状的 64 例急性主动脉夹层临床分析[J].中华急诊医学杂志,2015,24(1):83－86.

[14]额尔敦其木格,王玉增.主动脉夹层的临床分析[J].内蒙古医科大学学报,2014,4(2):181－183.

第六节　冠心病患者的护理

一、案例信息

【摘要】　通过对一例冠心病介入治疗患者出现的相关问题进行分析,找出了患者穿刺并发症的产生原因及处理方法。要求学生掌握冠状动脉介入治疗的并发症及护理要点,在护理过程中如何全面评估患者现有的护理问题及潜在的危险因素,如何对患者实施循证护理,是本文阐述的重点。

【关键词】　冠心病;胸闷;冠状动脉介入诊疗术(CAG+PCI);循证护理

二、案例正文

(一)基本信息

韦＊＊,女性,79 岁,已婚,务农。入院时间为 2018 年 8 月 23 日 10:38,病史采集时间为 2018 年 8 月 23 日 10:55。

(二)护理评估

【健康史】

1.主诉　胸闷 1 月余。

2.现病史　患者 1 个多月前无明显诱因下出现胸痛、胸闷症状,活动后明显,无呼吸困难,休息后可缓解。外院冠状动脉造影:LAD(前降支)近中段完全闭塞,LM(左主干)(一),LCX(左回旋)(一),RCA(右冠)(一)。患者为求进一步诊治来我院就诊,门诊拟以"冠心病、不稳定性心绞痛、高血压病"收住入院。

3.日常生活形态

(1)饮食:每日三餐,早餐为粥和面食,午餐和晚餐的主食为米饭,以素食为主,口味清淡,偶尔会食少量咸菜。

(2)睡眠:日常睡眠规律,一般晚 8~9 点入睡,早 5~6 点起床,睡眠质量尚可。发病期间偶有夜间胸闷、胸痛,会影响睡眠质量。

(3)排泄:平时小便每日 5~6 次,夜间排尿 1 次,小便色清,淡黄色,无泡沫,尿量每日1500~2000 mL,大便每日 1 次,为成形软便,发病时大小便无异常。

(4)自理及活动能力:平时日常生活完全可以自理,承担家务劳动。发病后日常生活尚可自理,自觉体力较正常时下降,活动后有不适,一般在家中休息。

4.既往史　有高血压病史 20 余年,血压最高达 185/100 mmHg,服用尼群地平降压治疗,血压控制不详。10 年前行部分甲状腺切除术,现自服优甲乐。无其他阳性辅检,否认糖尿病,否认肝炎、结核、菌痢、伤寒等传染病史,否认外伤、输血史,否认食物、药物过敏史,预防接种史不详。

5.个人史　出生于安徽省泾县,无疫区、疫情、疫水接触史,无矿区、矿山、高氟区、低碘区居住史,无化学物质、放射性物质、有毒物质接触史,无吸毒史。20 岁结婚,初潮年龄 15 岁,绝经年龄 48 岁,育有二子,均体健。无不良嗜好。

6. 家族史　家族史不详。

7. 心理状况

(1)情绪状态:因担心自己生病所需费用及耽误儿子的工作而有些焦虑。

(2)对所患疾病的认识:一直认为自己身体还好。但因近 1 月余反复发生胸闷而有点害怕,入院前听医生说要行支架植入手术治疗,内心很担忧。希望可以尽快治疗好,并会积极配合医生的治疗。

(3)重大应激事件及应对情况:近期未遇到重大应激事件。

8. 社会状况

(1)社会支持系统:老伴于 10 年前去世,在儿子家附近独居生活。在生病和不适情况下,儿子都很关注,对患者给予足够的关心和照顾,此次入院主要由儿子陪护。

(2)居住与工作环境:在农村儿子家旁 60 平方米的房屋独自居住。

(3)经济状况及付费方式:患者年纪较大,经济方面主要靠儿子在外打工支持,参加了新农合,其余医疗费用由儿子承担,经济条件欠佳。

【体格检查】

T 36.8 ℃,P 82 次/分,R 20 次/分,BP 190/90 mmHg,H 154 cm,W 52 kg。发育正常,营养良好,正常面容,表情自如,自主体位,神志清楚,查体合作。全身皮肤、黏膜无黄染,无皮疹、皮下出血、皮下结节、瘢痕,毛发分布正常,皮下无水肿,无肝掌、蜘蛛痣。全身浅表淋巴结无肿大,头颅无畸形、压痛、包块,无眼睑水肿,结膜无充血、出血、水肿,无苍白、滤泡,眼球无突出,巩膜无黄染,瞳孔等大等圆,对光反射灵敏,外耳道无异常分泌物,乳突无压痛,两侧听力无障碍,嗅觉无异常。口翼无发绀,口腔黏膜无破溃及苍白,伸舌无偏斜、震颤,齿龈无肿胀及溢脓,咽部黏膜正常,扁桃体无肿大,颈软无抵抗,颈动脉搏动正常,颈静脉无怒张,气管居中,肝-颈静脉回流征阴性,甲状腺部分切除术后,无压痛、震颤、血管杂音。胸廓正常,胸骨无叩痛,乳房正常对称,呼吸运动正常,肋间隙无增宽或变窄,语颤双侧对称,呼吸规律,双肺呼吸音清;无胸膜摩擦音,心前区无隆起,心尖搏动无增强,心浊音界无增大或缩小,心率 82 次/分,律齐,心音有力,A2＝P2,各瓣膜听诊区未闻及杂音,无心脏附加音,无心包摩擦音。

【辅助检查】

检查项目:肝肾功能＋心肌酶谱＋电解质;肌钙蛋白;甲状腺功能;常规超声心动图;冠状动脉造影下肢血管超声。

（三）护理计划

日期	患者问题	相关因素	临床表现	护理目标	干预措施	效果评价	评价时间
2018-08-23 11:00	P_1. 舒适的改变	与胸闷、心输出量减少有关	胸闷、胸痛	缓解胸闷、胸痛症状	I_1. 予以吸氧(3 L/min)，增加心肌氧气的供给。 I_2. 胸闷发作时含服药物，注意观察用药效果。 I_3. 卧床休息，减少或避免诱发因素：①保持大便通畅，切忌用力排便，以免诱发心绞痛；②保持心情平和，减少不良情绪的影响；③指导低盐、低脂饮食，避免饱餐[1]	患者诉胸闷症状改善。患者胸闷症状未再频发，能够主动避免诱发因素	2018-08-24 12:00
2018-08-29 19:00	P_2. 右桡动脉穿刺处渗血	与动脉穿刺及包扎方法有关	右桡动脉穿刺处渗血	右桡动脉穿刺处出血停止	I_1. 协助医生予以改良十字加压包扎[2]。 I_2. 密切观察穿刺处有无渗血及皮下血肿。 I_3. 观察指端末梢血运情况[3]。 I_4. 加强巡视，听取患者有无疼痛、肿胀等不适主诉。 I_5. 密切监测生命体征	改良包扎后右桡动脉穿刺处出血停止，皮下无血肿	2018-08-29 20:00
2018-08-29 19:30	P_3. 左肱动脉皮下血肿	与穿刺有关	左肱动脉穿刺处皮下血肿及淤斑	能缓解患者左肱动脉肿胀不适，淤斑尽快消退	I_1. 利用上肢抬高垫抬高左上肢，缓解肿胀[4]。 I_2. 肿胀处24 h内予以冰敷，24 h后予以50%硫酸镁湿热敷[5]。 I_3. 加强巡视，注意观察肿胀处皮肤有无水泡及皮肤破损	患者诉左肱动脉肿胀、疼痛症状改善。肉眼可见左肱动脉穿刺处肿胀及淤斑消退明显	2018-08-30 16:00
2018-08-31 16:00	P_4. 右股总动脉假性动脉瘤形成	与穿刺有关	下肢血管床边超声示：右股总动脉假性动脉瘤形成	右股总动脉假性动脉瘤瘤体缩小	I_1. 观察伤口局部肿胀程度，触摸伤口是否有疼痛感，有无搏动感。 I_2. 保持平卧位，注意保持有效加压，密切监测生命体征[6]。 I_3. 指导患者进清淡、易消化饮食，必要时使用缓泻剂。 I_4. 注意观察局部瘤体血肿有无继续增大，观察足背动脉搏动情况及肢体温度、颜色的变化。 I_5. 加强巡视，主动关心患者，使其保持心情舒畅，向患者介绍疾病的治疗方法及预后，消除患者的担心及焦虑情绪[7]	下肢彩超示：右股总动脉假性动脉瘤较前缩小	2018-09-05 10:00

续表

日期	患者问题	相关因素	临床表现	护理目标	干预措施	效果评价	评价时间
2018-08-31 18:00	P5. 压力性损伤的风险	右股动脉穿刺处加压包扎。Barden 压疮风险评分由18分降至9分。患者需要制动和卧床休息	加压处皮肤可见轻度红紫	卧床制动加压期间皮肤无破损	I1. 观察弹力绷带加压处皮肤有无破损、水泡等[8-9]。I2. 每隔2h适当移动弹力绷带的加压位置，减轻对局部皮肤的压迫[10]。I3. 协助患者翻身，根据病情指导患者做抬臀等运动	患者卧床制动加压期间无皮肤破损。患者及家属掌握了在右下肢制动前提下床上翻身的方法	2018-09-04 15:00
2018-08-31 19:00	P6. 躯体移动障碍	患者需要制动休息。ADL评分由12分降至5分	床上翻身困难	床上活动关节、翻身等	I1. 协助患者洗漱、进食、排泄等。I2. 协助患者翻身，指导关节活动，如术肢足背背屈运动和非术肢足部踝泵运动[11]	患者可在床上翻身，做适当的关节活动	2018-09-03 15:00
2018-09-01 08:00	P7. 焦虑	术后并发症的发生，病程的延长	患者表现出情绪低落、忧愁面容	患者从低落的情绪中走出来，积极配合治疗	I1. 主动与患者沟通，鼓励其说出想法[12]。I2. 向患者和家属讲解病情变化及疾病的转归过程。I3. 与患者家属沟通，安抚患者[13]	患者情绪平稳，主动与护士沟通，积极配合治疗	2018-09-03 08:00
2018-09-03 09:00	P8. 潜在并发症：下肢深静脉血栓	患者VTE评分由3分增至6分。D-二聚体4.87 mg/L	患者右股动脉加压制动，绝对卧床休息	预防下肢深静脉血栓的形成	I1. 对于穿刺部位不恰当的患者警惕穿刺并发症，注意观察下肢有无肿胀、疼痛等，警惕下肢深静脉血栓的形成。I2. 教会患者做患肢的足背背屈运动[14]。I3. 教会家属从足尖向大腿方向按摩侧肢体，防止血栓形成。I4. 避免进行下肢穿刺输液[15]	下肢彩超示：双下肢静脉通畅，未见血栓形成	2018-09-05 10:00

（四）护理记录

2018-08-23 10:38

患者因"胸闷1月余"入院，步入病房，神志清楚，精神尚可，口唇无发绀，心律齐，双下肢无水肿。入院后给予全面评估，讲解疾病相关知识及住院期间相关注意事项，加强安全知识宣教。

2018-08-24 09:00

患者外院冠状动脉造影示：LAD（前降支）近中段完全闭塞，LM（左主干）（－），LCX（左回旋)(—),RCA(右冠)(—)。入院后积极完善相关辅助检查,并予以扩冠、控制血压处理,患者自觉胸闷症状较入院前好转,择期行冠状动脉造影＋经皮冠状动脉介入治疗。

2018-08-28 09:00

患者拟于明日在利多卡因局麻下行冠状动脉造影＋经皮冠状动脉介入治疗,予以患者介入治疗相关知识宣教及心理疏导,教会床上使用便盆,训练床上大小便,嘱其保持情绪稳定及充足睡眠。

2018-08-29 18:20

护送患者至 DSA 室行 CAG＋PCI 术,术后返回病房。右桡动脉、右股动脉出血,左肱动脉前臂肿胀明显,予以右桡动脉改良十字加压包扎,右股动脉予以重新包扎,沙袋加压,左肱动脉予以纱布绷带加压包扎,并予以上肢抬高垫抬高左上肢。生命体征现正常。加强巡视,注意观察各穿刺处有无渗血、血肿及右足背动脉搏动情况,心电监护示:窦性心律。患者术后 ADL 评分 5 分,VTE 风险评分 6 分,Barden 压疮风险评分 9 分。嘱患者多饮水,右下肢制动,床上使用便器。协助完成洗漱等生活护理,加强与患者及家属的沟通,注意心理护理。

2018-08-30 16:00

患者术后第一天,右桡动脉穿刺处伤口愈合良好,左肱动脉穿刺处皮下可见肿胀及淤斑,予以 50％硫酸镁溶液湿热敷。右股动脉穿刺处皮下可见淤斑,可摸及皮下肿块。嘱右下肢制动,遵医嘱完善床边下肢血管彩超。

2018-08-31 10:00

患者术后第二天,左肱动脉穿刺处皮下肿胀及淤斑明显消退。床边下肢超声示:右股总动脉假性动脉瘤形成。遵医嘱予以弹力绷带加压包扎,嘱患者绝对卧床,右下肢制动,注意观察皮下包块有无增大及右足背动脉搏动情况,定时查看患者加压处皮肤有无破损,注意适当减压,指导床上翻身。

2018-09-01 10:00

患者术后第三天,取平卧位卧床休息,右下肢制动,教会患者足背的背屈运动,预防下肢静脉血栓形成。

2018-09-05 10:00

患者床边下肢超声示:右股总动脉假性动脉瘤明显缩小。患者可进行床上活动,指导患者循序渐进活动。ADL 评分 12 分,无静脉血栓栓塞症发生。

2018-09-07 10:00

患者已下床活动,无心慌、胸闷等不适,穿刺处愈合良好。病情平稳,遵医嘱予以今日出院,遵医嘱服用阿司匹林肠溶片 1 片/日,硫酸氯吡格雷 1 片/日。嘱患者进清淡、低盐、低脂饮食,定时服药,定期复查下肢血管超声,定期门诊复查。

三、案例说明书

(一)教学目标

1. 了解冠心病的相关知识。

2.熟悉冠心病的介入治疗方法。

3.掌握经皮冠状动脉介入治疗穿刺血管并发症的观察与防治方法。

（二）启发思考题

1.什么是冠心病？

2.冠心病的诊断和最佳治疗方法是什么？

3.经皮冠状动脉介入治疗手术常规穿刺的动脉有哪些？

4.经皮冠状动脉介入治疗手术后常见的穿刺血管并发症有哪些？如何处理？

（三）分析思路

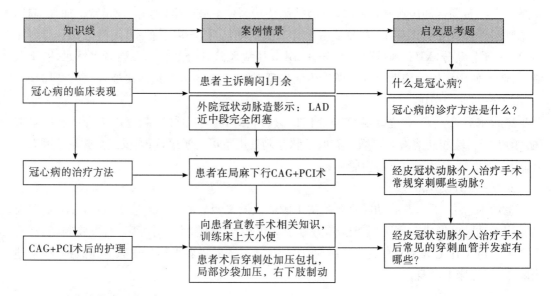

（四）理论依据及分析

1.什么是冠心病？

冠状动脉粥样硬化使血管腔狭窄或阻塞，冠状动脉功能性改变（如痉挛）导致心肌缺血、缺氧或坏死而引起的心脏病，统称为冠状动脉性心脏病，简称冠心病，亦称缺血性心脏病。

2.冠心病的最佳诊疗方法是什么？

冠状动脉造影（CAG）可以提供冠状动脉病变的部位、性质、范围、侧支循环状况等的准确资料，有助于选择最佳治疗方案，是诊断冠心病最可靠的方法。经皮冠状动脉介入治疗（PCI）是用心导管技术疏通狭窄甚至闭塞的冠状动脉管腔，从而改善心肌血流灌注的方法。经皮冠状动脉腔内成形术（PTCA）、经皮冠状动脉内支架置入术、冠状动脉内旋切术、冠状动脉内旋磨术和激光成形术等，统称为冠状动脉介入治疗术。其中PTCA和经皮冠状动脉内支架置入术是冠心病的重要治疗手段。冠状动脉造影术和经皮冠状动脉介入治疗术统称为冠状动脉介入诊疗术。

3.冠心病的临床分型有哪些？

冠心病的临床分型包括无症状性心肌缺血、心绞痛、心肌梗死、缺血性心肌病和猝死。

4.经皮冠状动脉介入治疗手术常规穿刺的动脉有哪些？

常规穿刺的动脉包括桡动脉、股动脉和肱动脉。

5.经皮冠状动脉介入治疗术后常见的穿刺血管并发症有哪些？如何处理？

常见的穿刺血管并发症包括穿刺血管（包括动脉和静脉）损伤产生的夹层、血栓形成和栓塞，以及穿刺动脉局部压迫止血不当产生的出血、血肿、假性动脉瘤和动静脉瘘等。处理方法如下：

（1）采取正确的压迫止血方法（压迫动脉，不压迫静脉）后，嘱患者术侧下肢保持伸直位，咳嗽及用力排便时压紧穿刺点，观察术区有无出血、渗血或血肿。无并发症者一般于24 h后方可活动，必要时予以重新加压包扎，适当延长肢体制动时间。经桡动脉穿刺者注意观察术区加压包扎是否有效，松紧度是否得当，监测桡动脉搏动情况。

（2）假性动脉瘤和动静脉瘘多在鞘管拔出后1～3天内形成，前者表现为穿刺局部搏动性肿块和收缩期杂音，后者表现为局部连续性杂音。一旦确诊，应立即局部加压包扎，如不能愈合，可行外科修补术。假性动脉瘤如行内科保守治疗，标准护理流程如下：①评估穿刺伤口，观察局部肿胀程度，是否伴有疼痛及彩超情况。②评估出血量，严密观测生命体征，观察局部血肿有无继续增大，以及患肢的皮温、颜色、足背动脉搏动情况。③熟悉处理方法，主要是徒手或超声引导下注射凝血酶。④一般护理：卧床制动休息，患肢做背屈运动，进清淡、易消化饮食，保持大便通畅。⑤病情监测：监测生命体征的变化、患肢血运情况，以及弹力绷带加压处皮肤有无水泡、破溃等。⑥心理护理：加强巡视，主动关心患者，消除疾病预后紧张、焦虑的情绪。

（3）术后动脉止血压迫包扎过紧，可使动、静脉血流严重受阻，形成血栓，护理中需注意血栓的形成，避免引起致命性肺栓塞。术后注意观察患者有无突然咳嗽、呼吸困难、咯血或胸痛症状。需积极配合给予抗凝或溶栓治疗。

（4）对于局部血肿及淤血者，出血停止后可用50%硫酸镁溶液湿热敷或理疗，以促进血肿消散和吸收。

（五）案例总结

冠心病亦称冠状动脉性心脏病，是指冠状动脉粥样硬化使血管管腔狭窄，冠状动脉功能性改变（如痉挛）导致心肌缺血、缺氧或坏死而引起的心脏病。冠状动脉造影（CAG）可以提供冠状动脉病变的部位、性质、范围、侧支循环状况等的准确资料，有助于选择最佳治疗方案，是诊断冠心病最可靠的方法。经皮冠状动脉介入治疗（PCI）是用心导管技术疏通狭窄甚至闭塞的冠状动脉管腔，从而改善心肌血流灌注的方法。经皮冠状动脉腔内成形术（PTCA）、经皮冠状动脉内支架植入术、冠状动脉内旋切术、冠状动脉内旋磨术和激光成形术等，统称为冠状动脉介入治疗术。冠状动脉造影术和经皮冠状动脉介入治疗术统称为冠状动脉介入诊疗术，其中PTCA和经皮冠状动脉内支架置入术是冠心病的重要治疗手段。本案例患者因胸闷1月余而入院，入院后完善相关检查，行CAG＋PCI术。患者在术后出现穿刺血管并发症，患者的不适症状多，相比术前相差较大，术后当天ADL评分5分，VTE评分6分，Barden压疮评分9分。护理问题多，护理难度大。

在对该案例的循证护理中，我们发现，临床实践中冠状动脉介入诊疗术已常规开展，穿刺血管并发症的发生率虽然低,但仍有发生,对于此类患者,我们应该如何与患者及家属沟通? 怎样护理患者呢?

首先,针对患者术后并发症,应密切地观察,积极地治疗与护理,还要及时与患者和家属沟通,注意选择合适的方式和方法。沟通中了解到患者及家属存在的疑虑有:①患者及家属不知道并发症发生的原因。②患者及家属不知道如何配合。③患者担心疾病的预后。④患者及家属情绪焦虑。⑤患者希望得到医生和护士的关心,希望医生和护士能主动告知疾病转归的情况,耐心倾听自己的主诉。

其次,作为责任护士,针对患者血管穿刺并发症,我们要做好病情的观察,注意局部肿胀程度,观察末梢循环,重视患者的主诉,做好护理记录。与此同时,我们应从患者的病情和心理状态出发,用理解、同情、共情等方法,将个性化的整体护理贯穿在整个住院过程中。针对患者术后存在的问题,主要的护理措施是做好观察、沟通、共情与宣教:①术后当天严密监测患者的生命体征,注意观察穿刺部位和局部肿胀情况。②及时向医生报告病情变化,让患者有问题时能第一时间找对人,增加患者的安全感。③与医生沟通,了解患者的治疗方案,告知患者疾病的转归过程、相关检查的意义,取得患者的配合,鼓励患者树立信心。④及时与患者和家属沟通,指导术肢制动与足部背屈运动并告知其意义。⑤加强病房的巡视工作,多问候患者,协助生活护理,同时从与患者的交谈中发现其不良情绪,做好心理护理。

在本案例中,患者高龄,术后出现穿刺血管并发症,需要术肢制动,而患者术后 VTE 风险评估又高达 6 分,需要活动肢体。护理上出现了表面的"矛盾"。这时大家就需要用循证的思路来指导护理工作[16]。查找相关资料了解什么是足部的踝泵运动。踝泵运动分为屈伸运动和环绕运动,屈伸运动又分背屈运动和跖屈运动。该患者右股动脉有假性动脉瘤,文献资料告诉我们右下肢只能做背屈运动,对侧肢体可做全部踝泵运动。在本案例的病程中,需要有科学的护理程序指导我们为患者做好照护工作[17],并发症的护理流程不容忽视,只有如此,才能真正做到循证护理。

(六)课后思考题

1. 冠心病介入治疗术后的负性效应有哪些?

2. 什么是踝泵运动? 如何指导患者做踝泵运动?

参 考 文 献

[1]张粉枝.综合护理干预在冠心病心绞痛患者临床治疗中的应用[J].实用临床医学杂志,2017,3(12):223-226.

[2]赵慧华,赵春艳,穆婉容.经桡冠脉介入术后穿刺点压迫止血方法的进展[J].上海护理,2016,16(7):226-228.

[3]李庆波,罗燕华,刘志云,等.PCI 术后股动脉、桡动脉穿刺点并发症原因分析及护理体会[J].齐鲁护理杂志,2018,24(8):47-49.

[4]朱剑秋,夏莹,杨浩,等.经桡动脉冠状动脉介入术后上肢多功能制动垫的制作和应用[J].中国现代护理杂志,2014,20(28):3654.

[5]巍岚,徐冬梅,高媛.水银血压计联合硫酸镁湿敷在经桡动脉行冠脉介入术后导致前臂血肿中的护理[J].临床医药文献电子杂志,2017,4(18):3487-3488.

[6]常海英.经股动脉冠脉介入术后并发假性动脉瘤的临床分析[D].重庆:重庆医科大学,2014.

[7]许春芳,郝婧,杨红梅,等.冠状动脉介入诊疗术后并发假性动脉瘤的救治与标准护理流程[J].中国急救复苏与灾害医学杂志,2015(8):759-760,763.

[8]陈春萍,潘莉君.股动脉穿刺压迫约束带的设计与临床应用[J].护理学杂志,2016,31(4):26-28.

[9]张潇,谭秀利,罗子妹.冠脉介入诊疗术后并发假性动脉瘤的护理[J].医学信息,2016,29(29):231-232.

[10]王静,孙洁,徐月美,等.心脏介入诊疗术后并发假性动脉瘤的护理体会[J].实用临床医学,2014,15(8):108-109.

[11]尹莹杰.经皮冠状动脉介入治疗相关并发症的护理进展[J].中西医结合护理(中英文),2018,4(4):190-194.

[12]王芳.护理干预对冠心病介入治疗并发症的护理效果[J].医药前沿,2014(16):255-256.

[13]周建军,马克娟,刘梅颜.心理干预对冠心病介入治疗患者焦虑、抑郁情绪的影响[J].中华现代护理杂志,2017,23(31):4020-4023.

[14]王曼,辜丽梅,赵灵燕.内科住院患者静脉血栓栓塞症预防的护理进展[J].中国急救复苏与灾害医学杂志,2015(7):688-690.

[15]中华医学会外科学分会血管外科学组.深静脉血栓形成的诊断和治疗指南(第三版)[J].中华普通外科杂志,2017,32(9):807-812.

[16]皮寒寒,张亚娣,王想.心血管病患者在介入治疗术后并发症中行循证护理的应用价值[J].中西医结合心血管病电子杂志,2015,3(21):162-163.

[17]贾静.循证护理对冠心病 PCI 术后患者血管并发症及生存质量的影响[J].护理实践与研究,2016,13(24):6-8.

第七节　高血压合并糖尿病患者的护理

一、案例信息

【摘要】　通过对一例高血压合并糖尿病患者进行相关问题分析,找出高血压与糖尿病之间的关系,阐述遗传、饮食、运动在高血压合并糖尿病发生发展中的作用,以及出现的临床表现和典型症状。面对高血压合并糖尿病患者,我们在临床中该如何配合医生处理,如何做好饮食指导和药物安全等方面的宣教,如何引导学生思考:怎样全面评估患者并采取相应的护理措施,以减少并发症的发生,提高患者的生存质量,是本文阐述的重点。

【关键词】　高血压合并糖尿病;并发症;护理

二、案例正文

（一）基本信息

陈＊＊,女性,34 岁,已婚,口腔医生。入院时间为 2018 年 11 月 20 日 10:11,病史采集时间为 2018 年 11 月 20 日 10:20。

（二）护理评估

【健康史】

1. 主诉　乏力 2 个月。

2. 现病史　患者 2 个月前无明显诱因下出现乏力,易疲劳,无头晕、头痛,无恶心、呕吐,无胸闷、胸痛,无发热、畏寒,无腹痛、腹泻,未予以重视。现患者来我院就诊,拟以"高血压病、糖尿病?"收住入院。病程中患者神志清楚,精神尚可,睡眠一般,有口渴、多饮、多尿,无尿频、尿急、尿糖,大便正常,体重无明显改变。

3. 日常生活形态

（1）饮食:每日三餐,早餐一般为 5 个生煎包,午餐、晚餐主食 100～150 g,以米饭、炒面或炒饭为主,口味较重,每日饮水量为 1500～2000 mL,以白开水为主,食欲好,体形胖,体重超重。

（2）睡眠:睡眠规律,一般晚 11～12 点入睡,早 6～7 点起床,无午睡习惯,睡眠质量尚可,发病以来,睡眠较前无明显改变。

（3）排泄:平时小便每日 4～5 次,夜间排尿 1～2 次,小便色较深,偶伴浑浊样,无泡沫,每日尿量约为 2000 mL。每日大便 1～2 次,为成形软便。发病以来夜间排尿次数增多,为 2～3 次,无尿急、尿痛,大便无异常,每日 1～2 次。

（4）自理及活动能力:日常生活完全自理,三餐后不喜运动,承担部分家务劳动,偶尔运动,主诉运动后自觉疲劳明显,休息后可缓解。入院评估 ADL 16 分,日常生活可以自理。

4. 既往史　既往有高血压病史 5 年余,血压最高 160/110 mmHg,平素口服苯磺酸左旋氨氯地平片每日 1 次,自诉血压控制欠佳;2018 年 6 月体检发现血糖偏高,未予以特殊治疗。否认冠心病、脑梗死病史,否认药物过敏史。预防接种按时完成。

5. 个人史　生于芜湖市,无长期外地居住史,无疫区居留史,无特殊化学品及放射性物质接触史。已婚已育,育有一女,体健。

6. 家族史　母亲有高血压病史。

7. 心理状况

（1）情绪状态:较积极乐观,但也担心疾病会有遗传倾向,影响女儿健康。

（2）对所患疾病的认识:认为自己年纪轻、身体素质好,已服用降压药多年,体检发现血糖高但未引起重视,现血糖偏高,已遵医嘱口服降糖药并配合使用胰岛素。对高血压及糖尿病有简单的认识,但相关知识并不了解,希望医务人员可以给予详细、具体的指导,并表示会积极配合治疗,争取早日康复出院。

（3）重大应激事件及应对情况:未遇到重大应激事件。

8.社会状况

(1)社会支持系统:夫妻关系融洽,现一家三口生活在一起,家庭和睦。发病以来,家人对病情较为关注,对患者给予关心和照顾。此次由患者母亲陪同,家里及孩子的事情交给丈夫打理,患者可安心治病。

(2)经济状况及付费方式:患者是口腔医生,自己经营口腔诊所,丈夫在企业工作,有城镇居民医疗保险,支付医疗费用方面无压力。

【体格检查】

T 36.0 ℃,P 113 次/分,R 18 次/分,BP 154/110 mmHg。发育正常,营养一般,步入病室,平卧体位,神志清楚,查体合作。全身皮肤及黏膜正常,无皮疹。眼睑未见出血点,巩膜无黄染,双侧瞳孔等大等圆,对光反射正常。胸廓对称、无畸形。双肺呼吸音清,未闻及干湿啰音。心前区无隆起,心前区无异常搏动,心尖搏动位于左侧第 5 肋间锁骨中线内 0.5 cm。心脏相对浊音界正常。心率 113 次/分,律齐,未闻及异常心音,A2>P2。各瓣膜听诊区未闻及病理性杂音。未闻及心包摩擦音。周围血管征阴性。双下肢无水肿。

【辅助检查】

检查项目:糖化血红蛋白;尿常规;肝肾功能＋心肌酶谱＋电解质;常规心电图;餐后 2 h 血糖;9 点血糖监测(三餐前、三餐后 2 h、晚 10 点、凌晨 0 点和 3 点)。

(三)护理计划

日期	患者问题	相关因素	临床表现	护理目标	干预措施	效果评价	评价时间
2018-11-20 12:00	P_1.潜在并发症:高血压急症	高血压急症、脑血管意外。血压高,最高达 160/100 mmHg	头晕、乏力	严密监测及控制患者血压变化,不发生潜在并发症	I_1.根据医嘱给予降压药苯磺酸氨氯地平片、氯沙坦钾片等,观察用药后疗效。在高血压患者的治疗中采用氯沙坦钾片联合苯磺酸氨氯地平片用药方案,能够更好地改善患者的血压状况[1]。另外,苯磺酸氨氯地平为钙内流阻滞剂,通过阻滞心肌和血管平滑肌细胞外钙离子进入细胞,达到舒张血管平滑肌、扩张外周小动脉、增加心肌供氧量、降低血压的效果。氯沙坦钾在降血压的同时还具有调节胰岛素水平、降低胰岛素抵抗、提高胰岛素敏感性等作用[2]。 I_2.嘱患者卧床休息,减少活动量。 I_3.给予低盐、低脂饮食,少量多餐,避免过饱,保持大便通畅	患者血压较入院前降低,复测血压为 154/100 mmHg	2018-11-22 15:00

日期	患者问题	相关因素	临床表现	护理目标	干预措施	效果评价	评价时间
2018-11-21 12:00	P2.潜在并发症:低血糖	酮症酸中毒、低血糖	多饮多尿、体重下降	防止酮症酸中毒及低血糖的发生	I1.严格遵医嘱用药,如沙格列汀、阿卡波糖等,确保液体及胰岛素的正确使用。赵金英等[3]研究指出,予以2型糖尿病患者沙格列汀,可抑制胰高血糖素水平,促进胰岛素升高,同时有效控制患者空腹血糖、餐后2 h血糖指标水平,且不造成低血糖现象。I2.严密观察患者的意识状态,定期检查化验项目,包括血糖、尿糖及尿酮体等。I3.向患者宣教低血糖的临床表现,若出现低血糖,及时予以处理。糖尿病酮症酸中毒发生的主要原因为患者出现饮食失调、胰岛素注射剂量不足[4]、停止使用胰岛素、感染和患者胃肠道疾病导致胰岛素在体内出现抗药性,严重影响患者血糖水平,使患者体内水电解质失衡[5],脂肪与糖的代谢出现异常,最终导致高血糖及高血酮发生,不利于患者预后[6]。低血糖对心血管的损伤是慢性渐进的,由低血糖造成的心血管损伤事件的发生率是可以通过积极治疗而降低的[7]	患者未发生酮症酸中毒及低血糖	2018-11-26 11:00
2018-11-21 12:00	P3.活动无耐力	与糖代谢障碍、蛋白质过多分解消耗有关	多饮、多食、多尿、消瘦、乏力	增加患者有效活动	I1.制订活动计划,鼓励患者进行适当的体力活动。运动可以改善血脂代谢,体育锻炼可以提高组织细胞内脂蛋白脂肪酶活性,使肌肉组织更多地利用脂肪酸,使极低密度脂蛋白降低,高密度脂蛋白胆固醇升高,改善高甘油三酯血症,这些改变有利于预防心脑血管疾病[8-9]。I2.三餐饮食宜热量分配均匀,进低盐、低脂糖尿病饮食。糖尿病患者饮食最基本的原则是根据个体的活动量、体质量以及血糖值来估计一天所需要的总热量,科学合理地制定每一天的饮食方案,也就是在控制总量的基础上,实施个体化营养支持[10]。I3.活动过程中监测患者有无呼吸困难、头晕大汗、面色苍白、低血压等,若出现此类情况,应立即停止活动	患者可进行有效活动	2018-11-22 16:00

日期	患者问题	相关因素	临床表现	护理目标	干预措施	效果评价	评价时间
2018-11-22 22:00	P4. 焦虑	与血压高、血糖高、担心发生并发症有关	患者情绪紧张、焦虑	患者紧张、焦虑的情绪减轻或消失	I1. 心理护理:帮助患者建立战胜疾病的信心。糖尿病患者因病程时间长且并发症多,需要进行长时间的药物治疗。患者在治疗过程中,心理上极易出现抑郁、焦虑等不良情况,对治疗效果和治疗依从性都有较大影响[11]。护理人员需结合患者心态,进行针对性疏导,提高患者的舒适度与适应性[12]。 I2. 向患者讲解疾病相关知识,遵医嘱用药,请专家会诊,皮下注射胰岛素。 I3. 告知不良情绪会影响血压变化,不利于血压的控制。在为患者提供各种常规护理过程中,与患者建立起有效的沟通渠道,在交流时始终保持亲切的态度,对于患者存在的疑虑耐心解答,做到感同身受,让患者能够感受到工作人员的责任感[13]。与患者家属做好交流,告知其家庭支持的重要性。定期举行病友交流会,让自我管理有效且病情控制好的患者发表自己的感言,通过相互鼓励让患者坚定战胜疾病的信念[14]。对于存在明显焦虑、抑郁情绪的患者,需要在谈话过程中了解其心理需求,转移其注意力,缓解负性情绪[15]。 I4. 保持病室清净,防止不良刺激	患者开始注射胰岛素,情绪良好	2018-11-24 07:00
2018-11-21 07:00	P5. 知识缺乏	与缺乏高血压、糖尿病的相关知识有关	患者及家属对疾病缺乏深度了解	了解及掌握一定的疾病知识	I1. 向患者及家属介绍高血压、糖尿病的有关知识。 I2. 指导患者或家属学习胰岛素的注射方法,熟悉降糖药和胰岛素的不良反应。 I3. 指导患者规律生活,预防感染,定期监测患者血糖、尿液及血液中的酮体含量,改善患者临床症状[16],提高临床治疗效果,缓解患者由于自身疾病而出现的不良心理状态。在护理过程中给予相应的指导,帮助患者养成良好的生活和饮食习惯,提高患者的身体素质[17]	患者及家属对疾病有了一定的了解	2018-11-21 08:00

（四）护理记录

2018-11-20 10:11

患者因"乏力2个月"入院,神志清楚,步入病房,入院后给予全面综合评估,ADL评分16分,跌倒风险评分1分,情绪较焦虑,营养状况良好。入院后宣教疾病相关知识及住院期间相关注意事项,监测发现患者血压偏高,遵医嘱使用降压药苯磺酸氨氯地平片及氯沙坦钾片。嘱患者卧床休息,饮食宜低盐、低脂、低胆固醇,少量多餐,多食蔬菜等高纤维食物,限刺激性饮料,保持排便通畅,禁忌屏气或用力排便,每日监测一次血压变化。

2018-11-21 08:38

患者神志清楚,呼吸平稳,睡眠良好,查血生化示:空腹血糖值偏高,为11.44 mmol/L,总胆固醇 7.00 mmol/L,甘油三酯 18.30 mmol/L,胆碱酯酶 15438 U/L,低密度脂蛋白 1.17 mmol/L,尿糖++。现予用药指导,遵医嘱予以非诺贝特缓释胶囊 5 mg,每日 1 次口服,阿卡波糖 50 mg,每日 3 次口服,二甲双胍肠溶片 0.5 g 口服。给予饮食指导,宜进低盐、低脂、糖尿病饮食,按时按量,忌含糖量过高食物,随身携带糖果等含糖类食物,以防低血糖发生。

2018-11-21 10:00

遵医嘱予以监测 9 点血糖,均偏高,最高达 20.6 mmol/L,随后请内分泌科会诊,口服阿卡波糖、沙格列汀及二甲双胍,并予以精蛋白重组人胰岛素混合注射液早晚皮下注射,指导胰岛素的使用方法及其注意事项。给予心理护理,讲解口服降糖药联合胰岛素使用降糖的相关知识,消除患者的心理恐惧和焦虑。患者能积极配合并主动询问使用方法。告知降糖药的基本分类,并明确饭前饭后服用降糖药的区别,指导皮下注射胰岛素的使用方法及其注意事项。

2018-11-23 15:00

每日监测一次血压,遵医嘱按时按量使用降压药,3 天后监测血压从最高 154/110 mmHg降至 140/90 mmHg,并予以饮食指导,宜进低盐、低脂、糖尿病饮食,忌油腻、辛辣刺激,忌过饱,宜少食多餐,保持大便通畅。保持良好睡眠,可适量锻炼,但活动初始宜缓慢,防止体位性低血压,如遇头晕、不适应,及时停止锻炼,呼叫医务人员监测血压动态变化。住院期间血压变化基本稳定,未出现高血压危象等并发症。

2018-11-26 00:00

复查 9 点血糖,最高血糖值达 12.2 mmol/L,血糖较前明显得以改善,嘱其继续联合使用口服降糖药和胰岛素,增强其信心,保持积极乐观的心态。患者已学会自己注射胰岛素的方法,再次宣教糖尿病的相关知识,防止低血糖发生,随身携带含糖食物,如糖果等,若出现心慌、饥饿、颤抖、面色苍白、无力、出汗等症状,及时进食,可以吃几粒糖果、几块饼干或喝半杯糖水。

2018-11-28 11:00

患者的血压及血糖较入院前得到明显控制,遵医嘱予以今日出院。予以出院指导,用药方面宜按时按量,宜进低盐、低脂、糖尿病饮食,应规律进食,避免暴饮暴食。注意劳逸结合,适量锻炼,运动方式以有氧锻炼为主,如游泳、慢跑等。避免情绪激动,学会自我调节,保持良好的情绪,定期门诊随诊。

三、案例说明书

(一)教学目标

1.了解高血压、糖尿病的病因及发病机制。

2.熟悉高血压、糖尿病的辅助检查及临床表现。

3.掌握高血压、糖尿病的治疗要点及护理措施。

4.掌握高血压及糖尿病并发症的预防措施。

(二)启发思考题

1.什么是高血压?高血压的病因及发病机制是什么?

2.什么是糖尿病?糖尿病的病因及发病机制是什么?

3.患者被诊断为高血压、糖尿病的依据有哪些?

4.高血压、糖尿病的分类及临床表现是什么？

5.临床上治疗高血压、糖尿病的措施有哪些？

6.高血压、糖尿病的并发症该怎样预防？

（三）分析思路

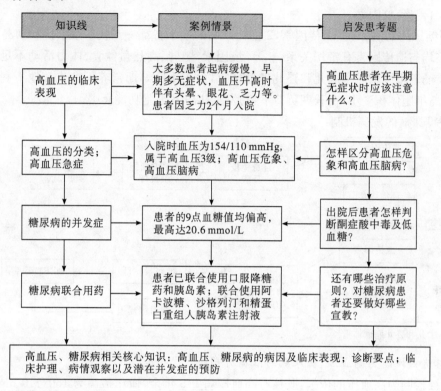

（四）理论依据及分析

1.什么是高血压？高血压的病因及发病机制是什么？

原发性高血压又称高血压病，是指病因未明确的、以体循环动脉血压升高为主要表现的临床综合征，常伴有重要脏器（如心、脑、肾等器官）的病理学改变及功能改变。目前，我国采用国际上统一的诊断标准，即在非药物状态下，收缩压（高压）大于等于140 mmHg或舒张压（低压）大于等于90 mmHg。

高血压的病因：目前尚不完全清楚，通常认为是多种因素参与的结果。①遗传因素：原发性的高血压有明显的遗传倾向；②体重超重和肥胖或腹型肥胖；③饮酒；④膳食高钠盐；⑤年龄和性别；⑥职业；⑦其他，如吸烟、长期精神紧张和焦虑等。

高血压的发病机制：高血压可由中枢神经和交感神经系统的影响，肾素-血管紧张素-醛固酮系统（RAAS）的影响而产生。影响高血压最主要的因素是全身小动脉痉挛、硬化，可引起血管阻力增高。

2.什么是糖尿病？糖尿病的病因及发病机制是什么？

糖尿病是一种由于胰岛素分泌缺陷或胰岛素作用障碍所致的以高血糖为特征的代谢性疾病。持续高血糖与长期代谢紊乱等可导致全身组织器官，特别是眼、肾、心血管及神经系统的损害及其功能障碍和衰竭。严重者可引起失水、电解质紊乱和酸碱平衡失调、酮症酸中毒和高渗昏迷。

糖尿病的病因及发病机制复杂,至今尚未完全阐明,不同类型的糖尿病的病因和发病机制各异,即使在同一类型中也不尽相同,与遗传、自身免疫和环境等因素有关。

1型糖尿病的病因:①遗传因素。②环境因素,主要与病毒感染、化学物质及饮食因素有关。③自身免疫因素。

2型糖尿病的病因:①遗传因素,2型糖尿病的基本特征——胰岛素抵抗和胰岛B细胞功能缺陷均与遗传因素有密切关系。②环境因素,肥胖、高热量饮食、体力活动不足及增龄是最主要的环境因素。③胎儿和婴儿期低体重,由于生命早期营养不良或其他不利环境的影响,胰岛细胞体积变小,在长期负荷下,易发生胰岛B细胞功能衰竭。

1型糖尿病的发病机制:

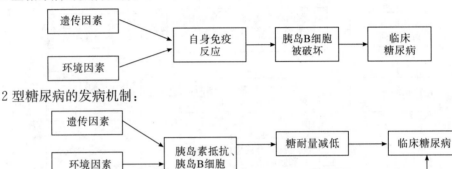

2型糖尿病的发病机制:

3.患者被诊断为高血压、糖尿病的依据有哪些?

(1)被诊断为高血压的依据:既往有高血压病史5年余,血压最高为160/110 mmHg,平素口服苯磺酸氨氯地平片每日1次,自诉血压控制欠佳;入院后予以每日监测一次血压变化,血压仍高于正常范围。

(2)被诊断为糖尿病的依据:2018年6月体检发现血糖偏高,未予以特殊治疗。监测9点血糖后发现血糖值都高于正常,并出现乏力不适。查血生化示:空腹血糖值偏高,为11.44 mmol/L,总胆固醇为7.00 mmol/L,尿糖++。

4.高血压、糖尿病的分类及临床表现是什么?

(1)高血压分为原发性高血压和继发性高血压。临床上根据血压升高水平将高血压分为1~3级,见下表。

	收缩压(mmHg)	舒张压(mmHg)
正常血压	<120	<80
正常高值	120~139	80~89
1级高血压	140~159	90~99
2级高血压	160~179	100~109
3级高血压	≥180	≥110

高血压的临床表现：早期可能无症状或症状不明显，常见的是头晕、头痛、颈项板紧、疲劳、心悸等。随着病程延长，血压明显持续升高，逐渐出现各种症状。多数症状在紧张或劳累后可加重，清晨活动后血压可迅速升高，因此心脑血管事件多发生在清晨。

当血压突然升高到一定程度时，甚至会出现剧烈头痛、呕吐、心悸、眩晕等症状，严重时会发生神志不清和抽搐，这就属于急进型高血压和高血压危重症，多会在短期内发生严重的心、脑、肾等器官的损害和病变，如中风、心梗、肾衰竭等。

继发性高血压患者的血压升高可具有其自身特点，如主动脉缩窄所致的高血压可仅限于上肢；嗜铬细胞瘤引起的血压升高呈阵发性。

（2）糖尿病分为 1 型糖尿病、2 型糖尿病、特殊类型糖尿病和妊娠期糖尿病。

糖尿病的临床表现如下：①典型症状：表现为三多一少，即多尿、多饮、多食和体重减少（消瘦）。②不典型症状：一些 2 型糖尿病患者的症状不典型，仅有头昏、乏力等，甚至无症状。有的发病早期或糖尿病发病前阶段，可出现午餐或晚餐前低血糖症状。

急性并发症的主要表现：在应激等情况下病情加重，可出现食欲减退、恶心、呕吐、腹痛、多尿加重、头晕、嗜睡、视物模糊、呼吸困难、昏迷等。

慢性并发症的主要表现：①糖尿病视网膜病变。②糖尿病性肾病。③糖尿病神经病变，四肢皮肤感觉异常，有麻木、针刺、蚁走感。④反复的感染，如反复的皮肤感染（如疖和痈），经久不愈的小腿和足部溃疡等。⑤糖尿病足。

5.临床上治疗高血压、糖尿病的措施有哪些？

高血压治疗的主要目标是血压达标，降压治疗的最终目的是最大限度地减少高血压患者心脑血管病的发生率和死亡率。①改善生活行为：减轻并控制体重；减少钠盐摄入；补充钙和钾盐；减少脂肪摄入；增加运动；戒烟、限酒；减轻精神压力，保持心理平衡等。②血压控制标准个体化：由于病因不同，高血压的发病机制不尽相同，临床用药应分别对待，选择最合适的药物和剂量，以获得最佳疗效。③多重心血管危险因素协同控制降压治疗后，尽管血压控制在正常范围，但血压升高以外的多种危险因素依然对预后产生重要影响。④降压药物治疗等。对检出的高血压患者，应使用推荐的起始与维持治疗的降压药物，特别是每日给药一次能控制 24 h 并达标的药物，具体应遵循四项原则，即小剂量开始、优先选择长效制剂、联合用药及个体化。

糖尿病的治疗强调早期、长期、综合治疗及措施个体化等基本原则，包括饮食治疗、运动治疗、药物治疗、自我血糖监测、糖尿病健康教育、其他心血管疾病危险因子的检测和控制等。

6.高血压、糖尿病的并发症该怎样预防？

高血压是一种可防可控的疾病，对血压正常高值（130～139/85～89 mmHg）阶段、超重或肥胖、长期高盐饮食、过量饮酒者，应进行重点干预，定期健康体检，积极控制危险因素。针对高血压患者，应定期随访和测量血压，尤其注意清晨血压的管理，积极治疗高血压（药物治疗与生活方式干预并举），减缓靶器官损害，预防心脑肾并发症的发生，降低致残率和死亡率。

2 型糖尿病一级预防的目标是预防 2 型糖尿病的发生；二级预防的目标是在已诊断的 2 型糖尿病患者中预防糖尿病并发症的发生；三级预防的目标是减缓已发生的糖尿病并发症

的进展,降低致残率和死亡率,改善患者的生存质量。

（五）案例总结

当今社会,随着人们生活习惯与饮食结构的多样化,高血压及糖尿病患者日益增多。高血压和糖尿病是我们生活中较为常见的慢性疾病,二者常伴随发病,糖尿病患者的高血压发病率远远高于无糖尿病人群的高血压发病率。高血压合并糖尿病是一种终身性疾病,患病率高,致残率高,死亡率也高,容易引发并发症,若不及时控制患者的血糖及血压,病情会恶化,患者的生命安全可能会受到威胁。

本案例患者2个月前无明显诱因下出现乏力,既往有高血压病史5年余,血压最高达160/110 mmHg,平素口服苯磺酸氨氯地平片每日1次,自诉血压控制欠佳。2018年6月体检发现血糖升高却没及时就医治疗,生活饮食未注意,后期出现乏力不适,继之血压升高而不降。针对这类患者,我们应该如何诊断并及时治疗和护理呢?

（1）心理护理:高血压合并糖尿病的治疗过程十分漫长,患者长时间忍受病痛的折磨,心理难免会抑郁、烦躁甚至恐惧。因此,护理人员应加强对患者的心理疏导,帮助患者减轻心理压力,舒缓心情,从而促进患者积极配合治疗,早日恢复健康。

（2）饮食护理:高血压合并糖尿病患者的临床表现为血压高、血糖浓度高,因此,合理安排患者的饮食、减少热量的摄入可以有效地缓解病情。护理人员应鼓励患者少吃肉,少吃含糖量高的水果,多吃绿色蔬菜,多喝水,适当摄入动物蛋白。

（3）运动护理:适当进行体育运动（如骑自行车、慢跑、游泳、打太极等有氧运动）可以减轻患者体质量并改善患者病情,但要注意控制运动量,时间大概为半小时,不可运动过度,否则会导致严重后果。

（4）用药护理:根据医师的医嘱,指导患者按时合理服用降糖药并联合使用胰岛素,及时给患者做相关指标的监测,并做好详细、客观、准确的记录,以便医师及时了解患者的病情,合理进行后续治疗。

随着我国人口老龄化的日益明显,高血压合并糖尿病的发病率也日益升高,随之而来的并发症也越来越严重,导致病死率大大提升。只有进行系统、长期的随访和管理,才能有望使血压和血糖得到长期控制,也才能真正减少疾病症状的发生,提高生活质量。高血压和糖尿病都与高血脂有关,因此,养成良好的生活习惯、适量运动、控制体质量是有效预防高血压和糖尿病发生的途径。

（六）课后思考题

1.患者一旦发生低血糖,我们应该采取哪些紧急的处置措施?

2.针对高血压、糖尿病患者发病年轻化的现状,我们该如何预防?

参 考 文 献

[1]李洪珍,孙宏伟.氯沙坦钾片联合马来酸左旋氨氯地平片治疗原发性高血压的疗效观察[J].中国现代药物应用,2017,11(10):7-9.

[2]Das A K,Dhanure S,Savalia A K,et al. Human bioequivalence evaluation of two losartan

potassium tablets under fasting conditions[J]. Indian J Pharm Sci,2015,77(2):190−195.

[3]赵金英,陈波,彭晓东.沙格列汀治疗老年 2 型糖尿病患者对胰岛 β 细胞功能及微炎症状态的影响[J].海南医学院学报,2016,22(12):1254−1257.

[4]张秋玲.综合护理干预对糖尿病酮症酸中毒患者的疗效观察[J].基层医学论坛,2016,20(29):4173−4174.

[5]张海云,万静波,叶赟.糖尿病酮症酸中毒患者生活方式及护理对策探讨[J].中西医结合护理(中英文),2017,3(7):148−150.

[6]赵蓉蓉.综合护理干预对糖尿病酮症酸中毒患者生活质量的影响[J].齐鲁护理杂志,2017,23(19):59−61.

[7]谷成英,李梅霞,贺艳菊,等.上海郊区老年 2 型糖尿病伴低血糖症 60 例临床特点[J].中国老年学杂志,2015,35(7):1756−1758.

[8]石筱溪.低强度规律有氧运动对 2 型糖尿病患者血糖和心肺功能的影响[J].中国老年学杂志,2015,35(16):4595−4597.

[9]王成绩,韩冠宇.有氧运动对 2 型糖尿病前期患者糖脂代谢的影响[J].中华物理医学与康复杂志,2016,38(3):209−210.

[10]王丽芳,由天辉,陈垦,等.家庭治疗模式对 2 型糖尿病患者认知情况及饮食行为的干预效果[J].广东医学,2014,35(10):1634−1636.

[11]汪守玉.心理护理对 2 型糖尿病患者血糖变化的影响研究[J].全文版:医药卫生,2015,3(11):85.

[12]章志琼,吴育平,郭笑盈.心理护理干预对 2 型糖尿病患者血糖控制的影响分析[J].中国医药科学,2016,6(3):128−130,146.

[13]朱燕珍,赵晶.心理护理干预对高血压脑出血患者术后心理状态及生活质量的影响[J].中国现代医生,2017,55(21):161−164.

[14]刘兰素.心理护理对社区老年高血压病患者焦虑抑郁情绪的影响[J].中西医结合心血管病电子杂志,2016,4(25):120−121.

[15]黄益花.心理护理干预联合黛力新对高血压患者的临床效果分析[J].中国生化药物杂志,2017,42(12):277−278.

[16]刘晓芳.54 例急诊糖尿病酮症酸中毒患者的急救护理体会[J].医药前沿,2016,6(2):240−241.

[17]王国苹.糖尿病酮症酸中毒患者的临床护理要点研究[J].中国继续医学教育,2016,8(27):198−199.

第八节　阵发性室上性心动过速患者的护理

一、案例信息

【摘要】　通过对一例阵发性室上性心动过速患者进行相关问题分析,阐述阵发性室上性心动过速的临床表现及典型的心电图特征。面对这样的心律失常患者,我们在临床中如何配合医生处理,如何做好射频消融术前和术后的护理,如何引导学生思考:怎样全面评估患者并采取相应的护理措施,是本文阐述的重点。

【关键词】　阵发性室上性心动过速(PSVT);心慌;射频消融术(RFCA);循证护理

二、案例正文

（一）基本信息

夏＊＊,女性,46 岁,已婚,务农。入院时间为 2018 年 11 月 15 日 14:26,病史采集时间 2018 年 11 月 15 日 14:40。

（二）护理评估

【健康史】

1. 主诉　反复心慌不适 10 余年,再发 3 天。

2. 现病史　患者 10 余年前无明显诱因下出现阵发性心慌不适,发作时有乏力感,无恶心、呕吐,无胸闷、胸痛,无头晕、头痛,无黑蒙、晕厥,一般持续数十分钟,休息后好转,患者一直未予以重视。3 天前患者再发心慌不适,无胸闷、胸痛,症状持续数小时,遂于当地医院就诊,查心电图示:阵发性交界性心动过速,心脏彩超示:心内结构及功能正常。现患者为求进一步诊治,到我院心血管内科就诊,门诊拟以"阵发性室上性心动过速"收住入院。

3. 日常生活形态

（1）饮食:每日三餐,主食 100 g 左右,以米饭为主,饮食清淡,发病期间食欲尚可,体重无明显变化。

（2）睡眠:日常睡眠规律,一般晚 9～10 点入睡,早 6～7 点起床,睡眠质量尚可。

（3）排泄:平时小便每日 5～6 次,夜间排尿 1 次,小便色清,淡黄色,无泡沫,尿量每日 1500～2000 mL,大便每日 1 次,为成形软便,发病时大小便无异常。

（4）自理及活动能力:平时日常生活完全可以自理,每天早晚分别锻炼 0.5～1 h,步行约 10000 步,发病以来,日常生活可以自理。

4. 既往史　血压较正常稍高,未服用任何降压药物。否认糖尿病、冠心病、脑梗死等慢性疾病史,否认肝炎、结核等传染病史,否认外伤、手术、输血史,否认药物、食物过敏史,预防接种史不详。

5. 个人史　出生于安徽省郎溪县,无疫区、疫情、疫水接触史,无矿区、矿山、高氟区、低碘区居住史,无放射性物质、有毒物质接触史,无吸毒史。育有二女一子,均体健。无吸烟、酗酒等不良嗜好。

6.家族史　家族中否认遗传性疾病及类似病史。

7.心理状况

(1)情绪状态:担心自己生病会影响儿女的工作和生活,有点焦虑。

(2)对所患疾病的认识:一直认为自己身体还好。因近3天反复发生心慌而有点害怕,入院前听医生说要行介入手术治疗,内心很担忧。希望可以尽快治疗好,并会积极配合医生的治疗。

(3)重大应激事件及应对情况:近期未遇到重大应激事件。

8.社会状况

(1)社会支持系统:夫妻关系融洽,长期与丈夫生活在一起,家庭和睦。患者生病后,子女都很关注,对患者给予足够的关心和照顾。

(2)居住与工作环境:与丈夫居住在90多平方米的三居室,小区及周围环境适宜,生活便捷。

(3)经济状况及付费方式:参加了新农合,此次入院主要由丈夫和女儿陪护,家庭条件尚可,医疗费用由丈夫承担。

【体格检查】

T 36.8 ℃,P 108 次/分,R 20 次/分,BP 140/99 mmHg。发育正常,营养良好,正常面容,表情自如,自主体位,神志清楚,查体合作,全身皮肤黏膜无黄染,无皮疹、皮下出血、皮下结节、瘢痕,毛发分布正常,皮下无水肿,无肝掌、蜘蛛痣。全身浅表淋巴结无肿大,头颅无畸形、压痛、包块,无眼睑水肿,结膜无充血、出血、水肿,无苍白、滤泡,眼球无突出,巩膜无黄染,瞳孔等大等圆,对光反射灵敏,外耳道无异常分泌物,乳突无压痛,两侧听力无障碍,嗅觉无异常。口翼无发绀,口腔黏膜无破溃及苍白,伸舌无偏斜、震颤,齿龈无肿胀及溢脓,咽部黏膜正常,扁桃体无肿大,颈软无抵抗,颈动脉搏动正常,颈静脉无怒张,气管居中,肝-颈静脉回流征阴性,甲状腺无肿大,无压痛、震颤、血管杂音。胸廓正常,胸骨无叩痛,乳房正常对称,呼吸运动正常,肋间隙无增宽或变窄,语颤双侧对称,呼吸规律,双肺呼吸音清;无胸膜摩擦音,心前区无隆起,心尖搏动无增强,心浊音界无增大或缩小,心率108 次/分,律齐,心音有力,A2=P2,各瓣膜听诊区未闻及杂音,无心脏附加音,无心包摩擦音。腹部平坦,无腹壁静脉曲张,腹部柔软,无压痛、反跳痛,腹部无包块。肝脏未触及,脾脏未触及,Murphy 征阴性,肾脏无叩击痛,无移动性浊音,肠鸣音无亢进或减弱,4 次/分。脊柱正常生理弯曲,四肢活动自如,无畸形、下肢静脉曲张、杵状指(趾),关节形态无异常,下肢无水肿,四肢肌力、肌张力未见异常,双侧肱二头肌腱反射、肱三头肌腱反射及双侧膝反射、跟腱反射正常,双侧Babinski 征阴性。

【辅助检查】

检查项目:肝肾功能+血糖+血脂+电解质;血常规;甲状腺功能;肌钙蛋白;心肌酶谱;心电图;动态心电图;胸部 X 片;常规超声心动图。

（三）护理计划

日期	患者问题	相关因素	临床表现	护理目标	干预措施	效果评价	评价时间
2018-11-15 14:26	P_1. 舒适的改变	与心慌、心输出量减少有关	患者于3天前感觉心慌、乏力	缓解心慌症状	I_1. 协助患者取舒适体位,如半卧位,告知患者卧床休息的重要性。 I_2. 为患者提供安静、舒适的环境,保证充分的休息和睡眠。 I_3. 必要时监测生命体征及心电图变化,观察心率、心律等变化。 I_4. 避免诱发因素,如饱餐、受凉、情绪激动及用力排便[1]	心慌症状未发生。患者可避免诱发因素,尽量卧床休息	2018-11-21 08:00
2018-11-15 14:26	P_2. 焦虑	与心律失常反复发作、对治疗及手术缺乏信心有关	对疾病的预后感到焦虑	对心律失常的治疗无顾虑,积极配合治疗	I_1. 向患者及家属详细介绍病区环境,护理人员应态度和蔼,各项操作熟练,取得患者的信任,减轻其恐惧、焦虑心理。 I_2. 耐心听取患者主诉,必要时予以心理疏导,缓解其焦虑情绪[2]。 I_3. 向患者介绍相同疾病恢复好的患者的情况,增加其信心,使其配合治疗	患者心情放松,积极配合治疗。患者在了解疾病相关知识后,对治疗充满信心	2018-11-17 08:00
2018-11-15 14:26	P_3. 知识缺乏	缺乏疾病及射频消融术相关的知识	对疾病知识及治疗方法不知晓	对疾病及手术治疗方案有基本的了解	I_1. 向患者及家属详细介绍疾病的相关知识及射频消融术的注意事项。术前训练患者床上排尿,指导患者术前排空膀胱[3]。 I_2. 多与患者及家属沟通,向家属说明饮食、用药及活动的注意事项,告知配合治疗的重要性。术前不需禁食,以六分饱为宜。 I_3. 及时评估患者对疾病、饮食及用药的了解情况	对疾病知识及手术方法均有一定的了解。了解术前、术后的注意事项	2018-11-19 09:00
2018-11-19 17:40	P_4. 生活自理能力下降	与术后右下肢制动有关	右下肢制动,日常生活无法自理	做好术后生活护理	I_1. 患者术后右股静脉穿刺处沙袋加压6 h,右下肢制动24 h,听取患者主诉,及时满足其合理需要[4]。 I_2. 协助患者翻身、进餐、大小便,做好生活护理。 I_3. 把呼叫器放在患者触手可得的地方,及时了解患者需要	患者术后24 h可下床活动,生活大部分可自理。无任何护理并发症发生	2018-11-20 18:00
2018-11-19 17:40	P_5. 潜在并发症:出血	与手术穿刺静脉有关	穿刺处可能会出现出血、血肿等	无穿刺处出血和血肿	I_1. 每30 min巡视一次病房,观察穿刺处有无渗血和血肿,如有异常,及时通知医生予以处理。 I_2. 检查足背动脉搏动情况,做好标记,比较两侧肢端的颜色、温度、感觉及运动功能情况[5]。 I_3. 做腹部用力动作时(打喷嚏和咳嗽等),应用手按住伤口,以减轻腹压[6]。 I_4. 术后平卧24 h,术侧肢体制动12 h。 I_5. 穿刺处局部予以沙袋压迫6 h,保证沙袋的压迫良好	无穿刺处出血、血肿的发生。局部换药,穿刺处愈合良好	2018-11-21 08:00

（四）护理记录

2018-11-15 14:26

患者因"反复心慌不适10余年，再发3天"而入院，步入病房，神志清楚，精神尚可，口唇无发绀，心律齐，双下肢无水肿。入院后给予全面评估，ADL评分16分，跌倒风险评分0分，心理状态稳定，营养状况正常。向患者讲解疾病相关知识及住院期间相关注意事项，加强安全知识宣教。

2018-11-16 09:00

患者神志清楚，精神尚可，外院动态心电图示：阵发性交界性心动过速。准备择期行射频消融术，向其解释射频消融的目的及手术方法，协助完善相关辅助检查。患者自觉心慌症状较入院前好转。

2018-11-17 10:00

患者胸片示：胸部基本正常，常规超声心动图示：心脏大小、形态、结构以及心肌运动、瓣膜启闭未见明显异常，左室功能正常，生化检查无异常。

2018-11-18 10:30

拟于明日在利多卡因局麻下行射频消融术，予以患者介入治疗相关知识宣教，做好心理疏导，消除其紧张、焦虑情绪。训练其平卧床上大小便，嘱家属准备好便盆。

2018-11-19 16:30

护送患者至DSA室行射频消融术，左手安置留置针，予以心理安慰。

2018-11-19 17:40

患者在利多卡因局麻下行射频消融术，术后安返病房，左锁骨下静脉穿刺处及右股静脉穿刺处敷料干燥、无渗血，加压包扎。嘱患者右下肢制动8 h，可进行足部的屈曲、后伸、内旋、外旋等活动，防止静脉血栓的形成。观察足背动脉搏动良好，监测生命体征，心电监护示：窦性心律。ADL评分6分，协助生活护理，床上使用便器。

2018-11-20 08:00

患者行射频消融术术后第一天，神志清楚，精神状态良好，可从床上活动慢慢转为床边活动，指导患者肢体活动，在病室内行走，起床、下蹲时动作应缓慢，不能突然用力。左锁骨下静脉及右股静脉穿刺处敷料干燥、无渗出，穿刺点无硬结及压痛，予以更换敷料。

2018-11-21 11:00

患者已下床活动，无心慌、胸闷等不适，穿刺处愈合良好。ADL评分14分，病情平稳，遵医嘱予以今日出院。出院指导：①饮食方面，因患者血压偏高，饮食宜清淡、易消化、低盐、低脂，多食蔬菜、瓜果、菌类等。②伤口方面，保持局部干燥，近2天避免洗澡，如穿刺处出现红、肿、热、痛，应及时就医。③活动方面，1周内避免抬重物及特殊劳动，如给自行车胎打气，术后1~2周即可进行相对正常的生活和工作，避免重体力劳动或运动，1~2个月后可恢复完全正常的生活。④用药方面，遵医嘱服用阿司匹林肠溶片（1片/日）1个月，1个月后门诊复查，如有心悸、胸闷等症状，及时就诊。

三、案例说明书

（一）教学目标

1. 了解阵发性室上性心动过速的主要治疗方法。

2. 熟悉射频消融术的基本知识。

3. 掌握射频消融术术前和术后的护理措施。

（二）启发思考题

1. 阵发性室上性心动过速是何种心律失常？

2. 阵发性室上性心动过速的临床特点是什么？

3. 阵发性室上性心动过速的非介入治疗方法是什么？

4. 心脏射频消融术的原理是什么？

5. 心脏射频消融术的适应证有哪些？

6. 射频消融术术后的并发症有哪些？

（三）分析思路

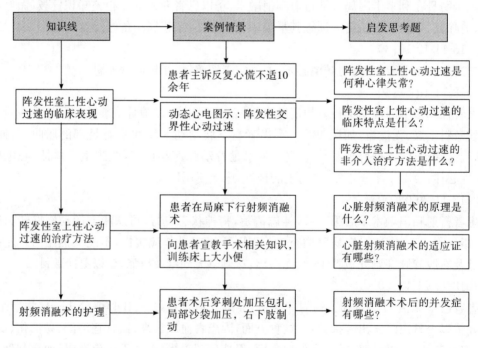

（四）理论依据及分析

1. 阵发性室上性心动过速是何种心律失常？

阵发性室上性心动过速（PSVT）简称阵发性室上速，大部分阵发性室上速由折返机制引起，主要分为房室折返性心动过速（AVRT）、房室结折返性心动过速（AVNRT）及局灶性房性心动过速（AT），其中前两种占阵发性室上速的 90%[7]。

2. 阵发性室上性心动过速的临床特点是什么？

阵发性室上速的特点是阵发性地突然发作和突然停止，每次发作持续时间可不及 1 s 或持续数秒、数分钟、数小时甚至数天,自动或经治疗后终止,部分可反复发作[8]。大多数阵发性室上速的心电图表现为 QRS 波群形态正常,RR 间期快速心律规则。心电图特征为:①心率为150~250次/分,节律规则。②QRS 波群形态及时限正常,但发生室内差异性传导或原有束支传导阻滞时,QRS 波群形态异常。③P 波为逆行性(Ⅱ、Ⅲ、aVF 导联倒置),常埋藏于 QRS 波群内或位于其终末部分,与 QRS 波群保持恒定关系。④起始突然,通常由一个房性期前收缩触发,其下传 PR 间期显著延长,随之引起心动过速发作。大部分室上速由折返机制引起,折返发生在窦房结、房室结与心房,分别称为窦房折返性心动过速、房室结内折返性心动过速与心房折返性心动过速。此外,利用隐匿性房室旁路逆行传导的房室折返性心动过速习惯上亦属于阵发性室上速的范畴,但折返回路并不局限于房室交界区。在全部阵发性室上速病例中,房室结内折返性心动过速与利用隐匿性房室旁路逆行传导的房室折返性心动过速约占 90% 以上,前者是最常见的阵发性室上性心动过速类型。

3. 阵发性室上性心动过速的非介入治疗方法是什么?

(1)刺激迷走神经,适用于青年人,老年人不可用。屏气后用力呼气;刺激咽部引起恶心;指压或按摩一侧颈动脉窦,不可同时两侧加压,以免引起大脑缺血。

(2)普罗帕酮 70 mg 静脉注射。

(3)胺碘酮加葡萄糖注射液,静脉注射。

(4)三磷酸腺苷(ATP)对窦房结和房室结均有明显的抑制作用,对经房室交界区折返的阵发性室上速有效。半衰期很短,仅有 30 s,若无效,3~5 min 后可重复静脉推注。为防止严重窦性停搏、房室传导阻滞,可与阿托品联合静脉推注。老年人及病态窦房结综合征患者禁用。

(5)地尔硫卓 10 mg 静脉推注,伴有心衰者可用去乙酰毛花苷静脉推注。

(6)对各种药物治疗无效者,可行经食管调搏。

(7)紧急情况下,如发生急性心衰、休克等,有条件的可用直流电复律。

4. 心脏射频消融术的原理是什么?

射频消融术(RFCA)是治疗心律失常的一种导管治疗技术。射频能量是一种低电压高频(30 kHz~1.5 MHz)电能。射频消融仪通过导管头端的电极释放射频电能,将导管头端与局部心肌内膜之间的电能转化为热能,达到一定温度(46~90 ℃)后,使特定的局部心肌细胞脱水变性、坏死(损伤直径 7~8 mm,深度 3~5 mm),自律性和传导性能均发生改变,从而使心律失常得以根治。目前射频消融术已经成为根治阵发性室上性心动过速最有效的方法。

5. 心脏射频消融术的适应证有哪些?

(1)预激综合征合并阵发性心房颤动和快速心室率。

(2)房室折返性心动过速、房室结折返性心动过速、房性心动过速和无器质性心脏病证据的室性心动过速(特发性室性心动过速)呈反复发作性,或合并心动过速心肌病或血流动力学不稳定者。

(3)顽固性心房扑动,近年来特发性心房颤动也逐渐成为适应证。

(4)室性期前收缩。主要用于临床症状明显的单源性的频发室性期前收缩;常由心室兴奋灶引起;标测到异位兴奋灶消融,室性期前收缩即可消失。

（5）发作频繁和（或）症状重、药物预防发作效果差的心肌梗死后室性心动过速。

（6）不适当窦性心动过速合并心动过速心肌病。

6. 射频消融术术后的并发症有哪些？

血管穿刺并发症包括局部出血、血肿、感染、气胸、血栓形成、栓塞等，导管操作并发症包括主动脉瓣反流、心肌穿孔、心包填塞等，放电消融并发症包括房室传导阻滞、心肌梗死等[9]。

（五）案例总结

阵发性室上性心动过速是心律失常的一种，是指起源于心房或房室交界区的心动过速，大多数由折返激动所致，少数由自律性增加和触发活动引起。大多数阵发性室上性心动过速的心电图表现为 QRS 波群形态正常，RR 间期快速心律规则。大部分室上性心动过速由折返机制引起，折返发生在窦房结、房室结与心房，分别称为窦房折返性心动过速、房室结内折返性心动过速与心房折返性心动过速。此外，利用隐匿性房室旁路逆行传导的房室折返性心动过速习惯上亦属于阵发性室上性心动过速的范畴，但折返回路并不局限于房室交界区。在全部阵发性室上性心动过速病例中，房室结内折返性心动过速与利用隐匿性房室旁路逆行传导的房室折返性心动过速约占 90% 以上，前者是最常见的阵发性室上性心动过速类型。心电图示连续 3 次或以上的室上性过早搏动称为阵发性室上性心动过速。常见病因有冠心病、心肌梗死、缺氧血症、低钾血症、预激综合征、心力衰竭、慢阻肺、其他各种器质性心脏病或伴有心房扩大者、洋地黄或其他药物毒性反应、甲状腺功能亢进等，亦可见于无任何病因。

本案例患者因"反复心慌不适 10 余年，再发 3 天"而入院，入院前无其他心脏疾病，且有心电图支持诊断，后完善相关检查，确诊为阵发性室上性心动过速，并行射频消融术。针对患者住院过程中存在的护理问题，采取相应的护理措施。

（1）心理方面。患者年纪较轻，无其他基础器质性心脏病，入院时及疾病治疗过程中，存在对治疗效果及预后的担心，并担心疾病会影响往后的身体素质。积极予以相关知识介绍，如介入治疗的安全性、成功率及术后预后情况，与家属共同做好对患者的鼓励和安慰，增强治疗疾病的信心，保持情绪稳定，也可以向患者介绍相同疾病已治愈的病友，使患者的心理状态稳定。

（2）并发症护理方面。患者行射频消融术治疗，可能会出现心包填塞、心肌梗死、心肌穿孔等严重并发症，予以积极完善的术前准备，术中密切观察与配合，术后心电监护，监测患者的生命体征，倾听患者主诉，及时向医生反映病情。

（3）舒适度方面。患者有胸闷、胸痛等不适感受，针对产生不适的原因予以对症处理，遵医嘱用药，指导缓解不适的方法，如深呼吸、听音乐等，尽可能减少患者的不适体验。患者在住院期间未再发生心慌及心律失常。

（4）射频消融术后的相关护理。患者经右股静脉及左锁骨下静脉穿刺行射频消融术，右下肢制动 8 h，生活自理能力降低，给予补偿性生活照护，注意保护患者的隐私，满足患者的生活需要。患者术后病情平稳，无并发症发生，好转后出院，予以出院指导，包括：①饮食：低盐、低脂、低胆固醇饮食。②运动：术后不能过量运动，日常生活不受任何影响。③用药：术后服用阿司匹林肠溶片(1片/日),注意观察有无牙龈出血、胃肠道不适等不良反应发生,按时门诊复诊等。

在对该案例的循证护理中,我们发现,临床实践中心脏射频消融术对于根治阵发性室上性心动过速的治愈率为99%,但也存在复发的几率。无明显器质性心脏病,偶尔发作,每次不超过几分钟,又无明显症状者,预后良好,亦不必特殊治疗。若有器质性心脏病,尤其是心肌梗死并发室上速,易导致心衰、休克,预后严重,应积极控制,是否需要给予患者长期药物预防,取决于发作频繁程度以及发作的严重性。洋地黄、长效钙通道阻滞剂、β受体阻滞剂或普罗帕酮可供选用。射频消融术已十分成熟,具有安全、迅速、有效且能根治心动过速的优点。

(六)课后思考题

1.射频消融术的适应证主要有哪些?

2.房颤射频消融术与室上速射频消融术治疗的区别是什么?

参考文献

[1]薛霆.射频消融术的临床应用及护理措施[J].中国临床研究,2017,9(17):126-128.

[2]朱峰珍.射频消融术治疗阵发性室上速的护理[J].中国社区医师(医学专业),2013,15(5):274.

[3]周凤.临床护理路径应用于阵发性室上速射频消融术的效果研究[J].心血管病防治知识,2018(8):46-48.

[4]徐威,郭子静,刘荣新.连续护理在阵发性房颤射频消融术后患者中的应用[J].中国循证心血管医学杂志,2016,8(7):884-886.

[5]闫洁.阵发性室上性心动过速患者的急救与护理[J].中国实用护理杂志,2012,28(30):22-23.

[6]赵金.阵发性室上性心动过速经导管射频消融术后的护理[J].中国现代药物应用,2013,7(16):175-176.

[7]黄俊,李斌,蔡广.阵发性室上性心动过速导管消融治疗进展[J].临床心血管病杂志,2017,33(3):275-278.

[8]齐书英,何振山,崔俊玉,等.702例房室结折返性心动过速的射频消融治疗[J].白求恩军医学院学报,2009,7(1):1-3.

第九节　三度房室传导阻滞患者的护理

一、案例信息

【摘要】　通过对一例高钾血症致三度房室传导阻滞患者进行相关问题分析,找出高钾血症与三度房室传导阻滞的关系,阐述电解质在心律失常发生发展中的作用,以及出现的临床表现和典型的心电图特征。面对这样的心律失常患者,我们在临床中如何配合医生处理,如何做好起搏器植入治疗的护理,如何引导学生思考:怎样全面评估患者并采取相应的护理措施,是本文阐述的重点。

【关键词】 　三度房室传导阻滞;高钾血症;起搏器;护理

二、案例正文

(一)基本信息

奚＊＊,男性,81 岁,已婚,务农。入院时间为 2018 年 11 月 23 日 15:30,病史采集时间为 2018 年 11 月 23 日 15:30。

(二)护理评估

【健康史】

1.主诉　一过性晕厥 1 天。

2.现病史　患者 1 天前无明显诱因下出现意识丧失,伴有大小便失禁,无四肢抽搐,于当地医院查心电图示:心律失常—三度房室传导阻滞,心率 28 次/分,为求进一步诊治,遂来我院就诊,门诊拟以"心律失常—三度房室传导阻滞"收住入院。

3.日常生活形态

(1)饮食:每日 2～3 餐,主食 100 g 左右,以米饭为主,肉类、蛋奶及水果摄入少。每日饮水约 800 mL。发病后伴有乏力感,食欲欠佳,体重无明显变化。

(2)睡眠:平素作息规律,睡眠质量尚可,发病后较前无明显改变。

(3)排泄:近 1 个月来小便较以往少,尿色深,未重视,大便无异常,每日 1 次,发病时大小便失禁。

(4)自理及活动能力:日常生活完全自理,还可以下地种菜,发病时出现意识丧失,意识恢复后有头晕、乏力感,可步行,不能下地干活。

4.既往史　有高血压病史,口服卡托普利＋尼群地平,平素服药不规律,未监测血压。否认冠心病、糖尿病病史,否认肝炎、结核等传染病史,否认输血、外伤及药物过敏史。预防接种史不详。

5.个人史　生于芜湖市,无长期外地及疫区居住史,不吸烟、不饮酒。已婚已育,子女体健。

6.家族史　家族中否认遗传性疾病及类似病史。

7.心理状况

(1)情绪状态:内心焦虑,担心家庭经济负担及加重子女和兄弟的照顾负担。

(2)对所患疾病的认识:未接受过正规教育,一直务农,无就医习惯,自身患高血压病也没有按时监测血压及规律服药。

(3)重大应激事件及应对情况:近期未遇重大应激事件。

8.社会状况

(1)社会支持系统:早年丧偶,子女在外地打工,与兄弟同住。

（2）居住与工作环境：一直居住在农村，离县医院较远。

（3）经济状况及付费方式：子女外出务工，自己务农，经济基础弱，参加了新农合。

【体格检查】

T 36.3 ℃，P 23 次/分，R 18 次/分，BP 126/62 mmHg。发育正常，营养良好，步入病室，平卧位，神志清楚，查体合作。全身皮肤及黏膜正常，无皮疹及皮下出血。口唇无发绀，颈静脉充盈，肝-颈静脉回流征阴性。胸廓对称、无畸形，胸式呼吸存在。肺部听诊：双肺呼吸音清，未闻及干湿啰音，未闻及胸膜摩擦音。心前区无隆起，心前区无异常搏动，心尖搏动位于左侧第 5 肋间锁骨中线内 0.5 cm，无心包摩擦感。心脏听诊：心率 23 次/分，心律不齐，心音正常，A2＞P2。各瓣膜未闻及杂音，未闻及心包摩擦音。

【辅助检查】

检查项目：心电图；血生化；永久起搏器植入后心电图。

（三）护理计划

日期	患者问题	相关因素	临床表现	护理目标	干预措施	效果评价	评价时间
2018-11-23 15:30	P₁. 有猝死的危险	与三度房室传导阻滞、心率慢、阿-斯综合征发作有关	晕厥、乏力、意识丧失、四肢抽搐、大小便失禁	预防猝死发生	I₁. 嘱患者绝对卧床休息，持续心电监护，密切观察生命体征变化。 I₂. 遵医嘱使用异丙肾上腺素等提高心率的药物，观察不良反应。 I₃. 密切巡视患者，做好交接班，备好抢救药品及除颤仪于床边。 I₄. 做好临时起搏器植入准备[1]（临时起搏器是治疗缓慢性心律失常的重要工具，对于永久性三度房室传导阻滞或心率持续低于 40 次/分者，应当植入永久起搏器，预防猝死发生）	患者经右股静脉植入临时起搏器。 患者经左锁骨下静脉植入永久起搏器。 患者安全出院，未发生猝死	2018-11-23 18:15 2018-11-28 12:30 2018-12-06 10:00
2018-11-23 15:30	P₂. 心输出量减少	与心律失常（三度房室传导阻滞）有关	乏力、晕厥，心电图示：三度房室传导阻滞，EF 值下降	提高心输出量，避免晕厥发生	I₁. 遵医嘱使用异丙肾上腺素、沙丁胺醇等提高心率的药物，增加心输出量。 I₂. 做好临时起搏器植入准备，完善心脏超声及其他检查。 I₃. 密切巡视患者，持续心电监护，嘱其绝对卧床休息，备好抢救药品及除颤仪于床边。 I₄. 根据检查结果，遵医嘱做好永久起搏器植入准备[2]，改善心脏节律跳动及供血，提高心输出量（永久起搏器及 CRT 治疗能提高患者的 EF 值，缩小扩大的心脏，改善心功能）	患者出院，起搏频率调整为 50 次/分，无乏力、胸闷感，适应良好，无晕厥发生	2018-12-06 10:00

续表

日期	患者问题	相关因素	临床表现	护理目标	干预措施	效果评价	评价时间
2018-11-23 15:30	P₃.活动无耐力	与心率慢、三度房室传导阻滞有关	乏力、晕厥，心电图示：三度房室传导阻滞，ST-T改变	患者乏力感消失，能进行一般家务劳动	I₁.嘱绝对卧床休息，鼻导管吸氧[3]，2 L/min（吸氧有利于减轻心肌缺氧性损伤，提高血液含氧量，减轻乏力感）。I₂.遵医嘱使用异丙肾上腺素等提高心率的药物，增加心输出量。I₃.遵医嘱予以植入临时起搏器，提高心率，改善心脏功能。I₄.根据患者情况，实时评估，制订活动计划，从床上肢体活动锻炼到起搏器植入术后功能锻炼，帮助提高活动耐力，循序渐进	患者植入临时起搏器后自觉乏力感消失。患者植入永久起搏器后步行出院，能进行一般家务活动	2018-11-25 10:00　　2018-12-06 10:00
2018-11-23 15:30	P₄.焦虑	担心住院治疗加重经济负担，给子女带来麻烦	皱眉、叹气	缓解患者的焦虑感，使其安心治疗	I₁.密切巡视患者，与患者交流，倾听主诉，给予适当的心理护理[4]（给予患者单个的心理疏导比药物更能有效地减轻患者的焦虑感）。I₂.联系患者家属，告知起搏器植入相关的新农合大病救助政策，减轻经济负担造成的心理压力。I₃.保持病房内舒适、安静，关心患者及家属需求，及时予以满足	患者的焦虑感消失，愿意进行永久起搏器治疗，子女陪伴在身边，患者心情舒畅	2018-11-27 10:00
2018-11-23 18:15	P₅.电解质紊乱：高钾血症	与不规律服用卡托普利药物及高血压对肾脏损害、肾功能减退有关	血钾6.93 mmol/L，晕厥、心率慢（三度房室传导阻滞）	血钾降至正常范围	I₁.嘱绝对卧床休息，持续心电监护[5]，观察心律变化。I₂.遵医嘱使用葡萄糖酸钙、胰岛素、碳酸氢钠、呋塞米等排钾药物[5]，观察尿量、末梢血糖及药物不良反应。I₃.密切巡视患者，复查电解质[5]，做好交接班，备好抢救药品及除颤仪于床边。I₄.给予饮食指导，避免摄入高钾食物。I₅.遵医嘱调整降压药物，避免血管紧张素转换酶抑制剂（ACEI）类药物，指导患者规范服药，告知药物不良反应（急救治疗首先静注葡萄糖酸钙和胰岛素，1～2 h复查后可加用碳酸氢钠，适当使用呋塞米类药物，给予患者持续的心电监护，观察心律变化）	血钾4.63 mmol/L，恢复正常	2018-11-24 08:00

续表

日期	患者问题	相关因素	临床表现	护理目标	干预措施	效果评价	评价时间
2018-11-23 18:15	P[6].潜在并发症:深静脉血栓	与绝对卧床、右下肢制动、右股静脉导管植入有关	D-二聚体明显升高,身体相应部位出现栓塞症状	严防深静脉血栓形成	I[1].指导和帮助患者做床上肢体运动及踝泵运动[6],促进下肢血液回流(给予制动肢体适当的被动运动,能预防VTE的发生)。 I[2].每班护士观察制动肢体足背动脉搏动情况及测量腿围,注意观察有无下肢肿胀、发白、疼痛、麻木感等VTE症状发生。 I[3].定期监测凝血功能、D-二聚体指标的变化[7],必要时遵医嘱使用肝素等抗凝药物。 I[4].予以清淡饮食,保证每日饮水量1000 mL,降低血液黏稠度[6]	患者拔除右股静脉临时起搏器,未发生VTE。 患者安全出院,住院期间未发生VTE	2018-11-28 12:30 2018-12-06 10:00
2018-11-23 18:15	P[7].有临时起搏器电极脱位的可能	与绝对卧床、右下肢制动、右股静脉导管植入有关	心率低于40次/分,低于起搏频率;再次发生晕厥及心搏骤停	严防临时起搏器电极脱位	I[1].告知患者右下肢绝对制动的必要性,使用约束带。 I[2].持续心电监护,每4 h评估一次,班班交接,观察心律和心率变化。 I[3].妥善固定临时起搏器体外电极导线及脉冲发射器,防止牵拉和拖拽。 I[4].每2 h翻身一次,帮助制动肢体活动及按摩腰背部,给予心理护理,增加卧床舒适感(妥善固定导线及使用约束带制动,勤巡视、观察必要的心电监护及倾听患者主诉,能减少电极脱位的发生)	患者拔除右股静脉临时起搏器,期间未发生电极脱位	2018-11-28 12:30
2018-11-23 18:15	P[8].躯体移动障碍	与右下肢制动、绝对卧床有关	需要他人帮助翻身、移动身体	患者能自行变换体位	I[1].按时巡视患者,每2 h翻身一次,给予保护性支撑软垫[8]。 I[2].倾听患者主诉,指导家属予以下肢及腰背部肌肉按摩,减轻酸胀感,提高卧床舒适度[8]。 I[3].予以心理护理并尽快完善相关检查,拔除右股静脉临时起搏器,行永久起搏器治疗	患者拔除右股静脉临时起搏器,能在床上翻身活动 患者永久起搏器植入良好,步行出院	2018-11-28 12:30 2018-12-06 10:00

日期	患者问题	相关因素	临床表现	护理目标	干预措施	效果评价	评价时间
2018-11-24 18:15	P9. 营养失调：低于机体需要量	与平素饮食清淡、少食优质蛋白质食物及发病后食欲减退有关	体重较轻，白蛋白、总蛋白低于正常；肾功能减退致贫血	提高食欲，增加机体能量需要量	I1. 患者卧床制动期间，给予易消化软质食物，少食多餐，增进食欲，水果和蔬菜搭配，保证蛋、奶摄入及铁质补充。 I2. 予以心理护理，减轻焦虑感，促进食欲。 I3. 予以治疗基础疾病，卧床期间勤翻身，保持舒适感，鼓励进食优质蛋白质饮食。 I4. 使用专业营养评估工具筛查营养风险，能促进预后[9]（对需要长期住院或手术的患者使用营养风险评估，术前给予营养治疗，能减少手术并发症及促进康复）	患者食欲增加，进食增多	2018-11-26 12:30
						患者了解优质蛋白质饮食对伤口恢复的重要性，出院后继续保证每天优质蛋白质及补铁食物摄入	2018-12-06 10:00
2018-11-25 10:00	P10. 有皮肤完整性受损的危险	与右下肢制动、绝对卧床、骶尾部皮肤长期受压有关	骶尾部发红，压之不易褪色	患者无压疮发生	I1. 按时巡视患者，每2h翻身一次，给予保护性支撑软垫[8]。 I2. 倾听患者主诉，帮助下肢及腰背部肌肉按摩，减轻酸胀感。 I3. 给予优质蛋白质及富含维生素饮食，提高机体皮肤的抵抗力[10]	患者拔除右股静脉临时起搏器，未发生皮肤受损	2018-11-28 12:30

（四）护理记录

2018-11-23 15：40

患者入院后嘱其绝对卧床休息，开放静脉通道，更换手术衣，采集血标本送检，鼻导管吸氧（2 L/min），床边心电监护示：心率17次/分，BP 126/62 mmHg。严密监测患者，做好心肺复苏术（CPR）准备，遵医嘱给予平衡液500 mL＋异丙肾上腺素1 mg，以20滴/分静脉泵入，沙丁胺醇4 mg立即口服等，做好临时起搏器植入准备及术前健康教育。

2018-11-23 17：06

患者在平车上等电梯时突发意识丧失、四肢抽搐，立即就地在平车上抢救，胸外心脏按压，迅速推车返回冠心病监护病房（CCU），按压约3 min后意识转清，心电监护示：宽QRS波心动过速，心率100次/分，BP 130/92 mmHg，SpO2 99％。遵医嘱暂停异丙肾上腺素组液滴入，硝酸异山梨酯片5 mg立即舌下含服，密切监测病情变化，抢救车、除颤仪床边备用。

2018-11-23 17：40

患者心率逐渐下降至40次/分，遵医嘱再次予以异丙肾上腺素1 mg＋0.9％氯化钠溶液48 mL，以2 mL/h静脉泵入，并携带抢救物品，再次护送入DSA室行临时起搏器植入术。

2018-11-23 18：15

患者经右股静脉行临时起搏器植入术后安返病房，予以临时起搏器护理常规及健康教育，心电监护示：起搏心率50次/分；接检验科电话示危急值：血钾6.93 mmol/L。遵医嘱予以0.9％氯化钠溶液10 mL＋葡萄糖酸钙1.0 g静推，10％葡萄糖溶液250 mL＋胰岛素8 U

静脉慢滴,密切监测尿量。

2018-11-23 21:00

患者经血液净化中心及肾内科会诊后,再次予以呋塞米 20 mg 静推、碳酸氢钠溶液 250 mL 静滴处理,采集血标本,复查血钾情况。

2018-11-23 22:00

复查血钾 5.43 mmol/L,患者卧床休息中,小便能自解,尿色深。嘱其饮水,予以翻身,指导下肢肢体踝泵运动。

2018-11-24 10:00

患者卧床休息中,心电监护示:自主心律与起搏心律交替出现,心率 56 次/分。复查血钾 4.63 mmol/L,总蛋白 60.5 g/L,白蛋白 39.7 g/L,予以优质蛋白质饮食指导。凝血功能示:纤维蛋白降解产物(FDP)15.04 mg/L,D-二聚体 6.38 mg/L。观察右下肢足背动脉搏动情况,指导制动肢体踝泵运动,预防 VTE。按时予以翻身,减轻腰背部因下肢制动导致的酸痛感,预防起搏器电极滑脱,再次予以起搏器知识宣教。

2018-11-25 10:00

患者血钾恢复正常,经主任查房后考虑患者晕厥及心动过缓与高血钾有关,血钾正常后,将起搏频率调整至 40 次/分,观察心律、心率变化,查看有无永久起搏器植入指征,再次予以疾病安全宣教,完善胸片、心脏 B 超检查。

2018-11-26 16:00

患者心脏 B 超示:射血分数(EF)41%,左室整体收缩功能减退,左室壁弥漫性运动减弱。胸片示:心影稍大,主动脉增宽。心电监护示:三度房室传导阻滞,心率 40~50 次/分;夜间均为起搏心律,心率 40 次/分。遵医嘱拟于 11 月 28 日行永久起搏器植入术,予以相关知识宣教。

2018-11-28 12:30

患者经左锁骨下静脉植入永久起搏器并拔除右股静脉临时起搏器,左胸切口处敷料干燥、无渗血,予以沙袋加压 8 h,左肩及左上肢制动 72 h,予以永久起搏器术后护理常规和健康宣教,心电监护示:起搏心律,心率 60 次/分。

2018-11-29 10:00

遵医嘱予以停病危通知,左胸切口处伤口愈合中。17:07 复查心电图示:心房、心室起搏心律。

2018-12-05 09:00

患者近日下床活动后无胸闷、心慌感,拟于明日出院,予以出院前健康宣教,再次告知永久起搏器注意事项,患者已能部分掌握起搏器相关知识。

2018-12-06 10:00

患者左胸切口处伤口愈合良好,予以换药后办理出院手续,给予出院指导,告知其 1 个月后门诊复查并办理起搏器植入信息卡,随身携带,患者及家属心情舒畅,对医护人员的抢救治疗表示感谢。

三、案例说明书

（一）教学目标

1. 了解高钾血症及电解质紊乱对心律失常的作用机制。

2. 熟悉高钾血症及房室传导阻滞心电图的表现。

3. 掌握心律失常（房室传导阻滞）的临床表现及处理方法；掌握起搏器植入的护理措施及突发心搏骤停的应急预案。

（二）启发思考题

1. 高钾血症的临床表现及心电图特点是什么？

2. 电解质紊乱与心律失常的关系是什么？为何会诱发房室传导阻滞？

3. 如何处理高钾血症？

4. 三度房室传导阻滞的病因、临床表现及心电图特点是什么？

5. 如何做好临时起搏器与永久起搏器的护理及健康教育？

（三）分析思路

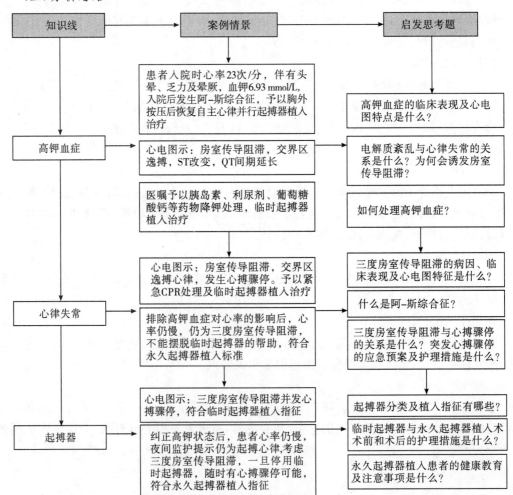

（四）理论依据及分析

1.高钾血症的临床表现及心电图特点是什么？

血钾＞5.5 mmol/L称为高钾血症，由肾排钾减少（血管紧张素转换酶抑制剂如卡托普利对钾代谢的影响）、细胞内的钾移出、含钾药物输入过多、输入库存血过多、洋地黄中毒等引起。

（1）临床表现：主要是感到肌无力，通常从下肢开始；全身供血不足，皮肤苍白、发冷、青紫，血压降低；心律不齐，心脏表现为乱跳，人感到心悸；心动过缓和心脏骤停，突然晕厥、死亡。

（2）心电图表现：T波高尖；常伴有QRS波群增宽；P波振幅降低，宽度增宽，伴PR间期延长；P波消失，呈现"窦室"传导；还可出现ST段下降、窦性心动过缓、窦性心律不齐、房室传导阻滞、交界性心动过速、室性心动过速、心室颤动等心律失常。

（3）与本案例间关系分析：①患者血钾6.93 mmol/L，符合高钾血症的诊断标准。②患者既往不规律服用卡托普利（ACEI类药物），肌酐、尿素氮轻度增高，多年来没有规范治疗高血压，对肾功能有损害，均不利于血钾的排出。发病前尿量少，进食进水少，均可引起体内血钾的增高，导致高钾血症发生。③患者发病时发生晕厥，意识丧失，四肢抽搐，意识恢复后有全身乏力感，心电图表现为房室传导阻滞、交界区逸搏、ST改变和QT间期延长，符合高钾血症的心电图表现。④治疗及护理：遵医嘱予以0.9%氯化钠溶液10 mL＋葡萄糖酸钙1.0 g静推，10%葡萄糖溶液250 mL＋胰岛素8 U静脉慢滴处理，呋塞米20 mg静推，碳酸氢钠溶液250 mL静滴处理等，均符合高钾血症的临床治疗规范。在治疗的过程中使用心电监护，观察患者心律、心率及尿量、血糖的变化，记录24 h出入量等也符合其护理流程。⑤钾是机体重要的矿物质之一，K^+增高引起心脏激动传导速度减慢，心率反射性下降，K^+减少又会引起心脏异位起搏点自律性增高，导致各种心律失常发生。因此，无论是高钾还是低钾，都有引起心搏骤停的可能，增加猝死风险，对于心律失常的患者要监测电解质情况，及时纠正处理。

2.三度房室传导阻滞的临床表现及心电图特点是什么？

（1）临床表现：三度房室传导阻滞是一种严重的心律失常，其临床症状取决于心室率的快慢与伴随病变，症状包括疲乏、头晕、晕厥、心绞痛、心力衰竭等。若心室率过慢而导致脑出血，患者可出现暂时性意识丧失，甚至抽搐及阿-斯综合征，严重者可猝死。听诊发现第一心音强度经常变化。

（2）心电图表现：心房与心室活动各自独立、互不相关；心房率快于心室率，心房冲动来自窦房结或异位心房节律；心室起搏点通常在阻滞部位稍下方，如位于室内传导系统的远端，心室率可在40次/分以下，QRS波群增宽，心律亦常不稳定。

（3）与本案例间关系分析：①患者的心电图符合三度房室传导阻滞的心电图诊断标准。②患者出现头晕、乏力、晕厥甚至阿-斯综合征、心搏骤停的症状，符合三度房室传导阻滞的临床表现。③遵医嘱予以异丙肾上腺素提高心率，并护送入DSA室行临时起搏器的治疗也符合三度房室传导阻滞的治疗原则。④三度房室传导阻滞的病因中就有电解质紊乱（高钾血症），这也联系到患者自身由于血钾过高而引发的心律失常，后期在将血钾降至正常范围后，心律仍慢，仍呈三度房室传导阻滞改变，与患者自身高龄、长期高血压导致的心肌缺血、缺氧改变有关，因此，患者需要植入永久起搏器，才能避免猝死的发生。

3.什么是起搏器？起搏器与本案例的关系是什么？

心脏起搏器是一种医用电子仪器，通过发放一定形式的电脉冲刺激心脏并使之激动和收缩，即模拟正常心脏的冲动形成和传导，以治疗由于某些心律失常或心脏病所致的心功能障碍。根据脉冲发生器和起搏电极导线组成不同可分为临时起搏器和永久起搏器两种。

与本案例间关系分析：①患者入院前发生晕厥、意识丧失，入院后心率为16～23次/分，心电监护提示停搏，心电图示：三度房室传导阻滞，入 DSA 室时再次发生阿-斯综合征及心搏骤停，均符合临时起搏器紧急植入指征。②纠正高钾血症的病因后发现患者夜间心律均为起搏心律，无自主心律，拔除临时起搏器后患者有再次发生心搏骤停的风险，且心率<40次/分的三度房室传导阻滞完全符合永久起搏器植入指征。

（五）案例总结

本案例患者是一名典型的三度房室传导阻滞患者，引起三度房室传导阻滞的病因很多，最常见的是冠心病导致的心肌缺血、缺氧，引起心电传导系统的血供障碍，进而发生心律失常。该患者没有规律就医习惯，直至发生晕厥后才去医院就诊，入院后心电监护显示为心率16～23次/分的极缓慢心律失常。这种极缓慢的心率临床少见，患者还能步行入门诊就医，可见心率慢的时间较长，身体有一定的耐受能力。面对这种随时会发生心搏骤停的患者，做好抢救的准备和尽早进行临时起搏器的治疗是首要任务。而危急值的高钾，让人首先疑惑是不是高钾血症引起的心律失常，在纠正了血钾电解质紊乱后，患者心率依然慢，夜间完全临时起搏器心律，频率为40次/分，说明患者三度房室传导阻滞不是由高钾血症引起的，而是既往病史高血压造成的冠心病引起的，永久起搏器植入治疗成为必需。那么高血压与高血钾之间有联系吗？降压药卡托普利对于血钾在体内的积蓄起到了关键的作用，因此，通过本案例的分析，我们抽丝剥茧，了解了钾离子对心律失常的影响，掌握了起搏器对救治三度房室传导阻滞患者的作用，并且反思：自己一旦遇到心搏骤停患者该怎么做？遇到低钾血症时会出现心律失常吗？缓慢型心律失常可以用起搏器治疗，那快速型心律失常呢？通过这个案例能够带来更多的反思，有助于掌握更多的相关知识。

本案例对患者的病史进行了详细的采集和分类评估，将患者视为一个整体，逐一分析，找出患者的护理问题并加以解决，能够帮助实习护士和临床新护士更好地掌握该疾病的护理措施。通过"患者－环境"互动情形及分析思路的框架搭建，让护理措施的提出更有针对性，还能拓展视野及技能，更好地将理论转化为实践运用到患者身上，为患者服务。

（六）课后思考题

1.低钾血症的临床表现、心电图表现及处理措施是什么？

2.快速型心律失常有哪些？如何处理？

3.突发心搏骤停的应急预案是什么？

参 考 文 献

[1]Al-Khatib S M,Stevenson WG,Ackerman M J,et al. 2017 AHA/ACC/HRS Guideline for management of patients with ventricular arrhythmias and the prevention of Sudden cardiac death [J]. J Am Coll Cardiol(2017),doi:10.1016/j.jacc.2017.10.054.

[2]Brignole M,Auricchio A,Baron-Esquivias G,et al. 2013 ESC Guidelines on cardiac pacing and cardiac resynchronization therapy [J]. Eur Heart J,2013,34(29):2281－2329.

[3]沈莹,夏勇,潘德峰,等. 吸氧减轻急性心肌梗死缺氧性损伤的实验研究[J]. 中华护理杂志,2002,37(1):9－11.

[4]Lim L,Chan H N,Chew P H,et al. Ministry of health clinical practice guidelines:anxiety disorders [J]. Singapore Med J,2015,56(6):310－315.

[5]Alfonzo A,Soar J,MacTier R,et al. Clinical practice guidelines:treatment of acute hyperkalaemia in adults. UK Renal Association 2014.

[6]段霞,龚美芳. 永久性心脏起搏器植入术后患者发生深静脉血栓的影响因素分析[J]. 中华现代护理杂志,2013,48(34):4260－4163.

[7]中华医学会外科学分会血管外科学组. 深静脉血栓形成的诊断和治疗指南(第三版)[J]. 中华普通外科杂志,2017,32(9):807－812.

[8]郭晓萍,梅静. 临时心脏起搏器术后患者心脏并发症护理对策[J]. 中国循证心血管医学杂志,2014,6(4):472－473.

[9]Jie B,Jiang Z M,Nolan M T,et al. Impact of nutritional support on clinical outcome in patients at nutritional risk:a multicenter,prospective cohort study in Baltimore and Beijing teaching hospitals[J]. Nutrition, 2010;26(6):1088－1093.

[10]刁玲玲,赵静,戴晓冬,等. 营养水平与进食方式对压疮发生的影响[J]. 护士进修杂志,2017,32(10),934－936.

第十节 暴发性心肌炎患者的护理

一、案例信息

【摘要】 本案例描述一位暴发性心肌炎患者的保守治疗及护理过程,期望学习者从中掌握暴发性心肌炎的临床表现、治疗要点和护理措施,能通过查阅资料对体外膜肺氧合有所了解。

【关键词】 暴发性心肌炎;冠状动脉造影术;体外膜肺氧合(ECMO)

二、案例正文

(一)基本信息

杨＊,男性,19岁,未婚,厨师。入院时间为 2018 年 12 月 2 日 15:25,病史采集时间为 2018 年 12 月 2 日 15:30。

(二)护理评估

【健康史】

1.主诉 突发心前区疼痛 3 h 余。

2. 现病史　于 3 日前感冒、发热,最高温度 38.5 ℃,自诉此次感冒较以往头痛、关节疼痛明显。无鼻塞、流涕等症状,无气喘,无咳嗽、咳痰,无晕厥、黑蒙,无呕血、黑便。今日中午 12 点出现胸前区疼痛,持续 10 min 后无法缓解,来我院急诊就诊,查心电图示:窦性心率伴心动过缓,急性心肌梗死,ST 段改变。拟以"急性心肌梗死"收住我科。病程中无咳嗽、咳痰,无晕厥、黑蒙,无呕血、黑便,饮食、睡眠良好,体重无明显改变,大小便正常。

3. 日常生活形态

(1)饮食:平时饮食不规律,每餐以米饭为主,口味偏咸,爱吃油炸食品。平时食欲较好,体重无明显变化。

(2)睡眠:长期在外租房居住,无家人约束,睡眠不规律,有熬夜习惯,无午睡习惯,睡眠质量尚可。

(3)排泄:平时小便每日 4～5 次,夜尿 1～2 次,小便色清,无泡沫,尿量每日 2000 mL 左右,大便每日 1 次,为黄色软便。发病以来,伴腹泻,每日约 3 次,呈水样便。

(4)自理及活动能力:平时日常生活完全可以自理,无乏力及体力下降症状。

4. 既往史　既往无高血压,否认糖尿病,否认冠心病,否认肝炎、结核等传染病史,否认手术、输血、外伤史,否认药物过敏史。预防接种史不详。

5. 个人史　生于芜湖市,无长期外地居住史,无疫区居留史。否认吸烟、饮酒等不良嗜好。未婚未育。

6. 家族史　家族中否认遗传性疾病及类似病史。

7. 心理状况

(1)情绪状态:因急剧疼痛的感觉而十分焦虑。

(2)对所患疾病的认识:对所患疾病认识不足,一直觉得自己身体很好,认为此次发病就是感冒加重,不理解为什么感冒要住进 CCU;希望得到更具体和详细的指导,以后会积极地配合医生的治疗,争取早日出院。

(3)重大应激事件及应对情况:无重大应激事件。

8. 社会状况

(1)社会支持系统:发病后由父亲送入院,未见其他家属。父亲对病情较为关注,但更过于关注花费问题。

(2)经济状况及付费方式:患者刚参加工作,无积蓄,父亲诉家中经济拮据,不宜进行花费昂贵的治疗方式;付费方式为全自费,无医保和商业保险。

【体格检查】

T 36.9 ℃,P 60 次/分,R 20 次/分,BP 106/66 mmHg。神志清楚,精神差,全身皮肤黏膜未见黄染,浅表淋巴结未及肿大,颈软,气管居中,双肺呼吸音粗,未闻及干湿啰音。心律齐,未闻及明显病理性杂音。腹平软,无压痛、反跳痛,肝脾肋下未及,移动性浊音(一);双下肢无水肿,NS 病理征(一)。

【辅助检查】

检查项目:心电图;超声心动图;实验室检查,如心肌酶谱、肌钙蛋白等。

（三）护理计划

日期	患者问题	相关因素	临床表现	护理目标	干预措施	效果评价	评价时间
2018-12-02 15:30	P_1. 急性疼痛：胸痛	与心肌缺血缺氧或心肌炎症有关	患者主诉胸痛，心电图和心肌酶谱均提示心肌损伤	患者24 h内疼痛缓解、减轻直至消失	I_1.嘱患者绝对卧床休息。 I_2.胸痛的观察：评估疼痛的部位、性质、程度和持续时间，给予心电监护，监测心率、心律、血压变化，观察患者有无面色苍白、大汗淋漓、恶心、呕吐等。 I_3.安慰患者，缓解紧张、焦虑情绪。 I_4.给予低流量鼻导管吸氧。 I_5.遵医嘱急查心电图，静脉采血，立即口服阿司匹林300 mg、氯吡格雷300 mg、阿托伐他汀钙40 mg，做好急诊 CAG＋PCI 术术前准备[1]。 I_6.遵医嘱予以吗啡静脉泵入，减轻疼痛	通过冠脉造影排除患者心肌梗死，为缓解疼痛提供医疗对策。 患者疼痛得到缓解	2018-12-02 16:40 2018-12-03 01:00
2018-12-02 15:30	P_2. 活动无耐力	与心肌缺血、缺氧或心肌炎症有关	患者心肌受损致收缩无力，心排血量降低，并发心律失常、心力衰竭	患者活动耐力增加，出院前能生活自理	I_1.急性期嘱患者绝对卧床休息，减少心肌耗氧，以利于心功能的恢复。 I_2.协助患者生活护理。 I_3.限制探视，减少不必要的干扰，保证患者充分的休息和睡眠时间。 I_4.当活动耐力有所增加时，应及时给予鼓励。对不愿活动或害怕活动的患者，应给予心理疏导，督促患者完成耐力范围内的活动量。 I_5.须待心力衰竭、心律失常得到控制，心脏恢复至正常大小后，再逐渐增加活动量。与患者及家属一起制订并实施每天的活动计划，严密监测活动时心率、心律和血压的变化[2]	患者活动耐力增加。 患者出院时可在搀扶下下床，步行20 m无气促	2018-12-07 09:00 2018-12-12 10:00
2018-12-02 17:20	P_3. 潜在并发症：猝死	与心源性休克及心律失常、心肌供血减少有关	患者出现心源性休克症状，心电图示高度房室传导阻滞	患者住院期间不发生猝死	I_1.病情观察：加强心电监护及床边巡视，观察生命体征、尿量，注意观察有无呼吸困难、咳嗽、水肿、肺部啰音等表现，备好抢救药品和物品。如发现频发室早、短阵室速、房室传导阻滞，应立即通知医生，并遵医嘱予以抗心律失常药，必要时行电复律或临时起搏[3]。 I_2.床边备好抢救仪器及药物，一旦发生严重心律失常或急性心力衰竭，立即配合急救处理。 I_3.遵医嘱使用血管活性药物多巴胺，用药期间严密监测血压并根据血压情况进行剂量调整。 I_4.遵医嘱使用异丙肾上腺素提高心率，用药期间严密观察用药效果或不良反应	患者突然心率增快、恶心、呕吐，立即停止异丙肾上腺素泵注，10 min后心率下降，1 h后胃部不适缓解。 患者安全出院，住院期间未发生猝死	2018-12-03 23:40 2018-12-12 10:00

日期	患者问题	相关因素	临床表现	护理目标	干预措施	效果评价	评价时间
2018-12-02 22:00	P₄. 焦虑	与起病急、担心预后、工作和前途有关	患者疼痛中反复询问"我是否要死了";症状缓解后又询问"我还要住几天、我能不能很快出院"	患者焦虑情绪减轻,能主动配合治疗	I₁. 密切巡视患者,与患者交流,倾听主诉,给予适当心理护理[4]。 I₂. 向患者介绍疾病进展规律,嘱其配合治疗	患者焦虑情绪减轻,能与医护人员微笑交流	2018-12-07 10:00
2018-12-05 15:00	P₅. 有双下肢深静脉血栓形成的危险	与长期卧床休息、下肢活动少有关	患者绝对卧床休息,无力活动	住院期间不发生深静脉血栓	I₁. 卧床期间指导双下肢正确活动,并指导患者踝泵运动。 I₂. 当卧床医嘱解除后,鼓励其早期下床活动,勿在下肢穿刺输液。 I₃. 健康指导:促使患者充分地了解下肢深静脉血栓形成的病因。让患者知道诱发疾病的因素与诱发的结果,向患者传授预防的方法[5]	患者出院,未发生深静脉血栓	2018-12-12 10:00

（四）护理记录

2018-12-02 15:30

患者因"突发心前区疼痛3 h余"由急诊平车推送入院,入院时患者神志清楚,精神差,痛苦面容,全身湿冷伴大汗,诉心前区疼痛。疼痛评分3分,急诊心电图示:急性下壁和右室心肌梗死、急性前壁心肌梗死。急诊心肌酶谱:CKMB 83 U/L。立即予以吸氧、心电监护,嘱其绝对卧床休息、床上大小便,使用床栏防跌倒、坠床。遵医嘱予以告病危。

2018-12-02 16:15

护送患者入DSA室行CAG术,予以术前宣教,嘱患者勿紧张。

2018-12-02 16:40

患者行CAG术后安返病房,造影结果示:LM(－),LAD(－),LCX(－),RCA(－),TIMI血流均为Ⅲ级。右桡动脉穿刺处敷料干燥、无渗血,指端温暖,较左侧青紫,患者诉有麻、胀感,予以解释,每小时1次,共4次。接检验科危急值:肌钙蛋白＞102 μg/L,CKMB 215 U/L,告知医生,嘱继续观察,氧气、心电监护持续使用中。

2018-12-02 17:19

患者心率69次/分,R 18次/分,BP 89/54 mmHg,指端SpO₂ 95％,四肢湿冷。口唇、甲床苍白,遵医嘱予以0.9％氯化钠溶液32 mL＋多巴胺180 mg组液,以3 mL/h静脉泵入。开通另一组静脉通道,静脉滴注0.9％氯化钠溶液50 mL＋甲泼尼龙琥珀酸钠40 mg。

2018-12-02 19:40

患者神志清楚,面色苍白,诉胸痛未见缓解,逐渐加大多巴胺用量,先调至5 mL/h,又调至10 mL/h,患者血压波动于79～90/48～59 mmHg,请ICU医生会诊,建议转至ICU行

ECMO 治疗,患者家属拒绝。

2018-12-02 20:00

患者心率较入院时减慢,波动于 50～55 次/分,密切观察病情变化。接检验科危急值:高度房室传导阻滞。

2018-12-03 01:00

遵医嘱予以更昔洛韦静脉滴注。患者血压 85/51 mmHg,全身湿冷,入院至今无小便,告知医生,继续观察。值班医生和 ICU 会诊医生再次告知患者家属疾病的凶险性,建议转至 ICU 行 ECMO 治疗,患者家属拒绝。

2018-12-03 01:20

患者仍诉疼痛,遵医嘱予以 0.9% 氯化钠溶液 48 mL＋吗啡 20 mg,以 5 mL/h 静脉泵入。

2018-12-03 02:15

患者神志清楚,心率突然急剧减慢,一度降至 20 次/分,立即将除颤仪置于床边备用,遵医嘱予以 5% 葡萄糖溶液 500 mL＋异丙肾上腺素静脉滴注。患者较恐惧,予以心理安慰。

2018-12-03 03:00

接检验科危急值:肌钙蛋白＞102 μg/L,CKMB 203 U/L,告知医生,嘱继续观察。异丙肾上腺素静脉滴注下心率波动于 39～70 次/分,心电监护仪示:心电波形,QRS 波群增宽。

2018-12-03 04:00

患者入睡。多巴胺使用状态下血压波动于 97～118/58～74 mmHg,异丙肾上腺素 20 mL/h 静脉滴注下心率波动于 39～70 次/分。

2018-12-03 07:00

患者后半夜未诉疼痛,能安静入睡。全身湿冷,静脉留置针在位通畅,穿刺处无红肿,予以多次加固敷贴。心电监护示:多巴胺使用状态下血压波动于 112～124/55～77 mmHg,异丙肾上腺素 20 mL/h 静脉滴注下心率波动于 59～86 次/分。入院 15 h 余入量 1512 mL,小便量 0 mL,触诊腹部无膨隆。

2018-12-03 16:00

患者神志清楚,精神欠佳,低半卧位休息中,肢端湿冷稍有好转。未诉胸前区疼痛,吗啡组液泵入完毕,遵医嘱予以撤除。入院至今已超过 24 h 无小便,告知医生。多巴胺组液 6 mL/h 持续静脉泵入下血压波动于 114～126/62～74 mmHg,异丙肾上腺素组液 20 mL/h 静脉滴注下心率波动于 55～66 次/分。

2018-12-03 17:50

患者自解小便 2 次,共 1000 mL。

2018-12-03 23:40

患者突发心率快,伴恶心、呕吐不适,立即暂停异丙肾上腺素并告知医生。血压 161/92 mmHg,多巴胺组液调至 3 mL/h 泵入,密切观察病情变化。

2018-12-04 03:00

患者神志清楚,精神差,肢端温暖,多巴胺组液 3～5 mL/h 泵入下血压波动于

83～113/54～68 mmHg。本班自解小便 1 次,500 mL。

2018-12-04 07:00

24 h 出入量:入量 1900 mL,出量 1500 mL。

2018-12-05 07:00

患者神志清楚,精神欠佳,卧床休息中,经鼻导管持续吸入氧气(3 L/min),多巴胺组液泵入下血压波动于 89～107/56～72 mmHg。继续予以给药 24 h。出入量:入量 1900 mL,出量 1500 mL。

2018-12-06 07:00

根据血压及时调整多巴胺泵注速度,血压波动于 84～119/49～70 mmHg。今日 06:00 遵医嘱予以停止多巴胺泵入,继续密切监测生命体征变化,关注患者主诉,及时追踪检查化验结果。治疗上继续予以激素冲击、抗病毒、营养心肌、减轻心脏负荷、保护胃黏膜等药物应用。

2018-12-07 09:00

患者神志清楚,卧床休息,活动耐力增强,指导其进行踝泵运动,在护士监护下床上坐起、自行进食。指导高维生素、高蛋白饮食。

2018-12-12 09:00

患者一般情况良好,今日出院,予以出院指导。

三、案例说明书

(一)教学目标

1.了解暴发性心肌炎的病因及发病机制。

2.熟悉暴发性心肌炎的临床表现、治疗要点和预后。

3.掌握暴发性心肌炎的危险并发症和护理要点。

(二)启发思考题

1.本例患者被诊断为暴发性心肌炎,但其临床表现与急性心肌梗死有一些共同之处,请思考暴发性心肌炎和急性心肌梗死有何异同,从好发人群、发病机制、心电图表现、临床表现等方面进行分析。

2.如何对暴发性心肌炎患者的胸痛症状进行护理?

3.暴发性心肌炎的临床表现有哪些?

4.如何对暴发性心肌炎患者进行治疗和病情观察?

5.如何对暴发性心肌炎患者进行出院指导?

（三）分析思路

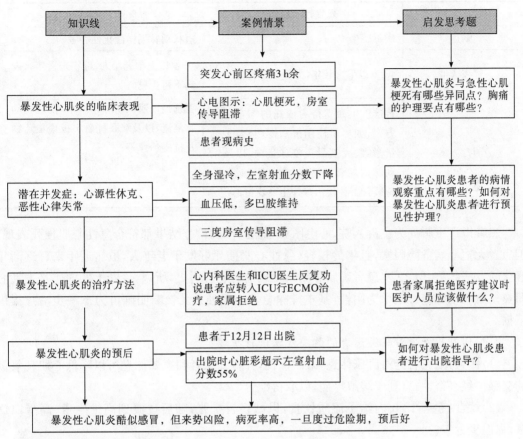

（四）理论依据及分析

1.暴发性心肌炎和急性心肌梗死有何异同？

暴发性心肌炎（又称急性重症心肌炎）往往起病急骤，临床表现多样，可迅速出现各种恶性心律失常、急性心功能不全和心源性休克等严重并发症，病情凶险。其中部分患者的起病症状、心电图改变及心肌酶升高与急性心肌梗死非常相似，容易误诊，应引起临床的高度重视。目前暴发性心肌炎的诊断仍主要依据临床资料，缺乏特异性诊断指标。暴发性心肌炎和急性心肌梗死均可导致大量的心肌损伤和坏死，从而使心肌酶谱明显升高，临床上也可出现胸闷、气促等症状，伴心律失常、急性心功能不全和心源性休克等并发症，当心电图出现局部定位性 ST-T 段抬高等典型改变时，临床鉴别诊断的确存在很大难度。主要根据发病年龄、既往病史、发病特点、心电图和心肌酶学动态演变等资料进行鉴别，黄金鉴别标准是冠状动脉造影术。其中暴发性心肌炎好发于儿童及青壮年，而急性心肌梗死好发于中老年；前者常无明显的易患因素，可有病毒感染史，后者常有高血压、糖尿病或吸烟等易患因素和冠心病史，并且有剧烈的胸痛症状；暴发性心肌炎多以胸闷、心悸为主要症状，严重时伴有气促，而急性心肌梗死则以胸骨后压榨样闷痛为主要症状，患者常感到闷痛难忍，有濒死感，伴大汗淋漓。下表列出了暴发性心肌炎和急性心肌梗死的不同点。

暴发性心肌炎和急性心肌梗死的不同点

	暴发性心肌炎	急性心肌梗死
病因	病毒感染	冠状动脉粥样硬化性心脏病
好发人群	40岁以下青壮年,男性多于女性	40岁以上中老年人,近年来青年人发病不再少见
治疗方案	首选以生命支持为依托的综合治疗方案,如尽早使用抗病毒药物、大剂量激素、大剂量免疫球蛋白,以及主动脉内球囊反搏术、体外膜肺氧合、持续肾脏替代治疗等生命支持治疗	首选经皮冠状动脉介入术,使冠状动脉复流,以及双联抗血小板聚集药物及抗凝治疗等

患者以严重胸痛为主诉入院,心电图和心肌酶谱的检查结果都符合急性心肌梗死表现。但患者无冠心病危险因素,且年龄较轻(急性心肌梗死好发于老年人,虽然近年来有逐渐年轻化的发病趋势,但19岁患者确属少见),发病前有感冒病史,所以,诊断上倾向于暴发性心肌炎。冠状动脉造影结果为阴性,基本排除急性心肌梗死。诊断明确可为下一步治疗提供依据。

2.如何对暴发性心肌炎患者的胸痛症状进行护理?

(1)休息:嘱患者绝对卧床休息,限制探视,并告知患者和家属休息可以降低心肌耗氧量和交感神经兴奋性,有利于缓解疼痛,以取得配合。

(2)饮食:起病12 h内给予流质饮食,以减轻胃扩张,随后过渡到高维生素、高蛋白饮食,提倡少量多餐。

(3)给氧:使用鼻导管给氧,以增加心肌氧的供应。

(4)心理护理:患者疼痛发作时应有专人陪伴,允许患者表达内心感受,给予心理支持,增加患者战胜疾病的信心。向患者讲明住进CCU后病情的任何变化都在医护人员的严密监护下,并能得到及时的治疗,最终会转危为安,以缓解患者的恐惧心理。简明扼要地解释疾病过程与治疗配合,说明不良情绪会增加心肌耗氧量而不利于病情的控制。医护人员开展工作应紧张有序,避免忙乱而让患者产生不信任感和不安全感。

(5)环境要求:保持环境安静,将监护仪的报警声尽量调低,以免影响患者休息,增加患者的心理负担。

(6)用药护理:烦躁者可使用药物(如地西泮、吗啡等)适当镇静,用药过程中观察有无呼吸抑制等不良反应。

本案例急性期要求患者卧床休息,经鼻导管吸氧(3 L/min),血流动力学不稳定时,遵医嘱予以暂禁食,在用药上,遵医嘱予以吗啡静脉泵注。

3.暴发性心肌炎的临床表现有哪些?

(1)症状。①病毒感染前驱症状:发热、乏力、鼻塞、流涕、咽痛、咳嗽、腹泻等为首发症状,个体表现差异较大,但是许多患者早期仅有低热、明显乏力、不思饮食或伴有轻度腹泻,这些症状可持续3~5天或更长,这是诊断暴发性心肌炎的重要线索。②心肌受损表现:病毒感染前驱症状出现后的数日或 1~3 周,出现气短、呼吸困难、胸闷或胸痛、心悸、头昏、极度乏力、食欲明显下降等症状,这是患者就诊的主要原因。有学者统计显示,72% 的患者发生呼吸困难,32% 的患者发生胸痛,而 18% 的患者出现心律失常。③血流动力学障碍:为暴发性心肌炎的重要特点,部分患者迅速发生急性左心衰竭或心源性休克,出现肺循环淤血或休克表现,如严重的呼吸困难、端坐呼吸、咳粉红色泡沫痰、焦虑不安、大汗、少尿或无尿等。可出现皮肤湿冷、苍白、发绀,呈现皮肤花斑样改变甚至意识障碍等。少数发生晕厥或猝死。④其他组织器官受累表现:可引起多器官功能损害或衰竭,包括肝功能异常(谷草转氨酶为 1 万~2 万 U/L,严重时出现胆酶分离)、肾功能损伤、凝血功能异常(出血和弥散性血管内凝血)以及呼吸系统受累等(肺部感染、低氧血症和急性呼吸窘迫综合征)。这种多器官功能的异常可导致患者全身情况急剧恶化。

(2)体征。①生命体征:血压、呼吸、心率等指标异常提示血流动力学不稳定,是暴发性心肌炎最为显著的表现,也是病情严重程度的指征。原发的病毒感染一般体温不会太高,但并发肺部或其他部位的细菌感染时体温可超过 39 ℃,极少数患者还可发生体温不升(低于 36 ℃),这是病情危重的表现。窦性心动过速是暴发性心肌炎患者最为显著的特点,心率通常 >100 次/分,可达 160 次/分。心率增快与体温升高不相称(>10 次/℃),虽然并不特异,但为暴发性心肌炎诊断的重要线索。②心脏相关体征:心界通常不大;心肌受累、心肌收缩力减弱导致心尖搏动减弱或消失,听诊心音明显低钝,常可闻及第 3 心音及第 3 心音奔马律;左心功能不全和合并肺炎时可出现肺部啰音,罕有右心功能不全表现。③其他表现:休克时可出现全身湿冷、末梢循环差及皮肤花斑样表现等;灌注减低和脑损伤时可出现烦躁、意识障碍甚至昏迷;肝脏损害时可出现黄疸;凝血功能异常和微循环障碍时可见皮肤淤斑、淤点等。

4.如何对暴发性心肌炎患者进行治疗和病情观察?

(1)暴发性心肌炎的治疗。暴发性心肌炎患者病情进展迅速,病死率高,一旦确诊,须积极抢救治疗。该病的发病机制主要为病毒对心肌细胞的直接损害和自身免疫介导心肌损害,因此,治疗暴发性心肌炎是一个清除病毒、调节免疫的综合过程。体外膜肺氧合是目前确认有效的治疗手段,但该病例因经济因素拒绝使用体外膜肺氧合,医生只好主要采用综合治疗措施。①对症支持治疗,包括卧床休息、吸氧、营养心肌、抗休克、纠正心力衰竭和抗心律失常等。利用大剂量维生素 C 清除自由基,从而有效地保护心肌线粒体结构和功能,减少细胞死亡。对缓慢型心律失常患者给予异丙肾上腺素或阿托品,提高心率,若药物效果欠佳,或出现高度或三度房室传导阻滞、反复阿-斯综合征发作者,予以安装临时起搏器度过危险期。本案例患者对异丙肾上腺素具有较敏感的反应。②抗病毒治疗。根据心肌炎发病机制,在发病早期就采用抗病毒治疗。③免疫抑制及免疫调节。一般认为暴发性心肌炎急性期主要由病毒直接损害心肌所致,此时使用免疫抑制剂会加重病情,因此利用免疫方式治疗暴发性心肌炎仍存在争议,但近年来也有早期应用大剂量肾上腺皮质激素和静脉注射免疫球蛋白成功抢救暴发性心肌炎的报道。免疫调节剂治疗暴发性心肌炎的机制可能是中和抗体、抑制病毒、抑制细胞因子产生、减少细胞氧化应激、提高细胞免疫功能、减少心肌细胞凋亡及坏死等。

(2)暴发性心肌炎患者的病情观察。"2017 年成人暴发性心肌炎诊断与治疗中国专家共识"中指出:"以生命支持为依托的综合救治"方案,不仅包括一般治疗和药物治疗,还包括血液净化和高级生命支持措施(包括主动脉内球囊反搏、体外膜肺氧合、呼吸机辅助呼吸、临时起搏器植入等,必要时行心脏移植)。采用"以生命支持为依托的综合救治"方案救治患者过程中,各种仪器参数设置、用药调整及容量管理等均需根据患者的病情变化随时调整,因此,病情观察成为暴发性心肌炎危重症患者护理工作中的重点内容。

病情观察可以为疾病的诊断、治疗和护理提供科学依据,有助于分析、判断疾病的发展趋向和转归、用药反应和治疗效果,有助于及时发现危重症患者病情变化的征象,以便及时采取有效的防治措施,确保高质量护理。病情观察及护理要点包括:在 CCU 严密监护的条件下,根据观察到的患者症状、体征及患者主诉,及时调节患者的各项生命支持设备参数和准确的容量管理是确保患者稳定度过急性期的前提,密切关注患者各项实验室检查结果和相关并发症的临床表现,发现异常及时处理是患者疾病康复的重要保障,同时利用结构化的病情观察表,有助于提高"以生命支持为依托的综合救治"疗效。

5.如何对暴发性心肌炎患者进行出院指导?

暴发性心肌炎患者往往病情重、变化快,且可出现严重血流动力学障碍,但如能及早预防、及时诊断并及时给予积极的支持治疗,仍能够防止病情的进一步恶化,提高救治成功率。

(五)案例总结

以该案例患者的诊疗护理经过为主线,总结暴发性心肌炎的特点为:来势凶猛,病死率高,一旦度过急性期,预后好。

(1)患者入院心电图显示有相邻导联 ST 段抬高,且心肌酶明显升高,需要与急性心肌梗死相鉴别。该患者为青年男性,有感冒诱因,无一项冠心病危险因素,冠状动脉造影未见冠状动脉狭窄,就基本排除急性心肌梗死。其被诊断为暴发性心肌炎是明确的。该患者由暴发性心肌炎引起心源性休克,病情危重,家属拒绝任何有创检查,不能有效指导治疗,给患者康复带来困难,但医务人员没有放弃,采用各种有效的对症处理创造了患者最终康复的奇迹。

(2)病情观察:暴发性心肌炎急性期要加强心电监护和床边巡视,观察生命体征和尿量,注意观察有无呼吸困难、咳嗽、水肿、肺部啰音等表现,备好抢救药品和物品。如发现频发室早、短阵室速和房室传导阻滞,应立即通知医生,并遵医嘱予以抗心律失常药,必要时行电复律或临时起搏。床边备好抢救仪器及药物,一旦发生严重心律失常或急性心力衰竭,立即配合急救处理。本案例患者入院时心电图显示窦性心律,伴心动过缓。12 月 2 日 22:15 心率一度下降到 30 次/分,使用异丙肾上腺素后心率波动于 55～100 次/分,但在 12 月 3 日23:40患者突发心率增快(136 次/分)、恶心、呕吐等症状,这说明在使用异丙肾上腺素的过程中需密切观察。

(3)静脉通路的维护:本案例患者急性期发生了心源性休克,患者表现为明显的皮肤湿冷,留置针敷贴不易固定。护理人员要注意静脉通路的维护。皮肤湿冷时,留置针敷贴不易固定,要注意观察,加强巡视;最好保留两条静脉通道,以保证药物及时顺利输入;必要时进行深静脉置管。

(4)药物的使用。①激素的使用:用于免疫抑制及免疫调节治疗。一般不主张早期使用糖皮质激素,但在有难治性心力衰竭、房室传导阻滞等情况下可慎用;停药时要注意缓慢停用,本案例在激素选择上先用琥珀酸氢化可的松 200 mg 静脉滴注冲击(每日 1 次),后改为甲泼尼龙琥珀酸钠 80 mg/d,分次静脉滴注,后改用甲泼尼龙琥珀酸钠 40 mg 静脉滴注(每日 1 次),再改用泼尼松 20 mg 口服(每日 2 次),最后停用,遵循激素冲击、逐量递减的原则。糖皮质激素可抑制免疫反应,减轻免疫损伤,稳定心肌溶酶体膜,减轻心肌炎性水肿和坏死,稳定心肌电活动。②多巴胺:用于强心、降低心脏负荷、维持血压、保证重要脏器的血液供应。③异丙肾上腺素:用于提高心率。异丙肾上腺素常见的不良反应有口咽发干和心悸不安,少见的不良反应有头晕目眩、面潮红、恶心、心率增速、震颤、多汗、乏力等。④其他:如果糖营养心肌,更昔洛韦抗病毒。

（六）课后思考题

请以"暴发性心肌炎"和"体外膜肺氧合"为关键词,在"万方"或"知网"数据库下载有关体外膜肺氧合在暴发性心肌炎中应用的文献,总结暴发性心肌炎患者体外膜肺氧合治疗中的护理要点。

参 考 文 献

[1]魏秀先,汪道文,李晟. 冠脉造影在成人暴发性心肌炎中的应用探讨[J]. 内科急危重症杂志,2017,23(6):462—464.

[2]中华医学会心血管病学分会精准医学学组,中华心血管病杂志编辑委员会,成人暴发性心肌炎工作组. 成人暴发性心肌炎诊断与治疗中国专家共识[J]. 中华心血管病杂志. 2017,45(9):742—752.

[3]兰兰,胡迪,管志敏,等. 33 例暴发性心肌炎患者病情观察体会[J]. 内科急危重症杂志,2018,24(3):239—241.

[4]Lim L,Chan H N,Chew P H,et al. Ministry of health clinical practice guidelines:anxiety disorders [J]. Singapore Med J,2015,56(6):310—315.

[5]孙祥荣. 预防性护理干预对内科患者下肢静脉血栓形成的影响[J]. 双足与保健,2018,27(16):131—132.

第三章　消化系统疾病患者的护理

第一节　肝硬化患者的护理

一、案例信息

【摘要】　通过对一例肝硬化患者进行相关问题分析,找出患者患肝硬化的病因为病毒性肝炎。要求学生掌握肝硬化的常见并发症及护理重点,在护理过程中全面评估患者现有的护理问题及潜在的危险因素,并指导学生对患者实施整体护理,是本文阐述的重点。

【关键词】　肝硬化;出血;门脉高压症;腹水;循证护理

二、案例正文

（一）基本信息

王＊＊,男性,74岁,已婚,无职业。入院时间为2018年8月1日14:41,病史采集时间为2018年8月1日15:00。

（二）护理评估

【健康史】

1. 主诉　便血4天。

2. 现病史　患者7天前因"冠心病"入住我院心血管内科,4天前口服双抗血小板药物后出现便血3次,量约300 mL,急查血常规示:白细胞$2.8×10^9$/L,血小板$26×10^9$/L,血红蛋白55 g/L。予以输红细胞悬液2次,共700 mL。8月6日复查血常规示:血红蛋白61 g/L,伴有头晕和四肢乏力,无视物旋转,无意识障碍,无恶心、呕吐,无腹痛、腹胀,无反酸、胃灼热,予以补液、止血等对症治疗。现患者想要得到进一步治疗,拟以"肝硬化失代偿期、冠心病、2型糖尿病"收住我科。

3. 日常生活形态

（1）饮食:每日三餐,早餐一般为粥和馒头,午餐、晚餐主食100 g左右,以大米为主,多素食,口味清淡。每日饮水量约为1500 mL,以白开水为主。发病以来,饮食欠佳,体重无明显变化。

（2）睡眠:平时睡眠规律,一般晚8～9点入睡,早6点起床,无午睡习惯,睡眠质量尚可。发病以来,有头晕、乏力现象,睡眠欠佳。

（3）排泄：平时小便每日 6～7 次，夜间排尿 2～3 次，小便涩清，淡黄色，无泡沫，每日尿量约 2000 mL。大便每日 1 次，为成形软便。发病以来，小便无异常，大便为鲜红色血便。

（4）自理及活动能力：平时日常生活完全可以自理，一般晨起后步行去菜市场，晚餐后散步半小时，偶尔早起去公园锻炼。发病以来，日常生活不可自理，有头晕、乏力现象，须绝对卧床休息。

4.既往史　有乙肝、冠心病病史，一直予以药物治疗，有输血史，否认结核、菌痢、伤寒等传染病史，否认外伤史，否认磺胺类药物、链霉素、庆大霉素、青霉素、头孢菌素等药物及已知食物过敏史，预防接种按时完成。

5.个人史　久居芜湖市，无疫区、疫情、疫水接触史，无矿区、矿山、高氟区、低碘区居住史，无特殊化学品、放射性物质、有毒物质接触史，无吸毒史。已婚已育，家人身体健康。否认吸烟和饮酒。

6.家族史　家族中否认遗传性疾病及类似病史。

7.心理状况

（1）情绪状态：担心自己生病会影响子女工作，有些焦虑。

（2）对所患疾病的认识：一直认为自己的身体很好，退休前很少去看病，退休后也认为自己的身体不错，偶尔感到不适时通常选择忍耐，不想麻烦家人，直到症状严重时才去医院就诊。该病确诊后，才认识到疾病的严重性，但是对"肝硬化"的表现、病因及诱因并不了解，不知道口服双抗血小板药物（如阿司匹林）会增加出血的风险。希望医护人员在上述方面可以给予更详细、具体的指导，并表示会积极配合治疗，尽早好转出院。

（3）重大应激事件及应对情况：近期未遇到重大应激事件。

8.社会状况

（1）社会支持系统：家庭关系和睦，现与子女生活在一起。发病以来，家人对其病情极为重视，对患者给予足够的关心和照顾。此次入院时配偶陪同前来，家中琐事已全部安排妥当，患者可安心接受治疗。患者在家参与部分家务劳动，生活能自理，大多数时间和家人度过，偶尔参加社区的活动。

（2）居住与工作环境：现一家人居住在本地，小区环境优美，购物方便，社区周围教育、医疗等配套齐全。

（3）经济状况及付费方式：患者无稳定收入，子女均有稳定的收入，家庭经济状况可观，支付医疗费用不存在问题。

【体格检查】

T 36.7 ℃，P 86 次/分，R 19 次/分，BP 128/88 mmHg。发育正常，营养一般，贫血貌，用平车推入病房，平卧体位，表情自然，言语流利，神志清楚，查体合作。无皮疹，未见皮下出血。毛发无稀疏、无脱落，皮肤弹性正常，无水肿，肝掌和蜘蛛痣。黏膜无充血水肿，无溃疡。全身浅表淋巴结未触及肿大。眼睑苍白，眼球无凸出及凹陷，睑结膜苍白，巩膜黄染，球结膜充血。颈软，无抵抗感，气管正中，颈静脉充盈正常，肝颈静脉回流征阴性，颈动脉搏动正常，甲状腺未触及肿大。胸廓正常，呼吸节律正常，肋间隙正常，胸壁无压痛，无胸骨叩痛。双肺叩诊呈清音。心前区无隆起，可见正常心尖搏动，未触及震颤，无心包摩擦感，心界正常。心率 86 次/分，律齐，心音有力，P2＞A2。各瓣膜听诊区未闻及病理性杂音，不可闻及额外心音,未闻及心包摩擦音。大血管及动脉周围血管征阴性。腹部稍膨隆,未见胃肠型及蠕动波。脐部正常。腹软,无压痛、反跳痛,肝脏肋下未触及,脾脏1度肿大,液波震颤(一),移动性浊音(一);双下肢无水肿,NS病理征(一)。

【辅助检查】

检查项目:血常规;输血前常规;胃镜检查。

(三)护理计划

日期	患者问题	相关因素	临床表现	护理目标	干预措施	效果评价	评价时间
2018-08-01 15:00	P1. 血容量不足	与口服双抗血小板药后便血有关	患者贫血貌,诉有头晕、四肢乏力	贫血症状好转,生命体征平稳	I1. 立即开放两条及以上的静脉通道,迅速纠正血容量不足,遵医嘱补充红细胞和血小板;对严重出血的患者,除开放两条及以上的静脉通道外,必要时采用中心静脉穿刺置管,并积极配血,开始液体复苏[1]。I2. 密切监测生命体征,输液时注意控制滴速,初始快,而后慢,以免出现急性肺水肿[2~3]。I3. 记录24 h出入量。I4. 绝对卧床休息,下肢抬高30°,从而促进静脉回流,维持脑部血供正常[4]	便血次数减少,生命体征平稳	2018-08-02 08:00
2018-08-02 09:00	P2. 营养失调:低于机体需要量	与禁食、血红蛋白偏低有关	长期禁食,血红蛋白55 g/L	维持患者基本健康需要,血红蛋白数值有所上升	I1. 患者禁食期间,遵医嘱予以静脉补充营养物质(如氨基酸和脂肪乳)及红细胞。据报道,氨基酸紊乱特别是支链氨基酸、L-亮氨酸的减少以及由此导致的蛋白质合成受损,可导致肝硬化患者出现肌肉减少症。应考虑补充支链氨基酸,以改善神经精神状态,并达到推荐的氮摄入量[5]。I2. 能够经口进食后需要从无脂肪的流质饮食开始,逐渐过渡到低脂半流质饮食、低脂软饭[6]。I3. 提供整洁舒适的进餐环境,同时注意饮食的色、香、味等,以增进食欲	患者住院期间营养状况得到改善。血红蛋白数值上升	2018-08-13 09:00
2018-08-07 15:00	P3. 体液过多	与门静脉高压、腹水有关	腹部膨隆,CT示:门静脉高压、腹水	控制患者的液体摄入量,减轻腹水	I1. 注意休息,采取低半卧位。I2. 遵医嘱使用利尿剂,并根据尿量及腹胀情况调整用量;螺内酯(25~100 mg/d)是少量至中等量腹水患者首选的利尿剂[7]。I3. 准确记录尿量,向患者宣教记录的重要性及方式方法,发现异常后及时告知医生。I4. 限制水钠摄入。I5. 密切观察患者腹胀的程度及全身有无水肿,指导患者卧床休息,测量患者体重及生命体征的变化,观察有无并发症发生	患者出入量平衡。患者腹水减少,腹胀缓解	2018-08-13 08:00

日期	患者问题	相关因素	临床表现	护理目标	干预措施	效果评价	评价时间
2018-08-06 14:00	P_4. 活动无耐力	与贫血和腹水有关	患者主诉头晕、四肢乏力,复查血常规示:血红蛋白61 g/L	住院期间可适当活动,未发生跌倒和坠床	I_1. 可适当休息,指导患者活动,休息时拉起床栏,做好安全防范措施;不推荐长期卧床休息,因为没有充足的证据显示其有益于肝硬化腹水的治疗[8]。 I_2. 床头悬挂警示标志,做好健康宣教。 I_3. 每次交接班时检查安全措施是否到位。 I_4. 严格按要求巡视病房,并反复进行安全宣教,引起患者重视	患者可在床边适当活动。住院期间未发生跌倒和坠床	2018-08-13 08:00

（四）护理记录

2018-08-01 15:00

患者因冠心病口服双抗血小板药物后出现便血,由平车推入病房,神志清楚,精神差,贫血貌。入院后给予全面综合评估,高危跌倒风险评分3分,ADL评分1分。讲解疾病相关知识及住院期间注意事项,强调卧床休息的重要性,拉起床栏,以防跌倒和坠床的发生,并加强巡视,及时给予患者必要的生活帮助,同时鼓励患者进行床上被动运动,防止血栓的形成。

2018-08-02 09:00

患者神志清楚,精神差,贫血貌,急查血常规示:白细胞$2.8×10^9$/L,血小板$26×10^9$/L,血红蛋白55 g/L,遵医嘱予以输入悬浮红细胞700 mL。向患者进行宣教,以静卧休息为主,指导患者在床上适当活动,如床上翻身、抬臀、踝泵运动、呼吸功能锻炼等,活动时间勿过久,勿过度用力而引起疲劳,再次进行低盐、低脂、温凉软食指导。

2018-08-06 14:00

患者神志清楚,精神差,贫血貌,主诉头晕,四肢乏力,复查血常规示:血红蛋白61 g/L。告知患者绝对卧床休息,并遵医嘱予以补液、止血等对症治疗,嘱患者勿紧张,进温凉饮食,继续观察病情。

2018-08-07 14:00

患者想要得到进一步治疗,拟以"肝硬化失代偿期、冠心病、2型糖尿病"收住我科,神志清楚,精神差,进行入科综合评估,患者贫血貌,腹部膨隆,CT示:门静脉高压、腹水。饮食上向患者宣教低钠饮食,控制水分的摄入,准确记录患者24 h尿量,遵医嘱应用利尿剂,如托拉塞米、螺内酯等,并积极补充白蛋白,以缓解患者的腹胀,减少腹水。

2018-08-08 09:00

患者神志清楚,精神差,胃镜示:食道重度静脉曲张,胃底静脉曲张,胃体糜烂,慢性胃窦炎。遵医嘱下病危通知,嘱患者禁食,在禁食期间遵医嘱给予静脉补充营养物质,如复方氨基酸、中长链脂肪乳、转化糖电解质等,结合患者血小板低的情况,遵医嘱输血浆200 mL,继续观察病情,做好护理记录。

2018-08-09 14:00

患者现神志清楚,精神一般,未出现呕血及便血,遵医嘱停病危通知。告知患者食道重度静脉曲张仍然存在,给予饮食宣教,加强病房的巡视工作,走路、关门等动作宜轻柔。

2018-08-13 16:00

患者神志清楚,精神一般,出血已停止,病情稳定,遵医嘱办理出院手续,给予出院宣教。患者同时患有多种慢性病,而肝硬化与冠心病在治疗上又有相冲突的地方,因此做好患者及家属的出院指导至关重要。该患者处于肝硬化失代偿期,且合并食道重度静脉曲张,故日常饮食中应避免辛辣刺激性、坚硬果壳类食物;合并腹水时,应严格限制水钠的摄入,保持出入量平衡;口服双抗血小板药物时,及时观察大便颜色及性质,发现异常时,及时停药并就诊。

三、案例说明书

(一)教学目标

1. 了解肝硬化的辅助检查和诊治要点。

2. 熟悉肝硬化的病因、病理机制及临床表现。

3. 掌握肝硬化的常见护理诊断及措施。

(二)启发思考题

1. 肝硬化的临床表现是什么?肝硬化腹水形成的原因有哪些?

2. 肝硬化的并发症有哪些?最常见的并发症是什么?

3. 肝硬化患者常见的护理诊断和措施是什么?

(三)分析思路

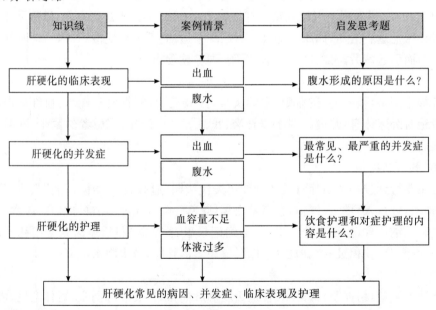

(四)理论依据及分析

1. 什么是肝硬化?

肝硬化是临床常见的慢性进行性肝病,是由一种或多种病因长期或反复作用形成的弥漫性肝损害。在我国大多数为肝炎后肝硬化,少部分为酒精性肝硬化和血吸虫性肝硬化。

病理组织学上有广泛的肝细胞坏死、残存肝细胞结节性再生、结缔组织增生与纤维隔形成，导致肝小叶结构破坏和假小叶形成，肝脏逐渐变形、变硬而发展为肝硬化。早期由于肝脏代偿功能较强可无明显症状，后期则以肝功能损害和门脉高压为主要表现，并有多系统受累，晚期常出现上消化道出血、肝性脑病、继发感染、脾功能亢进、腹水、癌变等并发症。

2. 肝硬化腹水形成的原因有哪些？

腹水是肝硬化失代偿期的特征性表现。本案例患者入院时腹部膨隆，CT 提示：腹水。临床上肝硬化腹水形成的常见原因如下：①低蛋白血症：肝硬化患者的肝功能受损，导致肝脏合成白蛋白的能力下降，当白蛋白小于 30 g/L 时，血浆胶体渗透压下降，导致血液成分外渗而形成腹腔积液。②淋巴液生成过多：肝静脉回流受阻使肝淋巴液生成增多，当超过胸导管的引流能力时，淋巴液渗出到腹腔而形成腹腔积液。③继发性醛固酮增多，抗利尿激素分泌增加使水钠的重吸收增加。④门静脉压力增高，腹腔内脏血管床静水压增高，组织液回吸收减少而漏入腹腔。⑤有效循环血容量不足，导致肾血流量减少，肾小球滤过率降低，排尿和排钠减少。

3. 肝硬化的并发症有哪些？最常见的并发症是什么？

肝硬化的并发症包括：

(1)上消化道出血：为最常见的并发症，多系食管下段和胃底静脉曲张破裂所致，表现为突发的大量呕血和黑便。

(2)感染：由于低蛋白血症和白细胞减少等，患者机体抵抗力下降，加之门腔静脉侧支循环开放，增加了细菌入侵与繁殖的机会。易合并的感染有肺炎、胆道感染、大肠杆菌性败血症和自发性腹膜炎等。

(3)肝性脑病：是晚期肝硬化最严重的并发症，也是最常见的死亡原因。

(4)原发性肝癌：若患者短期内肝脏迅速增大，出现持续性肝区疼痛，腹腔积液增多，呈血性，有不明原因的发热，虽经积极的治疗但病情却进行性恶化等，均应考虑癌变的可能，需做进一步检查以明确诊断。

(5)肝肾综合征：大量腹腔积液导致有效循环量减少，肾血管收缩，肾血流量减少，肾小球滤过率下降，表现为少尿、无尿、氮质血症、稀释性低钠血症等，但肾脏本身并无器质性损害，故又称功能性肾衰竭。

(6)电解质和酸碱平衡紊乱，常见的有：①低钠血症：与长期钠摄入不足、长期利尿和大量排放腹水以及水钠潴留所致的稀释性低钠血症有关。②低钾血症与代谢性碱中毒：与进食少、腹泻、长期使用利尿剂或高渗葡萄糖制剂、继发性醛固酮分泌增多等有关。

4. 肝硬化的治疗要点是什么？

目前肝硬化尚无特效治疗方法。早期诊断、积极治疗原发病可预防或阻止肝硬化病变的发展。失代偿期的治疗主要是对症处理、改善肝功能及抢救并发症。有手术适应证者慎重选择时机行手术治疗。

(1)腹腔积液治疗。①限制水钠摄入，部分患者通过限制水钠摄入可产生自发性利尿。②增加水钠排出。a. 利尿剂：临床上常用的利尿剂有保钾利尿剂，如螺内酯、氨苯蝶啶等。效果不明显时可加用排钾利尿剂，如呋塞米、氢氯噻嗪等。b. 导泻：大量腹腔积液者可因稀释性低钠血症和功能性肾衰竭而使利尿剂无效，患者可口服甘露醇，通过肠道排出水分。

c.腹腔穿刺放液:大量腹腔积液出现明显压迫症状时,可穿刺放液以减轻症状,但应严格控制每次放液量。③提高血浆胶体渗透压:定期输注血浆、新鲜血液或白蛋白,有利于促进腹水消退,也可改善患者的一般状况。④腹水浓缩回输:放出 5000~10000 mL 腹腔积液浓缩至 500 mL 后回输至患者静脉内,可提高血浆白蛋白浓度和血浆胶体渗透压,增加血容量,改善肾血流灌注,从而起到利尿、减少腹腔积液的作用,多用于难治性腹腔积液患者的治疗。⑤减少腹水生成和增加其去路:腹腔-颈静脉引流是将腹腔积液引入上腔静脉;胸导管-颈内静脉吻合术可使肝淋巴液顺利进入颈内静脉,从而减少肝淋巴液漏入腹腔,使腹腔积液的来源减少。

(2)手术治疗:通过各种分流、断流和脾切除术等,降低门脉压力和消除脾功能亢进。肝移植是近年来最新的治疗晚期肝硬化的方法。

(五)案例总结

本案例病人是一名典型的肝硬化失代偿期患者,既往有冠心病病史多年,此次就诊原因为便血,初步认为患者的出血是由于长期口服抗凝药物而引起消化道出血。在心血管内科住院期间,通过进一步检查发现,患者有乙肝"小三阳"、门静脉高压症、食道重度静脉曲张等,患者在病程中有乏力、头晕和睡眠欠佳的表现。护理查体提示:患者腹部高度膨隆,叩诊为浊音。针对患者的病情,采取综合治疗方案,首先是扩容,积极补充血容量,缓解患者乏力、头晕等贫血症状。其次是对症治疗,以减轻腹胀、减少腹水为主,主要应用利尿剂、白蛋白等。护理上积极开放静脉通道,快速补液扩容,并补充营养物质,针对患者的腹水症状,采取相应的护理措施。最后经过精心的治疗和护理,患者病情很快好转而出院。

在护理上,我们针对患者的整个病情,分阶段地提出相应的护理问题,如入院初期针对患者出现 3 次便血,结合临床症状,提出血容量不足和营养失调、低于机体需要量这两个主要的护理诊断;住院中期,我们更注重患者安全的管理,提出活动无耐力、有跌倒和坠床的危险;住院后期,针对患者腹水的日益严重,我们提出体液过多,后期更注重患者的舒适度和生活质量的管理。患者在病程的不同阶段出现不同程度的护理问题,我们本着"先急后缓"的原则,首先为患者的生命安全考虑,再考虑患者住院期间的疾病康复,最终达到为患者提供舒适的生活环境和优质的生存质量的目的。患者同时合并多种慢性病,而肝硬化与冠心病在治疗上又有相冲突的地方,因此做好患者及家属的出院指导至关重要。该患者处于肝硬化失代偿期,且合并食道重度静脉曲张,故日常饮食中应避免辛辣刺激性、坚硬果壳类食物;合并腹水时,应严格限制水钠的摄入,保持出入量平衡;口服双抗血小板药物时,及时观察大便颜色及性质,发现异常时,及时停药并就诊。个案管理是一个涉及多学科的程序,包括评估、计划、执行、协调等,通过沟通交流,合理选择资源,护士在个案护理中承担着沟通、协调等多种工作。通过循证护理可解决我们的疑惑或矛盾点:第一,从血容量不足的角度考虑,患者需大量补液扩容治疗;从体液过多的角度考虑,要严格限制水钠的摄入;从营养角度考虑,患者需肠外补充营养物质,总补液量不断增加。综上考虑,应从患者受益、舒适的角度来进行护理决策。第二,患者长期卧床,有活动无耐力等因素存在,患者存在压疮和血栓形成的风险,因此,在护理过程中要给予患者家属更多的关心和指导,指导其协助患者翻身,做肢体的被动运动。

通过本案例我们总结经验,在临床实践中遇到类似的患者,我们该从哪些方面处理呢?

首先,在整个住院诊疗过程中,要注重与患者的沟通,学会站在患者的角度思考问题。在本案例中,患者主诉"便血4天",既往有冠心病,长期口服抗凝药物,入院后遵医嘱给予止血、补液、保肝等对症治疗,并完善相关检查,帮助疾病诊断。在患者住院期间,通过沟通了解到患者存在的问题有:①患者不知道便血的原因。②患者未重视日常工作、生活的环境。③患者不能重视肝硬化对生命影响的重要性。④患者担心疾病的预后,害怕是重症疾病或肿瘤。⑤持续几天的便血使患者情绪焦虑,患者觉得治疗无效,内心希望能尽快消除血便症状,找出病因,能有针对性的病因治疗。⑥患者希望医生或护士能主动告诉自己疾病的诊疗过程。⑦患者希望有人能告诉自己疾病的相关知识。⑧患者希望得到医生和护士的关心,希望医护人员能耐心地倾听自己的主诉。

其次,作为责任护士,针对患者的肝硬化失代偿期症状,要做好病情的观察,观察血便的量及次数、腹围的大小,及时通知医生处理血便症状,做好护理记录。做好肝硬化食管胃底静脉曲张出血的急救准备,掌握急救流程,能及时、有效地配合医生的抢救。与此同时,我们应从患者的病情和心理状态出发,用理解、同情、共情等方法,将个性化的整体护理贯穿在整个住院过程中。针对患者存在的问题,主要的护理措施是做好健康宣教:①患者入院当天,要向患者介绍与肝硬化有关的饮食、休息与活动等注意事项,让患者对疾病有初步的认识。②主动向患者介绍责任护士及床位医生,让患者有问题时能第一时间找对人,及时帮助患者解决问题,增加患者的安全感。③与医生沟通,了解患者的治疗方案,告知患者疾病的诊疗过程、相关检查的意义,取得患者的配合,鼓励患者主动参与诊疗活动,让患者了解疾病知识。④告知患者药物的作用及可能出现的不良反应,药物治疗为循序渐进的过程,可与患者分享同病例的治疗效果,增加患者对治疗的信心。⑤加强病房的巡视工作,多问候患者,以表关心,同时从与患者的交谈中发现其不良情绪,做好心理护理。

本案例患者年龄较大,既往基础疾病较多,其他表现较强烈的即为心理焦虑状态。在护理过程中要学会找出患者的焦虑因素,学习沟通技巧,学习新的心理护理方法,如聚焦模式、医护患一体化模式等。

(六)课后思考题

1.肝硬化的病因有哪些?病毒性肝炎引起的肝硬化患者的家庭成员如何做好自我防护?

2.本案例患者若并发肝性脑病,该如何进行饮食指导?

3.肝硬化失代偿期的治疗和护理有哪些新进展?

参 考 文 献

[1]周荣斌,林霖.《急性上消化道出血急诊诊治流程专家共识(修订稿)》的阐释[J].中国全科医学,2015,18(33):4021−4024.

[2]李兴瑜,许双朝.肝硬化合并上消化道出血的临床急救与护理进展[J].健康周刊,2018,9(12):5171−5172.

[3]唐建萍.肝硬化合并上消化道出血患者的临床护理分析[J].心理医生,2017,23(27):12—13.

[4]其加卓玛.肝硬化合并上消化道出血 30 例临床护理观察[J].世界最新医学信息文摘,2019,19(56):293—294.

[5]周义霞,高雅.《2018 年欧洲肝病学会临床实践指南:慢性肝病患者的营养》摘译[J].临床肝胆病杂志,2018,34(11):2305—2310.

[6]张珍,王瑞兰,白志芳,等.120 例肝硬化肝癌切除术患者围手术期营养支持的护理体会[J].北京医学,2014,36(11):970—972.

[7]张红,韩静.《2015 年日本胃肠病学会肝硬化循证医学临床实践指南》摘译[J].临床肝胆病杂志,2016,32(9):1659—1663.

[8]史慧敏,李瑞.《2018 年欧洲肝病学会失代偿期肝硬化患者的管理临床实践指南》摘译[J].临床肝胆病杂志,2018,34(8):1632—1638.

第二节　急性胰腺炎患者的护理

一、案例信息

【摘要】　通过对一例行经内镜逆行胰胆管造影(ERCP)术治疗的胆源性胰腺炎患者进行相关问题分析,了解经内镜逆行胰胆管造影的治疗原理及效果,阐述胰腺炎的发病机制、临床表现和治疗方法。临床工作中如何做好经内镜逆行胰胆管造影治疗患者的围手术期护理,如何引导学生思考:怎样全面评估患者并采取相应的护理措施,最大程度地减少并发症的发生,提高患者舒适度,是本文阐述的重点。

【关键词】　急性胰腺炎;经内镜逆行胰胆管造影(ERCP);疼痛;鼻胆引流管(ENBD);循证护理

二、案例正文

(一)基本信息

夏＊＊,女性,52 岁,已婚,公务员。入院时间为 2018 年 11 月 17 日 18:08,病史采集时间 2018 年 11 月 17 日 18:08。

(二)护理评估

【健康史】

1. 主诉　上腹部胀痛 10 余天,再发加重 2 天。

2. 现病史　患者 10 余天前晚餐后出现上腹部胀痛,2 天前进食油腻晚餐后症状加重,查体脐周压痛(＋),B 超检查示:胆总管下段结石,左肾孤立性囊肿。CT 示:胰头部钙化结节,压迫临近胆总管末端及胰管,伴其上胆道系统及胰管扩张;肝脏多发囊肿;胆囊炎;左肾囊肿。MRI 示:胆囊炎;胆总管及胰管稍扩张。血常规检查示:白细胞 $11.9×10^9$/L,中性粒细胞百分比82.8％,血淀粉酶3984.0 U/L,血脂肪酶3367.0 U/L,拟以"腹痛待查"收入我科。病程中患者神志清楚,精神欠佳,食欲欠佳,睡眠差,便秘,小便正常。

3. 日常生活形态

(1)饮食:每日三餐,主食为大米,每次100 g左右。早餐一般为米粥、馄饨或馒头搭配牛奶、豆浆,午餐饭菜荤素搭配,晚餐丰盛、偏油腻。每日饮水量约2000 mL,以白开水为主。发病以来,一直禁食禁饮,体重无明显变化。

(2)睡眠:无午休习惯,日常失眠,长期服用地西泮助眠,晚8～9点上床,若不服用安眠药物,凌晨0点之后方可入睡,凌晨4～5点起床,入睡时间4～5 h。若服用安眠药物,睡眠时间可延长至6～7 h。发病以来禁食停药,睡眠质量差(3～5 h),有头晕、乏力现象。

(3)排泄:平时小便每日6～7次,夜间排尿0～1次,小便色清,无泡沫,尿量每日约2000 mL。大便每日1次,为成形软便。发病以来小便无异常,色清,量正常,大便次数减少。无尿频、尿急、尿痛等异常。

(4)自理及活动能力:平时日常生活完全可以自理,步行上下班,偶有锻炼,晚餐后散步1 h,步行约10000步。发病以来,自觉体力明显下降,日常生活部分不可自理,需家属或者医护人员协助,因失眠而有头晕、乏力现象,需要卧床休息。

4. 既往史　1990年行剖宫产,1999年宫外孕,2011年行阑尾切除术,有十二指肠溃疡,治疗后痊愈。否认肝炎、结核、菌痢、伤寒等传染病史,否认外伤史,否认磺胺类药物、链霉素、庆大霉素、青霉素、头孢菌素等药物及已知食物过敏史,预防接种按时完成。

5. 个人史　久居芜湖市,无疫区、疫情、疫水接触史,无矿区、矿山、高氟区、低碘区居住史,无特殊化学品、放射性物质、有毒物质接触史,无吸毒史。已婚已育,家人身体健康。否认吸烟、酗酒等不良嗜好。

6. 家族史　家族中否认遗传性疾病及类似病史。

7. 心理状况

(1)情绪状态:情绪低落,担心自己生病会影响子女工作,对疾病发病及预后转归有些焦虑,对手术治疗有一定的恐惧,担心术中疼痛及术后并发症,不能适应住院环境,不愿与外人交流。

(2)对所患疾病的认识:患者既往没有胆道系统疾病,对疾病的病因、诱因及临床表现认识不深、了解不多,对疾病可能造成的疼痛有恐惧感。患者具有较高文化层次,希望医护人员针对疾病的病因、治疗方案及护理予以详细指导,并表示会积极配合治疗,缓解不适,争取早日康复出院,以免增加家人的生活负担和耽误工作。

(3)重大应激事件及应对情况:近期未遇到重大应激事件。

8. 社会状况

(1)社会支持系统:家庭关系和睦,夫妻二人共同生活,子女已结婚。发病以来,家人对其病情极为重视,对患者给予足够的关心和照顾。此次入院,配偶及子女陪同前来,尤其是配偶,全心照顾,家中琐事已全部安排妥当,患者可安心接受治疗。患者在家参与部分家务劳动,生活能自理,大多数时间是与家人和同事度过的,偶尔参加社区的活动。

(2)居住与工作环境:现夫妻二人居住在本地某小区的三居室,小区附近购物方便,社区周围学校、医院等设施配套齐全。患者一直在机关单位工作,工作环境舒适、无压力。

(3)经济状况及付费方式:患者收入稳定,家庭经济状况可观,按时交纳医疗保险,其子女工作稳定、收入可观且孝顺，关心患者，支付医疗费用不存在问题。

【体格检查】

T 36.4 ℃，P 82 次/分，R 19 次/分，BP 110/69 mmHg。发育正常，营养中等，步入病房，侧卧体位，表情痛苦，神志清楚，查体合作。腹部平坦，可见陈旧性手术疤痕，愈合良好。触诊：腹部柔软，脐周压痛（＋），无反跳痛，未触及腹部肿块。肝脾肋下未触及。无液波震颤。叩诊：呈鼓音，移动性浊音阴性，双肾区叩击痛阴性。听诊：肠鸣音正常，未闻及血管杂音。

【辅助检查】

检查项目：急诊八项＋胰腺功能；血常规；肝胆胰脾磁共振；肝肾功能＋电解质；肝胆胰脾增强 CT；ERCP。

（三）护理计划

日期	患者问题	相关因素	临床表现	护理目标	干预措施	效果评价	评价时间
2018-11-28 15:16	P₁. 疼痛：腹痛	与胰腺炎及其周围组织炎症、水肿有关	患者主诉腹部疼痛，疼痛评分 6 分，查体脐周压痛（＋）	腹痛症状缓解，疼痛评分小于3分	I₁. 卧床休息，采取弯腰屈膝卧位。I₂. 严密观察腹痛的性质、部位、时间以及伴随症状，及时通知医师进行处理。I₃. 用药护理：遵医嘱使用抑胰酶分泌药物奥曲肽[1]，通过抑制胰酶分泌减轻胰腺负担；抑酸药物质子泵抑制剂[2]（奥美拉唑），通过减少胃液分泌而抑制胰液分泌；解痉药山莨菪碱（654-2），必要时可重复给予解痉止痛剂；镇痛药氟比洛芬酯[3]，非甾体类靶向镇痛药，可对症缓解疼痛。同时观察药物不良反应，如头晕、皮疹、胃肠道反应等，嘱患者休息，预防跌倒。I₄. 饮食指导：禁食。通过禁食可以减少胃液的分泌，从而减少胰液分泌，辅助缓解疼痛。确诊胰腺炎患者的疼痛可根据 WHO 疼痛三阶梯疗法镇痛，但是禁用吗啡，以防引起奥迪括约肌痉挛，加重病情	患者主诉疼痛较前缓解，疼痛评分2分	2018-11-29 11:00
2018-11-28 15:16	P₂. 有体液不足的危险	与禁食有关	尿量减少，口干舌燥	患者每日尿量正常；生命体征平稳	I₁. 患者禁食期间，遵医嘱予以每日肠外晶体液、胶体液营养补充，同时配合空肠营养管进行肠内营养液体补充[4-5]。I₂. 准确记录 24 h 尿量，并观察尿液颜色。I₃. 床边监护，监测生命体征，如血压、脉搏等。I₄. 每日与患者交流，观察神志、精神状态以及皮肤黏膜情况。I₅. 保持患者口腔清洁卫生，每日口腔护理 2 次，保持口腔湿润	患者每日尿量正常，皮肤有弹性，口唇湿润，口腔无感染	2018-12-05 11:00

续表

日期	患者问题	相关因素	临床表现	护理目标	干预措施	效果评价	评价时间
2018-11-29 08:00	P₃. 焦虑	与担心疾病预后及耽误工作有关	患者情绪低落、情绪不稳、紧张	提高患者战胜疾病的信心，保持情绪稳定	I₁.每日与患者及家属交谈，倾听患者主诉，了解患者的状态及需求并尽量满足，提高患者治疗的积极性。 I₂.要求家属留一人陪护，可予以患者按摩，缓解患者的焦虑情绪[6]。 I₃.通过视频、图片及网络等工具为患者提供疾病相关知识及ERCP手术优点。 I₄.嘱家属可携带电子设备播放轻音乐或广播，分散患者注意力[7]	患者的焦虑状态改善，情绪稳定	2018-12-04 11:00
2018-11-29 12:00	P₄. 舒适度改变	与住院环境差及留置肠内营养管有关	患者主诉病房嘈杂、条件差，失眠，鼻空肠营养管植入后咽喉不适，Kolcaba舒适状况量表评分73分	缓解咽喉不适。提高Kolcaba舒适状况量表得分	I₁.提供舒适环境，将患者从人员较多的五人间搬至人员较少的二人间。 I₂.白天保证光线充足，晚夜班关闭顶灯，避免影响患者休息。 I₃.嘱咐患者置管期间避免大声说话。 I₄.每日2次做好患者口腔护理，保持患者口腔湿润、不干燥。 I₅.妥善固定"工"字形鼻贴[8]，避免导管牵拉引起不适。 I₆.告知患者留置肠内营养管的目的及意义，取得患者配合	患者状态良好，Kolcaba舒适状况量表评分93分	2018-12-08 08:00
2018-12-02 15:16	P₅. 恐惧	与担心手术风险有关	患者主诉失眠，担心手术并发症加重胰腺炎	患者的恐惧情绪缓解，并了解手术过程	I₁.介绍手术过程及术中配合方法，提前进行体位训练。 I₂.介绍床位医生及其技术的可靠性。 I₃.告知患者手术并发症的原因及如何配合治疗，避免并发症发生。 I₄.向患者介绍已康复的同病患者认识和沟通。 I₅.采用"知信行"健康宣教模式[9]对患者进行疾病知识宣教，告知患者结石产生的原因和胰腺炎发病的诱因	患者的恐惧情绪消退，能入睡	2018-12-04 11:00
2018-12-03 17:09	P₆. 鼻胆引流管滑脱的风险	与牵拉导管有关	导管滑脱	患者知晓留置鼻胆管的目的及意义。未发生意外拔管	I₁.术前做好宣教，告知患者留置鼻胆管的目的及意义。 I₂.自制"工"字形鼻贴并妥善固定，做好防滑脱标志。 I₃.建立高危导管评分表，每4h检查一次并测评。 I₄.加强沟通，缓解患者不适，稳定患者情绪，避免患者自行拔管。 I₅.每日记录引流液颜色及量，当鼻胆管在体内，而引流量少或无胆汁引出时，鼻胆管可能已滑脱胆道系统	患者知晓留置鼻胆管的目的及意义，并且置管期间未发生非计划性拔管	2018-12-05 11:00

续表

日期	患者问题	相关因素	临床表现	护理目标	干预措施	效果评价	评价时间
2018-12-10 08:00	P7. 知识缺乏	与缺乏疾病相关预防保健知识有关	对出院后疾病相关预防保健知识不了解	加强健康宣教,提高患者对疾病的认知	I1.嘱患者近期劳逸结合,多休息,适量运动,避免熬夜或重体力活动。 I2.嘱患者规律、清淡饮食,勿食油腻(如鸡汤和筒子骨汤)、油炸(如油条、春卷和糍粑)、刺激性(如火锅)食物,可进食低脂、低糖、无刺激性食物及富含维生素的蔬菜和水果。避免暴饮暴食,尤其是晚餐。 I3.3~6个月后影像学复查	患者表示理解并基本掌握出院后预防保健相关知识	2018-12-10 11:00

（四）护理记录

2018-11-17 18:08

患者为中年妇女,因"上腹部胀痛 10 余天,再发加重 2 天"而入院,查体脐周压痛(＋)。B 超检查示:胆总管下段结石,左肾孤立性囊肿。CT 示:胰头部钙化结节,压迫临近胆总管末端及胰管,伴其上胆道系统及胰管扩张;肝脏多发囊肿;胆囊炎;左肾囊肿。MRI 示:胆囊炎;胆总管及胰管稍扩张。血淀粉酶 3984.0 U/L,血脂肪酶 3367.0 U/L,拟以"腹痛待查"收入我科。遵医嘱予以抑酶、抑酸、镇痛等对症治疗,嘱其禁食,并建立套管针静脉通道,予以补液。

2018-11-28 15:16

患者主诉疼痛,遵医嘱予以山莨菪碱(654-2)10 mg 肌注,嘱患者取弯腰抱膝位,缓解疼痛,床边加护栏防护,预防坠床,继续观察。

2018-11-28 15:50

患者仍诉疼痛,遵医嘱予以地佐辛 5 mg 加入 0.9％氯化钠溶液中静脉慢滴,嘱患者卧床休息,预防跌倒,嘱家属做好陪护工作。

2018-11-28 16:20

患者疼痛缓解,入睡。

2018-11-29 08:00

今日交班,患者诉入院后夜间失眠,担心疾病的治疗过程。耐心倾听患者主诉,了解患者状态及需求并尽量满足,提高患者治疗的积极性,要求家属留一人陪护,可予以患者适当按摩,缓解患者的焦虑情绪。为患者介绍疾病相关知识及 ERCP 手术的优点,嘱家属可携带电子设备播放轻音乐或广播,分散患者注意力。

2018-11-29 11:19

患者今日内镜下留置肠内营养管,妥善固定"工"字形鼻贴,并予以防导管滑脱安全宣教,告知患者留置肠内营养管的目的及意义,遵医嘱予以肠内营养液泵入。患者主诉五人间病房人多嘈杂,既往有失眠史,近期无法服药。根据患者的特殊情况,今日将患者由五人间搬至二人间,改善患者的住院环境,提高患者的舒适度。

2018-12-02 10:00

患者拟明日行 ERCP 术,发放手术服,予以术前宣教,进行体位训练,嘱患者放松心情,积极配合治疗。

2018-12-03 17:09

患者今日行 ERCP 术,术后安返病房,神志清楚,精神尚可,拔出空肠营养管,置入鼻胆管,予以"工"字形鼻贴妥善固定鼻胆管,告知患者留置鼻胆管的目的及意义,嘱患者勿牵拉、反折鼻胆管,保持鼻胆管通畅。

2018-12-05 08:08

患者今日拔出鼻胆管,无不适主诉,嘱其先少量饮水,如无不适,可进食少量低脂流质。

2018-12-10 10:21

患者神志清楚,精神尚可,生命体征平稳,无腹痛等不适主诉,遵医嘱今日办理出院手续,予以出院指导。嘱其出院后劳逸结合,勿做重体力活动,饮食规律,勿暴饮暴食,勿进食油腻、粗糙、刺激性食物,可进清淡、低脂、低糖、富含维生素饮食。定期复查。

三、案例说明书

（一）教学目标

1. 了解急性胰腺炎的病因和发病机制。

2. 熟悉急性胰腺炎的治疗措施。

3. 掌握急性胰腺炎的护理及经内镜逆行胰胆管造影术治疗围手术期的护理。

（二）启发思考题

1. 什么是急性胰腺炎?

2. 急性胰腺炎常见的诱因有哪些?

3. 患者被诊断为急性胰腺炎的依据有哪些?

4. 急性胰腺炎血、尿淀粉酶和脂肪酶的变化趋势是什么?

5. 临床上急性胰腺炎的治疗措施有哪些?

6. 什么是经内镜逆行胰胆管造影?

7. 胰腺炎患者的出院指导包括哪些?

（三）分析思路

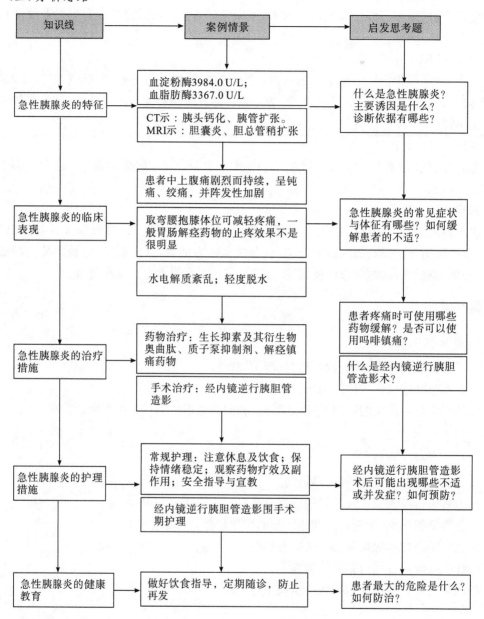

（四）理论依据及分析

1.什么是急性胰腺炎？

急性胰腺炎是指多种病因导致胰酶在胰腺内被激活，引起胰腺组织自身消化、水肿、出血甚至坏死的炎症反应。主要临床表现为急性上腹痛、发热、恶心、呕吐、尿淀粉酶增高，重症者常继发感染、腹膜炎和休克等多种并发症。

引起急性胰腺炎的病因较多，我国以胆道疾病为常见病因，西方国家则以大量饮酒多见。急性胰腺炎的常见病因及发病机制如下：

（1）胆道疾病。国内胆石症、胆道感染或胆道蛔虫是急性胰腺炎发病的主要原因，占

50%以上，又称胆源性胰腺炎。引起胆源性胰腺炎的因素可能是：①胆石、感染、蛔虫等因素导致奥迪括约肌水肿、痉挛，使十二指肠壶腹部出口梗阻，胆道内压力高于胰管内压力，胆汁逆流入胰管，引起急性胰腺炎。②胆石在移行过程中损伤胆总管、壶腹部或胆道感染引起奥迪括约肌松弛，使十二指肠液反流入胰管引起急性胰腺炎。③胆道感染时细菌毒素游离胆酸、非结合胆红素等，可通过胰间淋巴管交通支扩散到胰腺，激活胰酶，引起急性胰腺炎。

（2）胰管阻塞。常见病因为胰管结石。其他如胰管狭窄、肿瘤或蛔虫钻入胰管等均可引起胰管阻塞。当胰液分泌旺盛时，胰管内压过高，使胰管小分支和胰腺腺泡破裂，胰液外溢到间质引起急性胰腺炎。

（3）酗酒和暴饮暴食均可致胰液分泌增加，并刺激奥迪括约肌痉挛，十二指肠乳头水肿，使胰液排出受阻，引起急性胰腺炎。

（4）其他如某些急性传染病、创伤、手术、某些药物以及任何原因引起的高钙血症和高脂血症等，都可能损伤胰腺而引起急性胰腺炎。

2. 急性胰腺炎的临床表现有哪些？

急性胰腺炎临床表现的轻重与病因、病理类型和治疗是否及时等因素有关。轻者以水肿为主，临床多见，预后良好，称为轻症急性胰腺炎。少数重者常继发感染、腹膜炎和休克等多种并发症，症状严重，病死率高，称为重症急性胰腺炎。

（1）腹痛：为本病的主要表现和首发症状，常在暴饮暴食或酗酒后突然发生。疼痛剧烈而持续，呈钝痛、钻痛、绞痛或刀割样痛，可有阵发性加剧。腹痛常位于中上腹，向腰背部呈带状放射，弯腰抱膝体位可减轻疼痛，一般服用胃肠解痉药无效。水肿型腹痛一般3～5天后缓解。坏死型腹部剧痛持续时间较长，由于渗液扩散，可引起全腹痛。极少数年老体弱患者腹痛极轻或无腹痛。

（2）恶心、呕吐及腹胀：起病后多出现恶心、呕吐，频繁而持久，呕吐物为胃内容物，重者可混有胆汁，甚至血液。常常伴有腹胀，甚至出现麻痹性肠梗阻。

（3）发热：多数患者有中度以上发热，持续3～5天。若持续发热1周以上伴有白细胞升高，应考虑可能有胰腺脓肿或胆道炎症等继发感染。

（4）水电解质及酸碱平衡紊乱：多有轻重不等的脱水，呕吐频繁者可有代谢性碱中毒，重症者可有显著脱水和代谢性酸中毒，伴血钾、血镁、血钙降低。

（5）低血压或休克：见于重症胰腺炎患者，极少数患者可突然出现休克，甚至发生猝死。其主要原因为有效循环血容量不足、胰腺坏死释放心肌抑制因子致心肌收缩不良、并发感染和消化道出血等。

本案例患者有典型的急性胰腺炎表现——腹痛，恶心、呕吐症状不明显，住院期间生命体征一直平稳正常，禁食期间积极处理及预防，未发生电解质紊乱及脱水。本案例患者被诊断为水肿型胰腺炎，腹部体征较轻，有腹胀和肠鸣音减弱，上腹有压痛，无腹肌紧张和反跳痛。但重症急性胰腺炎患者常出现急性腹膜炎体征，少数患者的胰酶或坏死组织液沿腹膜后间隙渗到腹壁下，致两侧腰部皮肤呈暗灰蓝色，称 Grey-Turner 征，或出现脐周围皮肤青紫，称 Cullen 征。如有胰腺脓肿或假性囊肿形成，上腹部可扪及肿块。胰头炎性水肿压迫胆总管时，可出现黄疸。低血钙时有手足搐搦。

3. 急性胰腺炎如何诊断?

有胆道疾病、酗酒、暴饮暴食等病史,轻症患者有突发上腹部持续性疼痛并阵发性加重,伴恶心、呕吐、上腹部压痛,但无腹肌紧张,同时有血清淀粉酶、尿淀粉酶显著升高。血清淀粉酶一般在起病后 6~12 h 开始升高,48 h 开始下降,持续 3~5 天。血清淀粉酶超过正常值 3 倍即可诊断为本病。尿淀粉酶升高较晚,在发病后 12~14 h 开始升高,下降缓慢,持续 1~2 周,尿淀粉酶受患者尿量的影响。血清脂肪酶常在病后 24~72 h 开始升高,持续 7~10 天,对病后就诊较晚的急性胰腺炎患者有诊断价值,并且特异性较高。其他生化检查可有血钙降低,若低于 1.75 mmol/L,则预后不良。血糖升高较常见,持久空腹血糖高于 10 mmol/L 反映胰腺坏死。此外,可有血清 AST、LDH 增加,血清白蛋白降低。排除其他急腹症者,即可确诊。本案例患者有胆囊炎、胆管结石,并且发病当晚进食过多油腻食物,由综合因素诱发急性胰腺炎。

本案例中疾病为水肿型胰腺炎,若为重症出血坏死性胰腺炎,除具备轻症急性胰腺炎的诊断标准外,还具有局部并发症(胰腺坏死、假性囊肿与脓肿)和(或)器官衰竭。临床区别轻症与重症胰腺炎十分重要,因为两者的临床预后截然不同。

4. 针对胰腺炎的疼痛能否使用吗啡镇痛?

胰腺炎患者镇痛禁用吗啡,以防引起奥迪括约肌痉挛,加重病情,必要时可以重复予以解痉止痛剂。

5. 什么是经内镜逆行胰胆管造影?

经内镜逆行胰胆管造影是指将十二指肠镜插至十二指肠降部,找到十二指肠乳头,由活检管道内插入造影导管至乳头开口部,注入造影剂后进行 X 线摄片,以显示胰胆管的技术。由于经内镜逆行胰胆管造影不用开刀,创伤小,手术时间短,并发症较外科手术少,住院时间也大大缩短,故深受患者欢迎。在短短几十年中,经内镜逆行胰胆管造影在临床上取得了巨大的成绩,已经成为当今胰胆疾病治疗的重要手段。

6. 急性胰腺炎的治疗原则是什么?

急性胰腺炎的治疗原则是减轻腹痛、减少胰腺分泌和防治并发症。本案例中疾病属于轻症急性胰腺炎,患者经 3~5 天积极治疗多可治愈。重症急性胰腺炎必须采取综合性措施,积极抢救治疗。

轻症急性胰腺炎的治疗:①禁食及留置胃肠减压管:目的是减少胃酸分泌,进而减少胰液分泌,以减轻腹痛和腹胀。②静脉输液:补充血容量,维持水电解质和酸碱平衡。③止痛:腹痛剧烈者可予以哌替啶镇痛。④抑酸治疗:质子泵抑制剂可抑制胰腺分泌,抑制胰酶活性,减少胰酶合成。

重症急性胰腺炎的治疗除采用上述措施外,还应有:①监护:转入重症监护病房进行病情严密监测。同时,维持水电解质和酸碱平衡,补充液体和电解质,维持有效循环血容量。伴有休克者给予白蛋白、全血及血浆代用品。②营养支持:早期采用全胃肠外营养,如无肠梗阻,尽早过渡到肠内营养。③抗感染:重症患者常规给予抗生素,常用氧氟沙星、环丙沙星、克林霉素、甲硝唑及头孢菌素类等。④减少胰腺分泌:生长抑素具有抑制胰液和胰酶分泌、抑制胰酶合成的作用。⑤抑制胰酶活性:仅适用于重症急性胰腺炎的早期,在胰腺炎治疗和护理中,需要早期预防并发现并发症。

7. 经内镜逆行胰胆管造影术的常见并发症有哪些？

经内镜逆行胰胆管造影术的常见并发症有胰腺炎、括约肌切开术后出血、感染、消化道穿孔等。

（五）案例总结

本案例病人是一名典型的急性胰腺炎患者。患者 10 天前无明显诱因下出现上腹部胀痛，拟以"腹痛待查"收入我科。查体脐周压痛（＋）。B 超检查示：胆总管下段结石，左肾孤立性囊肿。CT 示：胰头部钙化结节，压迫临近胆总管末端及胰管，伴其上胆道系统及胰管扩张；肝脏多发囊肿；胆囊炎；左肾囊肿。MRI 示：胆囊炎；胆总管及胰管稍扩张。血常规检查示：白细胞 $11.9 \times 10^9/L$，中性粒细胞百分比 82.8%，血淀粉酶 3984.0 U/L，血脂肪酶 3367.0 U/L。入院后予以抑酸、抑制胰酶、补液、解痉、镇痛等对症护理，12 月 3 日行经内镜逆行胰胆管造影术，术后无并发症发生，12 月 10 日康复出院。

患者年龄不大，高学历，沟通良好，营养状况良好。通过观察发现，患者对疾病引起的疼痛及对手术的害怕较为明显。因此，护理中主要是做好病情的观察及心理护理，在日常护理中，加强与患者及家属的沟通，将患者的现状及时反馈给医师，遵医嘱合理使用镇痛药物，采用心理护理技巧分散患者的注意力，缓解不适。介绍留置鼻胆管的目的与意义，虽然置管导致患者不适，但通过宣教督促患者配合治疗，预防非计划性拔管发生。介绍手术过程及术中配合方法，缓解患者术前焦虑，帮助患者促进康复。

通过本案例我们总结经验，在临床实践中遇到类似的患者，我们该从哪些方面处理呢？

首先，学习收集患者疾病的相关资料。该患者入院时急性胰腺炎的症状、体征及实验室指标非常具有代表性，对相关资料的有效分析，可帮助我们的护理工作更具有针对性。

其次，通过日常护理观察发现，患者存在的问题有：①疼痛：疼痛是入院初期一直困扰患者的难题。②摄入不足：为了减轻胰腺炎患者胰腺的负担，患者需要禁食，这会造成摄入不足。③焦虑：患者的文化层次较高，担心拖累家人，担心预后和复发。④舒适度改变：患者的家庭条件中等，住院环境相对于家里没有那么舒适，并且留置引流管对患者咽喉部的刺激严重影响患者的舒适度。⑤恐惧：患者的文化层次虽然较高，但缺乏相关医学常识，因此对疾病及疾病治疗过程均感到恐惧。⑥非计划性拔管：术后患者希望可以尽快拔管，缓解不适。⑦患者希望医生或护士能主动告诉自己疾病的诊疗过程，得到医生和护士的关心，希望有人能告诉自己疾病的相关知识，能耐心地倾听自己的主诉。

最后，作为责任护士，应做好病情的观察和护理记录。掌握急性胰腺炎的相关知识及治疗方法。与此同时，我们应从患者的病情和心理状态出发，制订个性化护理计划并贯穿在整个住院过程中。

针对本案例患者，将"知信行"模式融入日常护理宣教中，帮助患者了解疾病的相关知识，并使患者采取正确的措施，预防不良事件的发生，促进身体康复。

（六）课后思考题

1. 急性胰腺炎患者拟行急诊手术时，护士需要做哪些准备？

2. 急性胰腺炎患者为什么要禁食和胃肠减压？

3. 急性胰腺炎患者的疼痛与溃疡患者的疼痛有什么区别？

4.早期肠内营养在重症急性胰腺炎治疗中的作用有哪些?

参 考 文 献

[1]姜立,陈孝平.奥曲肽联合胰酶治疗慢性胰腺炎疼痛的疗效观察[J].医药导报,2014,33(11):1468-1470.

[2]夏燕.生长抑素与质子泵抑制剂治疗急性胰腺炎的临床效果分析[J].中国继续医学教育,2017,9(16):179-181.

[3]陈娜,黄安宁,丁莉莉,等.氟比洛芬酯对内镜逆行胰胆管造影术后胰腺炎的预防作用[J].武警医学,2017,28(12):1213-1215,1219.

[4]谢进.急性胰腺炎进行液体复苏途径效果评价[J].中医临床研究,2016,8(19):133.

[5]吴东,钱家鸣.急性胰腺炎的液体治疗:复苏时机、液体种类及监测方法[J].临床肝胆病杂志,2017,33(1):12-16.

[6]刘洋,李华南,张玮,等.非药物治疗广泛性焦虑症的研究进展[J].时珍国医国药,2016,27(11):2722-2724.

[7]林娜佳.音乐放松疗法对初产妇分娩疼痛与焦虑水平的影响[J].天津护理,2018,26(5):579-581.

[8]王莉莉.工字形鼻贴结合活瓣式脸贴在 ICU 留置胃管患者中的应用[J].中国冶金工业医学杂志,2017,34(2):241-242.

[9]张先翠,周志庆,奚卫珍."知信行"模式在 ESD 围手术期护理中的应用[J].临床护理杂志,2018,17(1):11-14.

第三节　克罗恩病患者的护理

一、案例信息

【摘要】　通过对一例克罗恩病患者进行相关问题分析,了解克罗恩病的概念及其临床症状。如何诊断克罗恩病,当确诊后我们在临床中如何配合医生处理,如何做好生物制剂使用过程中的护理,如何全面评估患者并采取相应的护理措施,是本文阐述的重点。

【关键词】　克罗恩病;腹痛;腹泻;英夫利西单抗;循证护理

二、案例正文

(一)基本信息

叶＊,男性,26 岁,未婚,公司职员。入院时间为 2018 年 10 月 5 日 15:20,病史采集时间为 2018 年 10 月 5 日 16:00。

（二）护理评估

【健康史】

1. 主诉　间断性腹痛、腹泻 2 年余。

2. 现病史　患者 2 年多前因腹痛至上海就诊，被诊断为"克罗恩病"，予以硫唑嘌呤 50 mg 每日 1 次治疗后，患者的克罗恩病控制良好。后因右下腹及脐周疼痛伴有腹泻，至我院就诊，予以硫唑嘌呤加量至 75 mg 每日 1 次，治疗效果不佳。于 2018 年 3 月 26 日、2018 年 4 月 9 日、2018 年 5 月 7 日、2018 年 6 月 17 日、2018 年 8 月 15 日在我院行英夫利西单抗治疗，治疗后患者大便正常。现患者再次行英夫利西单抗治疗，来我院就诊，拟以"克罗恩病"收住入院。

3. 日常生活形态

（1）饮食：每日三餐，主食 100 g 左右，以大米为主，早餐一般为粥和馒头，午餐、晚餐以素食为主，口味清淡，喜欢饮用碳酸饮料。饮水量每日约 1500 mL，以白开水为主。发病以来，饮食一般，体重无明显变化。

（2）睡眠：平时睡眠规律，一般晚 10～11 点入睡，早 7 点起床，无午睡习惯，睡眠质量尚可。发病以来，睡眠好，较前无明显改变。

（3）排泄：平时小便每日 6～7 次，夜间排尿 0～1 次，小便涩清，淡黄色，无泡沫，尿量每日约 2000 mL。大便每日 1 次，为成形软便。发病以来，小便无异常，大便次数增多，大便不成形，有里急后重感，每日 7～8 次。

（4）自理及活动能力：平时日常生活完全可以自理，一般早餐后骑车去上班，晚餐后无散步习惯，不喜欢早起锻炼等体育活动。发病以来，日常生活尚可自理，但自觉体力明显下降，四肢乏力，一般在家中休息。

4. 既往史　2010 年因"左侧气胸"行胸腔镜下手术治疗，2013 年因肛瘘行挂线疗法，2014 年因肛周脓肿住院治疗。否认高血压、糖尿病、冠心病病史，否认肝炎、结核、菌痢、伤寒等传染病史，否认输血、外伤史，否认磺胺类药物、链霉素、庆大霉素、青霉素、头孢菌素等药物及已知食物过敏史，预防接种按时完成。

5. 个人史　久居芜湖市，无疫区、疫情、疫水接触史，无矿区、矿山、高氟区、低碘区居住史，无特殊化学品、放射性物质、有毒物质接触史，无吸毒史。否认吸烟和饮酒。未婚未育。

6. 家族史　家族中否认遗传性疾病及类似病史。

7. 心理状况

（1）情绪状态：担心疾病会影响工作和社交，有些焦虑，焦虑自评量表评分 62 分。

（2）对所患疾病的认识：一直认为自己的身体很好，直到症状严重时才去医院就诊。此病确诊后，才认识到疾病的严重性，但是对克罗恩病的表现、病因及诱因并不了解，也不知道自己的饮食习惯（常喝碳酸饮料）会加重病情。希望医护人员在上述方面可以给予更详细、具体的指导，并表示会积极配合治疗，缓解症状，减少并发症发生，预防疾病复发。

（3）重大应激事件及应对情况：近斯无重大应激事件。

8. 社会状况

（1）社会支持系统：家庭关系和睦，现与父母生活在一起。发病以来，家人对其病情极为重视,对患者给予足够的关心和照顾。此次入院,父亲陪同前来,工作及家中琐事均已安排妥当,患者可安心接受治疗。

(2)居住与工作环境:现一家三口居住在 100 平方米左右的三居室,小区环境优美,购物方便,社区周围学校、医院等配套设施齐全。患者本科学历,为某公司职员。

(3)经济状况及付费方式:患者有稳定的工作,收入尚可,按时缴纳医疗保险,其父母均为单位在编人员,有稳定的收入,家庭经济状况可观,支付医疗费用不存在问题。

【体格检查】

T 36.5 ℃,P 60 次/分,R 17 次/分,BP 120/90 mmHg。发育正常,营养良好,步入病房,平卧体位,表情一般,言语流利,神志清楚,查体合作,步态正常,正力型体型。腹部检查:①视诊:腹部平坦,未见胃肠型及蠕动波。脐部正常。②触诊:腹部柔软,上腹部深压痛(+-),右下腹压痛(+-),无反跳痛;无液波震颤,无震水音,未触及腹部肿块。肝脏肋下未触及,脾脏未触及。③听诊:肠鸣音 8～9 次/分。

【辅助检查】

检查项目:肝肾功能＋电解质;输血前常规;结核感染 T 细胞检测;肠镜检查;焦虑评估。

(三)护理计划

日期	患者问题	相关因素	临床表现	护理目标	干预措施	效果评价	评价时间
2018-10-05 16:00	P_1. 腹痛	与肠内容物经过有炎症、狭窄的肠段而引起局部肠痉挛有关	患者诉右下腹或脐周疼痛,间歇性发作	腹痛症状缓解	I_1. 卧床休息。 I_2. 腹痛观察:严密观察腹痛的性质、部位、时间以及伴随症状,及时通知医师进行处理。 I_3. 采取注意力转移法、积极的语言暗示法、深呼吸训练等措施减轻患者的症状[1]。 I_4. 用药护理:英夫利西单抗可以有效控制克罗恩病患者的炎性反应,缓解患者的疼痛,提高患者的生命质量[2],但在使用过程中应注意感染、过敏反应、骨髓抑制等[3]	腹痛症状缓解	2018-10-10 09:00
2018-10-05 16:00	P_2. 腹泻	与病变肠段炎症渗出、蠕动增加及继发性吸收不良有关	患者诉发病以来大便每日 7～8 次	大便次数减少,能成形	I_1. 病情观察:严密观察患者的腹泻次数和性状,有无肉眼可见脓血和黏液,是否伴里急后重。 I_2. 饮食护理:以少渣、易消化食物为主,避免生冷、多纤维、味道浓烈的刺激性食物,减少碳酸饮料的摄入[4]。 I_3. 用药护理:遵医嘱给予英夫利西单抗治疗,用药过程中注意输液速度以及观察患者有无过敏反应[5]。 I_4. 肛周护理:及时用温湿软毛巾轻轻拭去排泄物,红外线理疗每日 3 次,皮肤潮红处涂擦氧化锌软膏,糜烂处外用银离子敷料,以达到消毒及促进收敛的作用[6]	大便每日 1 次	2018-10-10 09:00

续表

日期	患者问题	相关因素	临床表现	护理目标	干预措施	效果评价	评价时间
2018-10-05 16:00	P₃. 焦虑	与病情反复、迁延不愈有关	患者焦虑自评量表评分62分	患者能够正确认识疾病，适应实际的健康状况	I₁. 讲解疾病的发病特点、配合治疗方法和注意事项，协助患者适应实际地健康状况。I₂. 积极地与其沟通交流，及时了解焦虑的原因并针对性地疏导。I₃. 加强心理疏导，指导家属在治疗护理上密切配合[7]	今日出院，继续做好延续护理	2018-10-11 09:00
2018-10-05 16:00	P₄. 营养失调，低于机体需要量	与长期腹泻和吸收障碍有关	患者消瘦，体重指数17.9	患者体重增加，各项营养指标（血红蛋白、白蛋白）均正常	I₁. 评估患者营养失调的原因、进食的自理能力、液体和热量的需要量及对某些食物成分的限制情况。I₂. 观察皮肤的颜色和弹性、三头肌皮褶厚度、上臂围及血清总蛋白、白蛋白和前白蛋白等的含量，每周测量一次体重[8]。I₃. 必要时予以肠内营养，肠内营养通过胃肠道补给，可满足机体和肠黏膜的营养，减轻肠道组织局部的炎症反应，有利于肠黏膜屏障的修复，对于诱导和维持克罗恩病缓解有极大的作用[9]	今日出院，继续做好延续护理	2018-10-11 09:00

（四）护理记录

2018-10-05 16:00

患者因"间断性腹痛、腹泻2年余"而入院，2年多前因腹痛至上海就诊，被诊断为"克罗恩病"，予以硫唑嘌呤50 mg每日1次治疗后，患者的克罗恩病控制良好。后因右下腹及脐周疼痛伴有腹泻，至我院就诊，予以硫唑嘌呤加量至75 mg每日1次，治疗效果不佳。于2018年3月26日、2018年4月9日、2018年5月7日、2018年6月17日、2018年8月15日在我院行英夫利西单抗治疗，治疗后患者大便正常。现患者再次行英夫利西单抗治疗。入院后给予全面综合评估，讲解疾病相关知识及规律药物治疗的重要性，告知次日晨抽血的目的及意义。

2018-10-06 09:00

患者主诉夜间入睡困难，焦虑情绪严重，予以焦虑自评量表评分62分。积极地与其沟通，及时了解焦虑的原因，并予以心理疏导；充分调动社会支持，指导家属多与其交流沟通。

2018-10-06 16:00

患者血常规检查示：白细胞$7.5×10^9$/L，中性粒细胞绝对值$4.3×10^9$/L，红细胞$4.42×10^{12}$/L，血红蛋白132 g/L，血小板$185×10^9$/L；血沉示：红细胞沉降率20.1 mm/h，结核感染T细胞检测阴性，乙肝两对半阴性。肠镜示：病变肠腔狭窄，直肠和乙状结肠黏膜充血水肿，可见多发纵行深溃疡。因患者应用免疫制剂效果差，且既往有肛瘘和肛周脓肿病史，故可选用生物制剂。近期准备再次行英夫利西单抗治疗，今予以营养支持治疗，嘱其进清淡、易消化饮食，避免进碳酸饮料及刺激性食物。

2018-10-08 09:00

患者主诉右下腹间歇性隐痛,大便次数较多,不成形,肛周皮肤潮红,及时用温湿软毛巾轻轻拭去排泄物,潮红处涂擦氧化锌软膏。嘱患者卧床休息,并遵医嘱予以英夫利西单抗治疗,嘱家属陪伴,缓解患者的紧张、焦虑情绪。用药过程中注意输液速度以及观察患者有无过敏反应。

2018-10-08 10:00

患者行英夫利西单抗治疗后生命体征平稳,胸前有散在的皮疹,无腹痛等不适,通知医生。遵医嘱予以调慢滴数,继续观察输液过程,观察胸前皮疹消退情况,嘱其勿搔抓。

2018-10-08 12:00

患者行英夫利西单抗治疗结束,皮疹范围无扩大增多,未诉其他不适主诉,继续监测病情变化。

2018-09-09 09:00

患者诉夜间睡眠良好,焦虑情绪较前缓解。胸前皮疹消退,无腹痛,大便昨日 1 次,为成形软便,嘱患者进行户外活动,预防呼吸道感染。

2018-10-11 09:00

患者神志清楚,精神尚可,无腹痛,大便为成形软便,每日 1 次,今予以出院。嘱患者注意休息,劳逸结合,多参加户外活动,避免去密闭的场所,预防呼吸道感染,注意观察大便的次数及性状,如有异常及时来医院就诊,1 个月后再次来院复查。

三、案例说明书

(一)教学目标

1. 了解克罗恩病的辅助检查和诊治要点。

2. 熟悉克罗恩病的临床表现。

3. 掌握克罗恩病的常见护理诊断及措施。

(二)启发思考题

1. 克罗恩病的临床表现是什么？ 腹痛的原因有哪些？

2. 克罗恩病的并发症有哪些？

3. 应用英夫利西单抗治疗时护理的注意事项有哪些？

（三）分析思路

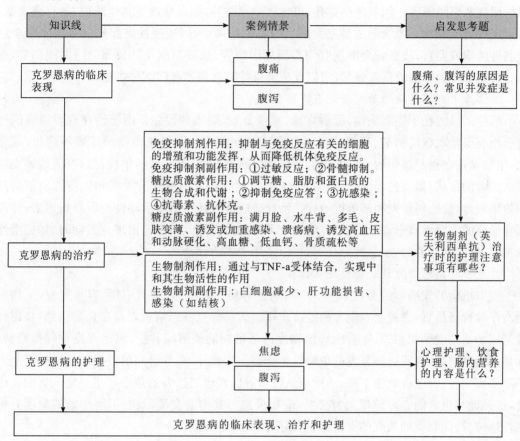

（四）理论依据及分析

1. 什么是克罗恩病？

克罗恩病是胃肠道慢性炎症性肉芽肿性疾病，其特点是病因不明、慢性、反复发生等[1]。本病最常发生于青年期（高峰年龄为 18～35 岁），男女比例约为 1.5∶1。患者的临床表现呈多样化，包括消化道表现（腹痛、腹泻等）、全身性表现（食欲不振、贫血、体重减轻等）和肠外表现（外周关节炎、虹膜炎、脂肪肝等）[2]。目前克罗恩病尚无法根治，若处理不当，随着病程迁延，患者可出现消化道出血、肠管狭窄并梗阻、肠穿孔、腹腔脓肿、肛裂、肛瘘、肛周脓肿、癌变等并发症。

2. 患者被诊断为克罗恩病的依据有哪些？ 为什么会现出这些临床症状？

根据患者主诉右下腹痛以及脐周疼痛、腹泻，体重下降，既往有肛瘘及肛周脓肿病史，结肠镜检查及活组织检查的特征性改变，即可诊断为克罗恩病。

本案例患者出现右下腹痛以及脐周疼痛，其原因为：克罗恩病的病变多位于回肠末端和右结肠附近，病变累及肠壁全层，肠壁增厚、变硬，肠腔狭窄，当肠内容物通过有炎症、狭窄的肠段时，引起局部肠痉挛，会引起腹痛，腹痛也可由部分或完全肠梗阻引起，此时会伴有肠梗阻的其他症状，如排便、排气停止；腹腔内脓肿形成时会出现持续腹痛，压痛明显；肠穿孔时会出现全腹剧烈疼痛、腹肌紧张等。患者既往有肛瘘及肛周脓肿病史，其原因为：克罗恩病患者的肠段病变呈节段性或跳跃式分布,早期黏膜出现鹅口疮样溃疡,随后溃疡增大,形成纵行溃疡和裂隙溃疡。如果溃疡穿孔,可导致局部脓肿,如果穿透至其他肠段、器官或腹壁,可形成内瘘或外瘘。瘘管形成是克罗恩病的特征性体征,因透壁性炎症病变穿透肠壁全层至肠外组织或器官,故患者会出现肛门直肠周围瘘管、脓肿形成及肛裂等肛门周围病变,有时这些病变可为本病的首发症状,所以此患者既往有肛瘘和肛门脓肿病史。

3.临床上克罗恩病的治疗措施有哪些?

治疗的目的在于控制病情,缓解症状,减少复发,防治并发症。用于治疗克罗恩病的传统药物有氨基水杨酸制剂、糖皮质激素和免疫抑制剂等。但传统药物的疗效不理想,近年来,生物制剂在克罗恩病治疗中的价值已被许多研究证实,英夫利西单抗可以有效缓解克罗恩病患者的症状,提高患者的生命质量[3]。本案例患者使用糖皮质激素和免疫抑制剂治疗的效果较差,故选用英夫利西单抗治疗。治疗适应证包括中重度活动性克罗恩病患者、伴有瘘管形成的克罗恩病患者、经充分传统治疗无效的患者等。当患者出现并发症时,如完全性肠梗阻、瘘管与脓肿形成、急性穿孔等,可以采用手术治疗。

4.克罗恩病患者为什么会出现焦虑?

克罗恩病的发病年龄多在15~35岁,病情容易迁延不愈,预后不良,容易复发,生物制剂治疗的价格昂贵,患者会有很大的经济负担。大部分克罗恩病患者存在焦虑情绪,焦虑程度与疾病活动度密切相关,随着疾病活动度由活动期向缓解期转变,焦虑程度呈降低趋势,而焦虑程度越高,克罗恩病复发的危险性也越高[7]。此外,克罗恩病引发的工作(学习)能力下降或丧失、社会经济地位下降、治疗依从性差等因素也对患者的焦虑产生一定的影响。因此,加强此类患者的心理护理尤为必要,应积极地与其沟通交流,及时了解焦虑的原因并针对性地疏导,同时调动亲友的支持力量,以降低其焦虑程度。

5.克罗恩病患者肠内营养的目的有哪些?

为患者提供必要的营养,肠道黏膜的营养70%~80%来自于腔内营养物质。肠内营养不仅可以满足整个机体的营养需求,还可以直接为肠黏膜供给营养,促进肠黏膜修复,保护肠黏膜屏障,维持肠道细胞的正常结构和功能,维持肠黏膜绒毛高度、正常肠道微环境,避免细菌移位,同时有效缓解炎症反应[8]。目前常使用的肠内营养液如百普力等营养素全面,较好地满足人体营养的需要。

(五)案例总结

本案例病人为一名年轻的男性患者,因"间断性腹痛、腹泻2年余"而入院,2年多前因腹痛至上海就诊,被诊断为"克罗恩病",予以硫唑嘌呤50 mg每日1次治疗后,患者的克罗恩病控制良好。后因右下腹及脐周疼痛伴有腹泻,至我院就诊,予以硫唑嘌呤加量至75 mg每日1次,治疗效果不佳。于2018年3月26日、2018年4月9日、2018年5月7日、2018年6月17日、2018年8月15日在我院行英夫利西单抗治疗,治疗后患者大便正常。现患者再次行英夫利西单抗治疗,来我院就诊,拟以"克罗恩病"收住入院。既往有肛瘘及肛周脓肿病史。在整个诊疗过程中,因病情反复,影响正常生活,患者存在焦虑情绪。通过与患者沟通,正确进行健康宣教后,患者的不良情绪有所改善,能积极配合治疗,好转后出院。

在护理上应注意:①腹痛方面:告知患者腹痛的原因,协助取舒适卧位,卧床休息,正确评估疼痛的程度和性质,疼痛明显时,可以遵医嘱应用地佐辛。②腹泻方面:注意观察大便的次数和性质,评估腹泻的程度,注意保护肛周的皮肤,用温水清洗擦干,肛周可以涂擦造口粉,保持局部干燥,饮食清淡,进易消化的食物,忌碳酸饮料及刺激性强的饮品。③焦虑方面:患者年轻,病程长,病情反复发作,应用糖皮质激素及免疫抑制剂治疗效果较差。现应用生物制剂,讲解生物制剂治疗的机理,让患者消除思想顾虑,配合医生按疗程完成治疗。④活动无耐力方面:虽然该患者的各项化验结果未提示有营养不良的表现,但患者较瘦,体重指数 17.9,嘱其饮食应多样化,营养摄入均衡,制定每周食谱,鼓励患者多去户外散步,并指导患者打太极拳、八段锦等锻炼,提高活动耐力,必要时可以进行肠内营养。肠内营养是一种直接经胃肠道代谢,提供人体所需营养物质的营养支持方式,符合肠道生理功能,在克罗恩病患者的治疗过程中发挥重要作用,具有改善患者营养状况、诱导和维持病情缓解、改善病程预后的效果。

通过本案例我们总结经验,在临床实践中遇到类似的患者,我们该从哪些方面处理呢?

首先,此类患者的病情容易反复,影响工作与社交,易造成情绪不稳定。应多与患者家属沟通,让家属关心和鼓励患者,每次治疗时都能有家属陪伴,同时也告知家属此病的治疗方法和预后,做好患者的沟通工作,配合每次的治疗,按疗程完成。

其次,作为责任护士,我们要做好病情的观察,注意腹痛的部位、腹部的症状和体征,及时发现、避免肠梗阻等并发症。正确评估疼痛程度,告知疼痛的原因,必要时应用止痛药物。观察大便的颜色、性质和量,做好出入量的记录。

在治疗上我们主要是控制病情,缓解症状,减少复发,防治并发症。本案例患者初期应用的是免疫抑制剂硫唑嘌呤,但后期治疗效果不理想,于是联用了生物制剂英夫利西单抗。在克罗恩病的发病机制中,TNF-α 发挥重要的促炎性作用,英夫利西单抗(临床常用抗 TNF 药物)可控制患者肠道的炎症水平,发挥有效的治疗作用。在治疗前仔细评估患者是否存在活动性结核,做 PPD 试验、结核感染 T 细胞检测、拍胸片,如果存在结核感染,必须在控制结核感染后再予以用药,治疗前常规检查肝功能和乙肝两对半。这名患者在住院当日就检查了上述内容,排除了结核感染,各项指标基本在正常范围内。在应用英夫利西单抗治疗过程中,配置时避免用力摇晃,严禁振荡,刚输注时调节速度为 10 mL/h,输注 15 min 后调节至 20 mL/h,30 min 后调节至 40 mL/h,45 min 后调节至 80 mL/h,60 min 后调节至 150 mL/h,90 min 后调节至 250 mL/h,120 min 后结束治疗。输注过程中注意观察患者有无头痛、头晕、恶心、发热、寒战、呼吸困难、皮肤发红及皮疹瘙痒等现象。治疗结束后告知患者下次治疗的时间,告知患者坚持治疗的重要性。

个案管理是一个多学科的程序,包括评估、计划、执行、沟通、协调等,需要多学科共同协作完成,有利于解决患者治疗和护理中出现的问题。同时我们也要通过循证医学来解决治疗和护理过程中的矛盾点:①患者病情反复发作,腹泻次数较多,虽然化验结果显示无营养不良,但患者消瘦,所以在营养摄入方面,还是要鼓励患者多进食高蛋白、高维生素饮食,进食富含钾的食物,防止电解质紊乱。②患者在静脉输注英夫利西单抗时出现胸前区皮疹,有过敏现象,应停止输入。但免疫抑制剂和糖皮质激素对患者的治疗效果较差,应用生物制剂是为了给患者的治疗提供希望,所以在使用过程中,应减慢输液速度,床边心电监护,备齐抢救药品和器材,仔细观察,并应用地塞米松预防过敏性休克的发生。尽量让患者完成生物制剂的治疗。

（六）课后思考题

1. 如何区别肠结核和克罗恩病？

2. 肠镜检查前需要患者做哪些准备？检查后的注意事项有哪些？

3. 哪些克罗恩病患者需要使用英夫利西单抗治疗？

4. 肠内营养可以治疗克罗恩病吗？

参 考 文 献

[1]黄榕,丁红,彭阳,等.80例克罗恩病患者的护理[J].现代临床护理,2014,13(2):37—39.

[2]Kamel A Y, Concepcion O, Schlachterman A, et al. Chronic inflammatory demyelinating polyneuropathy following Anti-TNF-α therapy with infliximab for Crohn's disease[J]. ACG Case Rep J,2016,3(3):187—189.

[3]胡义亭,苏少慧,张建,等. 英夫利昔单抗治疗炎症性肠病30例临床分析[J]. 中国临床研究,2018,31(9):1253—1256.

[4]张军玲. 克罗恩病临床护理的研究进展[J].临床医药文献杂志,2017,4(13):2488—2489.

[5]吕余珠. 英夫利昔单抗治疗克罗恩病11例临床护理[J].齐鲁护理杂志,2012,18(28):86—87.

[6]乔燕.克罗恩病患者腹泻合并肛周皮肤感染的护理[J].当代护士,2015,7:22—23.

[7]李晓婷,刘云,任建安,等.克罗恩病患者健康相关生活质量及其影响因素调查[J].中华护理杂志,2014,49(1):70—75.

[8]周建平.克罗恩病营养支持治疗[J].中国实用外科杂志,2017,37(3):306—308.

[9]Critch J, Day A S, Otley A, et al. Use of enteral nutrition for the control of intestinal inflammation in pediatric Crohn disease[J]. J Pediatr Gastroenterol Nutr,2012,54(2):298—305.

第四节　消化道出血患者的护理

一、案例信息

【摘要】 通过对一例经快速扩容补液、应用止血药物、三腔二囊管压迫止血治疗的消化道出血患者进行相关问题分析,了解三腔二囊管压迫止血的治疗原理和效果,阐述消化道出血的发病机制、临床表现和治疗方法。面对这样的患者,我们在临床中如何配合医生处理,如何做好消化道大出血患者的紧急处理,最大程度地减少死亡风险,提高患者的生存质量,是本文阐述的重点。

【关键词】 消化道出血;呕血;黑便;三腔二囊管;循证护理

二、案例正文

（一）基本信息

陈＊＊，女性，76岁，已婚，退休人员。入院时间为2018年02月19日13：44，病史采集时间为2018-02-19 14：00。

（二）护理评估

【健康史】

1. 主诉　呕血半天。

2. 现病史　患者半天前进食粑粑后出现上腹部不适，后呕血1次，色鲜红，有少量血凝块，量约600 mL，有头晕、乏力。无明显腹痛、腹胀，小便量可。2018年2月19日我院腹部B超示：肝硬化，门脉增宽，脾大，胆囊炎，其余未见异常，未见腹腔积液。现为求进一步诊治，拟以"上消化道出血"收住入科。

3. 日常生活形态

(1)饮食：每日三餐，主食100 g左右，以大米为主，早餐一般为粥和馒头，午餐、晚餐以素食为主，口味清淡，但偏好油炸和坚硬食物。饮水量每日约1500 mL，以白开水为主。发病以来，饮食一般，体重无明显变化。

(2)睡眠：平时睡眠规律，一般晚8～9点入睡，早6点起床，无午睡习惯，睡眠质量尚可。发病以来，睡眠好，较前无明显改变。

(3)排泄：平时小便每日6～7次，夜间排尿0～1次，小便涩清，淡黄色，无泡沫，尿量每日约2000 mL。大便每日1次，为成形软便。发病以来，小便无异常，大便呈柏油样。

(4)自理及活动能力：平时日常生活完全可以自理，一般晨起后步行去菜市场，晚餐后散步半小时，偶尔早起去公园锻炼。发病以来，日常生活不可自理，有头晕、乏力现象，需要绝对卧床休息。

4. 既往史　有肝硬化病史5年余，高血压病史20余年，一直予以药物治疗，糖尿病病史20余年，予以门冬氨酸早18 U，中10 U，晚12 U。曾行直肠手术，具体不详，有输血史，否认冠心病，否认肝炎、结核、菌痢、伤寒等传染病史，否认外伤史，否认磺胺类药物、链霉素、庆大霉素、青霉素、头孢菌素等药物和已知食物过敏史，预防接种按时完成。

5. 个人史　久居芜湖市，无疫区、疫情、疫水接触史，无矿区、矿山、高氟区、低碘区居住史，无特殊化学品、放射性物质、有毒物质接触史，无吸毒史。已婚已育，家人身体健康。

6. 家族史　家族中否认遗传性疾病及类似病史。

7. 心理状况

(1)情绪状态：担心自己生病会影响子女工作，有些焦虑。

(2)对所患疾病的认识：一直认为自己的身体很好，退休前很少去看病，退休后也认为自己的身体不错，偶尔感到不适时通常选择忍耐，不想麻烦家人，直到症状严重时才去医院就诊。此病确诊后，才认识到疾病的严重性，但是对"消化道出血"的表现、病因及诱因并不了解，不能早期识别出血征象，也不知道自己的饮食习惯（常吃油炸和坚硬食物）会加重病情。希望医护人员在上述方面可以给予更详细、具体的指导，并表示会积极配合治疗，尽早好转出院。

(3)重大应激事件及应对情况:近期未遇到重大应激事件。

8.社会状况

(1)社会支持系统:家庭关系和睦,现与子女生活在一起。发病以来,家人对其病情极为重视,对患者给予足够的关心和照顾。此次入院,儿子陪同前来,家中琐事已全部安排妥当,患者可安心接受治疗。患者退休后参与部分家务劳动,生活可以自理,大多数时间是和家人度过的,偶尔参加社区的老年活动。

(2)居住与工作环境:现一家人居住在芜湖市镜湖区,小区环境优美,购物方便,社区周围学校、医院等配套设施齐全。

(3)经济状况及付费方式:患者有稳定的退休金,子女均有稳定的收入,家庭经济状况可观,支付医疗费用不存在问题。

【体格检查】

T 36.5 ℃,P 92 次/分,R 16 次/分,BP 120/88 mmHg。发育正常,营养良好,由平车送入病房,平卧体位,表情自然,言语流利,神志清楚,查体合作。眼睑苍白,眼球无凸出及凹陷,睑结膜苍白,巩膜无黄染。口唇苍白,口腔黏膜光滑,腮腺导管开口正常,咽无充血,声音正常。颈软,无抵抗感,气管正中,颈静脉充盈正常,肝颈静脉回流征阴性,颈动脉搏动正常,胸廓正常,呼吸节律正常,肋间隙正常,胸壁无压痛,无胸骨叩痛。心前区无隆起,可见心尖搏动,心尖搏动位于第 5 肋间左锁骨中线内 0.5 cm,心前区无异常搏动。心率 92 次/分,律齐,心音有力,P2＞A2。各瓣膜听诊区未闻及病理性杂音,不可闻及额外心音,未闻及心包摩擦音。腹部膨隆,上腹部深压痛,无反跳痛;无液波震颤,无震水音,未触及腹部肿块。肝脏肋下未触及,脾脏未触及。

【辅助检查】

检查项目:血常规(静脉血);血凝常规;急诊八项;糖化血红蛋白;粪便常规;胃镜检查。

(三)护理计划

日期	患者问题	相关因素	临床表现	护理目标	干预措施	效果评价	评价时间
2018-02-19 14:00	P₁. 血容量不足	与呕血和黑便有关	患者呕血600 mL,血便少许,主诉头晕、乏力	入院 24 h 内补足血容量,未发生失血性休克	I₁.绝对卧床休息。 I₂.立即建立静脉通道,遵医嘱予以输液及各种止血治疗;对严重出血的患者,应当开放两条甚至两条以上通畅的静脉通道,必要时采用中心静脉穿刺置管,并积极配血,开始液体复苏[1]。 I₃.严密监测生命体征,予以吸氧,改善血氧情况,准确记录出入量;对紧急评估中发现意识障碍或呼吸循环障碍的患者,应常规采取 OMI 处理,即吸氧(oxygen,O)、监护(monitoring,M)和建立静脉通道(intravenous,I)[2]。 I₄.予以心理护理,观察患者紧张、恐惧等心理反应的程度;给予相应的心理疏导。 I₅.复查血常规,严密监测血红蛋白值	患者经积极抢救,未发生失血性休克,生命体征平稳	2018-02-22 08:00

续表

日期	患者问题	相关因素	临床表现	护理目标	干预措施	效果评价	评价时间
2018-02-19 14:00	P₂. 有窒息的危险	与频繁呕血、生命受到威胁有关	患者入院前后、插管(三腔二囊管)前后均有不等量的呕血	住院期间呼吸道通畅,生命体征平稳	I₁. 患者呕血时,协助其头偏向一侧,注意保持呼吸道通畅。 I₂. 遵医嘱应用质子泵抑制剂、血凝酶和生长抑素类药物(如思他宁)泵入,尽早控制出血。 生长抑素及生长抑素类似物可以在减少局部出血位置血流的同时,通过抑制胃泌素而起到抑制胃酸的作用,常用的有奥曲肽、生长抑素十四肽和伐普肽等,可与质子泵抑制剂联合应用治疗严重的急性上消化道出血[3]。 血凝酶具有特殊的机制,不仅可以有效止血,而且在正常血管系统中不引起血栓形成,逐渐为临床医生所重视[4]。 I₃. 床边心电监护,严密监测患者的呼吸、面色和血氧变化。 I₄. 床边备好抢救药品与器械,保持静脉通畅	患者经积极抢救,未发生失血性休克,生命体征平稳	2018-02-22 08:00
2018-02-20 01:00	P₃. 谵妄	与频繁呕血、生命受到威胁有关	患者反复呕血,量在1000 mL以上,血压下降	住院期间逐步缓解患者的焦虑和恐惧情绪,使患者积极接受治疗	I₁. 向患者及家属讲解疾病的相关知识和转归。 I₂. 多沟通,鼓励患者诉说自己的感受和忧虑,有针对性地给予指导。 I₃. 改善认知功能:与患者交谈,让患者读书、看报、听收音机等[5]。 I₄. 指导患者家属在家庭支持系统上给予肯定,减轻患者的压力。 I₅. 经常巡视和关心患者,耐心并及时地解答患者和家属的疑问	患者经积极抢救,未发生失血性休克,生命体征平稳	2018-02-22 08:00
2018-02-22 22:30	P₄. 活动无耐力	患者频繁出血,不能进食,血红蛋白 63 g/L,白蛋白25.2 g/L	多次呕血,置入三腔二囊管导致强迫体位	患者住院期间可适当做床上或床边活动	I₁. 向患者介绍卧床休息及减少活动的必要性。 I₂. 遵医嘱静脉补充营养。 I₃. 协助患者完成基本的日常生活活动,如口腔护理和鼻腔清洁。 I₄. 制订活动计划,早期协助患者做床上被动运动,后期鼓励患者做床边抗阻运动[6],逐步提高活动耐受力。 肌肉力量低会增加患者失能、患病和死亡的风险。抗阻运动可改善成年人的肌肉重量、力量、身体活动能力、脑健康、血压、胰岛素敏感性、血脂谱和心血管健康	患者可在护士或家属的帮助下适量活动	2018-02-26 08:00

续表

日期	患者问题	相关因素	临床表现	护理目标	干预措施	效果评价	评价时间
2018-02-22 10:00	P5. 有皮肤完整性受损的危险	与反复出血、营养不良及绝对卧床有关	多次呕血，置入三腔二囊管导致强迫体位	患者住院期间皮肤完整，无红肿、破溃发生	I1. 定时翻身，保持床单位干净整洁。I2. 保持皮肤清洁干燥，避免搔抓。I3. 遵医嘱静脉补充营养。对有压疮或存在压疮风险的患者制订个体化营养治疗计划。对于表现出营养风险的患者及有压疮风险的患者，或已有压疮的患者，遵照执行营养及补液方面的相关循证指南	患者住院期间皮肤完整，未发生压疮	2018-02-26 08:00

（四）护理记录

2018-02-19 14:15

患者因"呕血半天，量约 600 mL"，由平车急诊送入我科，神志清楚，精神差。入院后给予全面评估，ADL 评分 1 分，生活不能自理，需依赖；跌倒风险评分 4 分，属于中危风险；Braden 压疮风险评分 22 分，无压疮风险；Caprini 静脉血栓栓塞症风险评分 1 分，无静脉血栓风险；心理状态紧张，营养状况不足。进行入院宣教，因患者短时间内出血量较大，且存在活动性出血可能，故遵医嘱予以下病危通知。遵医嘱完善相关检查，予以抗感染、止血等对症处理，床边备负压吸引器。对患者进行疾病相关知识宣教，告知患者用药的作用，进行饮食宣教，告知患者应绝对禁食禁水，以防饮食后加重出血；告知患者要卧床休息，以免因改变体位而引起跌倒、坠床等不良事件。若再次发生呕血，告知患者勿屏气，应将头偏向一侧，以免导致窒息。

2018-02-20 00:30

患者神志清楚，精神差，再发呕血 300 mL，遵医嘱备三腔二囊管，床边备抢救用品，并开放 3 条静脉通道，快速扩容补液，遵医嘱应用止血药血凝酶、醋酸奥曲肽、卡络磺钠等。向患者及家属进行宣教，告知呕血期间绝对卧床和禁食禁水的必要性，并做好患者的心理护理。

2018-02-20 01:00

患者再次呕鲜红色血液 600 mL，告知患者及家属呕血时头偏向一侧，并及时清除口腔、鼻腔分泌物，以防发生窒息。遵医嘱予以补液、输血等对症支持治疗，密切监测患者生命体征的变化。

2018-02-20 01:35

患者神志清楚，精神差，仍有少量呕血，做好患者及家属的解释工作，消除患者的恐惧、紧张情绪，遵医嘱置入三腔二囊管，并向胃气囊注气 150 mL，告知患者保持三腔二囊管牵引的有效性及防导管滑脱宣教。

2018-02-20 22:30

患者神志清楚，精神欠佳，三腔二囊管压迫止血期间，暂未发生出血现象。遵医嘱予以放松牵引，并密切监测患者的病情变化，告知防导管滑脱的重要性。告知患者及家属可适当做床上被动运动，但仍禁食禁水，以防再次诱发出血。

2018-02-22 09:51

患者神志清楚，精神欠佳，三腔二囊管放松牵引 48 h，未出现明显的呕血和黑便现象，遵医嘱予以拔除三腔二囊管，并嘱患者可进食冷流质饮食。

2018-02-23 10:00

　　患者神志清楚,精神欠佳,解暗红色血便 250 mL,嘱卧床休息,监测生命体征,予以吸氧,并通知床位医生,综合考虑患者病情,此次黑便为肠道陈旧性血液,暂未作进一步处理。安慰患者和家属,告知出血的原因和疾病转归,消除患者的紧张情绪。

2018-02-26 16:00

　　患者神志清楚,精神良好,未诉不适,未见再出血现象,ADL 评分 13 分,生活基本自理,遵医嘱办理出院,予以出院指导。嘱患者注意休息,劳逸结合,进清淡饮食,避免生冷、粗糙、辛辣刺激性食物,控制水钠的摄入,避免用力排便或剧烈运动等,遵医嘱用药,定期门诊随诊。

三、案例说明书

（一）教学目标

1. 了解上消化道出血的病因。
2. 熟悉上消化道出血的临床表现、诊治要点和健康教育。
3. 掌握上消化道出血患者的护理诊断、护理问题及相应的护理措施。

（二）启发思考题

1. 如何评估出血量?
2. 上消化道大出血的急救护理包括哪些?
3. 常见的药物治疗护理包括哪些?
4. 三腔二囊管的护理要点有哪些? 还有哪些止血措施?
5. 肝硬化为什么会引起上消化道出血?

（三）分析思路

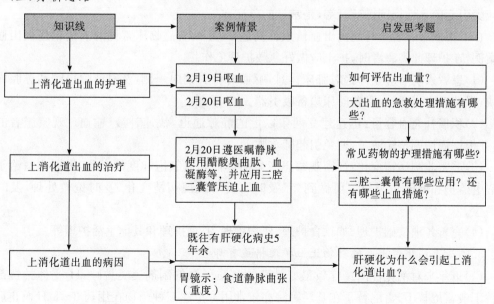

（四）理论依据及分析

1.如何评估出血量？连续或再次出血的表现有哪些？

急性上消化道大出血是消化系统的急危重症之一，具有起病急、病情重、进展快、并发症多、病死率高、治疗费用高等特点[7]。据相关资料显示，消化道大出血的病死率约为10.0%，最大原因是诊断不清，没有及时采取急救措施[8]。因此，准确地评估患者的出血量，对判断患者的病情和转归至关重要。根据患者的临床表现，评估患者出血量的方法如下：①便隐血试验阳性提示每日出血量大于5 mL。②出现黑便提示出血量在50 mL以上，一次出血后的黑便持续时间取决于患者的排便次数。③胃内积血量达250 mL时可引起呕血。④一次出血量在400 mL以下时，可因组织液与脾贮血补充血容量而不出现全身症状。⑤出血量超过400 mL时，可出现头晕、心悸、乏力等症状。⑥出血超过1000 mL时，临床即可出现急性周围循环衰竭的表现，严重者引起失血性休克。

连续或再次出血的表现：①反复呕吐，甚至呕吐物由咖啡色转为鲜红色。②黑便次数增多且粪质稀薄，色泽转为暗红色，伴肠鸣音亢进。③周围循环衰竭的表现经补液补血而未改善，或好转后又恶化，血压波动，中心静脉压不稳定。④红细胞计数、血细胞比容、血红蛋白含量不断下降，网织红细胞计数持续增高，在补液足够、尿量正常的情况下，血尿素氮持续或再次增高。⑤门静脉高压患者原有脾大，在出血后常暂时缩小，如不见脾恢复肿大，亦提示出血未止。

2.上消化道大出血的急救护理包括哪些？

上消化道出血是指屈氏韧带以上的消化道，包括食管、胃、十二指肠或胰胆等病变引起的出血，胃空肠吻合术后的空肠病变出血亦属于这一范围。大量出血是指在数小时内失血量超过1000 mL或循环血容量的20%，其临床主要表现为呕血和（或）黑粪，往往伴有血容量减少引起的急性周围循环衰竭，是常见的急症。

在本案例中患者短时间内出血量累计高达1500 mL，是临床常见的上消化道大出血典型案例，在护理此类患者时，护士应做好急救护理工作。

（1）患者入院后应立即绝对卧床休息，呕血时将头偏向一侧，及时清除口腔和鼻腔内血凝块，保持呼吸道通畅，必要时床边备吸引器。

（2）积极补充血容量：迅速建立两条以上的静脉通道，快速补液、输血。观察患者的尿量，并根据病情调整输液量，避免引起肺水肿。

（3）严密监测病情变化：严密观察患者生命体征和血氧饱和度的变化，根据病情给予床边心电监护和低流量吸氧。要做到"三及时"：及时发现病情变化，及时抢救处理，及时报告医生。

（4）完善各项基础护理，如饮食护理、药物护理、心理护理和其他生活护理等。

3.临床上消化道出血的药物止血护理措施有哪些？

（1）近年来对消化性溃疡疗效最好的药物是质子泵抑制剂奥美拉唑，H2受体拮抗剂西咪替丁或雷尼替丁，雷尼替丁在基层医院亦较常用。上述三种药物在用药3～5日血止后皆改为口服。对消化性溃疡和糜烂性胃炎出血，可用去甲肾上腺素8 mg加入冰盐水100 mL中口服或作鼻胃管滴注，也可使用凝血酶口服。凝血酶需在临床使用时新鲜配制，且在服药

的同时给予 H_2 受体拮抗剂或奥美拉唑,以便使药物得以发挥作用。

(2)对于食管、胃底静脉曲张破裂出血,垂体后叶素是常用药物,但其作用时间短,主张小剂量用药。高血压、冠心病患者或孕妇不宜使用。有主张同时舌下含服硝酸甘油或硝酸异山梨醇酯的报道。20 世纪 80 年代以来有采用生长抑素的治疗方法,对上消化道出血的止血效果较好,短期使用几乎没有严重不良反应,但价格较高。

4. 三腔二囊管压迫止血的方法是什么?

该止血法适用于食管、胃底静脉曲张破裂出血。如药物止血效果不佳,可考虑使用该方法。该方法即时止血的效果明显,但必须严格遵守技术操作规程,以保证止血效果,并防止窒息、吸入性肺炎等并发症发生。

(1)严密观察患者的意识、体温、血压、脉搏、呼吸、尿量、胃肠减压液、呕吐液及大便的色、量、质等,以判断有无继续出血,准确记录 24 h 出入量,并做好记录。

(2)管道观察与护理。密切观察牵引是否有效,三腔二囊管有无脱落,保证位置正确,固定妥当。经常抽吸胃内容物。在气囊压迫期间,每 4~6 h 检查一次气囊内压力,如压力不足,及时注气补充,每 8~12 h 放气松开牵引 30 min。先放食管气囊,后放胃气囊,同时让患者吞咽石蜡油 20 mL,以防囊壁与黏膜黏合,再次充气时先将胃气囊插至标记的刻度处。一般压迫时间不超过 3 天,个别放气后又有出血,且不能采取其他治疗方法者,在精心护理下可留置 1 周。在压迫出血停止 24 h 后松开牵引并放气,口服石蜡油 20 mL,观察 24 h 未再出血者应抽空双气囊,将三腔二囊管慢慢拔出。拔管后仍观察有无出血现象。

(3)保持鼻腔黏膜清洁湿润,及时清除分泌物和结痂,经常用石蜡油棉签涂口唇,以防干裂,同时做好口腔护理。将石蜡油滴入插管的鼻腔内,每日 2~3 次,以减少导管对鼻黏膜的刺激。保持床单位清洁干燥,保持皮肤清洁舒适。

(4)在应用三腔二囊管压迫止血过程中有一定的并发症发生,因此,应加强患者的心理护理,培训操作者熟练的插管技术,改进插管方法,插管后严密观察患者的病情,积极做好并发症的护理。

(5)做好患者的心理护理。插管前认真做好患者和家属的安慰、解释工作,消除患者的恐惧、紧张情绪,使其配合治疗。

其他止血相关护理包括:

(1)内镜直视下止血:对于门脉高压出血者,可采取以下措施:①食管静脉曲张套扎术。②注射组织胶或硬化剂,如乙氧硬化醇、鱼肝油酸钠等。一般主张注射后用 H_2 受体拮抗剂或奥美拉唑,以减少硬化剂注射后因胃酸引起的溃疡和出血。对于非门脉高压出血者,可采取以下措施:①局部注射 0.01％肾上腺素盐水。②采用氩离子凝固术(APC)电凝止血。③采用血管夹(钛夹)止血。

(2)血管介入技术:对于食管-胃底静脉曲张破裂出血,经垂体后叶素或三腔二囊管压迫治疗失败的患者,可采用经颈静脉门体分流术结合胃冠状静脉栓塞术。

(3)手术治疗:经上述处理后,大多数上消化道大出血可停止。若仍无效,可考虑手术治疗。食管-胃底静脉曲张破裂可考虑口腔或脾肾静脉吻合等手术。早期对胃、十二指肠溃疡大出血者做手术可降低死亡率,尤其是老年人。不易止血又易复发者,更宜及早做手术,如并发溃疡穿孔、幽门梗阻或怀疑有溃疡恶变者,宜及时做手术。

5.肝硬化为什么会引起上消化道出血?

肝硬化引起上消化道出血的主要原因通常为门静脉高压所致的食管静脉曲张破裂出血。本案例患者有肝硬化病史 5 年余,平素喜食油炸食物,此次住院亦是由于进食坚硬、刺激性食物,直接刺激曲张的食管静脉,而诱发大出血症状。

(五)案例总结

本案例患者是一名典型的上消化道大出血的老年患者,既往有肝硬化病史 5 年余,高血压病史 20 余年,糖尿病病史 20 余年。此次住院主要是由于患者进食粑粑后大量呕血,入院前呕血约 600 mL。入院初步评估患者是由于进食坚硬油炸食物引起的上消化道大出血,通过进一步检查发现,患者有肝硬化,脾大,门静脉高压,食管下段胃底静脉曲张,腹水,双肺下叶炎症,双肺胸腔积液。护理查体提示:患者腹部高度膨隆,叩诊为浊音。此时患者的心率增快,血压下降,血氧饱和度下降,针对患者的病情,综合抢救治疗方案是扩容补液,积极补充血容量,快速缓解患者的失血性休克症状;结合患者的实验室检查(白蛋白 25.2 g/L)判断,患者存在低蛋白血症,因此予以对症治疗,以减轻腹胀、减少腹水为主,主要应用利尿剂、白蛋白等。最后经过精心的治疗和护理,患者很快病情好转后出院。

针对上述案例进行思考,引起该患者上消化道大出血的主要原因是什么呢? 仅仅是进食不当引起的吗? 引起上消化道大出血的原因有很多,结合本案例,首先从部位上来讲:①上消化道疾病:本案例患者上消化道大出血是由食管静脉曲张引起的,此外还有食管癌、胃癌、消化性溃疡、食管贲门撕裂伤等,均可导致上消化道大出血。②肝硬化引起的食管胃底静脉曲张破裂出血和门静脉高压症,也是临床上引起上消化道大出血的主要病因。本案例患者同时存在门静脉高压性胃病和胃底静脉曲张,故临床上出血量大且速度很快。③上消化道的邻近器官病变引起的出血,如胰腺癌、胆道手术后、壶腹部的肿瘤等。④全身性疾病,如血液病、尿毒症、应激性溃疡等。当然,引起上消化道大出血的原因远不止这些,可以通过查阅资料进一步学习。针对本案例中患者出血的主要病因,临床的主要治疗手段有哪些呢? 内科护理学教材上讲解得很详细,主要方法有药物治疗、三腔二囊管压迫止血、内镜下硬化剂注射治疗、内镜下静脉曲张套扎术以及介入下治疗等。通过综合评估,针对本案例患者选用最直接有效的治疗方式——三腔二囊管压迫进行治疗。该患者的护理重点在哪里呢? 通过上述的分析,我们知道该患者是肝硬化引起的食管胃底静脉曲张破裂引起的上消化道大出血。在发病初期,我们的护理重点是配合医生做好急救工作,以确保患者的生命安全为主要工作,比如,呕血时保持呼吸道通畅,建立两条以上的静脉通道,快速补液输血,纠正患者的体液不足,防止失血性休克的发生。在应用三腔二囊管压迫止血期间,做好管道的护理,首先确保三腔二囊管的有效压迫,并注意防止导管滑脱或上移而引起窒息。除了上述两个护理重点以外,我们也要注重患者营养缺失的护理,要预防营养失调引起的护理并发症,如活动无耐力、预防跌倒和坠床的发生等。禁食期间可遵医嘱应用静脉营养物质,如复方氨基酸和脂肪乳等肠外营养;出血停止后可嘱患者进食冷流质饮食,如米汤、面汤等。尤其是本案例患者,饮食的宣教和护理也是我们护理的重点。

通过本案例的学习,首先了解上消化道出血的辅助检查有哪些,临床是如何诊治的。在本案例中,患者住院初期,多次进行了血常规的检查,以了解患者贫血的程度及治疗的转归。

其次熟悉上消化道出血的病因病机、临床表现和并发症。本案例中,通过检查发现患者有门静脉高压症、脾大、腹水伴有胸腔积液,且病程中出现出血、头晕、贫血和腹胀等症状。最后需要掌握临床上上消化道出血常见的护理诊断和及时有效的护理措施。本案例患者在病程的不同阶段出现不同程度的护理问题,我们本着"先急后缓"的原则,首先为患者的生命安全考虑,再考虑患者住院期间的人身安全,最终达到为患者提供舒适的生活环境和优质的生存质量的目的。

在护理上,我们针对患者的整个病情,分阶段地提出相应的护理问题,如入院初期针对患者出现大量呕血,结合临床症状,提出血容量不足、有窒息的危险和焦虑与恐惧这三个主要的护理诊断。而在住院中期,我们更注重患者导管和安全的管理,提出活动无耐力和皮肤完整性受损的危险这两个护理诊断。再到住院后期,针对患者腹水的日益严重,我们提出体液过多,后期更注重患者的舒适度和生活质量的管理。

(六)课后思考题

1.上消化道出血的病因有哪些? 如何对"三系减少"的患者进行护理?

2.本案例患者若采取三腔二囊管压迫止血无效,还可采用哪些治疗方法? 如何护理?

3.此类患者应怎样协调休息与活动?

参 考 文 献

[1]中国医师协会急诊医师分会.急性上消化道出血急诊诊治流程专家共识[J].中国急救医学,2015,35(10):865－873.

[2]Cappell MS,Friedel D. Initial management of acute upper gastrointestinal bleeding:from initial evaluation up to gastrointestinal endoscopy[J]. Med Clin North Am,2008,92(3):491－509.

[3]中国医师协会急诊医师分会.急性上消化道出血急诊诊治流程专家共识(修订稿) [J].中国急救医学,2015,31(1):1－8.

[4]血凝酶在急性出血临床应用专家组.血凝酶在急性出血性疾病中应用的专家共识[J].中华急诊医学杂志,2018,27(2):137－140.

[5]中华医学会麻醉学分会编.2014 版中国麻醉学指南与专家共识[M].北京:人民卫生出版社.2014.

[6]张献博,郭立新.2016 年美国糖尿病学会体力活动/运动与糖尿病立场声明解读[J].中华糖尿病杂志,2017,9(8):479－482.

[7]钟爱丽,叶琳,温德树.消化科整合医学模式对急性上消化道大出血救治效果的影响[J].海南医学.2018,29(1):101－103.

[8]董玉兰,邢友忠,李延荣.急性上消化道大出血 57 例急救护理[J].齐鲁护理杂志,2012,18(22):84－85.

第五节　消化性溃疡患者的护理

一、案例信息

【摘要】　通过对一例十二指肠溃疡患者进行相关问题分析,找出导致消化性溃疡的病因,总结消化性溃疡的临床表现和常见并发症。对于这样的患者我们应如何确诊,采取哪些治疗手段和处理措施,通过对患者日常生活的分析,归纳、总结出个性化的健康宣教,预防疾病的复发,是本文阐述的重点。

【关键词】　消化性溃疡病;十二指肠溃疡;空腹痛;黑便;循证护理

二、案例正文

（一）基本信息

查＊,男性,38 岁,已婚,公司职员。入院时间为 2018 年 12 月 4 日 13:04,病史采集时间为 2018 年 12 月 4 日 13:30。

（二）护理评估

【健康史】

1. 主诉　间断黑便伴上腹部胀痛、空腹后加剧 4 年余,再发 6 个月。

2. 现病史　患者 4 年多前无明显诱因下出现上腹部胀痛,饥饿后加重,进食后缓解,同时伴有间断黑便,为黑色成形便。后患者就诊于当地医院,查胃镜提示十二指肠溃疡,患者有幽门螺杆菌感染病史,予以抑酸、护胃、抗炎等处理（具体药物不详）,症状缓解,但患者不规律服药,期间症状仍有反复,当时患者未予以重视。6 个月前出现活动后乏力,2018 年 6 月就诊于芜湖市某医院,行胃镜检查示:十二指肠溃疡。后予以抑酸、护胃等药物治疗,症状未完全缓解。现患者自感乏力渐加重,同时伴黑便,就诊于我院门诊,查血常规示:白细胞 $7.8×10^9$/L,血红蛋白 66 g/L,平均红细胞体积 60 fL,拟以"消化道溃疡"收住入院。

3. 日常生活形态

（1）饮食:平日三餐时间不规律,易暴饮暴食,饮食喜咸、辣味,主食以米饭为主,饮温开水少,多饮碳酸饮料。上班期间以吃外卖为主,下班多应酬,喝酒频次高。发病以来,饮食逐渐规律,以温凉半流质饮食为主。

（2）睡眠:睡眠不规律,有熬夜习惯,无午睡习惯,每日睡眠时间少于 8 h,睡眠质量欠佳。发病以来,睡眠质量较前下降。

（3）排泄:平时小便每日 6～7 次,夜间排尿 0～1 次,小便涩清,淡黄色,无泡沫,尿量每日约 2000 mL。大便每日 1 次,为成形软便。发病以来,小便无异常,大便次数增多,为不成形黑便。

（4）自理及活动能力:平时日常生活完全可以自理,一般早餐后骑车去上班,晚餐后无散步习惯,不喜欢早起锻炼等体育活动。发病以来,日常生活尚可自理,但自觉体力明显下降,四肢乏力,一般在家中休息。

4.既往史　患者于2014年查胃镜提示十二指肠溃疡,碳-14呼气试验(＋＋＋),予以抑酸、护胃等处理(具体药物不详);2018年6月就诊于芜湖市某医院,行胃镜检查示:十二指肠溃疡,后予以抑酸、护胃等药物治疗。否认高血压、糖尿病、冠心病,否认肝炎、结核、菌痢、伤寒等传染病史,否认输血、外伤史,否认药物和食物过敏史,预防接种按时完成。

5.个人史　久居芜湖市,无疫区、疫情、疫水接触史,无矿区、矿山、高氟区、低碘区居住史,无特殊化学品、放射性物质、有毒物质接触史,无吸毒史。已婚已育,育有一女,体健。有吸烟、酗酒等不良嗜好。

6.家族史　父母均有胃溃疡病史,父亲有家族性糖尿病病史。

7.心理状况

(1)情绪状态:担心疾病会影响工作和社交,有些焦虑。

(2)对所患疾病的认识:能明确知道自己的疾病诊断,但对疾病的认知和自身疾病的严重程度理解不够,没有引起重视,不但没有合理地安排健康的饮食和休息,而且未能做到规律治疗和用药,症状一旦缓解,立即擅自停药,导致病情反复和加重。

(3)重大应激事件及应对情况:近期未遇到重大应激事件。

8.社会状况

(1)社会支持系统:家庭关系和睦,与妻子和女儿生活在一起。发病以来,家人对其病情极为重视,对患者给予足够的关心和照顾。此次入院,妻子陪同前来,工作和家中琐事均已安排妥当,患者可安心接受治疗。

(2)居住与工作环境:现一家三口居住在100平方米左右的三居室,小区环境优美,购物方便,社区周围学校、医院等配套设施齐全。患者本科学历,与同事之间关系融洽。

(3)经济状况及付费方式:患者有稳定的工作,按时缴纳医疗保险,夫妻二人均为单位在编人员,家庭经济状况良好,支付医疗费用不存在问题。

【体格检查】

T 36.5 ℃,P 60次/分,R 17次/分,BP 102/58 mmHg。患者发育正常,营养一般,贫血貌,全身乏力,用轮椅推至病室,平卧体位,神志清楚,查体合作。视诊:腹部平坦,未见胃肠型和蠕动波。脐部正常。触诊:腹部柔软,上腹部深压痛(＋),右下腹压痛(－),无反跳痛;无液波震颤,无震水音,未触及腹部肿块。肝脏肋下未触及,脾脏未触及。听诊:肠鸣音正常,4～5次/分。

【辅助检查】

检查项目:血常规(静脉血);粪便常规＋隐血;肿瘤标志物;胃镜检查;碳-14呼气试验。

（三）护理计划

日期	患者问题	相关因素	临床表现	护理目标	干预措施	效果评价	评价时间
2018-12-04 13:04	P₁.血容量不足	与溃疡面反复出血有关	患者诉间断黑便，查血常规示:血红蛋白66 g/L	患者溃疡面愈合，出血停止，血红蛋白指数上升	I₁.嘱患者绝对卧床休息,避免溃疡面活动出血后造成晕厥。 I₂.饮食指导:采用溃疡分期饮食护理法[1]。活动性出血应禁食;出血好转或停止后改为冷流质饮食,逐渐过渡到半流质饮食,最后进质软、无刺激性、富有营养的饮食。 I₃.遵医嘱予以止血(如血凝酶)等对症处理,予以输血治疗。 I₄.病情观察:密切监测患者的生命体征,观察大便的颜色、性质及量。 I₅.积极治疗原发病:遵医嘱用药,正规治疗消化性溃疡	患者大便性状恢复正常,溃疡面愈合,血红蛋白95 g/L	2018-12-10 15:00
2018-12-04 13:04	P₂.焦虑	与疾病反复发作、担心疾病治疗效果及预后有关	主诉紧张、担心、情绪不稳	增加对治疗的信心,保持情绪稳定	对患者进行心理干预[2],具体措施如下: I₁.认知干预:向患者介绍消化性溃疡的病因、发病机制、临床表现、治疗方式及预后,让患者对疾病有全方位的了解,同时也能更好地配合治疗。 I₂.心理疏导:与患者积极沟通,评估、询问患者的烦恼和压力源,耐心倾听并帮助患者分析如何应对和解决问题,消除压力。 I₃.健康教育:开展病房知识讲座活动,为患者和家属讲解引起和加重消化性溃疡的相关因素,强调健康的生活方式和乐观的情绪对本病转归的重要性。 I₄.调动社会支持:鼓励家属和亲友多与患者交流,消除不良情绪的刺激,树立治疗的信心,建立有利于康复的家庭氛围,积极配合治疗	患者精神状态改善,情绪稳定,积极配合治疗	2018-12-10 09:00
2018-12-04 13:04	P₃.活动无耐力	与患者长期慢性出血、血容量不足导致组织缺氧有关	患者主诉全身乏力,活动受限	患者的正常生活不受限,生活完全自理。ADL评分11分	I₁.做好安全宣教[3]:①为了避免出现意外与纠纷,确保家属一直陪同;②确保患者绝对卧床,讲解其重要性。 I₂.积极治疗原发病,补充血容量:补充铁剂和输血治疗。 I₃.做好防跌倒和坠床的措施:卧床时拉起床栏,下床活动时穿防滑鞋。 I₄.协助患者做好基础护理	患者的基本生活都能自理,活动不受限。ADL评分16分。避免重体力劳动	2018-12-11 09:00

续表

日期	患者问题	相关因素	临床表现	护理目标	干预措施	效果评价	评价时间
2018-12-04 23:00	P₄. 腹痛	与空腹时胃酸刺激溃疡面有关	患者主诉上腹部胀痛明显,疼痛评分4分	患者腹痛症状缓解;疼痛评分0分	I₁.遵医嘱用药[4]:予以制酸剂(如艾司奥美拉唑、铝碳酸镁咀嚼片)和胃黏膜保护剂(如胶体果胶铋)。 I₂.观察腹痛的部位、性质及用药后的缓解程度,做好记录[5]。十二指肠溃疡多在空腹时疼痛,餐后3~4 h发生,进食后缓解,规律是进食-缓解-疼痛,也可于晚间和半夜引起疼痛,称为夜间痛,提示夜间胃酸分泌量增加而刺激溃疡面或溃疡有加重的倾向。 I₃.转移患者注意力:当发生疼痛时,可采用音乐疗法、散步、聊天等转移患者的注意力	患者近三天未发生腹痛症状。疼痛评分0分	2018-12-11 09:00
2018-12-05 09:00	P₅. 知识缺乏	与缺乏疾病相关预防保健知识有关	患者不能按时接受治疗和服药。患者对出院后的保健知识不了解	加强健康教育,提高患者对疾病预防保健知识的知晓率	I₁.发放消化性溃疡的健康宣教册,讲解疾病的相关知识。 I₂.健康指导[6]:保持乐观情绪,积极配合治疗;接受正规的综合治疗;应定时定量进餐,并少食多餐;生活规律、戒烟戒酒、增强体育锻炼,增强体质;养成良好的饮食和生活习惯。 I₃.用药指导[7]:说明应用质子泵抑制剂或H₂受体拮抗剂的治疗是防止溃疡复发的有效手段,告知其规律、联合、足程服药是促进消化性溃疡愈合最有效的方法。 I₄.鼓励患者加入科室消化性溃疡患者交流微信群	患者理解并掌握出院后预防保健知识	2018-12-11 09:00

（四）护理记录

2018-12-04 13:04

患者因"间断黑便伴上腹部胀痛、空腹后加剧4年余,再发6个月"而入院,外院胃镜检查示:十二指肠溃疡,门诊查血常规示:白细胞 7.8×10^9/L,血红蛋白66 g/L,平均红细胞体积60 fL。患者面色苍白,精神欠佳,用轮椅推至医院,ADL评分11分。嘱患者绝对卧床休息,并强调其重要性,避免溃疡面活动出血后造成晕厥。发放消化性溃疡的健康宣教册,讲解疾病的相关知识。介绍病房环境及住院须知,通知医生,协助完善相关诊治。

2018-12-04 13:30

遵医嘱予以患者质子泵抑制剂、铁剂、血凝酶、电解质等补液治疗,做好用药宣教;采用溃疡分期饮食护理法,做好饮食宣教;告知次日晨抽血和做碳-14呼气试验的注意事项和目的。

2018-12-04 23:00

患者神志清楚,主诉上腹部胀痛,遵医嘱予以0.9%氯化钠溶液100 mL＋艾司奥美拉唑40 mg静脉滴注,并解释疼痛的原因,缓解患者的紧张情绪。

2018-12-04 23:30

患者的腹痛症状好转,入睡。护理人员关灯,保持病房环境的安静。

2018-12-05 14:20

患者主诉头晕,四肢乏力,复查血常规示:白细胞 $5.7×10^9/L$,红细胞 $3.80×10^{12}/L$,血红蛋白 66 g/L,血小板 $360×10^9/L$。检查结果提示中度贫血,小细胞低色素性贫血,考虑慢性失血可能,予以备血。告知患者绝对卧床休息,做好防跌倒、防坠床等护理措施,做好心理护理。患者碳-14 呼气试验(+++),做好防止交叉感染的宣教,遵医嘱予以根除幽门螺杆菌感染的四联药物治疗。

2018-12-06 15:45

遵医嘱予以输 O 型红细胞悬液 300 mL,经二人核对后无误,告知患者输血的注意事项,密切观察 15 min,患者无输血不良反应发生。

2018-12-06 17:10

患者神志清楚,输血结束,未发生输血不良反应,做好输血结束后的宣教。

2018-12-07 15:00

患者神志清楚,情绪稳定,未诉不适主诉,拟明日行胃镜检查,做好检查前的宣教,告知其禁食水 6 h,去除口腔内义齿等,着衣领宽松衣物,晚夜间多休息,保证充足睡眠。

2018-12-08 10:20

患者行胃镜检查后安返病房,神志清楚,精神尚可,胃镜报告示:十二指肠球部交界溃疡伴狭窄,溃疡面未见出血病灶。告知其诊断明确,卧床休息,于 2 h 后可试饮水,观察无不适后可进温凉流质饮食,并继续予以治疗。

2018-12-10 15:10

患者现神志清楚,精神一般,复查血常规示:白细胞 $4.4×10^9/L$,红细胞 $4.26×10^{12}/L$,血红蛋白 79 g/L,血小板 $359×10^9/L$;病情较前好转,做好宣教,患者的心理状态较前好转。

2018-12-11 09:00

患者现神志清楚,精神一般,近 3 天未出现黑便等症状,头晕、乏力症状较前好转,于今日办理出院手续,介绍出院用药的方法、疾病并发症的自我观察及自我保健知识,嘱患者及时复查。

三、案例说明书

(一)教学目标

1. 了解消化性溃疡的病因、辅助检查和诊断要点。

2. 熟悉消化性溃疡的临床表现和并发症。

3. 掌握消化性溃疡患者的护理诊断、护理问题、护理措施和依据及健康指导。

(二)启发思考题

1. 引起消化性溃疡的病因有哪些?

2. 临床上消化性溃疡的症状有哪些? 如何区分胃溃疡和十二指肠溃疡?

3. 除了消化道出血外,患者还可能出现哪些并发症?

4. 针对该患者应采取什么治疗手段?

5. 患者出院后该如何做好疾病的预防和保健?

（三）分析思路

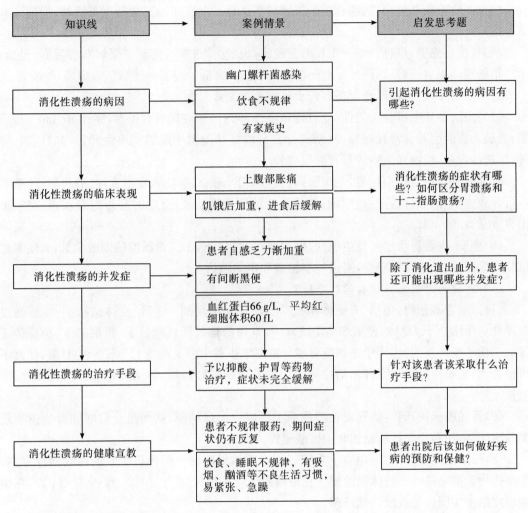

（四）理论依据及分析

1. 引起消化性溃疡的病因有哪些？

（1）幽门螺杆菌感染：十二指肠溃疡中幽门螺杆菌的检出率可以达90%，在胃溃疡中幽门螺杆菌的检出率也达70%，因此，幽门螺杆菌感染作为消化性溃疡的主要致病因素已经得到广泛的认可。

（2）非甾体抗炎药：直接作用于胃、十二指肠黏膜，透过细胞弥散入黏膜上皮细胞内，细胞内高浓度的非甾体抗炎药产生细胞毒性而直接损害胃黏膜屏障。

（3）胃酸和胃蛋白酶：消化性溃疡的最终形成是由胃酸和胃蛋白酶自身消化所致的。

（4）其他因素：①吸烟：吸烟者的溃疡发生率相对而言较高一点。②遗传：有资料表明，胃溃疡家族中的胃溃疡发病率较正常人高3倍。③胃、十二指肠运动异常：胃溃疡患者多有胃排空延缓和十二指肠胃反流。当胃窦、十二指肠运动协调和幽门括约肌功能障碍时，可引起十二指肠胃反流，反流液中的胆汁、胰液和其他化学成分可损伤胃黏膜。

2. 临床上消化性溃疡的症状有哪些? 如何区分胃溃疡和十二指肠溃疡?

(1)症状:上腹部钝痛、灼痛、胀痛、饥饿样不适感。上腹痛的三大特点是慢性、周期性和节律性。

(2)胃溃疡患者进餐后 0.5～1 h 出现腹痛,表现为"进餐—疼痛—缓解",餐后痛,畏食;十二指肠溃疡患者进餐后 3～4 h 出现腹痛,表现为"疼痛—进餐—缓解",空腹痛,午夜痛。

3. 除了消化道出血外,患者还可能出现哪些并发症?

(1)穿孔:临床上可分为急性、亚急性和慢性,见于 2%～10% 的患者,穿孔可引起三种后果:溃破入腹腔引起弥漫性腹膜炎(游离穿孔);溃穿并受阻于毗邻实质性器官,如肝、胰、脾等;穿透性溃疡,溃疡穿入空腔器官形成瘘管。

(2)幽门梗阻:胃排空延迟,上腹胀满,餐后加重;恶心,呕吐隔夜宿食,吐后缓解;严重呕吐可导致失水和低氯低钾性碱中毒;体检示胃肠型和蠕动波;空腹时有胃内震水声;空腹抽出胃液量＞200 mL。

(3)癌变:少数胃溃疡可发生癌变,癌变率在 1% 以下,十二指肠溃疡则极少见,大便隐血试验持续阳性者,应怀疑癌变,需进一步检查和定期随访。

4. 针对该患者应采取什么治疗手段?

(1)抑制胃酸药物:包括 H_2 受体拮抗剂和质子泵抑制剂。①H_2 受体拮抗剂:主要通过选择性竞争结合 H_2 受体,使壁细胞泌酸减少,常用药物包括西咪替丁、雷尼替丁、法莫替丁等。②质子泵抑制剂:作用于壁细胞胃酸分泌终末步骤中的关键酶 H^+-K^+-ATP 酶,使其不可逆失活,也是根除幽门螺杆菌治疗方案中最常用的基础药物,常用药物包括泮托拉唑、奥美拉唑等。

(2)胃黏膜保护药物:能覆盖在溃疡面上形成一层保护膜,从而阻止胃酸和胃蛋白酶侵袭溃疡面,常用药物包括硫糖铝和枸橼酸铋钾。

(3)根除幽门螺杆菌:采用质子泵抑制剂＋胶体果胶铋＋两种抗生素的四联治疗方案。常用药物为奥美拉唑＋胶体果胶铋＋克拉霉素＋阿莫西林(或甲硝唑),疗程 7～14 天,在根除治疗结束 4 周后复查幽门螺杆菌。

5. 患者出院后该如何做好疾病的预防和保健?

(1)一般护理:溃疡活动期应卧床休息,缓解期可适当活动。

(2)饮食护理:①进餐方式:规律进食,定时定量;少食多餐,避免过饱;细嚼慢咽;避免餐间零食和睡前进食。②食物选择:应选择营养丰富、易于消化的食物,如牛奶、鸡蛋和鱼等;在溃疡活动期,应以面食为主,不习惯面食者以软米饭或米粥替代;可适量摄取脱脂牛奶,宜在两餐之间饮用,但不宜多饮;避免食用生、冷、硬及粗纤维多的刺激性食物,如洋葱、芹菜、韭菜、油炸食物、咖啡、浓茶和辣椒等。

(3)疼痛护理:观察疼痛的规律和特点,帮助患者认识和去除病因;服用非甾体抗炎药物者避免暴饮暴食和刺激性食物刺激;戒烟酒、浓茶等;床旁备苏打饼干,供午夜疼痛时食用。

(4)用药护理:质子泵抑制剂要严格根据医嘱服用,全程连续服药,不可随意停药。阿莫西林为青霉素类药物,偶可引起过敏性休克,用前问清过敏史,青霉素过敏及皮试阳性者禁用;克拉霉素可引起恶心、胃灼热、腹痛、腹泻、头痛、暂时性谷丙转氨酶增高等,停药后可恢复。

（5）并发症的观察：①指导患者观察粪便的颜色和量，以判断有无再出血。②患者胃镜检查结果提示：十二指肠球部溃疡伴狭窄，嘱一旦出现胃排空延迟、上腹胀满、餐后加重等症状，应及时就诊。

（6）心理护理：紧张、焦虑的心理可增加胃酸分泌，诱发和加重溃疡。要向患者和家属说明，经过正规治疗溃疡是可以痊愈的，帮助患者树立信心；指导患者采取放松技术，保持良好心态；积极争取家庭和社会的支持。

（五）案例总结

本案例患者因"间断黑便伴上腹部胀痛、空腹后加剧 4 年余，再发 6 个月"而入院。2018 年 6 月就诊于芜湖市某医院，行胃镜检查提示：十二指肠溃疡，后予以抑酸、护胃等药物治疗，症状未完全缓解，患者自感乏力渐加重，同时伴黑便。现就诊于我院门诊，查血常规示：白细胞 7.8×10^9/L，血红蛋白 66 g/L，平均红细胞体积 60 fL，拟以"消化道溃疡"收住入院。患者既往有消化性溃疡史 4 年余，父母均有胃溃疡病史，父亲有家族性糖尿病病史，患者有吸烟、酗酒等不良嗜好。

入院后予以止血、输血、抑酸、保护胃黏膜、抗炎等对症处理和相应护理，症状好转，12 月 8 日胃镜检查结果提示：溃疡面未见出血病灶。12 月 11 日患者病情好转后出院，继续予以口服药物进行根治。嘱患者 1 个月后来院复查。

本案例患者诊断明确，为消化性溃疡（十二指肠溃疡），经过相应治疗，好转后出院。现在我们就这个案例进行分析讨论。

作为责任护士，为了使患者对自己的疾病有全面的认知，我们应耐心解答患者的疑问：①我得的是什么病？在询问病史和做体格检查时，注意了解患者所表述的症状有什么特点，是否存在某些疾病所特有的临床表现。患者的辅助检查及实验室化验所得出的结果是诊断疾病的重要依据。②我怎么得的这个病？主要了解过去的疾病史和存在的家族史，判断是否是旧病复发或家族遗传，从中捕获有关疾病的诊断信息；分析患者的日常生活习惯与疾病之间的联系。③这个病严重吗？从疾病本身的临床表现和并发症出发，讲解疾病的发展过程以及预后转归。④这个病怎么治？告知患者什么是有效根除幽门螺杆菌感染诱发的消化性溃疡的一线方案，消化性溃疡的药物治疗进展，以及何种类型的消化性溃疡出血是内镜止血指征。⑤我该注意些什么？讲解消化性溃疡合并幽门螺杆菌阳性患者日常生活中的自我防治内容；纠正患者不良的生活习惯，制定个性化的健康教育护理方案。

针对患者住院过程中存在的护理问题，采取如下相关护理措施。

（1）并发症护理方面：在积极纠正血容量不足的同时做好原发病的治疗，并采用分期饮食护理方法促进溃疡面的愈合，对伴有活动无耐力的患者，同时做好防跌倒的健康宣教。

（2）心理护理方面：对患者进行心理干预。①认知干预：让患者对疾病有全方位的了解，同时使患者更好地配合治疗。②心理疏导：与患者积极沟通，评估、询问患者的烦恼和压力源，耐心倾听并帮助患者分析如何应对及解决问题，消除压力。③调动社会支持力量：鼓励家属与亲友多与患者交流，消除不良情绪的刺激，树立治疗的信心，建立有利于康复的家庭氛围，积极配合治疗。

（3）健康宣教方面：鼓励患者保持乐观情绪，积极配合治疗；接受正规综合的治疗方式；应定时定量进餐，并少食多餐；生活规律；戒烟戒酒；加强体育锻炼，增强体质；养成良好的饮食和生活习惯；做好出院带药的用药指导，告知规律用药的重要性。

在本案例中，患者不规律的饮食与休息、错误的用药方式以及对疾病认识不足都可能导致疾病的反复或加重，所以护理人员正确的健康宣教应贯穿于患者的整个疾病治疗护理过程中。让患者建立有良好主观能动性的健康生活习惯，以利于疾病的预后。

（六）课后思考题

1. 如果溃疡出现在下消化道，会出现怎样的症状、体征和疾病？

2. 在日常生活中，如何防止幽门螺杆菌的传播？

参 考 文 献

[1]刘海娟.分期饮食护理方法用于消化性溃疡并出血患者护理效果研究[J].当代医学，2015,21(1):108-109.

[2]郭立英.心理护理干预对消化性溃疡病人治疗依从行、疗效及复发的影响[J].世界最新医学信息文摘,2017,17(58):227-228.

[3]华东育.消化性溃疡伴出血患者的临床护理分析[J].护理与临床,2015,19(16):2290-2291.

[4]朱立辉.消化性溃疡的药物治疗现状与进展[J].健康之路,2017,16(1):21.

[5]吴志琴.消化性溃疡疼痛规律与药物缓解[J].工企医刊,2014,27(2):688-689.

[6]李晓红,白亚丽,王红妍,等.幽门螺杆菌感染致消化性溃疡患者健康指导及干预对疗效的影响[J].中华医院感染学杂志,2013,23(16):3886-3888.

[7]刘文忠.日本《消化性溃疡循证临床实践指南(2015年)》解读[J].胃肠病学,2016,21(3):129-137.

第四章 泌尿系统疾病患者的护理

第一节 蛋白尿患者肾穿刺术后的护理

一、案例信息

【摘要】 通过对一例做肾穿刺术的蛋白尿患者进行相关问题分析,阐述慢性肾小球肾炎的临床表现以及肾穿刺术的必要性和意义。面对这样的蛋白尿患者,我们如何进行临床护理,如何做好肾穿刺术后护理,如何引导学生思考:怎样全面评估患者并以循证护理的方式采取相应的护理措施,是本文阐述的重点。

【关键词】 慢性肾小球肾炎;蛋白尿;肾穿刺术后护理;循证护理

二、案例正文

（一）基本信息

裴＊＊,男性,31岁,已婚,公司职员,本科文化程度。入院时间为2018年11月14日15:18,病史采集时间为2018年11月14日15:30。

（二）护理评估

【健康史】

1. 主诉 体检发现蛋白尿及颜面部水肿2周余。

2. 现病史 患者2周余前发现颜面部水肿,就诊于当地医院并做检查,考虑为慢性肾炎综合征,遂就诊于南京某医院。血生化检查示:血肌酐0.98 mg/dl,白蛋白31.6 g/L,总胆固醇10.44 mmol/L,甘油三酯2.37 mmol/L,低密度脂蛋白7.97 mmol/L;尿常规检查示:尿蛋白＋＋＋,24 h尿蛋白定量5.22 g。给予氟伐他汀缓释片80 mg口服(每日1次),益肾丸3 g口服(每日2次)处理。患者规律服用2周,4天前出现咳嗽、咳痰,无胸闷、气促。现为求进一步诊治,就诊于我院,门诊拟以"蛋白尿待查"收入院。

3. 日常生活形态

(1)饮食:每日三餐,每餐主食不定,以大米为主,口味偏重。

(2)睡眠:睡眠基本规律,入睡较迟,每日睡眠时间6～7 h,睡眠质量尚可。

(3)排泄:小便每日5～6次,夜间1～2次,泡沫较多,尿量每日1000～1500 mL。大便每日0～1次,为成形软便。

（4）自理及活动能力：患者较年轻，日常生活完全可以自理，偶尔锻炼，以行走为主。入院评估 ADL 16 分，日常生活完全自理。

4. 既往史　否认冠心病、高血压、糖尿病病史，无手术外伤史，无输血史，预防接种史不详。

5. 个人史　生于芜湖市，无长期外地居住史，无疫区居留史，无特殊化学品及放射性物质接触史。已婚，育有一子，体健。

6. 家族史　家族中否认遗传性疾病及类似病史。

7. 心理状况

（1）情绪状态：担心自己生病会耽误工作，比较焦虑，同时担心疾病对未来生育二胎有影响。

（2）对所患疾病的认识：一直认为自己的身体很好，除偶尔受凉感冒外几乎没有看过病。出现水肿症状后立即体检才发现指标有异常。此次生病后，才了解到疾病的危害性，但是对肾小球相关疾病的临床表现、病因、治疗等并不了解，也不知道自己的饮食习惯（口味偏重）会不利于疾病的控制。希望医护人员在上述方面可以给予更详细、具体的指导，并表示会积极配合医生的治疗，尽早明确诊断，稳定病情后出院，回归工作岗位和家庭生活。

（3）重大应激事件及应对情况：近期无重大应激事件。

8. 社会状况

（1）社会支持系统：夫妻关系融洽，与父母和幼儿生活在一起，家人对患者的病情较为关心，能给予足够的关心与照顾。

（2）经济状况及付费方式：患者有城镇职工医疗保险，家庭收入稳定，完全可以承担医疗费用。

【体格检查】

T 36.3 ℃，P 72 次/分，R 16 次/分，BP 142/92 mmHg。发育正常，营养良好，步入病室，自主体位，神志清楚，言语流利，查体合作。胸廓对称、无畸形，语颤正常。腹部平坦，柔软，双肾区无叩击痛。

【辅助检查】

检查项目：血常规；血生化；血凝常规；免疫全套；尿常规；尿微量蛋白；24 h 尿蛋白定量；介入超声检查；肾穿刺病理检查。

（三）护理计划

日期	患者问题	相关因素	临床表现	护理目标	干预措施	效果评价	评价时间
2018-11-14 15:30	P₁. 体液过多	与水钠潴留、大量蛋白尿导致血清白蛋白下降有关	颜面部水肿	水肿减退或完全消失	I₁. 给予改善微循环、静脉补充白蛋白、利尿消肿、雷米普利口服降尿蛋白[1] 等对症支持治疗。 I₂. 应用综合护理方式[2]，指导患者卧床休息、少盐饮食、控制液体摄入量等，增加肾血流量和尿量，减轻水肿。 I₃. 告知患者准确记录 24 h 尿量和监测体重的方法，观察水肿消退情况。 I₄. 观察利尿药物的疗效和副作用[3]	水肿逐渐消退，尿量增加。白蛋白、总蛋白指标有所增加	2018-11-23 11:00

续表

日期	患者问题	相关因素	临床表现	护理目标	干预措施	效果评价	评价时间
2018-11-14 15:30	P₂. 焦虑	与首次住院感到环境陌生、担心疾病的预后及肾穿刺术后持续卧床的不适有关	入睡困难、易醒	睡眠质量有改善或恢复正常	I₁. 向患者介绍病区环境、主管医生、责任护士等。 I₂. 通过观看视频,讲解肾穿刺知识,帮助缓解焦虑情绪[4]。 I₃. 告知患者必要时可以遵医嘱服用改善睡眠的药物。 I₄. 合理安排利尿药物的治疗时间。 I₅. 肾穿刺术后调整舒适卧位、腰部垫软枕位[5],在预防出血并发症的同时获得舒适卧位	睡眠质量转佳	2018-11-19 09:00
2018-11-17 10:00	P₃. 出血倾向	与使用抗凝药物和有创性的肾穿刺有关	血凝常规有异常,出血是肾穿刺术后最常见的并发症之一	防止出血发生	I₁. 告知患者常见的出血部位,如齿龈、皮肤、穿刺点、肠道、泌尿道等,注意观察有无出血倾向。 I₂. 延长输液穿刺点按压时间,使用软毛牙刷,勿食用辛辣、刺激、油炸、坚硬、不易消化的食物,警惕消化道出血[6]。 I₃. 肾穿刺术前及时停用活血药,肾穿刺术后加用止血药物[7]	至治疗结束未出现出血症状。肾穿刺术后无出血症状	2018-11-19 11:00 2018-11-22 15:00
2018-11-19 09:00	P₄. 恐惧	与不了解肾穿刺手术操作流程有关	肾穿刺术前患者比较紧张	患者了解肾穿刺手术操作流程并能很好地配合	I₁. 给患者观看肾穿刺的知识、流程、注意事项等相关视频[8],告知与医生配合的要点。 I₂. 通过护理干预指导完成肾穿刺术前训练,减少并发症的发生[9]。 I₃. 介绍曾经穿刺过的患者给该患者认识,消除其恐惧心理	穿刺顺利,一次成功。与医生配合良好。自诉紧张的感觉好转	2018-11-20 16:00
2018-11-19 09:00	P₅. 营养失调:低于机体需要量	与大量蛋白尿、血清白蛋白低有关	白蛋白值、总蛋白值异常	避免发生营养不良	I₁. 告知患者进优质蛋白质饮食,多食用鱼肉奶蛋等食物[10]。 I₂. 减少活动量,多休息,减少蛋白质流失。 I₃. 必要时静脉补充白蛋白	复查白蛋白值、总蛋白值稍有提升	2018-11-23 16:00
2018-11-24 09:00	P₆. 知识缺乏	与不了解激素用药的相关知识有关	使用激素药物前患者有顾虑	患者了解激素用药的注意事项且依从性较好	I₁. 告知患者激素治疗的必要性、注意事项和副作用。 I₂. 介绍已使用激素的患者给该患者认识,消除患者的顾虑。 I₃. 从护理心理学的角度,告知患者自我形象的紊乱在停药后会逐渐消失,增加治疗的自信心[11]	患者住院期间依从性良好	2018-11-26 10:00

（四）护理记录

2018-11-14 16：00

患者因"体检发现蛋白尿及颜面部水肿2周余"而入院,步入病房。入院后从饮食习惯、生活方式、工作性质等方面对患者进行细致综合的评估,了解患者疾病的发生发展过程,并讲解疾病相关知识和住院期间相关注意事项,向患者介绍主管医生和责任护士。遵医嘱完善相关检查,给予改善微循环、护肾、利尿、减少尿蛋白等对症支持治疗。为了减轻水肿症状,减少蛋白质流失,告知患者近日需监测血压变化,多卧床休息,减少活动量,低盐、低脂饮食,适当控制饮水量,观察用药期间病情变化。患者主诉紧张、焦虑,担心病情影响工作和生活,安抚患者情绪,给予必要的心理护理和指导。

2018-11-17 09：00

遵医嘱给予低分子肝素钠2500 IU每日皮下注射,告知患者该药的相关知识和副作用,叮嘱患者注意观察齿龈、皮肤、穿刺点有无出血倾向,输液结束后,适当延长穿刺点按压时间,使用软毛牙刷,勿食用辛辣刺激性、坚硬的食物,警惕消化道出血。

2018-11-17 10：50

患者昨日血生化检查示:总蛋白39.6 g/L,白蛋白18.7 g/L。遵医嘱给予静脉输注白蛋白10 g,输注过程顺利,无不适主诉及特殊病情变化,加强巡视,做好安全防范。

2018-11-18 11：00

遵医嘱今日起监测患者24 h尿量和体重变化,告知患者记尿量、测体重的相关注意事项。患者对于病情诊断情况有些担心和焦虑,对于做肾穿刺术犹豫不决,再次给予疾病相关知识讲解和心理护理,安慰患者并介绍曾经穿刺过的病友给患者认识,解除患者的顾虑及对肾穿刺的恐惧心理。

2018-11-19 07：00

患者昨日24 h尿量约1400 mL,色清。患者自诉晚夜间睡眠较前有改善,再次告知患者使用利尿剂及长时间卧床后再改变体位时,有可能出现头晕或体位性低血压等不适,预防坠床和跌倒情况发生。

2018-11-19 08：30

患者经再三考虑后决定做肾穿刺术,拟下午在B超引导下局麻后行肾穿刺术,并停用低分子肝素钠皮下注射。告知患者相关术前准备,练习俯卧位憋气及床上排大小便等,安抚患者放松,勿紧张。患者对肾穿刺术仍然有顾虑,给予观看肾穿刺宣教视频,并安排曾经有穿刺体验的病友与患者交流体验,从而进一步消除患者的顾虑。

2018-11-19 15：00

患者现在专人陪同下至超声室做肾穿刺术。

2018-11-19 16：00

患者行肾穿刺术结束,由平车推入病房,采用三人搬运法协助患者移至床单位,观察穿刺处敷贴无渗血、渗液,给予腰下垫软枕,压迫止血,告知患者饮食同前,适当多饮水,多解小便,观察尿液颜色,绝对卧床24 h,6 h后可翻身,撤去软枕。遵医嘱予以监测生命体征、止血用药等。

2018-11-19 22：00

患者穿刺后小便可自解，尿色黄清，穿刺处敷贴持续干燥，无渗血、渗液，给予撤去软枕。主诉因长时间固定姿势卧床，腰背部有酸胀感，可耐受。安慰患者，指导患者取舒适卧位。

2018-11-20 07：00

患者昨日 24 h 尿量约 1700 mL，色黄清。主诉晚夜间睡眠欠佳，时有腰背部酸胀感，可耐受。告知患者仍需卧床休息，可自由改变体位，但改变体位时动作应缓。

2018-11-21 07：00

患者昨日 24 h 尿量约 1500 mL，色黄清。为患者去除穿刺处敷贴，穿刺处已结痂，无渗血、渗液。患者主诉晚夜间睡眠较前好转，告知患者可下床自由活动，再次给予防跌倒宣教，同时叮嘱患者 1 个月内勿剧烈运动、快速上楼梯、弯腰负重提重物等。

2018-11-23 15：00

患者近几日尿量基本正常，水肿症状已消退，白蛋白、总蛋白值较入院前也有所升高。告知患者可适当加强营养，进优质蛋白质饮食。主诉穿刺后的不适感已消除，睡眠、活动等无明显影响。

2018-11-24 09：00

患者肾穿刺病理报告提示：肾小球轻微病变，考虑为微小病变性肾小球病。现遵医嘱予以甲泼尼龙片 40 mg 早餐后顿服，告知患者激素药物使用的相关知识和注意事项，介绍已服用激素的患者给患者认识，消除患者对激素抵抗的心理负担，叮嘱患者按时服药。

2018-11-26 15：00

给予患者出院指导，患者表示已充分认识到慢性肾小球肾炎的相关知识，知晓服用激素的要求和注意事项。告知患者如有不适，我科随诊，协助患者办理相关出院手续。

三、案例说明书

（一）教学目标

1. 了解慢性肾小球肾炎的机制、病理类型和临床类型。

2. 熟悉慢性肾小球肾炎的诊断要点、治疗要点、护理诊断以及肾穿刺的临床意义。

3. 掌握慢性肾小球肾炎的临床表现、实验室检查、常用护理诊断、相应护理措施和依据、健康指导及肾穿刺术后护理。

（二）启发思考题

1. 什么是慢性肾小球肾炎？

2. 诊断慢性肾小球肾炎的依据有哪些？

3. 慢性肾小球肾炎的主要临床表现有哪些？

4. 慢性肾小球肾炎产生水肿、蛋白尿、高血压的机制及血尿的特点是什么？

5. 临床上慢性肾小球肾炎的治疗措施有哪些？

6. 什么是肾穿刺术？

7. 肾穿刺术前术后的护理措施有哪些？

8. 对慢性肾小球肾炎患者做肾穿刺的意义是什么？

（三）分析思路

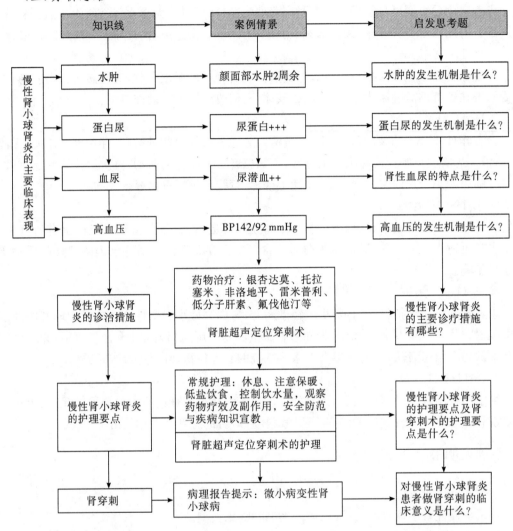

（四）理论依据及分析

1.什么是慢性肾小球肾炎？

慢性肾小球肾炎是一组以血尿、蛋白尿、高血压、水肿和肾功能损害为临床表现的肾小球疾病，临床特点是病程长，起病初期常无明显症状，以后缓慢持续进行性发展，最终发展成慢性肾衰竭。慢性肾小球肾炎由各种原发性肾小球疾病迁延不愈发展而成，病因大多尚不清楚。

2.患者被诊断为慢性肾小球肾炎的依据有哪些？

一般临床蛋白尿持续 1 年以上，伴血尿、水肿、高血压和肾功能不全，在排除继发性肾炎、遗传性肾炎和慢性肾盂肾炎的基础上，即可诊断为慢性肾小球肾炎。根据患者病史及颜面部水肿 2 周余、尿蛋白＋＋＋、尿潜血＋＋、血压 142/92 mmHg 等症状及肾穿刺病理报告即可诊断。

3.慢性肾小球肾炎的主要临床表现有哪些？

慢性肾小球肾炎疾病中，蛋白尿、血尿是必有的表现（尿蛋白定量常在 1～3 g/d，血尿多为镜下血尿且红细胞形态不规则),伴有水肿、高血压、肾功能损害等。本案例患者除无肾功能不全症状外,其余症状都有。

4.慢性肾小球肾炎产生水肿、蛋白尿、高血压的机制及血尿的特点是什么?

(1)水肿:①肾小球滤过系数和滤过率下降,肾小管重吸收基本正常,造成球-管失衡,形成水钠潴留,最终导致水肿。②大量蛋白尿形成低蛋白血症,血浆胶体渗透压下降,液体从血管内进入组织间隙,最终形成水肿。③肾实质缺血会激活肾素-血管紧张素-醛固酮系统活性,使抗利尿激素分泌增加,从而进一步加重水肿。

(2)蛋白尿:①肾小球性蛋白尿:主要由肾小球基底膜异常而引起。分为非选择性蛋白尿(分子屏障破坏)和选择性蛋白尿(电荷屏障破坏),后者血浆白蛋白滤出增加,主要见于各种肾小球器质性疾病,常大于 2 g/d。②肾小管性蛋白尿:由肾小管对正常滤过的蛋白质重吸收下降而引起。尿中蛋白质常为小分子蛋白质,如微球蛋白、溶菌酶等,小于 2 g/d。

(3)高血压:①水钠潴留形成容量依赖型高血压。②肾素分泌增多:肾实质缺血使肾素-血管紧张素分泌增加,小动脉收缩,外周阻力增加,形成肾素依赖型高血压。③肾实质损害后肾内降压物质分泌减少:肾内激肽释放酶-激肽生成减少,前列腺素生成减少,使血压增高。

(4)血尿:分为镜下血尿和肉眼血尿,主要原因为肾小球基底膜断裂。泌尿系统血尿的鉴别:使用相差显微镜检查,变形红细胞为肾小球源性,形态均一的正常红细胞为非肾小球源性。

5.临床上慢性肾小球肾炎的治疗措施有哪些?

治疗原则:防止或延缓肾功能进行性衰退,改善临床症状,防止严重并发症。

(1)低盐、低脂、优质蛋白质、低磷饮食:给予低盐、低脂、优质蛋白质、低磷饮食,必要时辅以 α-酮酸治疗。低盐饮食可减轻水肿症状,优质蛋白质和低磷饮食可减轻肾小球内高压、高灌注和高滤过状态,延缓肾小球的硬化。

(2)降压治疗:①限盐。②使用降压药:利尿剂、血管紧张素转化酶抑制剂、血管紧张素 Ⅱ 受体阻滞剂、β 受体阻滞剂、钙通道阻滞剂、血管扩张剂等。

(3)应用抗血小板药物。

(4)防止引起肾损害的各种因素:①预防和治疗各种感染。②禁用肾毒性药物,如氨基糖苷类抗生素、某些中药等。③及时治疗高脂血症、高尿酸血症等。

6.什么是肾穿刺术?

肾穿刺术是目前较普及的肾活检方法,它是通过穿刺取适量的肾组织做病理活检,以确定肾脏病的病理类型,分为经皮肾穿刺、经静脉肾穿刺和开放性肾穿刺。

7.肾穿刺术前术后的护理有哪些?

术前护理:

(1)心理护理:向患者解释并说明手术的目的、意义、方法和注意事项等,消除其恐惧心理。

(2)术前训练:①训练患者屏气:术前向患者说明屏气的重要性,教会患者正确的俯卧方法并进行屏气练习,有利于手术中更好地配合医生穿刺。②训练患者床上排尿排便:患者术后需卧床休息 24 h。

(3)术前常规准备:①完善术前检查:如血常规、出凝血时间、肝肾功能、心电图等,了解患者有无贫血、出血倾向,了解肾脏的大小、位置等。②术前用药:术前应停用活血化瘀类药物,以免诱发出血。③避免患者受凉感冒,女患者避开月经期。④患者术前清洁皮肤,排空大小便,将枕头带入穿刺间,以便术后将患者送回病房的途中压迫穿刺点。⑤床单位准备:为患者更换床单,备好心电监护仪、氧气装置、吸水管、温开水、便器等。

术后护理:

(1)一般护理:卧床休息、多饮水、观察尿色、监测生命体征、遵医嘱用药等。①患者做完肾穿刺后,局部伤口按压数分钟,用平车推入病房。②每半小时监测一次生命体征,6 h后,若体征平稳,可停止监测。若患者血压波动大或偏低,应测至平稳,并给予对症处理。③平卧24 h后,若病情平稳、无肉眼血尿,可下地活动。若患者出现肉眼血尿,应延长卧床时间至肉眼血尿消失或明显减轻。必要时给予静脉输入止血药或输血。④术后告知患者多饮水,以尽快排出少量凝血块。⑤卧床期间,告知患者安静休息,仔细观察患者伤口有无渗血并加强生活护理。⑥密切观察患者生命体征的变化,询问有无不适主诉,发现异常后及时处理。

(2)并发症的护理:主要并发症有血尿、肾周围血肿、腰痛及腰部不适、腹痛、腹胀、发热等。①血尿:患者可有不同程度的镜下血尿,部分患者可出现肉眼血尿,为了使少量出血尽快从肾脏排出,除绝对卧床外,应告知患者适当增加饮水量,观察每次尿颜色的变化,以判断血尿是逐渐加重还是减轻。血尿明显者,应延长卧床时间,并及时静脉输入止血药,必要时输血。②肾周围血肿:肾穿刺后24 h内应绝对卧床,若患者不能耐受,应及时向患者讲解清楚绝对卧床的重要性及剧烈活动可能出现的并发症。在无肉眼血尿且卧床24 h后,开始逐渐活动,切不可突然增加活动量,以免没有完全愈合的伤口再出血。此时应限制患者的活动,生活上给予适当的照顾。术后B超检查发现肾周围血肿的患者应延长卧床时间。③腰痛及腰部不适:多数患者有轻微的同侧腰痛或腰部不适,一般持续1周左右。多数患者服用一般止痛药可减轻疼痛,但合并有肾周围血肿的患者腰痛剧烈,可给予麻醉性止痛药止痛。④腹痛、腹胀:个别患者肾穿刺后出现腹痛,持续1～7日,少数患者可有压痛及反跳痛。由于生活习惯的改变,加之腹带的压迫,患者大量饮水或可出现腹胀,一般无需特殊处理,对腹胀、腹痛明显者,可给予乳酶生、解痉药等以缓解症状。⑤发热:伴有肾周围血肿的患者,由于血肿的吸收,可有中等度发热,应按发热患者护理,并给予适当的药物处理。

8.对慢性肾小球肾炎患者做肾穿刺的意义是什么?

意义:①明确诊断;②指导治疗;③估计预后。

(五)案例总结

本案例患者为一名青年男性,既往体健,本次入院以"蛋白尿"和"水肿"为主要临床表现,入院后完善相关检查,通过肾穿刺术明确诊断为"微小病变性肾小球病"。慢性肾小球肾炎由各种原发性肾小球疾病迁延不愈发展而成,病因大多尚不清楚,其发生机制主要为免疫介导的炎性反应。遵医嘱予以改善微循环、利尿消肿、降尿蛋白等对症支持治疗。在整个诊疗过程中,患者情绪基本稳定,时有焦虑,对肾穿刺术稍显恐惧,通过与患者沟通,正确进行健康宣教后,患者的不良情绪明显改善,能积极配合治疗,经过约1周的治疗与护理,患者带药出院。

因患者较为年轻,生活完全可以自理,营养状况良好,除水肿外,无其他不适主诉,尽管对肾穿刺术抱有焦虑、恐惧不安的心理,但是其文化水平较高,易沟通,所以在护理方面没有太大的困难,主要是做好病情的观察和心理护理。在日常护理中,加强与患者和家属的沟通,对患者进行低盐、低脂饮食宣教,落实慢性肾小球肾炎护理常规和肾穿刺术后护理,加强病情观察;向患者介绍用药的作用及不良反应,如与激素有关的满月脸、水牛背、多毛、骨质疏松、易感染等不良反应,监测肝肾功能;对患者进行心理护理,避免紧张、焦虑情绪影响疾病的恢复。

通过本案例我们总结经验,在临床实践中遇到类似的患者,我们该从哪些方面处理呢?

首先,要学会换位思考,理解并疏导患者对于疾病所表现出来的情绪。患者平时日常生活完全自理,一直认为自己的身体很好,除偶尔受凉感冒外几乎没有看过病,出现水肿症状后立即体检才发现体检指标有异常。"突然"到来的疾病,使患者有些慌张,一段时间后才了解到疾病的严重性。患者对肾小球疾病的表现、病因、治疗等并不了解,不知道慢性肾小球肾炎离肾衰竭有多远,也不知道自己的饮食习惯(口味偏重)会不利于疾病的控制。另外,担心自己生病会耽误工作,比较焦虑,同时担心疾病对生育二胎有影响。

其次,责任护士的护理作用不可忽视,要贯穿于患者的整个诊疗过程中,针对患者的存在的问题,做好健康宣教。

(1)慢性肾小球肾炎治疗方面:给予改善微循环、抗凝、补充白蛋白、降低尿蛋白、利尿消肿、控制血压等治疗,同时给予肾穿刺术,明确诊断为"肾小球轻微病变",从而更好地指导治疗,判断预后。住院期间患者的白蛋白值稍有增加,无血栓栓塞的并发症发生,水肿消退,血压控制平稳,但尿蛋白含量依然较多,故遵医嘱加用激素治疗。

(2)营养方面:针对患者白蛋白和总蛋白偏低的情况,遵医嘱给予静脉补充白蛋白,同时采用减少蛋白尿的治疗措施,饮食上告知患者多食用鱼肉、奶蛋等,做菜时尽量保证色香味俱佳,以利于增加患者食欲。

(3)心理护理方面:患者属首次发病,首次入院,对疾病的相关知识及其发生发展较为担心,对肾穿刺术和需要激素用药都很恐惧。通过护士及时讲解疾病的相关知识及肾穿刺的流程、注意事项、与医生的配合要点和激素用药的必要性,住院期间患者的心理状态逐渐趋于平稳,睡眠质量改善,依从性也较好。

(六)课后思考题

1.如何从饮食上对慢性肾小球肾炎患者进行护理干预?

2.慢性肾小球肾炎是否必然会发展成慢性肾衰竭?

3.肾穿刺的结果在肾小球疾病的发展过程中是否一成不变?

参 考 文 献

[1]李易,叶鸿,陈健,等.早期糖尿病肾病行不同剂量雷米普利治疗对老年患者血压与24小时尿蛋白的影响[J].中国妇幼健康研究,2017,28(2):35.

[2]梁吒吒.肾性水肿患者应用综合护理干预的临床效果分析[J].深圳中西医结合杂志,

2016,26(12):170－171.

[3]应用利尿剂的患者应注意什么？[J].护士进修杂志,2016,31(21):1987.

[4]吕林秀,刘小蕊,高营营,等.肾穿刺宣教视频对肾穿刺患者焦虑情绪影响的研究[A].中国中西医结合学会肾脏疾病专业委员会2015年学术年会资料汇编[C].

[5]李新平,张巍.肾穿刺活检术后两种卧位的临床观察[J].长治医学院学报,2007,21(5):393－394.

[6]杨翠映.探析消化道出血的病因[J].世界最新医学信息文摘,2018,18(79):72－73.

[7]郑楠,陈杰桓,何淑媚.超声引导下肾穿刺出血的危险因素分析[J].卫生职业教育,2018,36(13):152－153.

[8]莫伊雯,陈伟红,王蕾,等.肾穿刺活检术前患者应用视频化健康教育的效果评价[J].上海护理,2018,18(12):67－69.

[9]胡带翠.护理干预对经皮肾穿刺活检患者术后并发症发生率的影响[J].齐鲁护理杂志,2012,18(29):31－32.

[10]鲍云菲,王红,周楚,等.慢性肾脏病一体化管理门诊患者的营养状况与饮食调查[J].中国血液净化,2017,16(3):154－157.

[11]杨玉香,陈黎辉.肾病综合征糖皮质激素的护理心得[J].发展,2013(12):100.

第二节　急性肾损伤患者的护理

一、案例信息

【摘要】　通过对一例急性肾损伤患者的相关问题进行分析,阐述急性肾损伤不同时期的临床表现和典型的临床特征。面对急性肾损伤患者,我们应该怎样进行处理,如何做好急性肾损伤不同分期的临床护理,如何做好血液透析的护理和管道护理,如何引导学生思考:怎样全面评估患者并采取相应的护理措施,是本文阐述的重点。

【关键词】　急性肾损伤;血液透析;血液透析管路护理

二、案例正文

（一）基本信息

骆＊＊,男性,22岁,未婚,大学生。入院时间为2018年8月19日11:00,病史采集时间为2018年8月19日12:00。

（二）护理评估

【健康史】

1.主诉　恶心、呕吐3天,发现肾功能异常半天。

2.现病史　患者3天前因减肥而剧烈运动(8月9日开始口服减肥药及跑步10多千

米），运动后出现恶心、呕吐，呕吐物为胃内容物，无畏寒发热，无肌肉酸痛，无小便量、色改变，就诊于当地卫生院，予以依替米星、泮托拉唑对症处理，症状未见明显好转。现为求进一步治疗而来我院急诊，血常规检查示：白细胞 12.5×10^9/L，中性粒细胞百分比 78.2%，淋巴细胞百分比 13.6%。急诊八项示：尿素18.5 mmol/L，肌酐 963.4 mmol/L，淀粉酶 135 U/L，脂肪酶 72 U/L。急腹症超声示：肝胆胰脾肾、输尿管未见明显异常急腹症表现；腹腔未见明显积液；腹膜后未见明显异常。急诊拟以"急性肾损伤"收住入院。病程中患者神志清楚，精神尚可，无头晕、头痛，无咳嗽、咳痰，无咯血，无腹痛、腹泻，睡眠质量尚可，近 6 天体重减轻 4 kg。

3. 日常生活形态

(1)饮食：每日三餐，主食 200 g 左右，以米、面为主，口味较重，喜饮碳酸饮料，自 8 月 9 日起食量减少三分之一，不喝饮料，食物以蔬菜为主。

(2)睡眠：平时睡眠规律，睡眠时间为 7～8 h，睡眠质量良好。

(3)排泄：平时小便每日 4～5 次，无起夜习惯，尿量每日约 2000 mL，大便每日 1 次，为成形软便。

(4)自理及活动能力：日常生活完全可以自理，偶尔锻炼，以慢步为主。入院评估 ADL 13 分，日常生活部分自理。

4. 既往史　既往身体健康状况佳，否认高血压、糖尿病、冠心病等病史，否认肝炎、结核、菌痢、伤寒等传染病史，否认输血史和外伤史，否认青霉素、磺胺类、头孢类等药物过敏史，无食物过敏史，预防接种按时完成。

5. 个人史　生于芜湖市，无长期外地居住史，无疫区居留史，无特殊化学品和放射性物质接触史。否认吸烟、饮酒史。未婚未育。

6. 家族史　否认遗传性疾病及类似病史。

7. 心理状态

(1)情绪状态：对突如其来的疾病感到恐慌、焦虑。

(2)对所患疾病的认识：对所患疾病毫无了解，认为自己年轻，不可能会患病。对运动和减肥的方法认识比较片面，对自己口服的减肥药物成分和减肥原理不知晓。

(3)重大应激事件及应对情况：近期无重大应激事件。

8. 社会状况

(1)社会支持系统：家庭关系和睦，家人对患者的病情较为关心，对患者能给予足够的关心与照顾。

(2)经济状况及付费方式：患者为在校大学生，暂无独立收入，家庭经济条件尚可，且已参加城镇居民医保，支付医疗费用没有问题。

【体格检查】

T 36.5 ℃，P 77 次/分，R 18 次/分，BP 110/75 mmHg。发育正常，营养一般，步入病室，表情自然，言语流利，神志清楚，查体合作。胸廓正常，呼吸节律正常，肋间隙正常，胸壁无压痛。双肺呼吸音稍清，未闻及干湿啰音。腹部平坦柔软，未见胃肠型及蠕动波，肝肾区叩击痛(—)。

【辅助检查】

检查项目：急诊八项；血常规；血生化；尿常规；肝肾功能＋电解质；肌钙蛋白。

（三）护理计划

日期	患者问题	相关因素	临床表现	护理目标	干预措施	效果评价	评价时间
2018-08-19 12:00	P₁. 焦虑、恐惧	与疾病发生突然、病程发展快有关	紧张、疲乏、入睡困难、睡眠差	焦虑情绪缓解，配合治疗	I₁. 建立良好的护患关系，在初次接触患者时耐心倾听患者讲述病情，设身处地地为患者考虑问题、解决问题，以取得信任。 I₂. 情绪干预：耐心开导患者，鼓励患者说出心中的担忧，并以通俗易懂的语言给予解答，使患者认识到不良情绪对疾病的发展有负面的影响，使其消除负面情绪，以积极的心态面对疾病。 I₃. 家庭干预：指导家属与患者进行有效的沟通，在精神、物质和经济上帮助患者，减轻其心理压力，使患者积极配合治疗[1]	患者情绪稳定，配合治疗和护理	2018-08-24 09:00
2018-08-20 08:00	P₂. 水电解质紊乱	与呕吐及肾脏代谢功能受损和使用利尿剂有关	恶心、呕吐、疲乏、代谢性酸中毒、高钾血症	维持水电解质平衡	I₁. 告知患者绝对卧床休息，减轻肾脏和心脏负担。 I₂. 准确记录出入量。一般成人补液控制在每日1000 mL以内，根据血压和中心静脉压的高低来调节滴数，以防止心衰和肺水肿[2]。 I₃. 倾听患者主诉，监测电解质生化指标	复查电解质恢复正常，未见水肿和脱水症状	2018-08-24 09:00
2018-08-20 08:00	P₃. 营养失调：低于机体需要量	与呕吐、食欲低下及限制饮食等因素有关	体重下降，乏力，白蛋白和前白蛋白低	患者食欲增加，饮食正常，各项指标恢复正常或呈上升趋势	I₁. 少尿期：既要限制出入量，又要适当补充营养，原则上应给予低钾、低钠、高热量、高糖、高维生素及适当的优质蛋白质饮食，严格控制含钾的食物摄入。 I₂. 多尿期：给予高热量、高营养、高维生素食物，让患者补充适量的含钾、钠的食物，适当增加蛋白质摄入，以保证机体的需要。 I₃. 恢复期：要特别注意营养的补充，给予高热量、高维生素、高蛋白、易消化饮食，禁食或少食对肾功能有害的食物（大蒜、韭菜、辣椒、咸菜、香肠、扁豆、豆腐、猪肝、猪肾等），以调理体内营养失调，加速体内修复过程[2]	患者食欲较前增加	2018-08-26 12:00
2018-08-20 09:00	P₄. 有管道滑脱的危险	与血液透析留置导管有关	导管固定松动	治疗期间导管妥善固定在位	I₁. 护理人员需要根据导管滑脱评分标准对患者的实际情况进行评估，若分数超过4分，把患者列入重点对象，将风险评估表上报，在患者的床头悬挂"防导管滑脱"标志。 I₂. 对留置导管进行准确的记录并做好固定，张贴相应的标志，避免患者在活动过程中出现滑脱现象。 I₃. 加强巡视，避免患者在不知情的情况下使导管弯曲、折叠，发现异常后及时处理。指导患者完成日常活动，满足患者的正常护理需求，避免患者在自己活动过程中使导管滑脱。 I₄. 做好对患者的健康教育，在护理过程中要告知患者留置导管的目的和重要性，帮助患者掌握保护导管的方法，告知患者导管滑脱后的应急措施，指导患者养成良好的护理习惯，保持导管局部干燥，严禁擅自将贴膜撕掉[3]	患者管道固定在位，未发生滑脱	2018-08-27 08:00

续表

日期	患者问题	相关因素	临床表现	护理目标	干预措施	效果评价	评价时间
2018-08-20 09:00	P₅. 有发生失衡综合征的危险	与患者首次进行血液透析有关	头痛、恶心、呕吐、躁动、反应迟钝,严重者发生抽搐	患者透析过程顺利,生命体征平稳	I₁. 对于初次进行血液透析的患者,透析前进行常规检查,以便于全面了解患者的身体状况。如果患者尿素氮≥20 mmol/L,医疗人员需要选择≤1.3 m² 的血液透析器,避免患者首次透析时发生不良反应[2]。在患者透析过程中,将液流量和血流量调节至合理范围内。透析前后需给患者注射高渗糖注射液。根据患者身体的实际情况选择诱导透析。通常情况下初期是每日1次,之后是每周3次,同时根据患者的病情和身体情况做适当调整,进行缓慢透析[4]。 I₂. 缓解患者的焦虑心理:护理人员在透析前对患者进行血液透析相关知识的讲解,包括血液透析的过程、注意要点等。根据患者的心理变化,有针对性地进行心理疏导,帮助患者放宽心态,减轻心理上的压力,预防血液透析失衡综合征的发生[4]。 I₃. 透析护理:透析前明确患者身体的各项机能状态,在透析过程中严格控制血流量和液流量,严密监测患者的生命体征变化并作详细记录,观察患者的行为和表情变化,询问患者有无不适,如有异常,及时告知医生做进一步处理。尽早发现血液透析失衡综合征,避免其向重度发展[5]	患者透析过程顺利,未发生与并发症相关的症状和体征	2018-08-27 17:00
2018-08-20 09:00	P₆. 有感染的危险	与机体抵抗力下降、侵入性操作有关	发热、寒战、局部红肿	感染得到预防和控制	I₁. 要求每日常规消毒,导管周围皮肤处更换无菌敷料。仔细观察周围皮肤,如有红、肿、热或脓性分泌物,应予以局部加强换药,保持皮肤干燥,也可少量应用莫匹罗星软膏或红霉素软膏。留取血标本培养,及时选用广谱抗生素,同时用肝素封管加抗生素,培养结果出来后再做相应的抗生素调整,2周治疗无效时可考虑拔管[6]。 I₂. 加强环境细节护理:定时对病房进行紫外线消毒和通风,用含氯消毒水拖地和擦拭物体表面。医护人员在进入透析室前严格遵循制度规范,更换工作服和鞋子,佩戴帽子和手套等,在置管过程中严格执行无菌操作规范。对探访时间和人次进行合理限制,最大限度地降低人员流动所致的交叉感染[7]	患者体温正常,局部皮肤无红肿	2018-08-27 16:00

日期	患者问题	相关因素	临床表现	护理目标	干预措施	效果评价	评价时间
2018-08-27 09:00	P₇. 知识缺乏	与缺乏疾病相关预防保健知识有关	对出院后疾病相关预防保健知识不了解	加强健康教育,提高患者对疾病预防保健知识的知晓率	I₁. 对患者在院内治疗的不同阶段给予针对性的健康教育,进而提高患者对疾病和相关注意事项的认知能力,使其积极配合医护人员的治疗和护理工作,并加强自我约束。①无意图期:入院初期,患者对于相关注意事项的认识能力较低,不能自主地控制自身生活和饮食习惯。需要向患者及家属介绍疾病相关知识和注意事项,指导患者养成健康的生活和饮食习惯。②意图期:患者已初步养成健康的生活和饮食习惯,对疾病有了基本的认识。此期间应针对患者的具体情况制订计划。注意对患者的基本情况(包括液体出入量、血压等)进行监测。③准备期:针对患者住院期间出现的不同问题给予解决,同时加强与患者的沟通,对患者存在的疑问、焦虑等进行及时沟通,向患者介绍短期内的治疗目标及需要患者配合的相关操作。④行动期:对患者的治疗情况进行随访,评估患者的治疗效果,根据患者的具体情况调整治疗和护理方案;加强与患者和家属之间的沟通,缓解患者思想上的压力,使其能够积极地配合治疗。⑤维持期:患者出院后的维持期时间较长,容易产生懈怠心理,应加强家属对患者生活、饮食习惯的监督和鼓励,帮助患者建立并坚持健康的生活和饮食习惯[8]。 I₂. 一旦肾功能恢复,应强调继续治疗和有规律地评估肾功能的重要性。指导患者了解肾疾病复发的体征和症状,强调预防急性肾损伤复发的措施	患者对疾病相关知识较为了解	2018-08-28 10:00

(四)护理记录

2018-08-19 11:00

患者因"恶心、呕吐 3 天,发现肾功能异常半天"而入院,由平车推入病房,神志清楚,呼吸平稳,精神欠佳,颜面部水肿,全身乏力,跌倒评分 2 分,ADL 评分 13 分。入院后妥善安置患者卧床休息,建立静脉通道,告知住院及安全注意事项,安抚患者和家属情绪,遵医嘱予以保护肾脏、保护胃黏膜、维持水电解质平衡等治疗,给予饮食指导,进低钾、低钠、高热量、高维生素、优质低蛋白饮食,严格控制含钾的食物摄入。

2018-08-20 09:00

患者今日神志清楚,精神差,情绪焦虑。今日拟行血液透析治疗,治疗前向患者介绍血液透析的作用,进行心理护理,指导患者放松情绪、保持情绪稳定的方法,如调整呼吸、听音乐等,让家属给予心理支持。今日于床边在局麻下行血液透析导管插管术,置管部位为右侧腹股沟,术后管道通畅,穿刺部位无渗血,予以双重固定管道,并向患者和家属宣教防管道滑脱的知识。告知患者和家属穿脱衣裤及整理被子时注意避免牵拉管道,右侧髋关节不可屈曲大于或等于 90°,不可下床行走时间过长,建立导管风险评估单,每班交接及定时评估;行床边血液透析治疗,血液透析过程中密切监测生命体征和尿量变化。

2018-08-21 17:00

患者今日血肌钙蛋白 0.15 μg/L,给予饮食指导,准确记录出入量,患者 24 h 尿量为 2500 mL,告知患者记录出入量的意义,并指导每日饮水量。今日行床边血液透析治疗,在血液透析置管穿刺部位给予换药处理,保持敷料清洁干燥。血液透析过程顺利,患者无特殊不适主诉。

2018-08-22 09:00

患者今日情绪稳定,血液透析置管妥善固定在位,再次告知患者管道自我维护的注意事项,患者 24 h 尿量为 2600 mL,进入多尿期。再次给予饮食指导,给予高热量、高营养、高维生素食物,让患者补充适量的含钾、钠食物,适当增加蛋白质摄入,以保证机体需要量。

2018-08-24 09:00

患者今日床边心电图提示窦性心动过缓,49 次/分,严密观察病情变化,定时检测生命体征,告知患者下床活动时动作缓慢,保持情绪稳定,避免过度紧张和激动。

2018-08-26 09:00

患者神志和精神尚可,主诉睡眠状态较前有所好转,食欲较前增加。今日行床边血液透析治疗,生命体征平稳,导管固定妥善,24 h 尿量为 2000 mL。恢复期的饮食指导要特别注意营养的补充,给予高热量、高维生素、高蛋白、易消化饮食,禁食或少食增加肾脏负担的食物(豆类、动物内脏等),以调理体内营养失调,加速体内修复过程。

2018-08-27 09:00

患者生命体征平稳,予以健康宣教,告知出院后日常肾脏保健知识,不可随意使用减肥药物,半年内不参加剧烈运动。

2018-08-28 10:00

患者病情平稳,肾功能恢复正常,拟今日出院,予以出院相关注意事项宣教,告知复查时间,指导出院带药服用方法及注意事项。

三、案例说明书

(一)教学目标

1.了解急性肾损伤的病因与发病机制。

2.熟悉急性肾损伤的诊治要点。

3.掌握急性肾损伤的临床表现、辅助检查、常见护理诊断和护理措施。

(二)启发思考题

1.什么是急性肾损伤?

2.急性肾损伤的临床过程分为哪几期? 各期的主要临床表现有哪些?

3.急性肾损伤患者的主要护理措施有哪些?

4.急性肾损伤患者的健康指导有哪些?

（三）分析思路

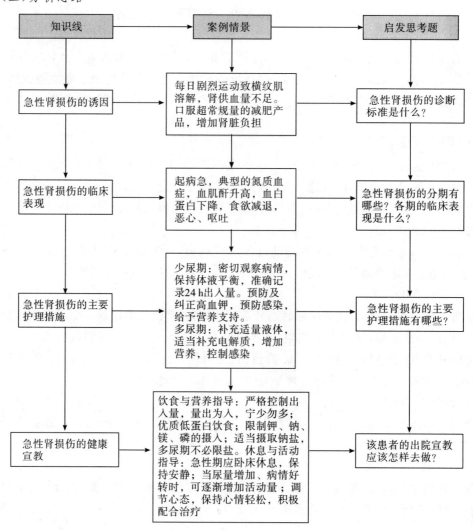

（四）理论依据及分析

1.什么是急性肾损伤？

急性肾损伤是由肾脏本身或肾外因素使肾实质破坏，造成肾功能急性障碍而产生的临床综合征。主要临床表现为少尿或无尿、尿毒症、水电解质和酸碱平衡紊乱。少数患者的尿量有时并不减少，称为非少尿型急性肾损伤。急性肾损伤多发生于严重损伤、感染、中毒、溶血、休克等疾病过程中。

2.急性肾损伤的临床过程分为哪几期？各期的主要临床表现有哪些？

采用改善全球肾脏病预后组织（KDIGO）推荐的分期和标准，符合以下情况之一者，可诊断为急性肾损伤：①48 h内血肌酐增高≥26.5 μmol/L。②肌酐增高至基础值的 1.5 倍，确认或推测 7 天内发生。③尿量<0.5 mL/（kg·h），且时间持续 6 h 以上。KDIGO 指南推荐血肌酐和尿量仍然是最好的标志物。急性肾损伤的临床分期及各期的临床表现如下：

（1）起始期：进展快，历时短，仅数小时至 1～2 天，早发现、早治疗，肾损害可逆转，表现为全身水肿(面部、下肢和阴囊部最明显),食欲下降,恶心、呕吐,尿浑浊,泡沫多,变色,淘米水样。

(2)维持期:典型的为7～14天,也可短至几天,长至4～6周,表现为尿量骤减、少尿或无尿(部分患者可无少尿)、蛋白尿(尿泡沫经久不散)、血尿(可呈洗肉水样或颜色更深),严重者可出现全身各个系统并发症。

(3)恢复期:数周至数月,肾功能逐渐恢复,个别可出现永久性损伤。尿量增多(肾功能开始恢复的标志),每日尿量为3～5 L(持续1～3周),早期仍可存在氮质血症、代谢性酸中毒、高钾血症,后期因尿量明显增多,可伴脱水、低钾、低钠。

3.急性肾损伤患者的主要护理措施有哪些?

(1)少尿期:密切观察病情,保持体液平衡,严格控制补液量,量出为入,宁少勿多。准确记录24 h出入量。预防高血钾,禁止摄入含钾高的食物,纠正缺氧和酸中毒。密切观察心律的改变,备好心电图机,以便随时记录是否有高钾图形出现,备好碱性药物,遇高血钾时紧急处理。给予低盐、易消化、高糖、高维生素、优质低蛋白饮食,每日总热量控制在126～188 kJ/kg,蛋白质限制在0.5 g/(kg·d)以下。对严重氮质潴留患者,可给予麦淀粉饮食、经静脉支持疗法(白蛋白、脂肪乳等)。

(2)多尿期:补充适量液体,适当补充电解质,增加营养,控制感染。

(3)恢复期:防止脱水和电解质紊乱,给予足够的热量和维生素,适当增加蛋白质摄入,避免使用肾毒性药物,逐渐增加活动量。

4.急性肾损伤患者的健康指导有哪些?

(1)休息与活动指导:急性期应卧床休息,保持安静,以降低新陈代谢率,使产生的废物减少,减轻肾脏的负担。当尿量增加、病情好转时,可逐渐增加活动量,调整心态,保持心情轻松,积极配合治疗。

(2)饮食与营养指导:严格控制出入量,量出为入,宁少勿多。根据病情限制蛋白质的摄取。血尿素氮过高时,给予无蛋白质饮食;血尿素氮低至28.56 mmol/L以下时,可自由进食。限制钾、钠、镁、磷的摄入,如不宜吃香蕉、桃子、菠菜、油菜、蘑菇、木耳、花生等。适当摄取钠盐,多尿期因钠排出多,饮食不必限制钠盐的摄取。另外,根据丢失量适当补充营养和维生素。

(3)出院指导:①提高饮食质量,避免伤肾的食物。②按医嘱服药,不乱使用药物,以免损伤肾脏。③对接触毒性物质的人员,要有安全可靠的防护措施。④预防感冒,注意劳逸结合。

(五)案例总结

本案例患者由于希望快速瘦身,在口服减肥产品的同时每天进行高强度的运动,3天前训练后出现恶心、呕吐、发热,到当地医院就诊,予以依替米星、泮托拉唑对症处理,患者的症状未见明显好转。患者为求进一步治疗而来我院急诊,血常规检查示:白细胞12.5×10⁹/L,中性粒细胞百分比78.2%,淋巴细胞百分比13.6%。急诊血生化检查示:尿素氮18.5 mmol/L,肌酐963.4 mmol/L,肌酸激酶96 U/L,肌酸激酶同工酶65 U/L,钾3.69 mmol/L,淀粉酶135 U/L,脂肪酶72 U/L。急腹症超声示:肝胆胰脾肾、输尿管未见明显异常急腹症表现;腹腔未见明显积液;腹膜后未见明显异常。急诊拟以"急性肾衰竭"收住入院。近6天体重减轻4 kg,入院时精神紧张,心理充满恐惧,家属的情绪也较为焦虑。入院后及时安排床位住院,安抚患者和家属的情绪,配合医生完成各项辅助检查,遵医嘱给予纠酸、排毒、护肾、护胃等治疗,维持水电解质平衡,密切观察病情变换,准确记录24 h出入量,并及时向医生反馈病情,配合血液透析室进行床边血液透析治疗,并妥善固定血液透析留置管道。根据患者病情及时评估心理状态并进行干预,给予饮食指导、疾病相关知识、防导管滑脱等健康宣教。经过治疗,患者肾功能恢复后出院,给予出院宣教,告知日常保健知识及下次复查时间。

急性肾损伤的诱发因素较多,该案例患者为青年男性,因希望快速瘦身而发病,对患者住院过程中做好相关护理指导很重要。

(1)心理方面:患者年纪轻,由于减肥不当而突发疾病,导致患者和家属精神紧张、焦虑。患者确诊后较为恐惧,同时患者和家属对急性肾损伤这种疾病毫无了解,当疾病发生时一时不能接受。患者存在对治疗效果和预后的担心,积极予以相关知识介绍,与家属共同做好对患者的鼓励和安慰,增强治疗疾病的信心,保持情绪稳定。

(2)饮食方面:予以优质蛋白质摄入,酌情进低钠、低钾、低氯、高碳水化合物、低脂饮食;缓解恶心、呕吐等症状,增进食欲;监测营养状况,如血浆白蛋白的监测。

(3)病情观察:①观察并准确记录尿量,协助诊断和制定治疗方案,为补液提供依据。②观察意识、精神及神经方面的改变,观察有无出现表情淡漠、嗜睡或烦躁等脑病。③控制液体入量,量出为入。④并发症观察:出现水中毒、肺水肿、脑水肿和心力衰竭时,应严格控制水的摄入,准确记录出入量。

通过对本案例的学习和讨论,我们可以发现,急性肾损伤患者起病急,病情进展快,对患者的情绪影响较大,往往导致患者出现明显的焦虑和恐慌。科学有效的心理干预对患者的预后至关重要。通过查阅文献,运用倾听法、松弛法等均能很好地帮助患者缓解焦虑;随着病情的发展,每个阶段的病情观察重点及饮食指导内容均有所不同,做好疾病每个阶段的评估和护理干预对患者的预后至关重要。

(六)课后思考题

1.如何做好急性肾损伤患者的饮食指导?

2.首次血液透析患者的护理要点有哪些?

参 考 文 献

[1]高伟燊,严雪珍,杨海超,等.心理干预对急性梗阻性肾功能衰竭患者的影响[J].中国医药导报,2010,7(13),26-28.

[2]李戎霞.急性肾功能衰竭分期观察与护理[J].大家健康,2015,9(18):18-19.

[3]唐丽.防留置导管滑脱护理制度的建立与实施[J].实用临床护理学杂志,2017,2(15):181-182.

[4]袁红.急诊血液透析失衡综合征的预防与护理体会[J].大家健康,2015,9(12):244.

[5]李金秀.血液透析患者疾病不确定感染调查分析[J].右江医学,2011,39(6):784-786.

[6]魏雪霞,盛芸.血液透析中导管留置的应用及护理[J].世界最新医学信息文摘,2013,13(8):364.

[7]刘蓉.细节护理在预防血液透析置管感染中的作用及效果研究[J].当代医学,2018,24

(6):155—157.

[8]赵双双.行为转变理论融入老年糖尿病肾病患者健康教育的干预效果评价[J].中国农村卫生事业管理,2018,38(4):498—499.

第三节 急性肾盂肾炎患者的护理

一、案例信息

【摘要】 通过对一例急性肾盂肾炎患者进行相关问题分析,了解其病因、发病机制和临床表现,阐述及时有效的感染控制在急性肾盂肾炎治疗中的重要性。面对这样的患者,我们在临床中如何配合医生处理,如何做好发热的护理,如何引导学生思考:怎样全面评估患者并采取相应的护理措施,是本文阐述的重点。

【关键词】 急性肾盂肾炎;发热;腰痛

二、案例正文

(一)基本信息

章＊＊,女性,67岁,已婚,退休,小学文化程度。入院时间为 2018 年 10 月 13 日 12:00,病史采集时间为 2018 年 10 月 13 日 13:00。

(二)护理评估

【健康史】

1.主诉 发热、腰痛 1 周。

2.现病史 患者 1 周前受凉后出现畏寒、发热,伴有腰部酸痛、头晕、纳差、乏力,无流涕、鼻塞,无咳嗽、咳痰,无腹痛、腹泻。10 月 12 日至医院就诊,查尿常规示:尿蛋白＋－,潜血＋－,白细胞＋＋;查血常规示:白细胞 $10.51×10^9/L$,中性粒细胞百分比 85.4%。予以左氧氟沙星抗感染治疗后,患者自觉上述症状稍有好转,但仍有发热和腰酸。患者为求进一步诊治再次至医院就诊,查尿常规示:尿蛋白＋,白细胞＋＋,潜血＋－。门诊拟以"急性肾盂肾炎"收住肾脏内科。

3.日常生活形态

(1)饮食:每日三餐,主食 150 g 左右,以米饭为主,口味清淡。

(2)睡眠:平时睡眠规律,睡眠时间 5~6 h,睡眠质量较差。

(3)排泄:平时小便每日 5~7 次,夜间排尿 1~2 次,尿色较黄,无泡沫,排尿有疼痛感,尿量每日约 1500 mL。大便每日 1~2 次,为成形软便。

(4)自理及活动能力:平时日常生活完全可以自理,承担家务劳动,经常散步、跳广场舞。入院评估 ADL 16 分,日常生活可以自理。

4.既往史 有高血压病史 10 余年,平素服用苯磺酸左氨氯地平片控制血压,血压控制尚可,否认糖尿病、冠心病等病史,无外伤和手术史。

5.个人史　生于芜湖市,无长期外地居住史,无疫区居留史,无特殊化学品和放射性物质接触史。已婚,子女体健。

6.家族史　家族中否认传染性疾病及类似病史。

7.心理状况

(1)情绪状态:持续发热伴腰痛,导致患者情绪焦虑,担心病情。

(2)对所患疾病的认识:患者有高血压病史10余年,依从性较好,按时服药,平日限制钠盐的摄入,血压控制平稳。患者平日饮水较少,住院期间医护人员告知其要多饮水、勤排尿,患者开始适当增加饮水量,并积极了解疾病的相关注意事项。

(3)重大应激事件及应对情况:近期无重大应激事件。

8.社会状况

(1)社会支持系统:夫妻关系融洽,夫妻二人单独生活,家庭和睦,家人对其病情较为关注,对患者关心,住院期间一直陪同。

(2)经济状况及付费方式:夫妻二人均为退休职工,有稳定的退休金,本次住院有城镇职工医保,完全可以承担医疗费用。

【体格检查】

T 38.4 ℃,P 114 次/分,R 20 次/分,BP 105/71 mmHg。发育正常,营养一般,步入病室,平卧体位,言语流利,神志清楚,查体合作。胸廓正常,无畸形。双肺未闻及呼吸音异常,双肺叩诊呈清音。

【辅助检查】

检查项目:血常规;肝肾功能＋电解质;血凝常规;输血前常规;尿培养;尿常规;24 h 尿蛋白定量。

(三)护理计划

日期	患者问题	相关因素	临床表现	护理目标	干预措施	效果评价	评价时间
2018-10-13 13:00	P1.体温过高	与感染有关	发热、寒战、头晕、乏力	体温正常,头晕、乏力好转	I1.物理降温:患者体温低于38.5 ℃时,给予降温贴物理降温和温水擦浴,及时为患者更换干净的衣物,擦干汗液,注意保暖。I2.药物治疗:治疗原发病,遵医嘱使用抗生素和解热镇痛药,遵医嘱予以左氧氟沙星抗感染治疗,复方氨林巴比妥注射液肌内注射及地塞米松注射液静脉注射。I3.饮食护理:给予清淡、易消化饮食,补充足够的营养物质和热量,多饮水。I4.患者需卧床静养,直至病情缓解、尿液检测为阴性[1]。I5.病情观察:定期巡房,时刻关注体温指标[2],观察患者的面色和四肢循环情况,以防体温下降过快,大量出汗而发生休克,准确记录24 h液体出入量	患者体温恢复正常。患者无头晕、乏力等不适主诉	2018-10-14 09:00

续表

日期	患者问题	相关因素	临床表现	护理目标	干预措施	效果评价	评价时间
2018-10-13 13:00	P₂. 疼痛	与肾脏炎症致肾膜被牵拉有关	腰酸、腰疼	疼痛症状减轻或消失	I₁. 一般护理：卧床休息，采取屈曲卧位，尽量不要站立或坐直。为患者提供安静、舒适的环境，多饮水、勤排尿。 I₂. 对症治疗：积极控制炎症，遵医嘱使用抗生素。指导患者按摩或热敷腰部，缓解疼痛。 I₃. 心理护理：多与患者交流，指导患者做深呼吸运动、听音乐等，分散注意力，缓解不适感受[3]	患者主诉腰酸、腰痛感消失	2018-10-16 10:00
2018-10-14 14:00	P₃. 排尿异常	与尿路受炎症和理化刺激有关	排尿疼痛	疼痛减轻，维持尿量每日1500 mL	I₁. 嘱患者多饮水、勤排尿，切不可憋尿，每日应维持尿量每日1500～2500 mL。 I₂. 告知患者注意个人生理卫生。 I₃. 遵医嘱使用抗生素和口服碳酸氢钠，注意观察药物疗效和不良反应[4]。 I₄. 注意休息，减少站立或坐直。 I₅. 指导患者热敷膀胱区,缓解疼痛	24 h液体摄入量大于2000 mL，主诉尿痛症状减轻	2018-10-17 16:00
2018-10-15 10:00	P₄. 营养失调：低于机体需要量	与发热引起食欲差有关	10月15日查血清白蛋白30.4 g/L	患者能维持正常营养状况，能摄取适量食物	I₁. 提供个性化饮食指导，调整饮食结构，增加饮食频次，为患者提供高热量、高维生素食物，如新鲜蔬菜、瓜果等[5]。 I₂. 改善患者的食欲：适当增加活动量，提供色香味俱全的食物，提供整洁舒适的进餐环境。 I₃. 监测营养状况：定期监测患者的体重变化，了解其营养状况	患者主诉食欲有所改善，能摄取适宜的饮食	2018-10-17 16:00
2018-10-15 21:00	P₅. 睡眠形态紊乱	与环境改变及担心疾病预后有关	患者入院后夜间经常失眠、易醒	让患者了解疾病相关知识，缓解焦虑，改善患者睡眠状况	I₁. 睡眠卫生教育：保持作息时间规律，光线适宜；睡前保持轻松的状态，适当运动，睡前避免食用兴奋物质、看兴奋书籍及视频等。 I₂. 睡眠限制疗法：减少日间小睡，保持起床时间规律[6]。 I₃. 松弛疗法：指导患者进行渐进性肌肉放松、指导性想象和腹式呼吸，此法可减少觉醒和促进夜间睡眠[7]。 I₄. 针对患者和家属进行全面的健康宣教，包括病因、治疗和注意事项等，使其对疾病有一个正确的认识	患者已了解疾病相关知识，适应环境，睡眠状况得到改善	2018-10-20 20:00

日期	患者问题	相关因素	临床表现	护理目标	干预措施	效果评价	评价时间
2018-10-13 16:00	P₆. 有跌倒的危险	与患者高龄、服用降压药和发热有关	患者跌倒风险评分3分,属于中度风险	住院期间不发生跌倒	I₁. 入院时进行跌倒、坠床风险评估,床头放置防跌倒标志,卧床时拉起床栏。保持病房地面干燥,灯光明亮。 I₂. 予以安全宣教,告知患者起身动作要慢,特别是服用降压药后,减少活动,避免体位性低血压。 I₃. 现场指导与示范:让患者熟悉周边区域的环境,重点提示可能发生跌倒情况的区域和事件。示范跌倒和坠床时的自我保护措施[8]。 I₄. 指导患者进行肌力训练和平衡功能训练。适宜的力量训练可以缓解老年人的肌肉流失,改善肌肉功能,提高平衡能力,进而对预防跌倒有很大作用[9]	住院期间未发生跌倒	2018-10-22 10:00

（四）护理记录

2018-10-13 13:00

患者因"发热、腰痛1周"而入院,神志清楚,精神欠佳,步入病房。入院后给予全面综合评估,患者ADL评分16分,高位跌倒风险评分3分。予以安全宣教,告知患者起身动作要慢,勿穿拖鞋,床头放置防跌倒标志。疼痛评分3分,告知患者卧床休息,采取屈曲卧位,多饮水,勤排尿。体温38.4 ℃,给予降温贴物理降温。予以讲解疾病相关知识和住院期间相关注意事项。

2018-10-13 13:30

复测体温37.5 ℃。

2018-10-13 16:47

患者面色潮红,体温升至38.5 ℃,通知医生,遵医嘱予以复方氨林巴比妥注射液1支肌内注射,继续监测生命体征。

2018-10-13 17:17

复测体温38.5 ℃,嘱患者多饮水,温水擦浴。

2018-10-13 17:47

复测体温38.0 ℃。

2018-10-13 18:25

患者体温升至38.6 ℃,通知医生,遵医嘱予以地塞米松注射液5 mg静脉注射。

2018-10-13 18:55

复测体温36.6 ℃,患者大汗淋漓,全身潮湿,协助其擦干汗液,更换干净的衣物,关闭门窗,注意保暖。

2018-10-14 09:00

患者主诉腰部酸痛明显,疼痛评分3分。嘱其多卧床休息,采取屈曲卧位,指导患者按摩腰部,遵医嘱予以左氧氟沙星抗感染治疗。

2018-10-14 10:00

患者主诉腰部疼痛稍有好转。

2018-10-14 14:00

患者今日排尿时有疼痛感,告知要多饮水,勤排尿,切不可憋尿,注意个人卫生,保持外阴清洁干燥,指导患者热敷膀胱区,以缓解疼痛,通知医生,遵医嘱予以口服碳酸氢钠片。

2018-10-14 17:00

患者主诉尿痛稍有好转。

2018-10-15 10:00

今日查尿常规示:白细胞+,潜血+;24 h尿蛋白定量为2.97 g,尿蛋白1982.6 mg/L;电解质+肝功能+肾功能(住院)+血脂示:总蛋白57.1 g/L,白蛋白30.4 g/L。告知患者和家属化验阳性体征及相关治疗方案,使其对疾病有一个正确的认识。患者主诉纳差,食欲较差,告知选择色香味俱全的高热量、高维生素食物,为其提供整洁舒适的进餐环境。

2018-10-15 21:00

患者主诉近几日睡眠质量较差,入睡困难。指导患者进行渐进性肌肉放松、指导性想象和腹式呼吸,入睡前保持轻松的状态,讲解疾病相关知识,缓解其焦虑情绪,保持病房安静。

2018-10-17 16:00

患者住院期间24 h液体摄入量均大于2000 mL,尿痛症状减轻,纳差不适有所好转。

2018-10-18 10:00

今日复查尿常规示阴性。

2018-10-19 10:00

今日复查24 h尿蛋白定量示:0.06 g/24 h。

2018-10-21 15:00

患者神志清楚,精神尚可,由于年纪较大,长期服用降压药,再次加强预防跌倒相关知识宣教,告知服用降压药后,起床动作应缓慢。住院期间未发生跌倒,跌倒风险评分3分。睡眠状况有所改善。

2018-10-22 10:00

患者病情缓解,一般情况尚可,遵医嘱予以今日出院,予以出院宣教,告知办理出院流程。出院后注意休息,劳逸结合,饮食营养均衡,增强机体抵抗力,但不能过度疲劳,保持皮肤清洁干燥,遵医嘱用药,勿擅自停药或减量,2周后门诊复查。

三、案例说明书

(一)教学目标

1.了解急性肾盂肾炎的易感因素。

2.熟悉急性肾盂肾炎的治疗要点、护理诊断和预后。

3.掌握急性肾盂肾炎的临床表现、实验室和其他检查结果、常见致病菌、感染途径、常用护理诊断与相应护理措施及健康教育。

（二）启发思考题

1.诊断急性肾盂肾炎的依据有哪些？

2.急性肾盂肾炎的易感因素有哪些？

3.急性肾盂肾炎的临床表现有哪些？

4.急性肾盂肾炎的健康指导有哪些？

（三）分析思路

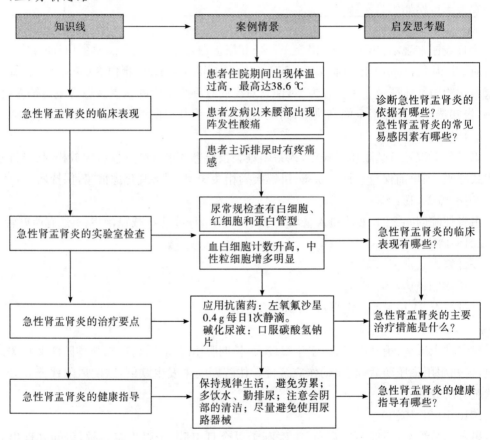

（四）理论依据及分析

1.患者被诊断为急性肾盂肾炎的依据有哪些？

根据患者出现畏寒、发热伴有腰部酸痛，排尿有疼痛感，头晕、乏力、纳差的临床表现及尿常规、血常规等检查即可判断。尿常规检查示：尿蛋白＋－，潜血＋－，白细胞＋＋。血常规检查示：白细胞 10.51×10^9/L，中性粒细胞百分比 85.4%。

2.急性肾盂肾炎的易感因素有哪些？

①女性。②尿流不畅是最主要的易感因素。③泌尿系统畸形和结构异常。④尿路器械的使用。⑤尿道内或尿道口周围有炎症病灶。⑥机体抵抗力差。

3.急性肾盂肾炎的临床表现有哪些？

①全身表现：寒战、发热、头痛、恶心、呕吐等。②泌尿系统表现：尿路刺激征、腰痛和肾区叩击痛。③并发症：肾乳头坏死和肾周围脓肿。

4.急性肾盂肾炎的健康指导有哪些？

(1)疾病预防指导:教育患者注意个人卫生,每天清洗外阴部,不穿紧身裤,局部有炎症时要及时诊治。特别要注意经期、婚后和孕期卫生;多饮水、勤排尿是简单有效的预防措施;保持规律生活,避免过度劳累,坚持体育锻炼,增加机体免疫力;与性生活有关的反复发作者,应注意性生活后立即排尿;膀胱-输尿管反流者,需要二次排尿,即每次排尿后数分钟再排尿一次。

(2)疾病知识指导:告知患者急性肾盂肾炎的病因、特点和治愈标准,使其了解多饮水、勤排尿以及注意会阴部、肛周皮肤清洁的重要性,确保其出院后仍能严格遵从。教会患者识别该病的临床表现,一旦发现,尽快诊治。

(3)用药指导:嘱咐患者遵医嘱服药,勿随意停药,保证疗效,定期门诊复查。

(五)案例总结

本案例患者1周前受凉后出现畏寒、发热,伴有腰部酸痛、头晕、纳差、乏力。10月12日至医院就诊,查尿常规示:尿蛋白+-,潜血+-,白细胞++;查血常规示:白细胞 $10.51 \times 10^9/L$,中性粒细胞百分比 85.4%。予以左氧氟沙星抗感染治疗后,自觉上述症状稍有好转,但仍有发热和腰酸。10月13日患者为求进一步诊治,再次至医院就诊,查尿常规示:尿蛋白+,白细胞++,潜血+-。门诊拟以"急性肾盂肾炎"收住肾脏内科。入院时查体 T 38.4 ℃,P 114 次/分,R 20 次/分,BP 105/71 mmHg,面色潮红。既往有高血压病史 10 余年,药物控制良好。

本病例患者诊断明确,为急性肾盂肾炎,予以抗感染、退热、补液、碱化尿液等对症支持治疗,好转后出院。由于患者年纪较大,既往有高血压病史 10 余年,发病以来持续发热,精神较差,给予及时有效的护理指导非常关键。①发热方面:遵医嘱予以抗感染和解热镇痛治疗,落实发热护理常规。②腰痛、尿路刺激征方面:遵医嘱予以碳酸氢钠片口服,积极予以抗感染治疗,嘱患者多饮水、勤排尿,注意个人卫生,卧床休息。③营养方面:提供个性化饮食指导,改善患者食欲,监测营养状态。④睡眠形态紊乱方面:对患者进行睡眠卫生教育,采取睡眠限制疗法和松弛疗法,缓解焦虑情绪。⑤预防跌倒方面:予以安全宣教,悬挂防跌倒警示标志,指导患者进行肌力训练和平衡功能训练,改善肌肉功能。患者经治疗后病情缓解,好转后出院,予以出院宣教,进行健康指导和疾病预防指导。

急性肾盂肾炎是一种肾实质的局灶性感染,发病急,全身症状明显,具有全身毒血症和泌尿系统表现,致病菌以革兰氏阴性杆菌为主,其中以大肠杆菌最常见。在对该案例患者的循证护理中,我们发现,对于急性肾盂肾炎患者,如及时治疗,并采取有效的护理措施,一般预后良好,否则易反复发作,形成慢性疾病。临床上的治疗内容包括对症治疗、一般治疗和进行相应的健康指导。发热是急性肾盂肾炎最常见的临床表现,如不及时治疗,可引起菌血症、脓毒症等,所以及时有效的治疗是患者顺利治愈的根本保证。患者住院期间要做好健康指导,告知患者坚持按疗程治疗是成功的关键,不可擅自换药、减量或过早停药,应定期门诊复查尿检,最重要的预防措施就是多饮水、勤排尿,注意个人卫生,避免过度劳累,增强体育锻炼。

(六)课后思考题

1.急性肾盂肾炎的疗效评价标准有哪些？

2.急性肾盂肾炎尿液检查有哪些管型尿?

3.如何对急性肾盂肾炎患者进行用药指导?

参 考 文 献

[1]赵华仙.肾盂肾炎患者优质护理干预效果探讨[J].大家健康,2016,10(30):260.

[2]马方.舒适护理运用于急性肾盂肾炎临床治疗的临床效果探讨[J].医药前沿,2015,5(34):245-246.

[3]龚小华,孙玉勤,欧雪青,等.项目管理在疼痛护理实践中的应用[J].护理学杂志,2018,33(20):55-57.

[4]刘辉,刘树元.2010女性急性单纯性膀胱炎和肾盂肾炎临床治疗指南(摘译)[J].转化医学杂志,2016,5(2):112-116.

[5]中国抗癌协会肿瘤营养与支持治疗专业委员会.营养不良的五阶段治疗[J].肿瘤代谢与营养电子杂志,2015,3(2):29-33.

[6]朱明恕.《心血管疾病合并失眠诊疗中国专家共识》(2017)简读[J].心脑血管病防治,2017,17(3):161-163.

[7]中华医学会神经病学分会睡眠障碍学组.中国成人失眠诊断与治疗指南[J].中华神经科杂志,2012,45(7):534-540.

[8]何晓芳.针对性健康教育在预防老年患者跌倒坠床中的应用[J].实用临床护理学杂志,2017,2(13):178-179.

[9]中国康复医学会老年康复专业委员会专家共识组,上海市康复医学会专家共识组.预防老年人跌倒康复综合干预专家共识[J].老年医学与保健,2017,23(5):349-352.

第四节　肾病综合征患者的护理

一、案例信息

【摘要】　通过对一例行肾穿刺术明确诊断和应用激素治疗的肾病综合征患者进行相关问题分析,了解肾病综合征的发病机制和肾穿刺术的意义,熟悉肾病综合征的临床表现、并发症和治疗方法。如何引导学生积极思考:在护理肾病综合征患者时怎样做好肾穿刺术前和术后护理、病情观察、饮食指导以及用药护理,怎样全面评估患者并采取相应的护理措施,以最大程度地减少并发症,促进患者康复,是本文阐述的重点。

【关键词】　肾病综合征;水肿;肾穿刺术;糖皮质激素;用药护理;饮食护理

二、案例正文

（一）基本信息

陶＊＊,男性,29 岁,已婚,无业,初中文化程度。入院时间为 2018 年 6 月 25 日 16:04,病史采集时间为 2018 年 6 月 25 日 16:30。

（二）护理评估

【健康史】

1.主诉　腹泻 1 月余,眼睑及双下肢水肿 3 天。

2.现病史　患者 1 个多月前因进不洁饮食而出现腹泻,自觉无特殊不适,后自行好转,仍有间断腹泻。3 天前患者感觉食欲差、乏力,伴眼睑及双下肢水肿,就诊于当地医院,查尿蛋白＋＋＋。现为求进一步诊治而来我院,拟以"肾病综合征"收住入院。

3.日常生活形态

(1)饮食:每日三餐,主食 100 g 左右,以米饭为主,口味较重。

(2)睡眠:平时睡眠尚可,每日睡眠时间 6～7 h,睡眠质量尚可。

(3)排泄:大便每日 1 次,为成形黄色软便,小便有泡沫,尿量每日约 1500 mL。

(4)自理及活动能力:日常生活完全可以自理,少锻炼。入院评估 ADL 16 分,日常生活可以自理。

4.既往史　既往身体健康状况一般,乙肝小三阳病史 10 余年。否认冠心病、高血压、糖尿病等慢性病病史。

5.个人史　生于芜湖市,无长期外地居住史,无疫区居留史,无特殊化学品及放射性物质接触史。已婚已育,育有一女,体健。

6.家族史:否认家族性遗传病及类似病史。

7.心理状况

(1)情绪状态:患者比较年轻,担心预后及拖累家庭。

(2)对所患疾病的认识:一直认为自己身体很好,不会得什么严重的疾病。直到身体出现水肿且小便泡沫增多,才感觉自己的病很严重。对自己所患疾病不了解,希望医护人员在疾病相关知识方面给予更详细、具体的指导,并表示会配合医护人员的治疗和护理,尽早稳定病情后出院。

(3)重大应激性事件及应对情况:近期无重大应激事件。

8.社会状况

(1)社会支持系统:夫妻关系融洽,家人对其比较关心,能提供充分的陪伴与照顾。

(2)经济状况及付费方式:患者处于无业状态,主要靠父母、配偶支持,已参加新农合,支付医疗费用基本无压力。

【体格检查】

T 36.4 ℃,P 90 次/分,R 20 次/分,BP 124/76 mmHg。发育正常,营养一般,步入病房,神志清楚,查体合作。双眼睑轻度水肿,胸廓无畸形,双肺呼吸音清。心前区无隆起,心界正常。心率 90 次/分,律齐。各瓣膜听诊区未闻及病理性杂音,大血管及动脉:周围血管征阴性。腹部平坦,移动性浊音(一),肝肾区叩击痛(一)。双下肢无水肿。

【辅助检查】

检查项目:血常规;肝肾功能＋血脂分析＋电解质;肝功能;尿常规;24 h尿蛋白定量;血凝常规;免疫全套;肾活检病理。

(三)护理计划

日期	患者问题	相关因素	临床表现	护理目标	干预措施	效果评价	评价时间
2018-06-25 16:30	P₁.体液过多	与低蛋白血症引起血浆胶体渗透压下降有关	颜面部水肿,入院时体重61 kg	患者水肿减退或完全消失	I₁.遵医嘱落实治疗措施,予以托拉塞米[1]静推,口服糖皮质激素泼尼松[2],做好用药护理。I₂.适当休息,抬高下肢,水肿减轻后逐步增加活动量。I₃.严密观察水肿情况,每日记录体重和尿量。I₄.予以低盐、低脂、优质蛋白质饮食,勿食腌制食品,适当饮水,具体饮水量根据出液量确定	水肿较前减轻,尿量增多,体重下降。患者知晓饮食要求,能自我监测水肿消退情况。体重下降5 kg	2018-07-16 09:30
2018-06-26 11:00	P₂.营养失调:低于机体需要量	与大量蛋白质丢失、胃肠黏膜水肿致蛋白质吸收障碍有关	白蛋白9.9 g/L	饮食正常,营养状况逐步改善	I₁.给予饮食营养干预[3]。维持热量均衡摄入;限制钠盐,每日约2 g,饮水量根据出液量确定;补充定量的蛋白质,以优质蛋白质为主;限制富含饱和脂肪酸的食物(如动物脂肪)摄入,以不饱和脂肪酸为主;补充维生素和钙。I₂.创造良好的进食环境,根据机体需要合理制定膳食结构。I₃.鼓励适当活动,促进消化吸收。I₄.观察体重、皮肤弹性及指甲底颜色。监测电解质和血生化指标变化	患者营养状况较前改善。白蛋白18.2 g/L。 白蛋白23.7 g/L	2018-07-10 09:30 2018-07-15 09:30
2018-06-26 16:30	P₃.有感染的风险	与机体抵抗力下降及使用激素有关	白细胞12.5×10⁹/L	无感染发生	I₁.保持皮肤清洁、完整,避免皮肤受摩擦或擦伤。I₂.保持环境清洁,定时开窗通风换气,定期对病房空气进行消毒,尽量减少病区的探访人次及限制上呼吸道感染者探视。I₃.进行饮食指导,加强营养,增强机体抵抗力。I₄.观察病情,及时发现感染灶,遵医嘱合理、有效使用抗生素[4],观察有无咳嗽、咳痰、尿急、尿痛及发热等感染征象,同时注意观察药物的不良反应及疗效	患者体温正常,血象正常,未发生感染	2018-07-09 09:30

日期	患者问题	相关因素	临床表现	护理目标	干预措施	效果评价	评价时间
2018-06-26 16:30	P₄.有皮肤完整性受损的危险	与水肿、营养不良等有关	患者皮肤完整	住院期间未发生皮肤受损	I₁.修剪指甲,勤用温水擦洗皮肤,动作轻柔。 I₂.衣着宽松、柔软,保持床单位清洁干燥,定时更换。 I₃.保护注射部位,选择合适的注射方法,避免肌内注射,并观察有无红肿、破损等现象。 由于患者的抵抗力下降,水肿皮肤易发生破损,继发感染,故肾病综合征患者的皮肤护理应采取积极预防护理[5]	患者住院期间皮肤完整,无破损	2018-07-09 09:30
2018-06-26 16:30	P₅.焦虑、恐惧	与不了解疾病相关知识和肾穿刺术流程及担心预后有关	情绪低落,少言语,较紧张	使其放松心情,积极配合治疗	I₁.入院宣教:向患者介绍病区环境、主管医生、责任护士等。 I₂.疾病知识及肾穿刺术前教育:通过观看视频,讲解肾穿刺知识,帮助缓解焦虑情绪[6]。 I₃.提供舒适、安静的环境,保证休息和睡眠时间。 I₄.经常下病房和患者沟通,解除其思想包袱,鼓励患者说出顾虑,帮助其寻求支持。 I₅.做好肾穿刺术后护理,减轻不适	患者穿刺术成功,住院期间情绪较稳定	2018-07-12 09:30
2018-06-26 16:30	P₆.潜在并发症:血栓形成	与低蛋白血症、血脂高、使用激素和利尿剂致血液呈高凝状态有关	总胆固醇17.07 mmol/L,甘油三酯2.83 mmol/L,纤维蛋白原7.42 g/L,D-二聚体1.15 μg/L	不发生血栓并发症	I₁.遵医嘱使用抗凝药物:低分子肝素钠5000 U皮下注射(隔日1次)。 I₂.指导患者适当活动,尽早进行主动和被动肢体锻炼[7],促进血液循环。 I₃.病情观察:观察下肢皮肤温度,有无疼痛和压痛感等。 I₄.用药护理:告知患者抗凝药的作用及不良反应,观察有无出血倾向。 肾病综合征患者具有高纤维蛋白原血症的特点,且升高的程度与血浆白蛋白降低程度有关,血浆纤维蛋白原、D-二聚体升高明显的肾病综合征患者继发肾静脉血栓的风险明显升高,而血脂可能有协同作用,加速血栓发生、发展[8]	住院期间无相关并发症	2018-07-16 09:30

日期	患者问题	相关因素	临床表现	护理目标	干预措施	效果评价	评价时间
2018-06-27 16:30	P₇. 潜在并发症:急性肾衰竭	与水肿致有效血容量下降、肾血流量减少有关	24 h 尿量约700 mL,眼睑及双下肢水肿	及早发现并进行干预,不发生急性肾衰竭并发症	I₁. 观察生命体征尤其是血压的变化。 I₂. 记录 24 h 出入量,少尿时严格控制输液速度[9]。 I₃. 每日测量一次体重。 I₄. 监测尿量的变化,如尿量进一步减少,应警惕急性肾衰竭的发生	住院期间无相关并发症	2018-07-16 09:30

（四）护理记录

2018-06-25 16:04

患者因"腹泻1月余,眼睑及双下肢水肿3天"而入院。患者神志清楚,精神尚可,步入病房,双下肢及眼睑水肿,睡眠质量尚可,生活能自理,跌倒风险评分2分,心理状态平稳。给予入院宣教,介绍病区环境及主管医生、护士等,做好水肿皮肤护理和饮食指导,告知住院期间注意事项,进行安全宣教。

2018-06-26 16:00

患者神志清楚,精神尚可,今日已完成各项抽血检查、常规心电图及胸片检查等。患者较为焦虑,今日遵医嘱加用激素,予以甲泼尼龙琥珀酸钠 40 mg 每日 1 次口服。与患者沟通,给予心理护理,进行疾病知识教育,指导激素用药注意事项,早餐后服用,勿暴饮暴食,注意休息,再次进行饮食指导,选择正常量的优质蛋白质饮食,以增强机体抵抗力。

2018-06-28 16:00

患者神志清楚,精神尚可,今日诉腹泻好转,眼睑水肿稍改善,食欲一般。尿常规检查示:尿蛋白＋＋＋,潜血＋＋＋,24 h 尿蛋白定量 5.84 g。血生化检查示:白蛋白 9.9 g/L,总胆固醇 17.04 mmol/L,甘油三酯 2.83 mmol/L,今日遵医嘱给予低分子肝素钠 5000 U 皮下注射(隔日 1 次)。测体重,记尿量。进行用药教育,注意有无刷牙时齿龈出血等现象,指导适当运动,防止血栓形成。

2018-07-03 09:00

患者神志清楚,精神尚可,主诉食欲好转,大便每日 1 次,成形,24 h 尿量 1300 mL,体重由入院时的 61 kg 减为 59.5 kg。今日停用低分子肝素钠,用药期间无出血倾向,继续予以激素甲泼尼龙琥珀酸钠 40 mg 口服(每日 1 次)冲击治疗。拟行肾穿刺活检明确诊断,进行穿刺前宣教和术前宣教,练习床上大小便及术中屏气配合等,为穿刺做准备。

2018-07-09 15:00

患者无不适主诉,24 h 尿量约 1800 mL,体重 51 kg。今日拟在 B 超引导下行肾穿刺活检术,护送患者入 B 超室,予以心理支持,嘱患者勿紧张,保持情绪稳定,再次指导术中配合要点。

2018-07-09 16:00

患者行肾穿刺术后返回病房,穿刺处无渗血,将软枕垫于腰部压迫止血,予以心电监护(每小时 1 次),监测生命体征。嘱其卧床 24 h,床上大小便,多饮水,促进排尿并观察小便颜色,遵医嘱予以止血药物,嘱其勿紧张,予以心理鼓励与支持。患者能积极配合,情绪稳定。

2018-07-10 11:00

穿刺术后第一天,生命体征平稳,肾穿刺活检处敷料干燥、无渗血,尿色清。患者诉腰背部酸胀不适,告知因卧床时间较长所致,协助取舒适体位,嘱其今日可以下床活动,腰部勿用力。嘱患者进清淡饮食,避免过饱,少食多餐,保持大便通畅。

2018-07-11 11:00

穿刺术后第二天,生命体征平稳,肾穿刺活检处敷料干燥、无渗血,尿色清,患者无不适主诉。嘱患者进清淡饮食,避免过饱,少食多餐,保持大便通畅。

2018-07-14 14:00

患者未诉不适,水肿消退,24 h尿量1600 mL。肾穿刺活检结果示:肾小球轻微病变,考虑为微小病变性肾小球肾炎。目前患者一般情况稳定,拟择期出院,再次进行相关知识教育,为出院做准备。

2018-07-16 09:00

患者今日出院,予以出院指导,嘱其注意休息,勿受凉,避免感冒等,进清淡饮食,限制高胆固醇食物,适量运动,遵医嘱服药,强调激素用药需在医生的指导下循序渐进减量,切勿自行减量、停药,定期门诊随诊。

三、案例说明书

（一）教学目标

1.了解肾病综合征的概念、病因与发病机制。

2.熟悉原发性肾病综合征的诊断和治疗要点。

3.掌握原发性肾病综合征的护理及肾穿刺活检术前术后护理。

（二）启发思考题

1.什么是肾病综合征?

2.患者被诊断为肾病综合征的依据有哪些?

3.肾穿刺活检的意义是什么? 术前术后的护理措施有哪些?

4.临床上肾病综合征的主要治疗措施有哪些?

5.肾病综合征的并发症有哪些? 最常见的并发症是什么? 如何预防?

6.肾病综合征的主要护理措施有哪些?

7.激素的不良反应有哪些? 用药过程中如何观察和避免不良反应的发生?

（三）分析思路

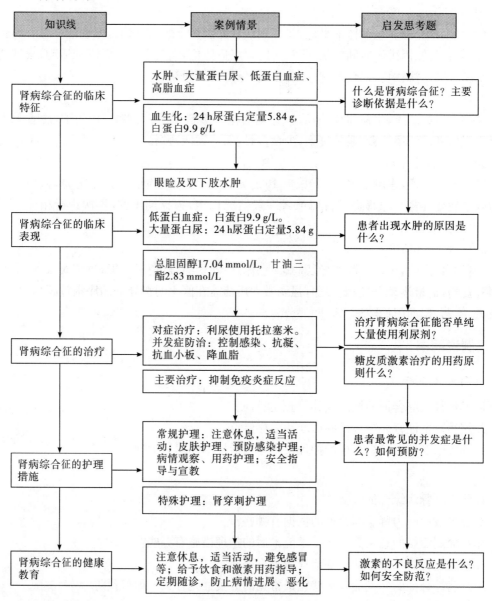

（四）理论依据及分析

1. 什么是肾病综合征？

肾病综合征是指由各种肾脏疾病所致的，以大量蛋白尿（尿蛋白＞3.5 g/d）、低蛋白血症（血浆白蛋白＜30 g/L）、水肿、高脂血症为临床表现的一组综合征。

2. 患者被诊断为肾病综合征的依据有哪些？

根据患者出现水肿的临床表现及血清白蛋白检查（白蛋白 9.9 g/L）、24 h 尿蛋白定量检查（24 h 尿蛋白定量 5.84 g）、血脂检查（总胆固醇 17.04 mmol/L，甘油三酯 2.83 mmol/L）即可诊断，其中大量蛋白尿和低白蛋白血症是诊断的必需条件。肾穿刺活检术用于肾脏病理诊断。

3.肾穿刺活检的意义是什么？术前术后的护理措施有哪些？

(1)意义:明确肾脏疾病的病理变化和病理类型,并结合临床表现和检验指标作出疾病的最终诊断,以指导治疗和判断疾病的预后。

(2)术前护理:①心理护理:向患者解释手术的目的、意义、方法和注意事项等,消除其恐惧心理。②术前训练:a.训练患者屏气,术前向患者说明屏气的重要性,教会患者正确的俯卧方法并进行屏气练习,有利于手术中更好地配合医生穿刺。b.训练患者床上排尿排便,患者术后需卧床休息24 h。③术前常规准备:a.完善术前检查:如血常规、出凝血时间、肝肾功能、心电图等,了解患者有无贫血、出血倾向,了解肾脏的大小、位置等。b.术前用药:术前应停用活血化瘀类药物,以免诱发出血。c.避免患者受凉感冒,女患者避开月经期。d.患者术前清洁皮肤,排空大小便,将枕头带入穿刺间,以便术后将患者送回病房的途中压迫穿刺点。e.床单位准备:为患者更换床单,备好心电监护仪、氧气装置、吸水管、温开水、便器等。

(3)术后护理:①卧床休息、多饮水、观察尿色、监测生命体征、遵医嘱用药等。患者肾穿刺活检术后,局部伤口按压数分钟,用平车推入病房。②每半小时监测一次生命体征,若6 h后体征平稳,可停止测量。若患者血压波动大或偏低,应测至平稳,并给予对症处理。③平卧24 h后,若病情平稳、无肉眼血尿,可下地活动。若患者出现肉眼血尿,应延长卧床时间至肉眼血尿消失或明显减轻。必要时静脉输入止血药或输血。④术后嘱患者多饮水,尽快排出少量凝血块。卧床期间,嘱患者安静休息,仔细观察患者伤口有无渗血并加强生活护理。⑤并发症的观察:注意有无血尿、肾周围血肿、腰痛和腰部不适、腹痛、腹胀、发热等。

4.临床上肾病综合征的主要治疗措施有哪些？

主要治疗目的是抑制免疫和炎症反应,具体措施如下:

(1)糖皮质激素治疗:①糖皮质激素用于治疗肾脏疾病,主要依靠其抗炎作用。它能减轻急性炎症时的渗出,稳定溶酶体膜,减少纤维蛋白的沉着,降低毛细血管通透性而减少尿蛋白漏出;此外,尚可抑制慢性炎症中的增生反应,降低成纤维细胞活性,减轻组织修复所致的纤维化。②激素使用原则和方案一般是:a.起始足量:常用药物为泼尼松,口服8周,必要时可延长至12周。b.缓慢减药:足量治疗后每2~3周减原用量的10%,当减至20 mg/d左右时,症状易反复,应更加缓慢减量。c.长期维持:最后以最小有效剂量再维持数月至半年。激素可采取全日量顿服或在维持用药期间两日量隔日一次顿服,以减轻激素的副作用。水肿严重、有肝功能损害或泼尼松疗效不佳时,可更换为泼尼松龙口服或静脉滴注。③根据患者对糖皮质激素的治疗反应,可将其分为激素敏感型(用药8~12周内缓解)、激素依赖型(激素减药到一定程度即复发)和激素抵抗型(激素治疗无效)三类。

(2)细胞毒药物:当激素治疗无效,或遇到激素依赖型或激素抵抗型时,可以使用细胞毒药物协助治疗。由于此类药物多有性腺毒性和肝脏损伤,大剂量使用有诱发肿瘤的危险,因此,在用药指征和疗程上应慎重掌握。目前此类药物中环磷酰胺的临床应用较多。

(3)免疫抑制剂:用于激素抵抗型和细胞毒药物治疗无效的难治性肾病综合征。目前临床上常用的免疫抑制剂有环孢素等。

5.肾病综合征的并发症有哪些？最常见的并发症是什么？如何预防？

(1)并发症:①感染。感染是最常见的并发症,是导致肾病综合征复发和疗效不佳的主要原因之一,与大量尿蛋白丢失、免疫功能紊乱及激素治疗有关。常见的感染部位及顺序为呼吸道、泌尿道、皮肤和腹腔等。②血栓和栓塞。多数肾病综合征患者的血液呈高凝状态，加之高脂血症、强力利尿等因素，易致血管内血栓形成和栓塞，常见于肾静脉、下肢静脉等，也可致肺血管栓塞、脑血管血栓、冠状血管血栓等。③急性肾衰竭。水肿时有效血容量减少致肾血流不足，易发生肾前性氮质血症，经扩容、利尿治疗可恢复。但个别患者可出现肾实质性急性肾衰竭，多见于 50 岁以上患者。

（2）最常见的并发症是感染，其预防措施如下：①密切观察生命体征，尤其是体温的变化，观察患者有无出现呼吸道、泌尿系统、皮肤、腹腔等部位的感染及相应的症状。定期监测血、尿常规等，及早发现感染征象，及时治疗。②协助做好全身皮肤的清洁，病重者做好口腔护理，保护水肿部位的皮肤，严格无菌操作。③积极预防感染，做好病室内的物品和空气消毒，减少探访人数，注意保暖，避免到人群集中的场所。④适当进行体育锻炼，增强机体抵抗力，告知患者和家属积极预防感染的重要性及预防感染的措施等。

6.肾病综合征的主要护理措施有哪些？

（1）休息及适当活动。

（2）饮食护理：维持热量均衡摄入；限制钠盐，每日约 2 g，饮水量根据出液量确定；前一天的尿量＋500 mL＝今天的入液量；补充定量的蛋白质，以优质蛋白质为主；限制富含饱和脂肪酸的食物（如动物脂肪）摄入，以不饱和脂肪酸为主；补充维生素和钙。

（3）用药护理：如激素、免疫抑制剂、利尿剂、抗凝药等，做好药物疗效及不良反应的观察和指导。

（4）病情观察：观察生命体征尤其是血压的变化；观察水肿消长情况，记录 24 h 出入量，监测体重和尿量的变化，如尿量进一步减少，警惕急性肾衰竭的发生。

（5）预防感染。

（6）健康宣教：①疾病知识指导：向患者和家属介绍本病的特点，讲解常见的并发症以及预防方法，如避免受凉，注意个人卫生以预防感染等。注意休息，避免劳累，同时应适当活动，以免发生肢体血栓等并发症。告诉患者优质蛋白质、高热量、低脂、高膳食纤维和低盐饮食的重要性，指导患者根据病情选择合适的食物，并合理安排每天的饮食。②用药指导与病情监测：告诉患者不可擅自减量或停用激素，介绍各类药物的使用方法，使用时注意使用事项以及可能的不良反应。指导患者学会对疾病进行自我监测，监测水肿、尿蛋白和肾功能的变化。③定期随访。

7.激素的不良反应有哪些？用药过程中如何观察及避免不良反应的发生？

（1）长期超生理剂量服用激素时，可出现向心性肥胖、满月脸、紫纹、皮肤变薄、肌无力、肌肉萎缩、低血钾、水肿、恶心、呕吐、高血压、糖尿、痤疮、多毛、感染、胰腺炎、伤口愈合不良、骨质疏松、诱发或加重消化道溃疡、儿童生长抑制等。

（2）肾病综合征患者往往需要激素维持用药，应加强相关知识的宣教，让患者了解激素用药会出现哪些不良反应，学会自我观察。指导患者在服用激素期间遵医嘱按时按量，切勿自行减量和停药。适当补充钙质，每天早晨饭后顿服，以减少对胃的刺激。用药期间避免感冒，保持皮肤完整性，避免皮肤感染等，勿劳累，勿暴饮暴食，定期复查。

（五）案例总结

本案例患者 1 个多月前进不洁饮食后出现腹泻，自觉无其他特殊不适，自行好转，但仍有间断腹泻。3天前患者感觉食欲差、乏力,伴眼睑及双下肢水肿,至当地医院检查,尿蛋白＋＋＋。6月25日入院,完善相关检查后,给予糖皮质激素、抗凝、利尿、消肿、降血脂等对症治疗;7月9日行B超引导下肾穿刺活检术,激素治疗有效,水肿消退,体重减轻,复查尿蛋白阴性,血清白蛋白上升,肾穿刺活检病理报告示微小病变性肾小球肾炎;7月16日病情好转后出院。

通过本案例我们总结经验,在临床实践中遇到类似的患者,我们该从哪些方面处理呢?

这是一个典型的肾病综合征病例,患者诊断明确,经过相应治疗,好转后出院。肾病综合征是由多种肾小球疾病所引起的一组症候群,并非一种独立性疾病。其基本特征为"三高一低",即大量蛋白尿、高度水肿、高脂血症和低蛋白血症。大量蛋白尿(>3.5 g/d)、低蛋白血症(<30 g/L)是诊断所必需的。在对该案例的循证护理中我们发现,肾病综合征患者虽然处于低白蛋白血症的状态,却不能大量补充蛋白质,治疗的关键是减少尿蛋白的丢失,使用激素和免疫抑制剂,而激素用药往往需要长程维持,所以在肾病综合征患者的护理中用药和饮食的指导尤为关键。

(六)课后思考题

1.继发性肾病综合征常常继发于哪些疾病?

2.肾病综合征病理分型的特点是什么?

参 考 文 献

[1]王绥标.用托拉塞米治疗肾原性水肿的效果分析[J].当代医药论丛,2015,13(8):287-288.

[2]李晓勇,王玉路,杜娜,等.甲泼尼龙和泼尼松在原发性肾病综合征治疗中的感染发生率分析[J].河南大学学报(医学版),2013,32(4):232-233.

[3]张兴玉.饮食营养干预在肾病综合征患者护理中的效果观察[J].中西医结合心血管病杂志,2018,26(6):87.

[4]庄乙君,胡学芹,林叶.老年原发性肾病综合征患者上呼吸道感染的临床分析[J].中华医院感染学杂志,2014,24(15):3731-3733.

[5]朱佳瑞.肾病综合征患儿合并水肿的临床护理[J].吉林医学,2012,33(6):1329

[6]吕林秀.肾穿刺宣教视频对肾穿刺患者焦虑情绪影响的研究[A].中国中西医结合学会肾脏疾病专业委员会.中国中西医结合学会肾脏疾病专业委员会2015年学术年会资料汇编[C].

[7]周文君.肾病综合征并发肺栓塞的防治对策及护理[J].全科护理,2018,16(1):74-75.

[8]杨黄欢,王霄一,杨勇,等.肾病综合征血纤维蛋白原、D-二聚体水平变化及临床意义[J].浙江实用医学,2011,16(5):327-328,346.

[9]杨芮.原发性肾病综合征合并急性肾衰竭等重症并发症的治疗护理体会[J].实用临床护理学杂志,2016,1(12):27,29.

第五章 血液系统疾病患者的护理

第一节 急性髓细胞性白血病造血干细胞移植患者的护理

一、案例信息

【摘要】 通过对一例行单倍体造血干细胞移植术的急性髓细胞性白血病患者进行相关问题分析,找出造血干细胞移植术中的护理工作重点。阐述造血干细胞移植的定义和分类,预处理的化疗方案及不良反应,输注造血干细胞、移植极期以及移植后期的相关知识。面对造血干细胞移植患者,我们在临床工作中如何做好造血干细胞移植各个阶段的护理工作,如何引导学生思考:怎样全面评估患者并采取相应的护理措施,是本文阐述的重点。

【关键词】 单倍体造血干细胞移植;护理;预处理;并发症

二、案例正文

（一）基本信息

何＊＊,男性,47岁,已婚,农民。入院时间为 2018 年 9 月 21 日 10：00,病史采集时间为 2018 年 9 月 21 日 10：30。

（二）护理评估

【健康史】

1. 主诉 确诊急性髓细胞性白血病 1 年余。

2. 现病史 患者于 2016 年 10 月底开始在无明显诱因下出现发热,体温最高达 38.5 ℃,伴有乏力和面色苍白,无畏寒、寒战,无咳嗽、咳痰,无鼻塞、流涕,自服感冒药物治疗(具体不详)。曾至池州市某医院就诊,2016 年 10 月 26 日骨髓象检示:形态学考虑急性髓系白血病(AML-M2a),红系增生显著,建议免疫学分型(血型糖蛋白 A)检查排除 AML-M6,请完善 MICM 分型进一步确诊。2016 年 11 月 12 日和 2017 年 1 月 13 日均在当地医院采用 MA 方案(米托蒽醌 10 mg d1－d3,阿糖胞苷 75 mg d1－d7)化疗,检查骨髓象均提示 AML 骨髓象缓解。2017 年 2 月 20 日予以 IA 方案(伊达比星 10 mg d1－d3,阿糖胞苷 75 mg d1－d7)化疗,之后先后共行 MA 方案化疗 3 次,IA 方案化疗 3 次,均提示 AML 骨髓象缓解。2018 年 6 月 28 日复查骨髓象提示 MRD 3.5%,转至我科就诊。2018 年 7 月 14 日骨髓象检示:原始细胞占 27%,考虑本病复发。2018 年 7 月 17 日起行地西他滨＋HAA

方案[地西他滨 20 mg/(m² · d) d1－d5,高三尖杉酯碱 2 mg/(m² · d) d6－d12,阿克拉霉素20 mg/d d6－d12;阿糖胞苷 150 mg/(m² · d) d6－d9,1 g/(m² · 12 h) d10－d12]化疗。化疗后予以抗感染、输血等支持治疗,后病情好转,复查骨髓穿刺提示本病缓解中。2018 年9 月 14 日行腰椎穿刺和鞘内注射,脑脊液蛋白增高,其中未见幼稚细胞。2018 年 9 月 19 日再次行腰椎穿刺和鞘内注射,脑脊液蛋白正常。现患者为求进一步治疗,准备行单倍体造血干细胞移植术来我院就诊。病程中患者神志清楚,精神一般,饮食、睡眠尚可,二便正常,近期体重未见明显改变。

3.日常生活形态

(1)饮食:每日三餐,早餐一般为粥和馒头,午餐、晚餐以米饭为主,辅以蔬菜和肉蛋鱼等,口味一般。饮水量每日约 2000 mL,以白开水为主。发病以来,食欲尚可,体重无明显变化。

(2)睡眠:平时睡眠规律,中午习惯午睡 30 min,睡眠质量尚可。发病以来,睡眠质量一般,较前有轻微的下降。

(3)排泄:平时小便每日 6～7 次,夜间排尿 1 次,小便色清,淡黄色,无泡沫,尿量每日约2500 mL,大便 1 次,为成形软便。发病以来,小便无异常,夜间排尿次数增多,每晚 2～3 次,有时便秘,每日 0～1 次。

(4)自理及活动能力:平时日常生活完全可以自理,以体力劳动为主。发病以来,日常生活尚可以自理,但体力明显下降,四肢乏力,有时有心悸感。

4.既往史　既往体健,否认高血压、糖尿病、冠心病等慢性病史,否认肝炎及结核等传染病史,否认外伤、手术、输血史,否认食物、药物等过敏史。

5.个人史　生于芜湖市,无长期外地居住史,无疫区居留史。已婚已育,育有一子,家人均体健。有吸烟史 5 年,每日 2 包,现已戒烟,否认饮酒。

6.家族史　家族中否认遗传性疾病及类似病史。

7.心理状况

(1)情绪状态:有焦虑情绪,了解病情,知道自己需要造血干细胞移植后,担心移植的预后问题。

(2)对所患疾病的认识:对本疾病有一定的了解,但关于移植方面的信息了解甚少。希望医护人员能将移植前后的注意事项及相关知识给予具体的指导,表示会积极配合医生、护士的治疗,早日康复。

(3)重大应激事件及应对情况:未遇到重大应激事件。

8.社会状况

(1)社会支持系统:夫妻关系融洽,有一个儿子,在上大学,家人和睦。自发病以来,家人对其病情非常关注,对患者给予足够的关心和照顾。此次入院,儿子准备为其父亲(患者)捐献骨髓和外周血。

(2)居住与工作环境:夫妻二人在农村自建的房屋居住,常年务农。居住环境空气比较清新。

(3)经济状况及付费方式:夫妻二人均为农民,儿子在上大学,经济收入不高。此次入院按低保户报销费用。

【体格检查】

T 36.7 ℃,P 74 次/分,R 18 次/分,BP 117/69 mmHg。神志清楚,精神尚可,贫血貌,全身皮肤黏膜未见黄染,浅表淋巴结未及肿大,颈软,气管居中,双肺呼吸音清,未闻及干湿啰音;心律齐,未闻及明显病理性杂音;腹平软,无压痛、反跳痛,肝脾肋下未及,移动性浊音(一);双下肢无水肿,NS病理征(一)。

【辅助检查】

检查项目:血常规;乙肝两对半;血型鉴定;肝肾功能＋血糖＋血脂＋心肌酶谱＋电解质＋补体 C3;铁蛋白;肝肾功能＋血糖＋电解质＋C 反应蛋白;B 型钠尿肽;心肌酶谱。

(三)护理计划

日期	患者问题	相关因素	临床表现	护理目标	干预措施	效果评价	评价时间
2018-09-21 10:00	P_1. 焦虑	与缺乏移植相关知识有关	不停地向医务人员询问移植相关问题	焦虑情绪得到改善	I_1.介绍移植的预处理方案、实施过程、环境保护以及并发症的预防与护理等相关知识。 I_2.反复宣教移植期间的各种注意事项(包括饮食和生活的各项护理)。 I_3.介绍一些成功病例,增强患者的信心	患者的焦虑情绪减轻	2018-09-26 11:00
2018-09-27 18:00	P_2. 有导管相关性感染的风险	与患者抵抗力低下及深静脉导管留置有关	发热、寒战,置管部位红肿、硬结或有脓液渗出	不发生导管相关性感染	I_1.严格执行穿刺置管技术和无菌技术操作规程是预防导管相关性感染的关键。由有经验的医师在百级层流室内严格执行无菌操作,由训练有素的护士护理导管[1]。 I_2.有效的局部皮肤护理可降低导管相关性感染的发生率。穿刺前以穿刺点为中心,范围为 15 cm×15 cm,采用 0.5% 安尔碘消毒,穿刺毕,再次用 0.5% 安尔碘消毒导管[2]。 I_3.每 24 h 更换一次敷料,渗血停止后每周更换 2 次,若敷料被污染、潮湿、松动等,应随时更换,并及时记录。 I_4.输液接头每周更换 2 次,并注意观察是否有血液沉积,及时更换。 I_5.输液管道应每天更换,以减少潜在的感染。更换输液时,做到严格消毒,防止细菌经输液器尖端进入导管。 I_6.静脉液体必须在超净台内严格无菌配置,液体应现配现用	未发生导管相关性感染	2018-11-10 10:00

续表

日期	患者问题	相关因素	临床表现	护理目标	干预措施	效果评价	评价时间
2018-09-28 08:00	P₃. 潜在并发症：感染	与大剂量的药物预处理造成患者的造血和免疫系统被彻底摧毁有关	细菌、真菌和巨细胞病毒感染	降低移植期间（尤其在移植极期）感染发生的概率和程度	I₁. 进入层流病房的患者用物和其他诊疗护理用品采用辐照灭菌、高压蒸汽灭菌或次氯酸钠浸泡消毒。 I₂. 做好患者体表的无菌化处理和肠道净化[3]，保证患者的饮食和餐具无菌，根据食物的性质采用电饭锅或微波炉高温消毒。 I₃. 医护人员的自身净化：严格遵守入室程序。 I₄. 系统地做好微生物监测：包括定期空气监测、物品表面监测和体表、体液监测。 I₅. 遵医嘱预防性用药	患者移植期间未发生感染	2018-11-10 10:00
2018-09-30 08:00	P₄. 营养低于机体需要量	与大剂量化疗导致的胃肠道反应有关	恶心、呕吐	减轻胃肠反应的严重度	I₁. 予以易消化、高蛋白、高热量、低脂肪、清淡的食物，避免油腻、辛辣、刺激、不易消化的食物，少量多餐。 I₂. 指导患者预防恶心、呕吐的方法，如深呼吸、分散注意力、保持心情愉快等。 I₃. 进餐前后，做好口腔卫生，保持口腔清洁。 I₄. 详细记录患者每日的出入量，监测电解质和白蛋白的水平。	患者住院期间仅发生轻度胃肠道反应	2018-10-10 10:00
2018-10-02 08:00	P₅. 特殊药物应用	与抗胸腺细胞球蛋白（ATG）、环磷酰胺的应用有关	寒战、高热、呕吐、心跳加速，甚至呼吸困难及血清病学反应；血尿及尿急、尿痛、尿频等膀胱刺激症状	降低ATG不良反应的发生。避免出血性膀胱炎的发生	I₁. 耐心、详细地讲解用药的方法、作用以及不良反应，消除患者的顾虑和恐惧心理，使其配合治疗。 I₂. 遵医嘱预防性用药，以减轻不良反应的发生。同时给予吸氧、心电监护。准备好有关的急救和抢救物品，随时配合医生做好抢救准备[4]。 I₃. 输注ATG时，严密监测生命体征的变化，直至输注结束。 I₄. 遵医嘱充分给予水化、碱化尿液，严密观察尿量的变化。 I₅. 注意观察尿液的颜色，注意倾听患者的主诉，观察有无尿急、尿痛、尿频等膀胱刺激症状[5]	未发生任何ATG的不良反应。未发生出血性膀胱炎	2018-10-06 09:00
2018-10-05 09:00	P₆. 潜在并发症：出血	与血小板减少有关	血小板 12×10⁹/L	移植期间不发生出血	I₁. 嘱患者卧床休息，床边大小便。 I₂. 保持情绪稳定，减少或避免诱因。保持大便通畅，切忌用力大便。 I₃. 出血观察：倾听患者有无头痛、恶心、视物模糊等主诉，观察患者的神志、瞳孔变化，防止颅内出血；注意观察有无血尿、血便等消化道和泌尿道出血表现。 I₄. 遵医嘱停用肝素钠泵入，使用止血敏等止血药物。 I₅. 积极备辐照机采血小板并输注。 I₆. 任何操作动作都应轻柔，减少活动，加强宣教，指导患者预防出血的护理措施	患者移植期间未发生出血症状	2018-10-30 09:00

续表

日期	患者问题	相关因素	临床表现	护理目标	干预措施	效果评价	评价时间
2018-10-10 08:00	P₇.潜在并发症:急性移植物抗宿主病	与供者T细胞和受者的免疫反应有关	皮疹、食欲不振、恶心、呕吐、腹痛、腹泻	及时发现并处理急性移植物抗宿主病	I₁.每日观察全身皮肤的情况,注意观察有无皮疹,皮疹出现的时间、面积、颜色及有无水疱。I₂.注意观察患者大便的次数、量、性状、颜色及有无合并其他症状,详细准确记录	患者住院期间未发生急性移植物抗宿主病	2018-11-10 10:00

（四）护理记录

2018-09-21 10:00

患者因"确诊急性髓细胞性白血病1年余,欲行单倍体造血干细胞移植术"而入院,步入病房。入院后给予全面评估,介绍移植的预处理方案、实施过程、环境保护以及并发症的预防与护理等相关知识;反复宣教移植期间的各种注意事项（包括饮食和生活的各项护理）;介绍一些成功病例,增强患者的信心。进行有效、多次的心理护理,使其做好充分的心理准备,正确对待,积极配合治疗和护理工作;指导患者正确的漱口方法、肠道的准备、皮肤的准备等,做好一切进入无菌层流病房的准备工作。

2018-09-21 14:00

与患者家属沟通交流,责任护士对家属进行健康教育,告知有关移植方面的知识及探视方法、时间、饮食指导等,使其帮助患者更好地配合治疗和护理,做好后勤保障工作,减轻患者的焦虑和紧张情绪。

2018-09-27 18:00

患者神志清楚,呼吸平稳,请ICU医师在无菌操作下行右锁骨下静脉置管术,穿刺顺利,患者生命体征平稳,无不适主诉。告知有关导管护理方面的知识,制订预防导管相关性感染的护理计划并组织实施。

2018-09-28 08:00

制定预防感染的干预措施,将层流病房的空气和物品表面消毒、患者体表的无菌化处理、患者的肠道净化、医务人员的自身净化、微生物的监测和遵医嘱预防性用药等六方面工作落实到位,积极预防感染的发生。

2018-09-28 09:00

给予健康宣教,向患者说明做好口腔护理的意义、口腔感染后的痛苦及治疗带来的经济负担,让患者积极主动地配合做好口腔护理和口腔含漱。患者每日护理口腔3次,护理前用手电筒和压舌板仔细观察口腔黏膜的变化情况,及时做好记录,擦洗时动作轻柔,切忌损伤黏膜。选用5%碳酸氢钠溶液和0.02%洗必泰溶液在清晨、饭前、饭后、睡前交替漱口,在预处理阶段和移植极期增加漱口次数,每2 h一次交替漱口(睡眠时除外)。向患者宣教正确的漱口方法:患者从化疗前10 min至化疗结束后10 min持续口含无菌冰块,将口腔温度降至35 ℃以下;移植极期,可加用特尔立稀溶液和两性霉素B(或制霉菌素)溶液漱口,使用甲氨蝶呤时,加用亚叶酸钙解救并用其稀溶液漱口。嘱患者不食用过热、油炸、辛辣、坚硬的食物,进食时细嚼慢咽,防止损伤口腔黏膜。

2018-09-30 08:00

患者今日开始使用白消安预处理,该药可通过血脑屏障并诱发癫痫。遵医嘱在使用白消安前一天开始预防性使用苯妥英钠,直至使用白消安结束后第二天。白消安通过中心静脉导管给药,每 6 h 一次,每次持续滴注 2 h,药液现配现用,剂量准确。用药期间严密观察病情,备好安定、苯巴比妥钠等镇静剂及牙垫、拉舌器等急救物品。患者白天恶心、呕吐,呕吐一次,为胃内容物,指导患者预防恶心、呕吐的方法,如深呼吸、分散注意力、保持心情愉快等。嘱其食用易消化、高蛋白、高热量、低脂肪、清淡的食物,避免油腻、辛辣、刺激、不易消化的食物,少量多餐。进餐前后做好口腔卫生,保持口腔清洁、湿润。进餐时使患者体位舒适,提供充足的进餐时间及安静整洁的进餐环境,以利于患者进食。详细记录患者每日的出入量,监测电解质和白蛋白的水平。

2018-10-02 08:00

患者今日开始使用 ATG,做好用药前的心理护理,耐心、详细地讲解用药的方法、作用及不良反应,消除其顾虑和恐惧心理,使其配合治疗。ATG 用药前遵医嘱预防性用药,以减轻不良反应的发生,同时给予吸氧、心电监护。准备好有关的急救和抢救物品,随时配合医生做好抢救准备。应用 ATG 前必须做过敏试验,以防止发生强烈的变态反应。皮试阴性者方可继续使用。做好输注 ATG 的各项护理,尤其是速度的控制与调整。输注 ATG 时,严密监测生命体征的变化,直至输注结束。ATG 使用后 7～15 天,注意观察有无发热、皮疹、关节痛、血细胞下降等血清病学反应,必要时应用糖皮质激素。

2018-10-03 08:00

患者今日开始使用环磷酰胺,充分给予水化、碱化尿液,必要时行利尿处理,使用膀胱保护剂美司钠,在环磷酰胺静滴的 0 h、3 h、6 h、9 h 使用;严密观察尿量的变化,尤其是使用环磷酰胺前后 4 h 的尿量变化,监测尿 pH;注意观察尿液的颜色,注意倾听患者的主诉,观察有无尿急、尿痛、尿频等膀胱刺激症状。今日血常规检查示:血红蛋白 60 g/L,贫血症状较重,主诉头晕、乏力。嘱患者卧床休息,拉好床栏,防止跌倒、坠床等意外发生;必要时吸氧(3 L/min);遵医嘱输注辐照近期红细胞。

2018-10-05 09:00

患者今日血常规检查示:血小板 $12×10^9$/L。积极做好预防出血的护理,尤其是颅内出血的预防。观察病情,倾听主诉,发现异常后及时处理,积极备机采血小板并输注。

2018-10-08 12:00

患者于 10:05 输注脐血 37 mL,输注前遵医嘱给予阿扎司琼预防止吐,地塞米松静注、异丙嗪肌注,预防过敏反应。经右锁骨下静脉置管主管缓慢推注,同时随时监测生命体征变化,10:27 输注结束。11:00 左右患者出现憋闷和呼吸困难,血压升高,经利尿、镇静、降压等处理后,症状改善。

2018-10-08 21:00

患者于 17:15 经右锁骨下静脉置管主管单独输注单倍体骨髓血造血干细胞移植物1000 mL。输注前遵医嘱给予生理盐水快速静滴,并给予异丙嗪、地塞米松预防过敏反应,同时骨髓血袋倒置 30 min,输注最后弃去含有脂肪颗粒的少量骨髓。输注全过程注意控制速度,严密观察病情和生命体征,予以吸氧和心电监护,侧管同步输注鱼精蛋白中和肝素,另外在外周静脉同步输入生理盐水。21:00 骨髓血输注结束,无不适主诉。

2018-10-09 18:00

患者于 16:45 经右锁骨下静脉置管主管单独输注供者外周血造血干细胞采集物 158 mL。输注前预防性用药,输注时先缓慢,观察 10 min,无不良反应后再根据病情和年龄调整输注速度,80 滴/分左右,并持续观察患者情况。输注全过程使用心电监护,监测生命体征的变化。输注过程顺利,患者无任何不适主诉。

2018-10-10 08:00

患者查体,口腔内出现点状破溃,加强宣教,强调口腔护理和勤漱口的重要性。反复指导患者正确的漱口方法和时间,每 2 h 漱口一次。每日口腔护理 3 次。漱口液加用特尔立稀溶液、制霉菌素溶液和亚叶酸钙稀溶液。饮食上适当增加富含维生素(尤其是维生素 C)、蛋白质和微量元素的食物。采用吹氧疗法、紫外线局部照射治疗等,并于溃疡面局部喷锡类散,达到收敛、促进愈合的作用。同时,应注意观察病情变化,做好预防移植相关并发症(移植物抗宿主病、肝小静脉闭塞病等)的护理工作。

2018-10-10 10:00

患者今日口腔破溃明显,主诉疼痛伴进食困难。给予心理护理,鼓励患者进食,以提高机体抵抗力。同时加强口腔护理,促进口腔溃疡的恢复。给予饭前丁卡因稀溶液漱口,减轻疼痛后再进食。宜进流质至半流质饮食,待疼痛好转后逐渐增加饮食的种类。遵医嘱给予静滴复方氨基酸、水溶性维生素、白蛋白等,加强支持治疗。

2018-11-10 16:00

患者神志清楚,精神良好,一般情况尚可,无明显感染和移植物抗宿主病的表现,今日给予出院,做好出院指导。反复强调仍需加强口腔、皮肤、肛周、饮食的护理,告知虽然造血系统已经恢复,但免疫系统的建立是一个漫长的过程,不可掉以轻心,加强自身的各项生活护理,预防感染;同时指导用药,并嘱定期随诊,如有不适,及时就诊。

三、案例说明书

(一)教学目标

1.了解造血干细胞移植的分类、适应证和方法。

2.熟悉造血干细胞移植的治疗方案。

3.掌握造血干细胞移植的护理重点。

(二)启发思考题

1.什么是造血干细胞移植?

2.造血干细胞移植的分类有哪些?

3.造血干细胞移植预处理中常见的药物不良反应有哪些? 如何预防和护理?

4.造血干细胞移植中如何进行全环境的保护和护理?

5.造血干细胞移植中深静脉置管的护理重点有哪些?

6.造血干细胞移植有哪些主要的并发症? 如何预防和护理?

（三）分析思路

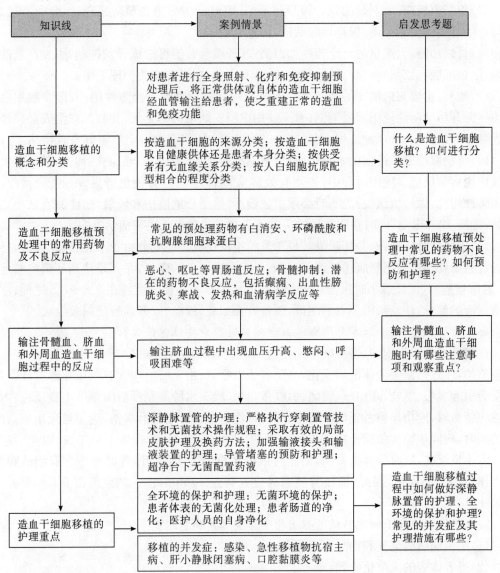

（四）理论依据及分析

1.什么是造血干细胞移植？

造血干细胞移植是指对患者进行全身照射、化疗和免疫抑制预处理后，将正常供体或自体的造血干细胞经血管输注给患者，使之重建正常的造血和免疫功能。

2.造血干细胞移植的分类有哪些？

按造血干细胞取自健康供体还是患者本身，可分为异体造血干细胞移植和自体造血干细胞移植；按造血干细胞取自骨髓、外周血或脐血，可分为骨髓移植、外周血干细胞移植和脐血干细胞移植；按供受者有无血缘关系可分为血缘造血干细胞移植和非血缘造血干细胞移植；按人白细胞抗原配型相合的程度，可分为人白细胞抗原相合移植、部分相合移植和单倍型相合移植。

3.造血干细胞移植预处理中常见的药物不良反应有哪些？如何预防和护理？

(1)胃肠道反应:大剂量的化疗可导致恶心、呕吐。指导患者预防恶心、呕吐的方法,提供舒适的进餐体位和环境,保持口腔清洁,促进食欲。

(2)骨髓抑制:大剂量的化疗药物如白消安、环磷酰胺等可造成骨髓抑制,引发严重的粒细胞、巨核细胞和红细胞减少,导致贫血、感染和出血,应做好相关护理工作。

(3)癫痫:主要与白消安的神经系统不良反应有关。可给予预防性用药,即在使用白消安前一天开始预防性使用苯妥英钠,直至使用白消安结束后第二天。同时,白消安必须经中心静脉导管给药,药液现配现用,剂量准确;输注过程中严密观察病情,备好急救物品。

(4)抗胸腺细胞球蛋白的不良反应:最常见的是寒战、高热、呕吐、心跳加速,甚至呼吸困难及血清病学反应。应用过程中,告知有关常见的不良反应,促使患者更好地配合治疗;做好预防性用药,做过敏试验;静滴时必须单独输注,给予心电监护和吸氧,输注时宜从小剂量开始,维持18 h以上,同时在用药后的7～14天注意观察有无血清病学反应。

(5)出血性膀胱炎:这是环磷酰胺最常见的不良反应。应充分给予水化、碱化尿液,必要时进行利尿处理。使用膀胱保护剂美司那;严密观察尿量的变化,尤其是使用环磷酰胺前后4 h的尿量监测,保证每小时尿量2～3 mL/kg,监测尿pH,使其维持在6.8～7.5之间;注意观察尿液的颜色,注意倾听患者的主诉,观察有无尿急、尿痛、尿频等膀胱刺激症状。

4.在输注骨髓血、脐血或外周血造血干细胞过程中要注意什么？

在输注造血干细胞前,遵医嘱应用抗过敏药物,单独输注;同时,在输注过程中,应给予心电监护,注意监测生命体征的变化,必要时予以吸氧;由于脐血中含有二甲亚砜冷冻剂,该物质会引起恶心、呕吐、高血压、腹痛、血红蛋白尿、喉头水肿甚至呼吸困难等不良反应,因此在输注脐血时,应指导患者正确的用力呼气;骨髓血中含有大量肝素钠,为了避免出血,在输注的同时,应同步输注鱼精蛋白来中和肝素钠,鱼精蛋白输注的速度不可过快,以免引起高血压等不良反应,同时备好抢救药,防止过敏性休克的发生;另外,骨髓血中含有脂肪颗粒,输入体内易引起栓塞,因此,输注骨髓血时应先倒置30 min,输注结束前留5 mL弃去,不予输注。

5.如何做好造血干细胞移植过程中的全环境保护和护理？

(1)层流病房的空气和物品表面消毒。

(2)患者体表的无菌化处理。

(3)患者的肠道净化。

(4)医护人员的自身净化。

(5)系统地做好微生物监测。

6.造血干细胞移植期间如何做好深静脉置管的护理？

造血干细胞移植期间,输液通道的通畅至关重要,因此,应做好深静脉置管的护理工作。①严格执行穿刺置管技术和无菌技术操作规程是预防导管相关性感染的关键。②有效的局部皮肤护理可降低导管相关性感染的发生率。③置管3天内,应每日换药,观察出血情况,若3天后无异常,每周换药2次,并注意观察局部情况。④更换敷料时严格执行无菌操作,掌握正确的换药方法。⑤加强输液接头的护理。⑥掌握正确的冲封管的方法。⑦输液装置每日更换,药物配置应在无菌超净台上完成,现配现用。⑧尽量减少堵管的发生,若发生堵管,按正确的方法进行溶栓。

7.造血干细胞移植有哪些主要的并发症? 如何预防和护理?

造血干细胞移植的并发症有感染、出血、移植物抗宿主病、肝小静脉闭塞病、口腔黏膜炎等。感染和出血的预防应贯穿于整个移植工作中。①口腔黏膜炎:加强宣教,反复强调漱口的重要性;教会患者正确的漱口方法;选择有效的漱口液;增加营养;发生口腔溃疡时,给予对症处理。②移植物抗宿主病:注意观察全身皮疹情况和大便次数、性状、颜色及量。③肝小静脉闭塞病:每天密切观察皮肤和巩膜是否黄染,有无肝区疼痛,肝脾是否肿大及腹部体征等;每天定时测量体重和腹围,早晚各 1 次,准确记录 24 h 出入量;避免使用对肝脏有损害的药物和镇静止痛药;遵医嘱应用前列地尔,有效防治肝小静脉闭塞病的发生。

(五)案例总结

本案例患者因"确诊急性髓细胞性白血病 1 年余,欲行单倍体造血干细胞移植术"而入院,入院后完善移植前各项检查。2018 年 9 月 27 日进入无菌层流病房予以预处理,2018 年 10 月 8 日回输非血缘脐血和半相合供体骨髓干细胞,2018 年 10 月 9 日回输半相合供体外周血干细胞,回输过程顺利。移植期间通过精心的全程护理,2018 年 11 月 5 日造血功能稳定重建,11 月 10 日顺利出院。针对患者住院过程中存在的护理问题,采取相关的护理措施。

(1)心理方面:患者入院时及治疗过程中,存在对治疗效果和预后的担心,应与家属共同做好对患者的鼓励和安慰工作,增强治疗疾病的信心。

(2)并发症护理方面:制定详细的预防感染、出血、移植物抗宿主病、肝小静脉闭塞病、口腔黏膜炎的护理措施。

(3)舒适度方面:患者有头晕、乏力、恶心、呕吐等不适感受,针对产生不适的原因予以对症处理。遵医嘱用药,指导缓解不适的方法,如深呼吸、听音乐等,尽可能降低患者的不适体验。

(4)输注造血干细胞时的相关护理:患者经右锁骨下静脉置管输注脐血、外周血和骨髓血。输注过程中严密监测病情变化,给予心电监护、吸氧等,顺利完成造血干细胞的输注工作。

在对该案例的循证护理中,我们发现,造血干细胞移植过程中往往存在着许多差异性,所以在护理工作中,要针对不同的患者制订个性化的护理计划,并给予实施。同时,由于移植工作的特殊性,移植仓内的所有工作和患者的异常变化(心理和生理)全靠护理人员去执行和发现,因此要加强学习,及时发现病情变化,及早处理,从而减轻患者的痛苦。

(六)课后思考题

1.造血干细胞移植的主要并发症有哪些? 有哪些临床表现? 其护理重点是什么?

2.造血干细胞移植的健康教育内容主要有哪些?

参 考 文 献

[1]廉小靖,孙慧,徐晓东,等. 造血干细胞移植患者锁骨下中心静脉导管零感染的护理进展[J]. 护理进修杂志,2013,28(23):2148-2151.

[2]蒋玉平,华辉. 预防中心静脉导管相关性感染的护理进展[J]. 中国误诊学杂志,2011,11(21):5069-5070.

[3]高力,刘嘉,陈幸华,等. HLA 不全相合造血干细胞联合脐血移植治疗急性白血病的临床观察[J]. 中国输血杂志,2012,25(2):115-119.

[4]李晓娟,杨志峰,房立萍,等. ATG 治疗重型再生障碍性贫血不良反应的观察与护理[J]. 齐鲁医学杂志,2011,26(1):75,77.

[5]吴小玲,张晓玲. 异基因外周血干细胞移植应用 ATG 护理体会[J]. 中国康复理论与实践,2003,9(1):11-12.

第二节　急性白血病患者的护理

一、案例信息

【摘要】 通过对一例行化疗的急性白血病患者进行相关问题分析,了解急性白血病化疗方案和效果,阐述急性白血病患者的临床表现、诊断依据和治疗方法。临床中如何做好急性白血病患者的化疗护理,如何引导学生思考:怎样全面评估患者并采取相应的护理措施,最大程度地减少化疗并发症,提高生活质量,是本文阐述的重点。

【关键词】 急性白血病;化学治疗;不良反应;循证护理

二、案例正文

(一)基本信息

高＊＊,男性,52 岁,已婚。入院时间为 2018 年 11 月 12 日 16:28,病史采集时间为 2018 年 11 月 12 日 16:50。

(二)护理评估

【健康史】

1. 主诉　感冒伴乏力 1 周余。

2. 现病史　患者 1 周余前受凉感冒后出现乏力,在当地医院就诊,期间规律服用阿莫西林、感冒药(具体不详),效果不佳。今日突感乏力症状加重,遂先到芜湖市某医院就诊,查血常规示:白细胞 $46×10^9/L$,红细胞 $3.33×10^{12}/L$,血红蛋白 110 g/L,血小板 $7×10^9/L$,中性粒细胞绝对值 $0.74×10^9/L$,在该医院未进行任何治疗和处理。随后到另一家医院就诊,查血常规示:白细胞 $108×10^9/L$,红细胞 $4.3×10^{12}/L$,血红蛋白 145 g/L,血小板 $7×10^9/L$,该医院建议转至上级医院进一步治疗,遂来我院,门诊拟以"急性白血病"收住我科。

3. 日常生活形态

(1)饮食:每日三餐,主食以米饭为主,口味偏重,饮水量每日约 1500 mL。发病以来,食欲好,体重无明显变化。

（2）睡眠：平时睡眠规律，睡眠质量尚可。发病以来，睡眠较前无明显改变。

（3）排泄：平时小便每日 5～8 次，色清，淡黄色，无泡沫，尿量每日约 2000 mL；大便每日1 次，为成形软便。

（4）自理及活动能力：平时日常生活完全自理。发病以来，自觉四肢乏力，生活仍可自理。

4.既往史　有乙肝病史（小三阳），无结核、梅毒等传染病史，无药物过敏史，否认手术、外伤、输血史，预防接种史不详。无高血压、糖尿病、心脏病病史。

5.个人史　生于芜湖市，无长期外地居住史，无疫区居留史，无特殊化学品和放射性物质接触史。否认吸烟和饮酒。

6.家族史　家族中否认遗传性疾病及类似病史。

7.心理状况　患者情绪有些焦虑，十分担心疾病的预后。对此疾病没有认识，希望医护人员给予详细、具体的指导，并表示会积极配合治疗。

8.社会状况　夫妻关系融洽，与儿子生活在一起，家庭和睦。住院以来，家人对患者的病情较为关注，给予其足够的关心和照顾。

【体格检查】

T 36.4 ℃，P 78 次/分，R 19 次/分，BP 140/90 mmHg，W 68 kg。神志清楚，精神尚可，贫血貌，全身皮肤未见黄染，浅表淋巴结未及肿大，颈软，气管居中，双肺呼吸音清，未闻及干湿啰音。心律齐，未闻及明显病理性杂音。腹平软，无压痛、反跳痛，肝脾肋下未及。移动性浊音（一）；双下肢无水肿，NS 病理征（一）。

【辅助检查】

检查项目：血常规；血凝常规；降钙素原；骨髓穿刺检查；急诊生化；血生化；体温单。

（三）护理计划

日期	患者问题	相关因素	临床表现	护理目标	干预措施	效果评价	评价时间
2018-11-12 17:30	P₁.潜在并发症：颅内出血	与血小板减少有关	血小板 11×10⁹/L。纤维蛋白原1.78 g/L，纤维蛋白原降解物 44.81 mg/L，D-二聚体7.16 mg/L	住院期间未发生颅内出血	I₁.嘱患者绝对卧床休息，床上大小便，提供安静环境，按优质护理标准护理患者[1]。 I₂.减少或避免诱因：保持情绪稳定；保持大便通畅，切忌用力排便。 I₃.出血观察：倾听患者有无头痛、恶心、视物模糊等主诉，密切观察神志、生命体征及瞳孔变化，发现异常后及时通知医师，配合处理。 I₄.遵医嘱使用氨基己酸等止血药物。 I₅.遵医嘱输注单采血小板[2]。 I₆.遵医嘱输注纤维蛋白原。 I₇.向患者和家属宣教颅内出血的先兆及预防措施	患者和家属知晓出血的诱发因素。住院期间未发生颅内出血。纤维蛋白原 3.01 g/L，纤维蛋白原降解物 3.52 mg/L，D-二聚体0.63 mg/L	2018-12-11 12:00

日期	患者问题	相关因素	临床表现	护理目标	干预措施	效果评价	评价时间
2018-11-12 21:00	P₂. 焦虑	与担心疾病预后有关	患者晚夜间睡眠质量欠佳,不停地向医务人员询问疾病的预后情况	患者的焦虑症状减轻	I₁. 介绍疾病相关知识,解答患者的疑问[3]。 I₂. 向患者介绍成功病例,增强患者战胜疾病的信心。 I₃. 家属在床边陪伴。 I₄. 予以心理护理干预[4]。 I₅. 按照优质护理标准护理患者,满足患者的合理需要	患者的焦虑症状减轻,晚夜间安静入睡	2018-11-13 08:00
2018-11-12 21:00	P₃. 潜在并发症:白细胞淤滞症	与白细胞增高有关	白细胞 108×10⁹/L	患者白细胞下降	I₁. 密切观察神志、呼吸等生命体征的变化。 I₂. 嘱多饮水,保持尿量在每日 3000 mL 左右。 I₃. 密切监测血象变化。 I₄. 遵医嘱予以水化、碱化治疗。 I₅. 必要时使用血细胞分离机去除多余白细胞[5]	患者未发生白细胞淤滞症,白细胞 9.6×10⁹/L	2018-11-17 11:00
2018-11-17 19:00	P₄. 体温过高	与肿瘤性高热和机体感染有关	最高体温 39.8 ℃	患者体温降至正常	I₁. 予以冰力降温贴物理降温,协助温水擦浴,禁忌酒精擦浴[6]。 I₂. 遵医嘱予以糖皮质激素、抗生素、化疗药物等治疗。 I₃. 每 4 h 监测一次体温并记录,口腔护理每日 2 次。 I₄. 取舒适体位,维持室温在 24～28 ℃,湿度为 55%～60%。 I₅. 鼓励患者进食高热量、高维生素、营养丰富的半流质食物或软食,多饮水,静脉补液,维持水电解质平衡。 I₆. 予以心理护理,告知患者发热的原因、药物的作用及副作用,使其勿紧张	患者体温 36.5 ℃	2018-11-19 11:00
2018-11-24 11:00	P₅. 活动无耐力	与化疗后骨髓抑制导致贫血有关	血红蛋白 58 g/L	活动无耐力的症状好转	I₁. 嘱患者卧床休息,采取舒适体位,提供安静的休息环境。 I₂. 吸氧(3 L/min)。 I₃. 遵医嘱予以悬浮红细胞 400 mL 输注。 I₄. 协助生活护理,加强宣教,防止跌倒。 I₅. 鼓励患者进高维生素、高热量饮食	血红蛋白 80 g/L	2018-12-10 10:00

续表

日期	患者问题	相关因素	临床表现	护理目标	干预措施	效果评价	评价时间
2018-12-01 15:00	P_6. 体温过高	与化疗后骨髓抑制有关	中性粒细胞绝对值 0×10^9/L；降钙素原 2.56 μg/L；C 反应蛋白 82.9 ng/L；体温 38.5 ℃	患者体温降至正常	I_1. 予以冰力降温贴物理降温，协助温水擦浴。I_2. 遵医嘱予以亚胺培南西司他丁钠、头孢哌酮钠舒巴坦钠、利奈唑胺等抗生素治疗。I_3. 每 4 h 监测一次体温并记录，口腔护理每日 2 次。I_4. 取舒适体位，维持室温在 24～28 ℃，湿度为 55%～60%。I_5. 鼓励患者进食高热量、高维生素、营养丰富的半流质食物或软食，多饮水，静脉补液，维持水电解质平衡[7]。I_6. 限制陪客，避免交叉感染。I_7. 患者和陪客戴好口罩，加强个人卫生。I_8. 予以心理护理，告知患者发热的原因、药物的作用及副作用，使其勿紧张	中性粒细胞绝对值 5.6$\times10^9$/L；降钙素原 0.14 μg/L；C 反应蛋白 52.74 ng/L；体温 36.5 ℃	2018-12-10 11:00

（四）护理记录

2018-11-12 16:28

患者因"感冒伴乏力 1 周余"而入院，神志清楚，精神一般，入院时外院血常规检查示：白细胞 108×10^9/L，红细胞 4.3×10^{12}/L，血红蛋白 145 g/L，血小板 7×10^9/L，全身未见出血点、淋巴结肿大。遵医嘱予以下病重通知，给予水化、碱化、止血等对症支持处理。向患者介绍病区环境、主管医生和责任护士；嘱患者绝对卧床休息，床上大小便，保持大便通畅；保持情绪稳定；嘱患者进温冷、低盐、低嘌呤饮食，多饮水，并给予心理支持。

2018-11-12 21:00

患者入睡困难，比较担心疾病的预后，向其介绍疾病相关知识，解答患者疑问，介绍成功病例，增强其战胜疾病的信心。通知家属床边陪伴并给予心理支持，减轻患者的焦虑、恐惧心理。

2018-11-16 15:00

患者神志清楚，精神尚可，食欲一般。今日遵医嘱予以 HDA 方案（高三尖杉酯碱＋柔红霉素＋阿糖胞苷）联合化疗，告知患者化疗的主要不良反应（如呕吐、静脉炎等）和应对方法，取得患者合作。嘱患者清淡饮食，多饮水，每日约 1500 mL。患者拒绝使用经外周静脉穿刺中心静脉置管（PICC），告知药物外渗可能致静脉炎，签拒绝同意书。

2018-11-17 18:00

患者体温高，最高体温 39.8 ℃，P 120 次/分，R 22 次/分，BP 140/78 mmHg。遵医嘱予以氨酚伪麻美芬片Ⅱ/氨麻苯美片 1 片口服；给予冰力降温贴、温水擦浴物理降温；每 4 h 监测一次体温并记录；口腔护理每日 2 次；取舒适体位，维持室温在 24～28 ℃，湿度为 55%～60%；鼓励患者进食高热量、高维生素、营养丰富的半流质食物或软食，多饮水，静脉补液，维持水电解质平衡；予以心理护理，告知患者发热的原因、药物的作用及副作用，使其勿紧张。

2018-11-18　19：25

患者恶心、呕吐一次，为胃内容物及黄色胆汁样液体，测生命体征示：T 36.8 ℃，P 102 次/分，R 22 次/分，BP 111/72 mmHg。通知值班医生，遵医嘱予以甲氧氯普胺 10 mg 肌内注射。同时予以清除呕吐物，更换床单，给予心理安慰。

2018-11-24　15：25

患者血红蛋白 58 g/L，遵医嘱输注悬浮红细胞 400 mL，告知患者和家属输血时速度不宜过快，不宜自行调节滴速；告知患者和家属输血过程中可能会出现发热、过敏等反应，责任护士加强输血过程的观察。

2018-11-27　01：50

患者输注悬浮红细胞 400 mL 后，主诉左腋下有瘙痒感，并伴有红疹。通知值班医生，遵医嘱予以地塞米松 5 mg 静脉注射。嘱咐患者勿抓挠皮肤，密切观察皮疹面积。

2018-11-27　02：30

患者左腋下红疹消退，痒感消失。

2018-11-29　15：50

患者神志清楚，精神一般，今日血常规检查示：白细胞 0.3×10^9/L，中性粒细胞绝对值 0×10^9/L，红细胞 1.89×10^{12}/L，血红蛋白 61 g/L，血小板 35×10^9/L。15：00 检测生命体征示：T 38.0 ℃，P 100 次/分，R 21 次/分，BP 102/65 mmHg。遵医嘱予以头孢哌酮钠舒巴坦钠抗感染治疗。患者现处于骨髓抑制期，嘱患者戴好口罩，用 3％碳酸氢钠溶液和醋酸氯己定在进食前、进食后、睡前交替漱口，注意饮食卫生，每晚睡前肛门坐浴，限制陪客，并给予心理支持，增强战胜疾病的信心。

2018-12-01　15：00

患者体温高，T 38.5 ℃，P 116 次/分，R 21 次/分，BP 110/68 mmHg，无畏寒、寒战。遵医嘱予以氨酚伪麻美芬片Ⅱ/氨麻苯美片 1 片口服以及亚胺培南西司他丁钠、利奈唑胺等抗生素；给予冰力降温贴、温水擦浴物理降温；每 4 h 监测一次体温并记录；用 3％碳酸氢钠溶液和醋酸氯己定交替漱口，每日 2 次；取舒适体位，维持室温在 24～28 ℃，湿度为 55％～60％；鼓励患者进食高热量、高维生素、营养丰富的半流质食物或软食，多饮水，静脉补液，维持水电解质平衡；予以心理护理，告知患者发热的原因、药物的作用及副作用，使其勿紧张。患者处于骨髓抑制期，限制陪客，避免交叉感染。告知患者和陪客戴好口罩，加强个人卫生。

2018-12-03　10：00

患者神志清楚，精神一般，今日血常规检查示：白细胞 0.3×10^9/L，红细胞 2.16×10^{12}/L，血红蛋白 70 g/L，血小板 20×10^9/L。血生化检查示：C 反应蛋白 174.14 mg/L。患者体温高，T_{max} 39.2 ℃，P 106 次/分，R 22 次/分，BP 100/68 mmHg。遵医嘱予以氨酚伪麻美芬片Ⅱ/氨麻苯美片 1 片口服、亚胺培南西司他丁钠等抗生素抗感染治疗。协助家属予以温水擦浴，更换干净衣物；嘱患者多饮水；监测体温、血压变化。

2018-12-05　11：00

患者神志清楚，精神一般，今日血常规检查示：白细胞 0.5×10^9/L，红细胞 1.63×10^{12}/L，血红蛋白 52 g/L，血小板 14×10^9/L。血生化检查示：钾离子 3.12 mmol/L。

遵医嘱予以补钾、抗感染、止血等对症支持治疗。嘱患者绝对卧床休息,进温冷、半流质饮食,保持大便通畅,保持情绪稳定,并给予心理支持。

2018-12-07 15:00

患者神志清楚,精神一般,今日血常规检查示:白细胞 $1.3×10^9$/L,中性粒细胞绝对值 $1.0×10^9$/L,红细胞 $1.61×10^{12}$/L,血红蛋白 50 g/L,血小板 $27×10^9$/L。血生化检查示:C 反应蛋白 110.69 mg/L。今日患者体温正常,食欲较前好转,但主诉全身乏力明显,嘱患者卧床休息,进易消化、清淡饮食,加强营养。遵医嘱输注悬浮红细胞 400 mL,输注过程中加强巡视,密切观察有无输血不良反应发生。

2018-12-10 10:00

患者神志清楚,精神一般,今日血常规检查示:白细胞 $6.5×10^9$/L,中性粒细胞绝对值 $5.6×10^9$/L,红细胞 $2.67×10^{12}$/L,血红蛋白 80 g/L,血小板 $64×10^9$/L。血生化检查示:钾离子 3.68 mmol/L,C 反应蛋白 52.74 mg/L。今日患者生命体征平稳,血象有所恢复。交代患者适当床边活动,为出院做准备。

2018-12-11 12:00

患者今日出院,遵医嘱予以办理出院。交代患者出院后进清淡饮食,做好饮食指导,告知患者合理饮食和饮食卫生的重要性。给予出院健康指导,嘱患者遵医嘱用药,教会其自我监测病情的方法,比如有无发热、皮肤有无出血点等。嘱患者定期复查血象,如有异常,及时复诊。与患者保持良好沟通,告知科室联系方式及如何预约床位。

三、案例说明书

(一)教学目标

1.了解急性白血病的化疗方案。

2.熟悉常见化疗药物的不良反应。

3.掌握急性白血病的临床表现,使用护理程序为患者提供整体护理。

(二)启发思考题

1.急性白血病患者的临床表现有哪些?

2.血常规的正常值是多少?粒细胞减少和粒细胞缺乏的定义是什么?

3.确诊急性白血病的主要依据是什么?

4.化学治疗达到完全缓解的标准是什么?

5.化学治疗最主要的不良反应有哪些?

6.颅内出血的先兆表现有哪些?怎么急救?

7.怎样运用护理程序为患者提供整体护理?

（三）分析思路

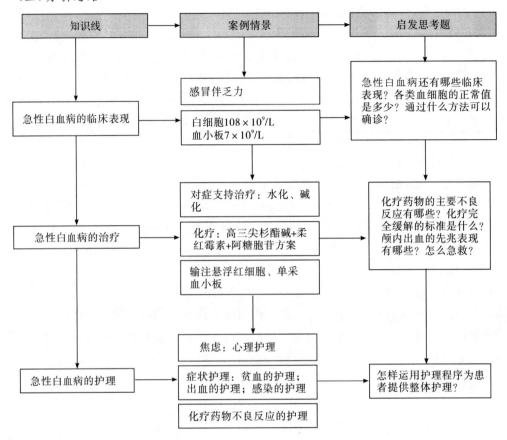

（四）理论依据及分析

1.急性白血病患者的临床表现有哪些？

急性白血病是造血干细胞的恶性克隆性疾病，发病时骨髓中异常的原始细胞和幼稚细胞大量增殖，并广泛浸润肝、脾、淋巴结等各种脏器，抑制正常造血。发热、出血、贫血及白血病细胞增殖、浸润引起的肝脾和淋巴结不同程度的肿大是急性白血病的主要临床表现。

2.血常规的正常值是多少？粒细胞减少和粒细胞缺乏的定义是什么？

各类血细胞的正常值：①红细胞，男性为$(4.0\sim5.5)\times10^{12}$/L，女性为$(3.5\sim5.0)\times10^{12}$/L，新生儿为$(6.0\sim7.0)\times10^{12}$/L。②血红蛋白，男性为 $120\sim160$ g/L，女性为$110\sim150$ g/L，新生儿为$170\sim200$ g/L。③白细胞，成人为$(4\sim10)\times10^9$/L，新生儿为$(15\sim20)\times10^9$/L。④血小板为$(100\sim300)\times10^9$/L。

白细胞$>10\times10^9$/L 为白细胞增多；白细胞$<4\times10^9$/L 为白细胞减少。中性粒细胞是白细胞的主要成分，当中性粒细胞绝对值$<1.5\times10^9$/L 时称为粒细胞减少；当中性粒细胞绝对值$<0.5\times10^9$/L 时称为粒细胞缺乏。

3.确诊急性白血病的主要依据是什么？

骨髓象检查是急性白血病的必查项目和确诊的主要依据。

4.化学治疗达到完全缓解的标准是什么？

完全缓解的标准即患者的症状和体征消失，外周血象的白细胞分类中无幼稚细胞，骨髓象中相关系列的原始细胞与幼稚细胞之和小于5％。

5.化学治疗最主要的不良反应有哪些？

化疗是采用不同化疗药物联合使用进行治疗，患者会出现不同的化疗后不良反应，具体包括静脉炎、组织坏死、骨髓抑制、消化道反应、口腔溃疡、心脏毒性、肝肾功能损害、脱发、末梢神经炎、过敏等。

6.颅内出血的先兆表现有哪些？怎么急救？

颅内出血的先兆表现包括患者突然出现剧烈头痛、视力模糊、视神经盘水肿、喷射性呕吐甚至昏迷、双侧瞳孔大小不等。

颅内出血的抢救配合与护理措施：立即去枕平卧，头偏向一侧；保持呼吸道通畅；高流量吸氧（6～8 L/min）；迅速建立两条静脉通道，按医嘱快速静滴或静注20％甘露醇、50％葡萄糖溶液、地塞米松、呋塞米等，以降低颅内压，同时进行输血或成分输血；头置冰袋；注意观察并记录患者的生命体征、意识状态、瞳孔、尿量的变化，执行重危患者交接班制度。

（五）案例总结

本案例患者因"感冒伴乏力1周余"而入院，入院后给予完善血常规、骨髓穿刺等检查及对症支持治疗。①高白细胞方面：遵医嘱给予水化、碱化、利尿处理，护理上嘱患者多饮水，每日2000 mL以上，勤排尿。②预防出血方面：遵医嘱予以输注止血药物、单采血小板等对症治疗，护理上嘱患者绝对卧床休息，床上大小便，避免出血的诱发因素。③急性白血病治疗方面：遵医嘱给予HDA方案（高三尖杉酯碱＋柔红霉素＋阿糖胞苷）联合化疗，护理上密切观察用药后的不良反应，并采取有效措施，积极避免不良反应的发生，减轻不良反应的发生程度。④心理方面：予以心理支持，满足患者的合理需求，向其介绍成功案例，增加患者战胜疾病的信心。经过积极治疗和精心的护理，患者血象逐渐恢复，顺利出院。

本案例运用循证的依据来解决问题，让案例更有说服力。通过循证解决以下疑惑或矛盾点：第一，患者入院后经骨髓穿刺确诊为"急性白血病"。患者心情低落、焦虑，担心疾病预后，此时需要家属的陪伴等社会支持系统；而联合化疗后患者出现骨髓抑制，血象较低，容易发生感染，需要限制陪客，避免交叉感染。综合考虑，护士在给予患者心理护理的同时，允许一名家属陪伴，患者和家属都戴口罩，并向家属介绍预防感染的主要措施。护士要给予家属更多的关心和指导。第二，患者入院时和化疗后骨髓抑制期血小板值十分低，随时有颅内、内脏等出血的可能，护理上交代患者绝对卧床休息，床上大小便，预防出血；而就患者的适应度来考虑，患者不适宜床上大小便，要求下床，就压疮的预防措施考虑，患者需要一定的活动，减轻局部受压。综合考虑，护士在落实各项基础护理的同时，与患者和家属多沟通，介绍预防出血和压疮的注意事项，协助家属帮助患者完成被动运动。

（六）课后思考题

1.根据案例内容，还可以提出哪些护理诊断？采取哪些护理措施？

2.急性白血病患者的治疗以化疗为主，而化疗最严重的副作用就是骨髓抑制，感染和出血的预防是护理的重点。请查阅资料，简述感染和出血预防措施方面的新进展。

参 考 文 献

[1]滕威伟.优质护理服务在颅内出血患者中的应用效果[J].实用临床护理学杂志,2018,3(29):31,33.

[2]中国临床肿瘤学会肿瘤化疗所致血小板减少症共识专家委员会.肿瘤化疗所致血小板减少症诊疗中国专家共识(2018版)[J].中华肿瘤杂志,2018,40(9):714~720.

[3]杨平.优质护理对白血病患者化疗焦虑抑郁情绪和治疗依从性的影响[J].中国肿瘤临床与康复,2013,20(5):542~543.

[4]王小艳.心理护理对老年肿瘤患者化疗期间焦虑情绪的影响[J].中华肿瘤防治杂志,2016,23(S2):400~401.

[5]吴思梦,段小晶,张晋,等.血细胞分离机在肿瘤患者生物治疗中的应用[J].中国输血杂志,2015,28(5):546~548.

[6]王叶飞,沈璐梦,蒋红娜,等.改良后盐水冰袋在新布尼亚病毒感染患者高热护理中的疗效观察[J].护士进修杂志,2017,32(3):285~286.

[7]周元,顾则娟,蒋秀美,等.急性白血病患者标准护理方案的构建[J].中华护理杂志,2016,51(3):261~266.

第三节　淋巴瘤自体造血干细胞移植患者的护理

一、案例信息

【摘要】　通过对一例行自体外周造血干细胞移植治疗的弥漫大B细胞淋巴瘤患者进行相关问题分析,了解利用外周造血干细胞移植治疗弥漫大B细胞淋巴瘤的原理和效果,阐述弥漫大B细胞淋巴瘤的发病机制、临床表现和治疗方法。面对这样的患者,我们在临床中如何配合医生处理,如何做好自体造血干细胞移植期间的护理工作,如何引导学生思考:怎样全面评估者并采取相应的护理措施,最大程度地减少移植并发症,提高患者的生存质量,是本文阐述的重点。

【关键词】　弥漫大B细胞淋巴瘤;自体造血干细胞移植;循证护理

二、案例正文

（一）基本信息

朱＊＊,女性,54岁,已婚,务农。入院时间为2018年10月2日14:38,病史采集时间为2018年10月2日15:00。

（二）护理评估

【健康史】

1.主诉　确诊弥漫大 B 细胞淋巴瘤 7 月余。

2.现病史　患者因脐周静脉曲张于 2018 年 2 月 21 日就诊于我院胃肠外科,入院后完善腹部 CT 示:脾占位。排除手术禁忌证后,于 2018 年 2 月 27 日在全麻下行腹腔镜探查＋开腹胰体尾切除＋脾切除,手术顺利。术中脾脏＋胰体尾切除标本送检病理示:脾脏经典型霍奇金淋巴瘤(HL)结节硬化型。后为求进一步诊治收入我科,行全身 PET-CT。诊断为"霍奇金淋巴瘤"(结节硬化型,Ⅲ期,PS 1 分),排除化疗禁忌,知情同意后于 2018 年 3 月 19 日至 4 月 9 日予以 ABVD 方案化疗,无明显不良反应。化疗后患者颈部淋巴结无明显缩小,复查腹部 CT 示:肿大淋巴结无明显变化。考虑诊断与治疗效果不甚相符,后送患者病理切片至外院,被诊断为"弥漫大 B 细胞淋巴瘤"。拟行造血干细胞动员采集术,2018 年 7 月 23 日开始行利妥昔单抗＋依托泊苷方案,进行自体造血干细胞动员,动员过程顺利。2018 年 8 月 6 日行外周血造血干细胞采集术,共采集自体外周血造血干细胞浓缩液 146 mL。术后监测生命体征平稳,现患者一般情况尚可,今为求自体造血干细胞移植治疗,门诊拟以"弥漫大 B 细胞淋巴瘤"收住入院。

3.日常生活形态

(1)饮食:每日三餐,以主食为主。早餐为稀饭加小菜;中餐为米饭加菜,以蔬菜为主,偶尔辅以肉类或鱼类;晚餐以米饭为主,偶尔食稀饭或面食。饮水量每日约 800 mL,以白开水为主。发病以来,化疗期间饮食较差,体重消瘦。

(2)睡眠:未发病以前睡眠质量很好,睡眠时间为每日 6～7 h;发病以后,化疗期间晚间入睡困难,身体感觉无力。

(3)排泄:平时小便每日 5～6 次,尿色清,淡黄色,无泡沫,化疗期间小便量偏少,经常借助利尿剂。大便偶有便秘,发病后无特殊变化。

(4)自理及活动能力:平时生活完全可以自理,可承担大部分家务劳动,偶尔和丈夫外出打工。发病以来,日常生活可以自理,但自觉体力明显下降,四肢乏力。

4.既往史　患者既往体健。否认高血压、糖尿病、冠心病等病史,否认肝炎、结核、伤寒等传染病史,否认青霉素、头孢类等药物过敏史,否认食物过敏史,否认外伤、输血史,预防接种史不详。

5.个人史　生于芜湖市,无长期外地居住史,无放射性物质和特殊化学品接触史。生理性绝经,育有一子,体健。否认吸烟、饮酒史。

6.家族史　家族中否认遗传性疾病及类似病史。

7.心理状况

(1)情绪状态:担心自己生病会拖累儿子的工作,比较焦虑。

(2)对所患疾病的认识:对所患疾病的相关知识了解较少,轻信他人所说觉得这种疾病治愈不了,所以期望值不高,治疗态度比较消极。希望医护人员多给予鼓励,介绍正确的疾病相关知识。

(3)重大应激事件及应对情况:近期未遇到重大应激事件。

8.社会状况

【体格检查】

T 36 ℃,P 80 次/分,R 20 次/分,BP 100/70 mmHg,W 50.8 kg。发育正常,营养良好,步入病室,平卧体位,表情自然,言语流利,神志清楚,全身皮肤无皮疹。未见皮下出血。双颈部和锁骨上窝触及数枚豌豆大小、质地稍硬的淋巴结。双肺未闻及呼吸音异常,满肺语音传导未及明显异常。双肺叩诊呈清音。心前区无隆起,可见心尖搏动,心尖搏动位于第5肋间左锁骨中线内0.5 cm,心前区无异常搏动。正性心尖搏动,可触及震颤,无心包摩擦感。心界正常。心率 80 次/分,律齐,心音有力。腹部平坦,未见胃肠型及蠕动波。腹壁可见陈旧手术瘢痕,愈合良好,脐部正常。腹部柔软,无液波震颤,无震水音,未触及腹部肿块。肝脏肋下未触及,胆囊肋下未触及,脾脏未触及,肾未触及。脊椎、四肢未见明显异常,双下肢无明显水肿。

【辅助检查】

检查项目:血常规;血生化(静脉血);体温单。

(三)护理计划

日期	患者问题	相关因素	临床表现	护理目标	干预措施	效果评价	评价时间
2018-10-05 09:00	P₁. 焦虑	与不了解仓内环境、没有家属陪伴有关	反复询问医生和护士有关仓内的注意事项。睡眠质量欠佳	尽可能消除患者的焦虑情绪	I₁.经常和患者交流,学会倾听,安慰患者,给予心理护理。适时使用叙事护理方法沟通[1],引导患者减少焦虑情绪。I₂.给予移植仓内环境介绍和相关知识教育,缓解患者的焦虑情绪	患者的焦虑情绪有所改善	2018-10-09 16:00
2018-10-12 14:00	P₂. 缺乏疾病相关知识	与文化程度和社会背景有关	患者与家属焦虑、紧张	家属能同时配合医生、护士做好患者的心理和饮食的护理工作,焦虑情绪改善	I₁.与患者家属沟通交流,使其配合医护人员帮助患者树立与疾病作斗争的信念[2]。I₂.责任护士对亲属进行健康教育,介绍移植前的患者准备和用物准备、移植基本过程和移植后并发症、入层流室后的饮食要求等;移植过程中患者需与家属隔离,可通过可视电视、电话随时交流,让患者得到必要的精神支持和亲情力量,亦可缓解家属的紧张情绪[3]	家属对移植的相关知识有更多认识,焦虑、紧张情绪改善,表示能更好地做好患者移植期间的后勤工作	2018-10-18 16:00

续表

日期	患者问题	相关因素	临床表现	护理目标	干预措施	效果评价	评价时间
2018-11-01 10:00	P$_3$. 感染	与白细胞和中性粒细胞缺乏、免疫力下降有关	体温升高，最高体温为38.5℃。口腔黏膜破溃	控制感染，体温恢复正常，口腔黏膜破溃愈合	I$_1$. 遵医嘱予以抗感染、抗病毒、抗真菌等药物治疗。 I$_2$. 予以特尔立漱口及锡类散喷涂口腔破溃处。 I$_3$. 三餐前后予以西吡氯铵、康复新液交替漱口，使漱口液与口腔的各个部位充分接触，充分达到抗感染的目的[4]。 I$_4$. 加强健康宣教，做好消毒隔离工作，病房定时开窗通风，每日进行空气消毒[5]，床位使用含氯消毒剂擦拭消毒。 I$_5$. 密切观察和记录患者的生命体征变化	患者体温恢复正常，口腔黏膜破溃一级	2018-11-17 16:00
2018-11-05 15:00	P$_4$. 活动无耐力	与血红蛋白降低和血小板减低、禁食有关	更换体位时出现头晕症状。下床上厕所时需要医护人员帮助。面色苍白，SPO$_2$维持在95%以下	日常活动可以自理	I$_1$. 予以低流量氧气持续吸入。 I$_2$. 协助患者更换体位。 I$_3$. 遵医嘱予以输血和血小板。 I$_4$. 在抗癌治疗期间的非药物性干预中，增加活动和心理干预是治疗乏力的有效方法（一级证据）。调整饮食和睡眠的治疗方法也有一定依据[6]。身体锻炼可以减少机能丧失或提高机能，从而减少需要付出的精力，减轻乏力。Courneya等最近进行的一项研究显示，有氧运动可以改善癌症患者的心肺功能和生活质量。鼓励患者在治疗期间尽可能地维持正常活动是合理的。对于有合并症或体能严重下降的患者，需要物理治疗和康复。在制订特定的运动计划前，需要对合并症和运动禁忌证进行仔细评估	患者可自行下床活动	2018-11-17 18:00
2018-11-10 16:00	P$_5$. 皮肤完整性受损	与全身多处散在或成片状皮疹有关	患者颜面部、双耳郭、枕后部、双手臂前段及双手、双下肢大腿内外侧、双臀部出现散在或成片状有硬结的皮疹，仅颜面部、枕后部及双手伴有瘙痒感。右脚第一及第二趾缝破溃	皮疹消融或消退。右脚破溃处愈合	I$_1$. 遵医嘱予以抗过敏和使用激素药物。 I$_2$. 评估患者的营养状况，选择合适的营养支持方式；加强肠内营养[7]，可进食小米粥、肉末粥、软面条及牛奶、鸡蛋等高蛋白且易消化的食物，以增强机体的免疫功能，使其尽早康复。 I$_3$. 眼部护理：患者睁眼困难，予以毛巾热敷双眼，以达到促进眼部血液循环的作用。遵医嘱应用玻璃酸钠滴眼液滴眼，缓解眼干症状。 I$_4$. 皮肤破损：采用0.5%碘伏消毒破溃处[8]；用银离子敷料覆盖后再用无菌纱布包扎	患者全身皮疹消融。右脚破溃处基本愈合	2018-11-22 14:00

（四）护理记录

2018-10-02 14:38

患者因"确诊为弥漫大 B 细胞淋巴瘤 7 月余"而入院,神志清楚,精神尚可。此次入院予以完善相关检查,择期行自体造血干细胞移植术,予以入院宣教,告知移植相关注意事项。

2018-10-19 16:00

患者今日按计划由洁净病房转入无菌层流病房,给予清洁灌肠后,药浴入仓。给予相关心理护理和饮食指导,告知相关注意事项,在医护人员陪同下转入移植病房。

2018-10-19 18:00

患者在 ICU 医生会诊下行右锁骨下静脉穿刺术,以 2‰利多卡因局部麻醉,穿刺过程中操作顺利,患者生命体征平稳,未诉特殊不适。穿刺后予以妥善固定,压迫止血,向患者交代相关注意事项,勿剧烈扭动脖颈,勿牵拉等。经观察发现无明显渗血。

2018-10-24 14:00

患者呕吐一次,呕吐物为胃内容物,约 180 g。告知医生,遵医嘱予以止吐、护胃等对症处理。按计划继续予以依托泊苷＋阿糖胞苷＋环磷酰胺预处理,给予患者适当的心理护理。

2018-10-27 09:45

今日按计划给予患者输注动员后自体造血干细胞,09:45 开始回输自体外周造血干细胞,共 365 mL,11:25 回输结束。输注前常规予以抗过敏处理,给予床边心电监护和吸氧,密切监测生命体征,输注过程顺利。输注过程中患者有轻度腹痛不适,后自行缓解。晚夜间观察患者无畏寒、寒战、发热,无头痛、头昏、视物模糊,无恶心、呕吐。

2018-11-03 18:00

今日患者诉口腔疼痛明显,伴有血性唾液,神志清楚,精神差,口腔两侧颊黏膜破溃明显,表面渗血,伴有血疱。嘱其注意保持口腔清洁,加强漱口,按医嘱给予漱口药物,加强口腔护理,给予心理护理。

2018-11-05 16:00

口腔溃疡和疼痛症状改善,神志清楚,精神好转,口腔两侧颊黏膜破溃和肿胀较前好转。目前患者造血功能尚未重建,继续予以全环境保护,加强口腔、五官和肛周护理。

2018-11-10 17:00

患者全天有发热,体温最高 39.2 ℃(下午 3 点左右),伴有畏寒、轻度寒战,四肢酸痛明显,口腔左侧舌缘疼痛,左侧颈部疼痛明显,左侧脚背部疼痛,有干咳,神志清楚,精神一般,口腔两侧颊黏膜较前好转,左侧舌根部仍有破溃,左足背肿胀,左侧脚趾第一、二趾间以及第二、三趾间皮肤破溃。继续加强口腔护理和脚趾破溃处的预防感染工作,常换药,加强护理,遵医嘱予以积极抗感染,密切观察病情变化。

2018-11-13 17:00

患者今日仍有发热,体温最高 39.6 ℃,伴有稍明显畏寒、寒战,发热时有恶心、呕吐,呕吐物为少量唾液。左足背疼痛较前好转,神志清楚,精神一般,口腔左侧舌根部仍有破溃。继续加强护理。

2018-11-17 17:00

患者全天体温正常,无明显畏寒、寒战,有咳嗽,痰不多,卧位时明显,无尿频、尿急、尿痛,无腹痛、腹泻。颜面部和双上肢皮疹痒感明显,肿胀较前好转,四肢酸胀感较前好转,左足背疼痛较前好转,饮食、睡眠一般。神志清楚,精神一般,面部红,颈后、枕后部、颅顶有片状皮疹,双上肢、双下肢可见散在分布的皮疹,臀部和两侧大腿后部有大片皮疹融合,口腔左侧舌根部破溃基本愈合。

2018-11-24 10:00

患者病情稳定,今日达到由无菌层流病房转入洁净病房的标准,祝贺患者移植阶段成功。在医护人员陪同下安全转入洁净病房。交代注意事项,继续予以无菌饮食,出入穿戴隔离衣,注意个人卫生,加强口腔护理等,仍需密切观察病情变化。

三、案例说明书

(一)教学目标

1.了解造血干细胞移植的分类、适应证和方法。

2.熟悉造血干细胞移植的治疗方案。

3.掌握造血干细胞移植的护理重点。

(二)启发思考题

1.什么是弥漫大 B 细胞淋巴瘤?

2.淋巴瘤的临床表现是什么?

3.造血干细胞移植的分类、适应证和方法是什么?

4.造血干细胞移植的治疗方案是什么?

5.造血干细胞移植的护理重点是什么?

（三）分析思路

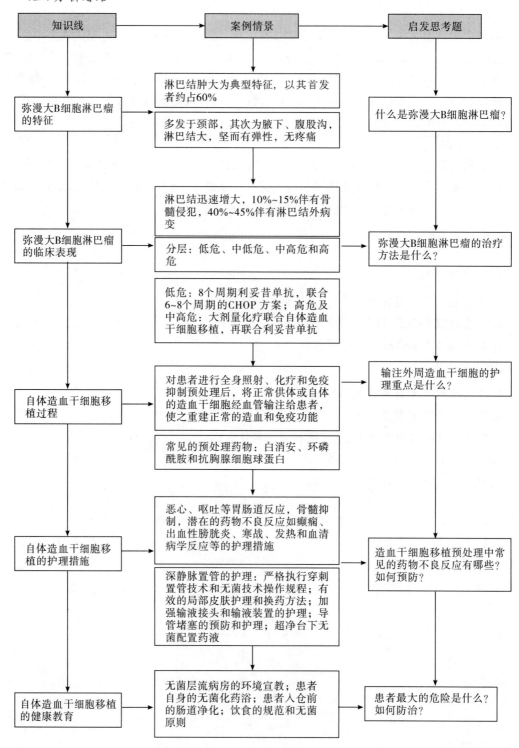

（四）理论依据及分析

1.什么是弥漫大 B 细胞淋巴瘤？

弥漫大 B 细胞淋巴瘤是非霍奇金淋巴瘤中最常见的类型，几乎占所有病例的1/3。这类淋巴瘤占以前临床上侵袭性或中高度恶性淋巴瘤的大多数。弥漫大 B 细胞淋巴瘤的正确诊断需要血液病理学专家根据合适的活检和 B 细胞免疫表型的证据而得出。近年来多个国际多中心随机对照临床试验研究资料证明，其标准的一线治疗方案应当是利妥昔单抗（rituximab，R）＋CHOP 方案，并且通过增加方案的剂量密度，缩短疗程间隙时间，可获得更好的疗效，如 R-CHOP14 方案。该病病因未明，与免疫缺陷、环境因素等有关。

2.淋巴瘤的临床表现是什么？

（1）淋巴瘤最典型的表现是浅表部位的淋巴结无痛性、进行性肿大，表面光滑，质地较韧，触之如乒乓球感，或像鼻尖的硬度。以颈部和锁骨上淋巴结肿大最常见，腋窝、腹股沟淋巴结次之。也有患者以深部的淋巴结肿大为主要表现，如纵隔、腹腔、盆腔淋巴结肿大，起病较隐匿，发现时淋巴结肿大往往已比较明显。

（2）进行性肿大的淋巴结可能对周围的组织器官造成影响或压迫，并引起相应的症状。如纵隔巨大淋巴结可压迫上腔静脉，导致血液回流障碍，表现为面颈部肿胀、胸闷、胸痛、呼吸困难等；盆腔和腹腔巨大淋巴结可压迫胃肠道、输尿管或胆管等，造成肠梗阻、肾盂积水或黄疸，并引起腹痛、腹胀。

（3）受累器官。淋巴瘤也可以侵及淋巴系统以外的器官，表现为相应器官的受侵、破坏、压迫或梗阻。如胃肠道淋巴瘤的表现如同胃癌和肠癌，可出现腹痛、胃肠道溃疡、出血、梗阻、压迫等症状；皮肤淋巴瘤常被误诊为银屑病、湿疹、皮炎等；侵及颅脑，可出现头痛、视物模糊、言语障碍、意识不清、性格改变、部分躯体和肢体的感觉及运动障碍，甚至瘫痪；侵及骨骼，可致骨痛、骨折；侵及鼻咽部，可出现鼻塞、流涕、鼻出血等，类似于鼻咽癌的表现。

（4）全身症状。淋巴瘤是全身性疾病，因此，除了上述局部症状外，约半数患者还可能出现发热、盗汗、乏力、消瘦、食欲缺乏、皮疹、瘙痒、贫血等全身症状。由此可以看出，如果以浅表部位的淋巴结肿大为主要表现，有可能会提醒我们早发现；深部病灶往往长到比较大的时候才有症状，因此很难早诊断。好在淋巴瘤的分期并不像其他恶性肿瘤那样重要，分期只是决定预后的多个因素之一，病理类型以及肿瘤细胞对化疗方案是否敏感更加重要，因此，不必因为病情发现较晚而感到绝望和懊恼。

3.什么是造血干细胞移植？

参见本章第一节（四）理论依据及分析。

4.造血干细胞移植的分类有哪些？

参见本章第一节（四）理论依据及分析。

5.造血干细胞移植预处理阶段常见的药物不良反应有哪些？如何预防和护理？

参见本章第一节（四）理论依据及分析。

（五）案例总结

本案例患者因"确诊弥漫大 B 细胞淋巴瘤 7 月余，行自体造血干细胞移植术"而入院。入院后完善移植前各项检查，2018 年 10 月 19 日进入无菌层流病房，给予依托泊苷＋阿糖胞苷＋环磷酰胺方案预处理,2018 年 10 月 27 日回输自体外周造血干细胞,回输过程顺利。移植期间进行精心的全程护理,2018 年 11 月 24 日造血功能稳定重建,顺利出仓。针对患者住院过程中存在的护理问题,采取相关的护理措施。①心理方面:患者存在对治疗效果的担心,并担心疾病的预后,积极予以相关知识介绍,与家属共同做好对患者的鼓励和安慰,增强治疗疾病的信心,保持情绪稳定。②并发症护理方面:制定详细的预防感染、出血、移植物抗宿主病、肝小静脉闭塞病、口腔黏膜炎的护理措施。③舒适度方面:患者有头晕、乏力、恶心、呕吐等不适感受,针对产生不适的原因予以对症处理,遵医嘱用药,指导缓解不适的方法,如深呼吸、听音乐等,尽可能降低患者的不适体验。④输注造血干细胞时的相关护理:患者经右锁骨下静脉置管输注外周血,输注过程中,严密监测病情变化,予以心电监护、吸氧等,顺利完成造血干细胞的输注工作。

　　在对该案例的循证护理中,我们发现,临床上造血干细胞移植过程中往往存在着许多差异性,所以在护理工作中,要针对不同的患者制订个性化的护理计划,并给予实施。同时,由于移植工作的特殊性,移植仓内的所有工作和患者的异常变化(心理和生理)全靠护理人员去执行和发现,因此要加强学习,及时发现病情变化并及早处理,从而减轻患者的痛苦。

　　(六)课后思考题

　　1.造血干细胞移植的主要并发症有哪些? 有哪些临床表现? 其护理重点是什么?

　　2.造血干细胞移植的健康教育内容主要有哪些?

参 考 文 献

[1]黄辉,刘义兰.叙事护理临床应用的研究进展[J].中华护理杂志,2016,51(2):196-199.

[2]王红新.家庭护理干预改善异基因骨髓移植患者预后的效果评价[J].现代护理,2005,11(15):1246-1247.

[3]姚斌莲.造血干细胞移植患者亲属焦虑和抑郁倾向的调查及护理干预[J].护理与康复,2009,8(9):739-740.

[4]陈丹丹,金卫群.急性白血病患者下呼吸道感染特点及护理[J].当代护士,2018,25(32):72-73.

[5]何艳.综合性护理对防治白血病化疗患者呼吸系统感染的效果[J].当代护士,2014,12:75-77.

[6]韩娜,于世英.NCCN 癌症相关性乏力临床指引(2006.1 版)[J].循证医学,2006,6(3):175-188.

[7]林晓芬,张慈婵.一例造血干细胞移植患者并发慢性移植物抗宿主病皮肤排斥的护理[J].护士进修杂志,2018,33(10):955-956.

[8]白燕妮.造血干细胞移植护理进展[J].全科护理,2012,10(3):660-661.

第四节　再生障碍性贫血患者的护理

一、案例信息

【摘要】　通过对一例再生障碍性贫血患者进行相关问题分析,了解再生障碍性贫血的发病机制,阐述再生障碍性贫血患者的常见临床表现、诊断依据和治疗方法。临床上面对再生障碍性贫血患者,我们如何全面评估,掌握预防颅内出血、发现颅内出血以及抢救的护理措施,如何做好感染、贫血的护理措施,最大限度地提高患者的生活质量,是本文阐述的重点。

【关键词】　再生障碍性贫血;出血;感染;贫血;造血干细胞移植

二、案例正文

(一)基本信息

杨＊＊,女性,45岁,已婚,在工厂打工。入院时间为 2018 年 7 月 26 日 10:00,病史采集时间为 2018 年 7 月 26 日 10:10。

(二)护理评估

【健康史】

1.主诉　头昏、乏力 1 天。

2.现病史　患者因月经量过多,1 天前出现头昏、乏力不适,卧床休息后好转,无晕厥,无腹痛,下腹坠胀。活动后心慌、气促,无胸闷、端坐呼吸。无畏寒、寒战,无发热,尿色黄,无酱油样尿,无恶心、呕吐、呕血。渐出现全身多处淤点、淤斑,无鼻出血、牙龈出血,无血尿、血便、黑便。无骨骼疼痛、咳嗽、咳痰、头痛。今来我院门诊,查血常规:血红蛋白 62 g/L,血小板 $6×10^9$/L,白细胞 $1.1×10^9$/L,门诊拟以"全血细胞减少"收住我科。病程中患者神志清楚,精神尚可,食欲尚可,二便正常,体重无明显减轻。

3.日常生活形态　每日三餐,早餐一般为稀饭和馒头,午餐、晚餐主食 150 g 左右,以米饭为主,辅以蔬菜和瘦肉等,饮水量每日约 1000 mL,以白开水为主。发病以来,食欲尚可,体重无明显变化。

4.既往史　平素身体健康,否认高血压、糖尿病、冠心病,否认肝炎、结核、菌痢、伤寒等传染病史,否认手术、输血、外伤史,否认磺胺类药物、链霉素、青霉素、头孢菌素及食物过敏史,预防接种按时完成。

5.个人史　生于芜湖市,无疫区、疫情、疫水接触史,无化学性物质、放射性物质、有毒物质接触史,无吸毒史。14 岁初次月经,月经周期 28～30 天,经期 4～5 天,量正常,末次月经时间持续 8 天,量多。适龄结婚,配偶及家人体健。否认吸烟、酗酒。

6.家族史　家族中否认遗传性疾病及类似病史。

7.心理状况

（1）情绪状态：了解病情，当知道需要造血干细胞移植后，情绪焦虑，担心经济费用问题以及移植的预后问题。

（2）对所患疾病的认识：完全不了解该疾病，也没有听说过关于移植方面的信息。希望医护人员能对再生障碍性贫血的基本知识及移植前后需要做的准备事项进行具体指导，表示会积极配合医生、护士的治疗，争取早日康复。

（3）重大应激事件及应对情况：人生经历较多，生活坎坷也较多，是吃过苦的人。对于这次生病，表示很震惊，虽然接受能力较强，但更多的是无奈。

8.社会状况

（1）社会支持系统：夫妻关系融洽，现与丈夫外出打工，生活在一起。女儿为在校大学生，母女关系密切，女儿为此次造血干细胞移植的供体。

（2）居住与工作环境：夫妻二人在外打工，常住宿舍。老家有70平方米的自建房。初中文化程度，长期在工厂打工。

（3）经济状况及付费方式：夫妻二人均在工厂打工，并有一在校大学生女儿需要抚养。经济困难，已参加新农合。现住院费用多为亲戚朋友及社会捐助。

【体格检查】

T 36.8 ℃，P 90 次/分，R 18 次/分，BP 105/62 mmHg。患者发育正常，贫血貌，扶入病房，平卧体位，表情自然，言语流利，神志清楚，查体合作，步态正常。全身皮肤黏膜未见黄染。全身皮肤有多处淤点、淤斑，以双下肢为甚。全身浅表淋巴结未触及肿大。头颅：外形正常，头皮正常。眼：眼睑正常，眼球无凸出和凹陷，睑结膜苍白，巩膜无黄染。耳：双耳耳郭外形正常，无畸形，双侧无乳突压痛，外耳道通畅，无分泌物。鼻：鼻外形正常，鼻中隔无偏曲，嗅觉正常，无鼻翼翕动。口腔：口唇苍白，口腔黏膜苍白光滑，腮腺导管开口正常，咽轻微充血，声音正常。

【辅助检查】

检查项目：血常规；血型；肝肾功能＋电解质；血凝常规；骨髓穿刺。

（三）护理计划

日期	患者问题	相关因素	临床表现	护理目标	干预措施	效果评价	评价时间
2018-07-26 10:00	P₁.出血	与血小板减少有关，血小板 6×10⁹/L	双下肢多处淤点、淤斑，鼻腔出血	鼻出血停止，无再发出血	I₁.嘱患者多卧床休息，防止外伤和剧烈活动。预防鼻出血、口腔牙龈出血、眼底和颅内出血。 I₂.给予宣教，进食高蛋白、高维生素、易消化的软食或半流质食物，保持大便通畅。 I₃.注意观察患者的出血部位，及时发现新的出血部位，予以预防和护理。 I₄.必要时根据医嘱给予止血药物或输血治疗	鼻腔出血停止，无新发出血	2018-07-26 14:00

续表

日期	患者问题	相关因素	临床表现	护理目标	干预措施	效果评价	评价时间
2018-07-29 15:00	P₂. 潜在并发症：颅内出血	与血小板减少有关，血小板10×10⁹/L	住院期间不发生颅内出血	住院期间不发生颅内出血	I₁. 注意观察患者出血的发生部位、发展或消退情况；及时发现出血及其先兆。血压升高是颅内压升高的一个信号，颅内压升高，脑水肿严重，易发生脑出血[1]。I₂. 做好患者的休息和饮食指导。I₃. 颅内出血的急救：立即去枕平卧，头偏向一侧；保持呼吸道通畅；吸氧；建立两条静脉通道，遵医嘱输液和输血；停留尿管；观察并记录患者的生命体征、意识状态及瞳孔、尿量的变化	住院期间未发生颅内出血。掌握基本的预防出血的知识	2018-08-06 10:00
2018-07-26 10:00	P₃. 活动无耐力	与贫血所致机体组织缺氧有关	活动后心慌、胸闷	住院期间逐渐恢复体力	I₁. 嘱患者卧床休息，减少机体耗氧量，拉好床栏，防止跌倒和坠床。I₂. 嘱患者加强营养，增强体质。I₃. 遵医嘱输注悬浮红细胞并交代注意事项。I₄. 加强巡视，严密观察患者的病情变化，及时协助患者	血红蛋白94g/L，活动后心慌、胸闷症状有所缓解	2018-08-09 10:00
2018-07-27 09:00	P₄. 有感染的危险	与中性粒细胞减少、免疫功能下降有关	白细胞1.0×10⁹/L，中性粒细胞绝对值0.4×10⁹/L	住院期间体温维持正常，减少感染	I₁. 倾听患者主诉，配合医生做好症状管理，若出现肛门、口腔、皮肤等局部不适，及时通报。I₂. 遵医嘱做好个人的卫生清洁工作，多饮水，维持口腔、鼻腔湿润，预防黏膜损伤。I₃. 加强口腔护理，检测口腔pH，选择合适的漱口液，预防黏膜损伤。I₄. 重视情绪管理，予以认知行为治疗、治疗性沟通和肌肉放松疗法，帮助改善睡眠，从而改善代谢，减轻睡眠障碍、抑郁引起的内环境失衡。重视生活和心理干预，重视提高患者的自护能力，可帮助增强患者的免疫功能、改善心理状态，为治疗奠定理想的生理基础，减轻化疗带来的负面影响[2]。加强贫血、水电解质紊乱等合并症的管理，维持内环境稳定，对感染的预防有积极意义[3]	住院期间无明显感染。白细胞4.2×10⁹/L	2018-08-07 10:00
2018-08-04 10:00	P₅. 知识缺乏	与缺少造血干细胞移植方面知识有关	患者焦虑、紧张，情绪不稳定	了解、掌握相关知识	I₁. 与患者共同制订治疗计划。I₂. 讲解造血干细胞移植前后的大致过程，讲解中心静脉插管的有关知识和预防措施。I₃. 与患者共同讨论保护性隔离的问题，讲解保护性隔离的重要性、注意点和操作流程[4]。I₄. 与患者共同讨论隔离期间饮食改变的问题，告诉患者在此期间食用无菌食物的重要性和必要性	患者接受造血干细胞移植术。了解移植前后的大致过程和相关知识	2018-08-06 10:00

续表

日期	患者问题	相关因素	临床表现	护理目标	干预措施	效果评价	评价时间
2018-08-05 10:00	P₆. 预感性悲哀	与病情严重、难以治愈有关	患者焦虑、紧张,情绪不稳定	患者情绪稳定,对治疗、移植充满希望	I₁. 重视患者的不良情绪,帮助患者树立治疗的自信心,提升患者的治疗配合度[5-6]。鼓励患者表达自己的想法,消除其焦虑情绪。 I₂. 告知患者坚持按医嘱用药的重要性,并定期门诊复查。 I₃. 满足患者的合理需要,提供安静舒适的环境	患者情绪稳定,对移植充满信心,为下一阶段移植做积极准备	2018-08-09 10:00

（四）护理记录

2018-07-26 10:00

患者因月经量过多,1 天前出现头昏、乏力不适,卧床休息后好转。活动后心慌、气促,并且逐渐出现全身多处淤点、淤斑,遂来我院门诊。查血常规示:血红蛋白 62 g/L,血小板 6×10^9/L,白细胞 1.1×10^9/L,门诊拟以"全血细胞减少"收住我科。入院后,遵医嘱完善相关检查,嘱其绝对卧床休息,床上大小便,预防出血和感染,交代相关注意事项。

2018-07-26 13:00

患者自发性鼻出血,量少,测生命体征平稳,无头痛,无视力模糊,立即告知医生。遵医嘱予以肾上腺素棉球填塞,嘱其鼻根冷敷,绝对卧床休息,勿擅自取下棉球。

2018-07-26 14:00

患者鼻腔出血停止,棉球未见明显血渍。嘱其勿擅自取下棉球。

2018-07-27 10:00

患者鼻腔棉球自行脱落,无其他不适主诉。今日查血常规示:白细胞 1.0×10^9/L,中性粒细胞绝对值 0.4×10^9/L。遵医嘱予以粒细胞刺激因子 150 μg＋生理盐水 100 mL 静脉滴注。嘱其多卧床休息,注意个人卫生,预防感染。

2018-07-27 16:00

患者今日查血常规示:血红蛋白 62 g/L,遵医嘱予以悬浮红细胞 400 mL 输注,告知其输血注意事项,密切观察输血过程。

2018-07-27 20:00

输血结束,患者未诉不适。安静入睡。

2018-07-28 20:00

患者今日查血常规示:血小板 4×10^9/L。遵医嘱予以输注单采血小板 10 U,告知其输血注意事项,密切观察输血过程。

2018-07-28 21:00

输血结束,患者未诉不适。安静入睡。

2018-08-04 10：00

患者骨髓穿刺结果示：骨髓象增生减低，血小板减少，确证重型再生障碍性贫血。建议做造血干细胞移植，告知其移植前后的大致过程和注意事项。患者情绪较低落，向其介绍移植成功的病例，增加其信心。

2018-08-05 21：00

患者此次移植的供者系其女儿。母女二人情绪紧张，予以相关知识宣教，告知其注意事项，缓解其焦虑情绪。

2018-08-07 10：00

患者现情绪稳定，对移植前后大致过程、进入层流仓的必要性和重要性有所了解，知晓进仓后无菌饮食、保护性隔离的重要性和必要性。

2018-08-09 10：00

患者现一般情况尚可，无明显出血倾向，生命体征平稳，ADL 评分 16 分。现予以办理出院手续，为下一步移植做好准备。嘱其绝对卧床休息，预防出血。按时服药，我科定期随诊。

三、案例说明书

（一）教学目标

1.了解再生障碍性贫血的病因和发病机制。

2.熟悉再生障碍性贫血的定义和治疗要点。

3.掌握再生障碍性贫血的临床表现和护理措施。

（二）启发思考题

1.什么是再生障碍性贫血？分为哪几型？

2.再生障碍性贫血的临床表现是什么？

3.感染患者的护理措施有哪些？

4.贫血患者的护理措施有哪些？

5.血小板减少患者会有哪些部位的出血？最严重的是哪些？如何急救？

6.什么是造血干细胞移植？

7.再生障碍性贫血与急性白血病的区别是什么？

（三）分析思路

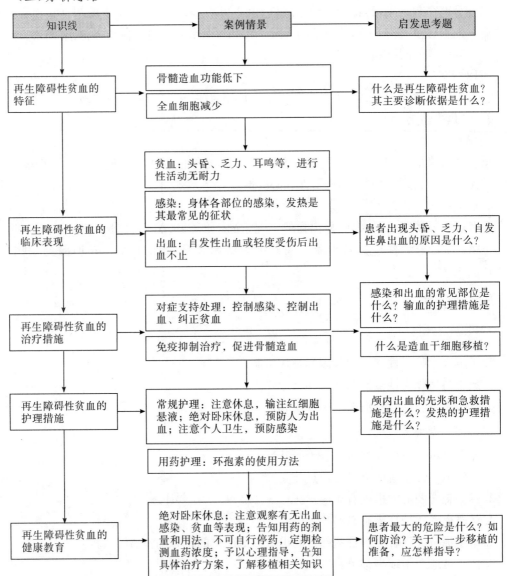

（四）理论依据及分析

1.什么是再生障碍性贫血？

再生障碍性贫血（简称再障）是一种可能由不同病因和机制引起的骨髓造血功能衰竭综合征。

2.再生障碍性贫血是如何分类的？

再生障碍性贫血的分类方法较多。根据病因再障可分为先天性（遗传性）再障和后天性（获得性）再障。获得性再障根据是否有明确诱因分为原发性再障和继发性再障，原发性再障即无明确诱因的再生障碍性贫血。根据患者的病情轻重、外周血象、骨髓象及预后，可分为重型再障和非重型再障。

3.诊断再生障碍性贫血有哪些依据？

(1)血象：重型再障呈重度全血细胞减少，重度正细胞正色素性贫血，网织红细胞百分比多在 0.5% 以下，且绝对值 $<15\times10^9/L$。白细胞计数多 $<2\times10^9/L$，中性粒细胞绝对值 $<0.5\times10^9/L$，淋巴细胞比例明显增高；血小板计数 $<20\times10^9/L$。非重型再障也呈全血细胞减少，但达不到重型再障的程度。

(2)骨髓象：是确诊再障的主要依据。重型再障的多部位骨髓增生重度减低，粒系细胞、红系细胞和巨核细胞明显减少且形态大致正常，淋巴细胞和非造血细胞比例明显增高，骨髓小粒皆空虚。非重型再障的多部位骨髓增生减低，可见较多脂肪滴，粒系细胞、红系细胞和巨核细胞减少，淋巴细胞及网状细胞、浆细胞比例增高，多数骨髓小粒空虚。骨髓活检示造血组织均匀减少，脂肪组织增加。

4.再生障碍性贫血的治疗要点有哪些？

(1)支持治疗：①保护措施。②对症治疗：控制感染、控制出血、纠正贫血和保肝治疗。

(2)针对不同发病机制的治疗：①免疫抑制治疗：使用抗胸腺细胞球蛋白和环孢素。②促进骨髓造血：采取雄激素、造血生长因子和造血干细胞移植。

5.再生障碍性贫血的临床表现是什么？

主要表现为骨髓造血功能低下，全血细胞减少和进行性贫血、出血、感染等。

6.感染患者的护理措施有哪些？

(1)饮食：进高热量、高蛋白食物，全面补充营养；注意饮食卫生。

(2)活动：卧床休息。

(3)环境：定时通风消毒；提供单人房间，限制陪住和探视人员；白细胞 $<1\times10^9/L$，中性粒细胞绝对值 $<0.5\times10^9/L$ 时，进行保护性隔离。

(4)皮肤护理：为高热患者及时擦洗，随时更换汗湿的衣物；预防压疮；女性患者进行会阴部清洁。

(5)口腔护理：勤用漱口液漱口，每次含漱 30 s。

(6)鼻腔护理：可用抗生素软膏涂抹；忌用手挖鼻腔。

(7)肛周皮肤护理：睡前、便后用 1:5000 高锰酸钾溶液坐浴，每次 15 min 以上；便后清洗肛周皮肤；发现肛周脓肿或感染时，及时通知医生并处理。

(8)用药护理：遵医嘱应用抗生素并观察。

(9)发热护理：①卧床休息，必要时吸氧。维持室温在 20～24 ℃，湿度在 55%～60%，经常通风。宜穿透气、棉质衣服，若出现寒战，应予以保暖。②鼓励患者进食高热量、高维生素、营养丰富的半流质食物或软食。指导患者摄取足够的水分，每日 2000 mL 以上，必要时遵医嘱静脉补液。若为重症贫血和慢性心衰患者，则需限制液体摄入量并严格控制补液速度。③高热者可先给予物理降温，伴出血者禁用酒精擦浴。必要时遵医嘱给予药物降温。④降温过程中，密切监测体温与脉搏的变化，及时更换衣物，并观察降温后的反应。⑤注意观察主要感染灶的症状、体征及其变化情况。⑥协助医生做好各种检验标本的采集和送检工作。⑦遵医嘱正确配制和输注抗生素等，注意观察其疗效与不良反应。

7.贫血患者的护理措施有哪些？

(1)休息与运动：指导患者合理休息与活动，以减少机体的耗氧量。根据贫血的程度、发生发展的速度和基础疾病等,与患者一起制订休息与活动计划。

(2)吸氧:严重贫血患者应予以常规氧气吸入,以改善组织缺氧症状。

(3)饮食护理:给予高蛋白、高维生素、易消化食物,加强营养,改善患者的全身状况。

(4)输血或成分输血的护理。①输注前必须认真做好查对工作。②输血时应注意控制输注速度,严重贫血者的输注速度应低于每小时 1 mL/kg,以防止心脏负荷过重而诱发心力衰竭。③加强监测,及时发现和处理输血反应。

8.血小板减少患者常见的出血部位有哪些? 最严重的出血部位是什么? 有何先兆? 如何急救?

(1)出血部位可遍及全身,以皮肤、牙龈和鼻腔出血最为多见。此外,还可发生关节腔、肌肉和眼底出血。内脏出血多为重症,可表现为呕血、便血、血尿及女性月经过多等,严重者可发生颅内出血而导致死亡。

(2)最严重的出血为颅内出血。先兆:若突然出现头痛、视力模糊、喷射性呕吐甚至昏迷、双侧瞳孔大小不等征象,考虑颅内出血,及时通知医生,做好急救配合工作。急救措施:①立即去枕平卧,头偏向一侧。②保持呼吸道通畅。③吸氧。④迅速建立两条静脉通道,按医嘱快速静滴或静注 20％甘露醇、50％葡萄糖溶液、地塞米松、呋塞米等,以降低颅内压,同时进行输血或成分输血。⑤头置冰袋。⑥注意观察并记录患者的生命体征、意识状态、瞳孔和尿量的变化。

9.什么是造血干细胞移植?

造血干细胞移植是指患者先接受超大剂量放疗或化疗(通常是致死剂量的放化疗),有时联合其他免疫抑制药物,以清除体内的肿瘤细胞、异常克隆细胞,然后再回输采自自身或他人的造血干细胞,重建正常造血和免疫功能的一种治疗手段。

(五)案例总结

再生障碍性贫血是一种可能由不同病因和机制引起的骨髓造血功能衰竭综合征。主要表现为骨髓造血功能低下,全血细胞减少和进行性贫血、出血、感染等。本案例患者因“头昏、乏力 1 天”而入院,入院后完善相关检查,确诊为重型再生障碍性贫血。针对患者住院过程中存在的护理问题,采取相关的护理措施。

(1)症状:①血小板减少。患者入院时血小板为 $6×10^9$/L,出现自发性鼻出血。临床上血小板$<20×10^9$/L,就会出现自发性出血,严重者可发生颅内出血而导致死亡。所以在护理上,嘱其绝对卧床休息,床上大小便,保持大便通畅。②红细胞减少。患者入院时主诉头昏、乏力,白细胞 $1.89×10^{12}$/L,血红蛋白 62 g/L,遵医嘱予以输注红细胞悬液共 1000 mL。应注意输血的并发症。③白细胞减少。患者入院时白细胞为 $1.1×10^9$/L,在住院期间加强个人防护,虽未见明显感染症状,但仍不可忽视。

(2)心理方面:因再生障碍性贫血临床表现为全血细胞减少,骨髓造血功能低下,在症状方面表现得比较严重,患者有紧张情绪。在得知此病最佳治疗方案为造血干细胞移植后,由于担心经济费用、供者及预后等问题,患者出现低落、悲哀甚至轻生念头。此时,护理人员一定要重视心理护理,了解患者和家属所需,做好指导和讲解。

在对该案例的循证护理中,我们发现,临床实践中对于鼻出血,一般使用肾上腺素棉球填塞,严重者使用后鼻腔填塞。有文献报道:对于鼻出血,应在鼻内镜下使用止血纱布、明胶海绵和膨胀海绵等微创材料进行鼻腔微填塞,压迫止血的效果显著,且对鼻腔黏膜的刺激较小,无复发。但对未明确出血部位的患者,盲目、机械性地进行鼻腔填塞不仅达不到止血效果,还易损伤鼻腔黏膜,导致新的出血,使原发出血位置的识别更困难[7-8]。激光治疗是止血的新技术。激光止血治疗的原理是利用光波被血红蛋白吸收后产生的光热反应,凝固血液、破坏血管壁,使局部血栓形成,最后吸收消退。研究发现,在鼻内镜下探查鼻腔,找到出血点后使用半导体激光止血,具有效果可靠、方法简单、患者痛苦小等优点[9]。

(六)课后思考题

1. 再生障碍性贫血与急性白血病有何区别?

2. 造血干细胞移植的术前准备有哪些?

参 考 文 献

[1]孟维维. 23 例白血病颅内出血的临床观察和护理体会[J]. 中外医疗,2010,29(6):142.

[2]王妮. 白血病化疗患者的护理[J]. 中国现代药物应用,2015,9(5):180-181.

[3]周元,顾则娟,蒋秀美,等. 急性白血病患者标准护理方案的构建[J]. 中华护理杂志,2016,51(3):261-266.

[4]姚斌莲. 造血干细胞移植患者亲属焦虑和抑郁倾向的调查及护理干预[J]. 护理与康复,2009,8(9):739-740.

[5]王永侠. 小细胞肺癌患者 EP 方案化疗后骨髓抑制的整体护理体会[J]. 吉林医学,2014,35(7):1513-1514.

[6]王瑞莲. 整体与局部重点护理对白血病患者化疗期感染防护的实效性评价[J]. 吉林医学,2016,37(7):1799-1800.

[7]章程,张国明,童玫玫,等. 鼻内镜微创手术治疗筛前动脉破裂致难治性鼻出血八例[J]. 中华危重症医学杂志,2015,8(1):45-46.

[8]李军,吴彦桥,邱斌,等. 隐蔽性鼻出血常见出血部位及鼻内镜治疗策略[J]. 临床误诊误治,2014,27(1):79-81.

[9]谢佳,颜永毅,于峰. 鼻内镜下半导体激光治疗难治性鼻出血效果分析[J],临床合理用药,2012,5(8B):36-37.

第六章　内分泌系统疾病患者的护理

第一节　甲亢性心脏病患者的护理

一、案例信息

【摘要】　通过对一例甲亢性心脏病患者的相关问题进行分析,了解甲亢性心脏病的治疗效果,阐述甲亢性心脏病的发病机制、临床表现和治疗方法。面对这样的患者,我们在临床中如何配合医生处理,如何做好甲亢性心脏病患者的护理,如何引导学生思考:怎样全面评估患者并采取相应的护理措施,最大程度地减少并发症,提高生活质量,是本文阐述的重点。

【关键词】　甲亢性心脏病;抗甲状腺药物治疗;心律失常;循证护理

二、案例正文

（一）基本信息

阮＊＊,女性,80岁,已婚。入院时间为 2018 年 4 月 16 日 11:52,病史采集时间为 2018 年 4 月 16 日 12:20。

（二）护理评估

【健康史】

1.主诉　心慌、胸闷伴双下肢乏力1周。

2.现病史　患者于1周前在活动后出现心慌、胸闷伴双下肢乏力,无胸痛及夜间阵发性呼吸困难,无跌倒,无恶心、呕吐,短时间站立即出现双下肢发抖。在当地测血压231/114 mmHg,建议到南陵县某医院治疗,2018 年 4 月 13 日南陵县某医院查甲状腺功能示:FT3:7.060 pmol/L,FT4:29.0 pmol/L,TSH 0.001 μIU/mL。头颅 CT 示:两侧基底节区腔隙性脑梗死;脑萎缩。心电图示:窦性心动过速(106 次/分)。该医院建议到上级医院内分泌科进一步治疗。今患者为求进一步诊治来我院,拟以"甲亢、甲亢心"收住入院。病程中时有头昏,无头痛,无畏寒、发热,负重后感恶心,心慌、胸闷加重,无腹痛、腹泻,饮食、睡眠一般,二便一般,近期体重较前明显减轻。

3.日常生活形态

(1)饮食:每日三餐,早餐一般为面条和馒头,午餐、晚餐主食100 g左右,以米饭为主,辅以蔬菜和肉蛋等,口味清淡。饮水量每日约1600 mL,以白开水为主。发病以来体型明显消瘦。

（2）睡眠：平时睡眠规律，一般晚9点左右入睡，早6点起床，中午无午睡习惯，睡眠质量尚可。发病以来睡眠一般，较前无明显改变。

（3）排泄：小便每日白天6～7次，夜间1～2次，小便色清，淡黄色，无泡沫，尿量每日约2200 mL。平时大便每日1次，为成形软便。发病以来，大小便无异常。

（4）自理及活动能力：平时日常生活完全可以自理，做一些简单的家务，一般早起后洗脸刷牙，吃早饭，饭后散步，晚餐后散步半小时。发病以来，日常生活尚可以自理，但患者年老体弱，常自觉心慌，一般在家中休息。

4.既往史　既往血压未监测，1周前测血压231/114 mmHg；2018年4月12日测血压215/95 mmHg。否认结核、菌痢、伤寒等传染病史，无药物、食物过敏史，预防接种按时完成。

5.个人史　生于南陵县，无疫区、疫情、疫水接触史，无矿区、矿山、高氟区、低碘区居住史，无化学性物质、放射性物质、有毒物质接触史，无吸毒史。23岁结婚，育有二女一子，均体健。

6.家族史　家族中否认遗传性疾病及类似病史。

7.心理状况

（1）情绪状态：担心自己生病会拖累子女的工作，有些焦急。

（2）对所患疾病的认识：一直觉得身体很好，很少看病，感到不适时一般自己忍耐，不麻烦家人，直到症状加重才去医院就诊。此次生病后，才认识到疾病的严重性，但是对于甲亢、甲亢性心脏病的表现、病因、诱因和治疗等并不了解。希望医护人员在上述方面可以给予更详细、具体的指导，并表示会积极配合医生的治疗，尽早好转出院。

（3）重大应激事件及应对情况：近期未遇到重大应激事件。

8.社会状况

（1）社会支持系统：夫妻之间关系融洽，现与长子生活在一起，家人和睦。发病以来，家人对其病情较为关注，对患者给予足够的关心和照顾。此次入院子女一起陪同前来，家里的事务已经全部安排好，患者可以安心治病。患者平时在家里参加部分家务劳动，照顾家人的饮食起居，大多数时间是和家人度过的。

（2）居住与工作环境：现与长子一家五口居住在自己家盖的房子里，周围都是农田，一直以务农为主，年纪大了以后在家做一些简单的家务。

（3）经济状况及付费方式：夫妻二人一直务农，没有稳定的收入，儿子和女儿的家庭经济情况一般，患者已参加新农合，支付医疗费用方面一般。

【体格检查】

T 36.8 ℃，P 104次/分，R 20次/分，BP 170/90 mmHg。发育正常，营养良好，扶入病房，平卧体位，表情自然，言语流利，神志清楚，查体合作，步态正常。颈软，无抵抗感，甲状腺未触及肿大，质地中等，无压痛，未触及明显震颤，未闻及明显血管杂音。胸廓正常，无畸形。双肺叩诊呈清音。双肺呼吸音清，未闻及干湿啰音。心前区无隆起，心前区无异常搏动。叩诊：心界正常。听诊：心率104次/分，律齐，心音有力，P2＞A2。各瓣膜听诊区未闻及病理性杂音，未闻及心包摩擦音。周围血管征阴性。无杵状指（趾），双下肢无明显水肿。

【辅助检查】

检查项目:血常规;心肌酶谱＋脂肪酶＋血淀粉酶＋急诊八项;肌钙蛋白;肝功能＋肾功能＋空腹血糖＋电解质＋血脂;BNP;甲状腺功能。

(三)护理计划

日期	患者问题	相关因素	临床表现	护理目标	干预措施	效果评价	评价时间
2018-04-16 11:52	P1. 心律失常:房性早搏	与甲亢引起的心功能下降有关	患者主诉心慌、胸闷。心电图示:窦性心动过速(106次/分)	入院后24 h内主诉心慌、胸闷症状减轻至消失	I1. 进行病情观察,评估心慌、胸闷的程度和持续时间,给予心电监护,监测生命体征。I2. 遵医嘱予以控制心室率等对症治疗,完善相关检查[1]。I3. 嘱患者注意休息,保持心情舒畅,给予心理护理,缓解焦虑不安的情绪。I4. 给予低流量鼻导管吸氧	患者心慌、胸闷症状较前好转	2018-04-17 09:00
2018-04-16 11:52	P2. 活动无耐力	与蛋白质分解增加、甲状腺毒症性心脏病、肌无力等有关	患者于1周前在无明显诱因下出现心慌、胸闷伴双下肢乏力	患者入院后乏力症状较前好转	I1. 卧床休息,保持情绪稳定。I2. 避免饱餐,注意保暖。I3. 给予低流量氧气吸入。I4. 遵医嘱使用减慢心室率等药物治疗。可减慢心率,降低心肌收缩力,减轻左室流出道梗阻[2]	主诉心慌、胸闷、头晕感明显减轻	2018-04-17 09:00
2018-04-16 11:52	P3. 营养失调:低于机体需要量	与代谢率增高导致代谢需求大于摄入量有关	患者体型消瘦,体重44 kg	入院后患者体重较前增加	I1. 体重监测:定期监测患者体重,根据患者体重变化情况调整饮食计划。I2. 饮食护理:给予高热量、高蛋白、高维生素、低纤维素、无碘、矿物质丰富的饮食;忌食海带、紫菜等海产品。I3. 用药护理:指导患者正确用药,不可自行减量或停药;定期检查患者血象[3]	患者体重较住院之前增加1 kg	2018-04-18 09:00
2018-04-17 09:00	P4. 焦虑	与担心疾病治疗效果及预后有关	患者精神焦躁,情绪不稳,忧心忡忡	患者能正确认识疾病的病程及转归。患者了解疾病的相关自我管理知识。使患者树立配合治疗的信心	I1. 与患者建立良好的护患关系。I2. 避免激惹患者,多沟通并耐心答疑。I3. 鼓励患者适当发泄情绪。I4. 向患者介绍疾病的发展过程及预后知识,取得配合。I5. 给予患者人文关爱,从患者的角度出发询问其自觉症状与感受,在家属的配合下给予语言或非语言的安慰[4]。采用以人文关怀为基础的护理理念,倾听患者的诉说,疏导患者的担忧情绪,充分考虑患者的想法,使患者得到舒适愉悦的身心感受,以积极的态度高质量地配合医护人员的治疗和护理,可促进患者康复,改善患者的心理感受	患者能够正确认识疾病的病程及转归。患者对疾病的相关自我管理知识有所了解。患者配合治疗的信心较前增强	2018-04-19 15:00

续表

日期	患者问题	相关因素	临床表现	护理目标	干预措施	效果评价	评价时间
2018-04-17 09:00	P_5.潜在并发症:甲状腺危象	与某些使甲状腺毒症恶化的因素、细胞因子的释放和免疫功能紊乱有关	食欲减退、心率增快等	患者和家属能充分理解疾病的并发症。降低并发症的发生率	I_1.避免诱因:指导患者进行自我心理调整,避免感染、严重精神刺激等诱发因素[5]。I_2.病情监测:密切观察生命体征和神志变化	患者无相关并发症发生	2018-04-20 09:00

（四）护理记录

2018-04-16 11:52

患者于1周前在活动后出现心慌、胸闷伴双下肢乏力,无胸痛及夜间阵发性呼吸困难。2018年4月13日南陵县某医院查甲状腺功能示:FT3:7.060 pmol/L,FT4:29.0 pmol/L,TSH:0.001 μIU/mL。诊断为"甲亢、甲亢性心脏病"。患者入院后给予全面综合评估,跌倒风险评分为3分,跌倒风险评价属中度风险,营养状况评估为消瘦。入院后讲解疾病相关知识和住院期间注意事项,给予饮食指导,强调卧床休息的重要性,反复告知预防跌倒和坠床的注意事项,嘱其家属24 h加强陪护。

2018-04-17 10:42

患者心慌、胸闷的症状较前稍好转。查促甲状腺激素受体抗体＋甲状腺功能示:超敏促甲状腺激素0.007 mIU/L,游离三碘甲状腺原氨酸11.29 pmol/L,甲状腺球蛋白抗体＜15.0 U/mL,甲状腺过氧化物酶抗体183.60 U/mL,游离甲状腺素29.31 pmol/L。遵医嘱继续予以控制心室率等对症治疗,给予心电监护、氧气吸入,每小时监测一次生命体征,密切观察病情变化。嘱患者卧床休息,保持心情舒畅。

2018-04-18 11:23

患者仍病重,进食尚可,无明显心慌。再次给予饮食指导,嘱其避免食用含碘丰富和辛辣刺激性食物。

2018-04-20 09:37

患者现无特殊不适,病情已稳定,遵医嘱办理出院手续,给予出院指导。嘱患者出院后避免食用含碘丰富和辛辣刺激性食物,加强营养,注意休息,避免劳累和受凉,若有烦躁不安、心慌、腹泻等不适,及时就诊。

三、案例说明书

（一）教学目标

1.了解甲亢的概念和发病机制。

2.熟悉甲亢性心脏病的病因和诊治要点。

3.掌握甲亢性心脏病的常用护理诊断和措施。

(二)启发思考题

1.什么是甲亢？甲亢的病因是什么？

2.甲亢性心脏病的诱因有哪些？

3.如何诊断甲亢性心脏病？其临床表现有哪些？

4.甲亢性心脏病患者的常见护理诊断和措施是什么？

(三)分析思路

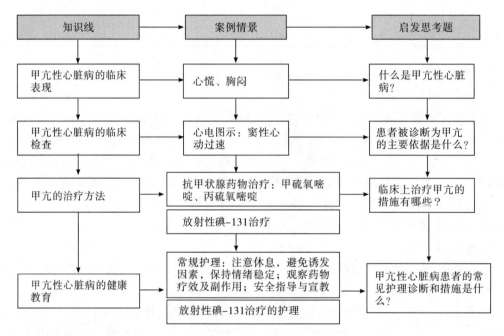

(四)理论依据及分析

1.什么是甲亢？

甲状腺功能亢进症简称甲亢,是指由多种病因导致甲状腺腺体本身产生甲状腺激素过多而引起的甲状腺毒症。甲状腺毒症是指组织暴露于过量甲状腺激素条件下发生的一组临床综合征。根据甲状腺的功能状态,甲状腺毒症可分为甲状腺功能亢进类型和非甲状腺功能亢进类型。各种病因所致的甲亢中,以 Graves 病最多见。

2.患者被诊断为甲亢的主要依据是什么？

主要依据:患者于1周前无明显诱因下出现心慌、胸闷伴双下肢乏力,短时间站立即出现双下肢发抖。在当地测血压 231/114 mmHg,甲状腺功能示 FT3:7.060 pmol/L,FT4:29.0 pmol/L,TSH:0.001 μIU/mL。头颅 CT 示:两侧基底节区腔隙性脑梗死;脑萎缩。心电图示:窦性心动过速(106 次/分)。

3.临床上治疗甲亢的措施有哪些？

(1)抗甲状腺药物治疗。①适应证:a.病情轻度和中度患者;b.甲状腺轻度至中度肿大者;c. 年龄在 20 岁以下或孕妇、高龄或患其他严重疾病而不宜手术者;d. 手术前或放射性碘-131 治疗前的准备;e. 手术后复发而不宜采取放射性碘-131 治疗者。②常用药物:常用的抗甲状腺药物分为硫脲类和咪唑类两类。硫脲类有甲硫氧嘧啶和丙硫氧嘧啶;咪唑类有甲巯咪唑和卡比马唑,比较常用的是丙硫氧嘧啶和甲巯咪唑。其作用机制是抑制甲状腺过氧化物酶,抑制碘离子转化为新生态碘或活性碘,从而抑制甲状腺激素的合成。丙硫氧嘧啶还有阻滞 T4 转变为 T3 以及改善免疫监护功能的作用,故作为严重病例或甲状腺危象患者的首选用药。③剂量与疗程:(以丙硫氧嘧啶为例,如用甲巯咪唑,则剂量为丙硫氧嘧啶的1/10)长期治疗分为初治期、减量期和维持期。a. 初治期:丙硫氧嘧啶 300~450 mg/d,分2~3次口服,一般持续 6~8 周至症状缓解或血甲状腺激素恢复正常即可减量。b. 减量期:每2~4 周减量 1 次,每次减量 50~100 g,使用 3~4 个月至症状完全消失、体征明显好转再减至维持量。c. 维持期:50~100 mg/d,维持 1.5~2 年。必要时还可在停药前将维持量减半。疗程中除非有较严重反应,一般不宜中断,并定期随访疗效。

(2)放射性碘-131 治疗:碘-131 被甲状腺摄取后释放 β 射线,破坏甲状腺组织细胞。

(3)手术治疗。

4. 甲亢性心脏病患者的常见护理诊断和措施是什么?

(1)甲亢性心脏病患者的常见护理诊断包括心律失常、活动无耐力、营养失调、知识缺乏、焦虑等,潜在并发症是心力衰竭和甲状腺危象。

(2)甲亢性心脏病患者的护理措施。①常规护理:注意休息,避免诱发因素,保持情绪稳定;观察药物疗效及副作用;安全指导与宣教。②放射性碘-131 治疗的护理。

(五)案例总结

本案例患者为一名老年女性,本次发病以"甲亢性心脏病"为单一临床表现,来本院就诊,拟以"甲亢、甲亢性心脏病"收住入院。因患者年迈、生活部分自理,营养状况良好,除甲亢性心脏病外无其他不适主诉,易沟通,所以在护理方面没有太大的困难,主要是做好病情的观察和心理护理。在日常护理中,加强与患者及家属的沟通,对患者进行高热量、高维生素、无碘、易消化的饮食宣教,嘱患者多卧床休息,减少不必要的交谈和活动,向患者分析此次发生甲亢性心脏病的原因;向患者介绍用药的作用及不良反应;对患者进行心理护理,避免紧张、焦虑情绪影响疾病的恢复。治疗上遵医嘱予以丙硫氧嘧啶控制甲亢,联合普萘洛尔减慢心室率治疗,严密监测生命体征变化。在整个诊疗过程中,因反复心悸,患者存在紧张、焦虑情绪,对治疗没有信心。通过与患者的沟通,正确进行健康宣教后,患者的不良情绪明显改善,能积极配合治疗,经过治疗与护理,患者康复出院。

通过本案例我们总结经验,在临床实践中遇到类似的患者,该从哪些方面处理呢?

首先,在整个住院诊疗过程中,要注重与患者沟通,学会站在患者的角度思考问题。在本案例中,患者主诉"心慌、胸闷伴双下肢乏力 1 周",入院后遵医嘱给予抗甲亢、控制心室率等对症治疗,并完善相关检查,帮助疾病诊断。在患者住院期间,通过沟通了解到患者存在的问题有:①患者不知道甲亢性心脏病的病因。②患者未重视日常工作、生活的环境。③患者不能重视甲亢性心脏病对生命影响的重要性。④患者担心疾病的预后,害怕是重症疾病。⑤反复发生的心悸使患者情绪焦虑,觉得治疗无效,患者内心希望能尽快控制症状,找出病因,能有针对性的病因治疗。⑥患者希望医生或护士能主动告诉自己疾病的诊疗过程。⑦患者希望有人能告诉自己疾病的相关知识。⑧患者希望得到医生和护士的关心,希望他们能耐心地倾听自己的主诉。

其次,作为责任护士,针对患者的甲亢性心脏病症状,要做好病情的观察,密切观察患者神志、生命体征的变化,做好护理记录。准备甲亢性心脏病的急救措施,掌握急救流程,能及时、有效地配合医生的抢救。与此同时,我们应从患者的病情和心理状态出发,用理解、同情、共情等方法,将个性化的整体护理贯穿在整个住院过程中。针对患者存在的问题,主要的护理措施是做好健康宣教:①患者入院当天,在采取低血糖紧急急救措施使患者脱离危险后,注重患者此次发生甲亢性心脏病的病因,让患者了解更多的甲亢性心脏病的相关知识。②主动向患者介绍责任护士和床位医生,让患者有问题时能第一时间找对人,及时帮助患者解决问题,增加患者的安全感。③与医生沟通,了解患者的治疗方案,告知患者疾病的诊疗过程、相关检查的意义,取得患者的配合。④鼓励患者主动参与诊疗活动,让患者了解疾病知识,与家属共同做好对患者的鼓励和安慰,增强治疗疾病的信心,保持情绪稳定。⑤告知患者药物的作用及可能出现的不良反应,药物治疗为循序渐进的过程,可与患者分享同病例的治疗情况,增加患者对治疗的信心。⑥加强病房的巡视工作,多问候患者,以表示关心,同时从与患者的交谈中发现其不良情绪,做好心理护理。

本案例患者以"甲亢性心脏病"为单一临床表现,其他表现较强烈的即为心理焦虑状态。在护理过程中要学会找出患者的焦虑因素,学习沟通技巧,学习新的心理护理方法,如聚焦模式、医护患一体化模式等。

(六)课后思考题

本案例中只提出了甲亢性心脏病的一些主要的护理诊断和护理措施,那么还有其他哪些护理诊断和护理措施呢? 如何减少并发症的发生?

参 考 文 献

[1]庞旸,程宽,徐烨,等. 右心室流出道起源的室性心律失常消融靶点电生理特性分析及其判断标准的回顾性研究[J]. 中华心律失常学杂志,2018,22(6):466—471.

[2]中华医学会心血管病学分会中国成人肥厚型心肌病诊断与治疗指南编写组,中华心血管病杂志编辑委员会. 中国成人肥厚型心肌病诊断与治疗指南[J]. 中华心血管病杂志,2017,45(12):1015—1032.

[3]中国营养学会营养素补充剂使用科学共识工作组. 营养素补充剂使用科学共识[J]. 营养学报,2018,40(6):521—525.

[4]孙建华. 围手术期人文关怀对心脏外科患者就医总体满意度的影响[J]. 护理实践与研究,2018,15(15):87—89.

[5]郑彩虹,郗光霞,高林琳,等. 甲状腺危象死亡相关危险因素分析[J]. 中国医学杂志,2019,21(7):1085—1087.

第二节　2型糖尿病并酮症酸中毒患者的护理

一、案例信息

【摘要】　通过对一例行胰岛素泵治疗的2型糖尿病并酮症酸中毒患者进行相关问题分析，了解胰岛素泵的治疗原理和效果，阐述2型糖尿病并酮症酸中毒的发病机制、临床表现和治疗方法。面对这样的患者，我们在临床中如何配合医生处理，如何做好2型糖尿病并酮症酸中毒胰岛素泵治疗的护理，如何引导学生思考：怎样全面评估患者并采取相应的护理措施，最大程度地减少患者治疗的并发症，提高生活质量，是本文阐述的重点。

【关键词】　2型糖尿病；酮症酸中毒；循证护理

二、案例正文

（一）基本信息

童＊＊，男性，28岁，已婚，工人，大专文化程度。入院时间为2018年10月13日08：13，病史采集时间为2018年10月13日09：20。

（二）护理评估

【健康史】

1. 主诉　血糖升高2年，呕吐7 h余。

2. 现病史　患者2年前无明显诱因下出现多饮、多尿、口渴，每日饮水2～3 L，有轻度体重下降，在当地医院就诊，查血糖升高，诊断为"2型糖尿病"后使用胰岛素治疗。降糖后私自停用胰岛素，血糖不监测。7 h余前患者无明显诱因下出现呕吐，呕吐物为咖啡色液体，至我院急诊科就诊，呕吐物隐血试验示：阴性。急诊拟以"2型糖尿病，呕吐待查"收住我科。病程中患者神志清楚，精神一般，食欲、睡眠一般，大小便正常。

3. 日常生活形态

（1）饮食：每日三餐，早餐一般为面条和馒头，午餐、晚餐主食100 g左右，以米饭为主，辅以蔬菜和肉蛋等，口味清淡。饮水量每日约2000 mL，以白开水为主。发病以来，身体明显消瘦。

（2）睡眠：平时睡眠不规律，经常熬夜，一般晚11点以后入睡，早9点以后起床，中午无午睡习惯，睡眠质量尚可。

（3）排泄：平时小便每日8～10次，夜间排尿1～2次，小便色清，无泡沫，无尿急、尿痛等异常，尿量每日约3000 mL。大便每日1～2次，为成形软便。

（4）自理及活动能力：平时日常生活完全可以自理，做一些简单的家务，一般早起后洗脸刷牙，吃早饭，晚饭后散步，步行约5000步。发病以来，日常生活可以自理。

4. 既往史　既往有糖尿病病史2年，否认高血压、冠心病病史。否认肝炎、结核等传染病史，否认手术、外伤、输血史，否认药物、食物过敏史，预防接种史不详。

5.个人史　生于芜湖市,无长期外地居住史,无疫区、疫情、疫水接触史,无矿区、矿山、高氟区、低碘区居住史。育有一子,体健。

6.家族史　家族中否认遗传性疾病及类似病史。

7.心理状况

(1)情绪状态:担心疾病会有遗传倾向,影响儿子健康及以后自己的生育。

(2)对所患疾病的认识:一直觉得自己身体很好,很少看病,感到不适时一般自己忍耐,不麻烦家人,直到症状加重后才去医院就诊。此次生病后,认识到疾病的严重性,但是对于"糖尿病、酮症酸中毒"的表现、病因、诱因和治疗等并不了解。希望医护人员在上述方面可以给予更详细、具体的指导,并表示会积极配合医生的治疗,尽早好转出院。

(3)重大应激事件及应对情况:近期无重大应激事件。

8.社会状况

(1)社会支持系统:与父母、姐妹之间关系融洽,家人和睦。发病以来,家人对其病情极为关注,对患者给予足够的关心和照顾。

(2)经济状况及付费方式:夫妻二人没有稳定的收入,经济收入一般,已参加新农合,支付医疗费用方面一般。

【体格检查】

T 36.7 ℃,P 127 次/分,R 23 次/分,BP 96/59 mmHg。发育正常,营养欠佳,用轮椅推入病室,平卧体位,神志清楚,查体合作。皮肤湿冷,脉搏细速,黏膜苍白,无皮疹。双肺叩诊呈清音。胸廓正常,无畸形。双肺呼吸音清,未闻及干湿啰音,未闻及胸膜摩擦音。心前区无隆起,心前区无异常搏动。各瓣膜听诊区未闻及病理性杂音,不可闻及额外心音,未闻及心包摩擦音。心率 127 次/分,律齐,周围血管征阴性。腹部平坦、柔软,全腹无压痛、反跳痛,无肌紧张。四肢活动无障碍,双下肢无明显水肿。

【辅助检查】

检查项目:肝肾功能;糖化血红蛋白;空腹 C 肽;尿常规;电解质。

(三)护理计划

日期	患者问题	相关因素	临床表现	护理目标	干预措施	效果评价	评价时间
2018-10-13 08:13	P₁. 体液不足	与失液、体液分布异常有关	患者入院时频繁呕吐,导致血压偏低;患者皮肤湿冷,脉搏细速,黏膜苍白	患者血压正常,无呕吐,皮肤温暖,黏膜正常	I₁.遵医嘱予以建立两组静脉通道,一组通道用于补液扩容,另一组通道用于小剂量胰岛素治疗糖尿病[1]。I₂.严密观察患者的呕吐和脱水情况。I₃.遵医嘱予以止吐、护胃治疗。I₄.对患者的出入量进行严格记录,对患者脱水的改善程度进行评定,对胰岛素输液速度和患者的意识情况是否存在异常进行重点观察。护理人员还需要对患者的酮体、血糖展开监测,对血糖浓度、血气指标、电解质平衡性等进行复查,确保患者的病症得到完全纠正[2-3]	患者血压正常,生命体征平稳,无呕吐现象	2018-10-15 11:00

续表

日期	患者问题	相关因素	临床表现	护理目标	干预措施	效果评价	评价时间
2018-10-13 08:13	P2. 血糖异常	与呕吐导致体内代谢异常有关	手指末梢血糖33.3 mmol/L	血糖控制在理想范围内	I1. 予以小剂量胰岛素静脉点滴降糖,每小时监测一次血糖变化,当血糖降至13.9 mmol/L后,改用极化液继续静脉点滴,使血糖控制在理想范围内[1]。 I2. 糖尿病酮症酸中毒呕吐阶段严格禁食,在住院阶段根据患者的年龄和病情为患者制订饮食计划,确保患者可摄入充足的蛋白质和维生素等营养物质,进一步增加患者的机体抵抗能力[4]。 I3. 遵医嘱予以止吐对症治疗	患者血糖控制稳定	2018-10-19 09:00
2018-10-13 08:13	P3. 电解质紊乱	与呕吐、体液不足有关	患者入院时频繁呕吐,导致体液不足	患者电解质正常,饮食正常	I1. 遵医嘱予以大剂量补液、扩容、纠酸[1]。 I2. 遵医嘱予以抽血检查电解质的变化,根据电解质的情况及时静脉补充电解质。 I3. 定时巡视患者,密切观察患者的神志和瞳孔大小,定时测体温、脉搏、呼吸和血压[5]。注意心肺情况,是否有频繁呃逆、腹部胀痛等并发急性上消化道出血的先兆,严格记录出入水量。 I4. 建立床边心电监护,及时观察患者的心率波形的变化	患者生化检测提示电解质恢复正常	2018-10-22 09:00
2018-10-13 16:00	P4. 焦虑	与担心疾病预后有关	主诉紧张,情绪不稳	增加对治疗的信心,保持情绪稳定	I1. 增加对疾病的认识:采用多种方法,指导患者和家属增加对疾病的认识,如床边讲解、大课堂教育、发放宣传资料等,让患者和家属了解糖尿病的病因、临床表现、诊断与治疗方法,提高患者对治疗的依从性,使之以乐观、积极的态度配合治疗[1]。 I2. 心理护理:主动和患者沟通,了解患者的心理状态,关心体贴患者,给予合适的心理疏导,耐心回答患者提出的问题,讲解疾病的特点、治疗的重要意义和预后,减轻其思想压力,消除不良情绪[6]。 I3. 鼓励家属予以经济和情感支持	患者能够正确认识疾病的病程和转归;对疾病相关的自我管理知识有所了解;对治疗的信心较前增强	2018-10-22 09:00

日期	患者问题	相关因素	临床表现	护理目标	干预措施	效果评价	评价时间
2018-10-13 16:00	P5. 潜在并发症：低血糖	在降血糖过程中因个体化差异可能会发生低血糖	出汗、饥饿、心慌、颤抖、面色苍白等症状	入院后血糖恢复正常	I1. 每小时监测一次血糖，根据血糖调节胰岛素和极化液的滴速[7]。对危重低血糖患者每1~2 h监测一次血糖变化。I2. 严密观察神志、生命体征等病情变化。I3. 规律监测血糖，及时了解病情[8]，遵医嘱予以完善相关检查。I4. 告知低血糖的反应、表现和处理措施。如有不适，随时监测血糖变化[9]	患者血糖控制平稳，没有发生低血糖	2018-10-22 11:00
2018-10-14 09:00	P6. 知识缺乏	与缺乏疾病相关的预防保健知识有关	对出院后疾病相关预防保健知识不了解	加强健康教育，提高患者对疾病预防保健知识的知晓率	I1. 在护理过程中给予相应的指导，帮助患者养成良好的生活和饮食习惯，提高患者的身体素质[10-11]。I2. 进行运动宣教，选择恰当的运动方式，适量运动。I3. 向患者详细讲解口服降糖药和胰岛素的名称、剂量、给药时间和方法，教会其观察药物的疗效和不良反应。教会患者或家属掌握正确注射胰岛素的方法。I4. 指导患者学习和掌握监测血糖、血压、体重指数的方法，了解糖尿病的控制目标，终生随访	患者理解并掌握出院后的预防保健知识	2018-10-22 14:00

（四）护理记录

2018-10-13 08:13

患者因"血糖升高2年，呕吐7 h余"而入院，生化检测示空腹血糖15.64 mmol/L，二氧化碳结合力9.6 mmol/L，诊断为"2型糖尿病并酮症酸中毒"。用轮椅推入病房，入院后给予全面综合护理评估，立即开通两组静脉通道，一组用于补液扩容，另一组用于小剂量胰岛素治疗糖尿病。予以吸氧（3 L/min），头偏向一侧，保持呼吸道通畅；使用心电监护仪严密观察患者的呼吸频率、节律的变化，监测血氧饱和度，做好护理记录。严密观察患者的呕吐和脱水情况，遵医嘱予以止吐、护胃治疗。对患者的出入量进行严格记录，根据血糖情况对胰岛素输液速度进行调节，讲解住院期间注意事项，强调卧床休息的重要性，以防跌倒和坠床的发生。

2018-10-13 13:34

接危急值报告，2018年10月13日13:18本院血脂＋电解质＋肾功能（住院）＋肝功能＋空腹血糖示：二氧化碳结合力9.6 mmol/L。遵医嘱予以补液、补碱、急查尿常规，患者的呕吐症状明显好转，鼓励患者多饮水，如果饮水不出现呕吐现象，可以从流质饮食开始进食。与患者进行沟通，了解患者的心理状况，给予心理护理。

2018-10-13 21:30

患者测手指末梢血糖为14.2 mmol/L，通知医生，遵医嘱予以停用胰岛素组液体，改为极化液（40滴/分），根据血糖情况调整胰岛素用量。患者的一般情况比以前明显好转，无呕吐现象,继续观察患者的血糖和生命体征变化。

2018-10-14 16:00

患者仍有口干现象,其余无明显不适,能正常进食,监测血糖在 12.8～17.6 mmol/L 之间,血糖均高于正常。目前已遵医嘱予以胰岛素泵、二甲双胍降糖处理,定期监测血糖变化,告知患者低血糖的症状,如果有低血糖现象,及时监测血糖,进食含糖食物。

2018-10-17 16:00

今日监测血糖在 10.6～15.4 mmol/L 之间,患者生命体征基本平稳,对患者进行糖尿病相关知识宣教,并告知患者和家属可以参与科室举办的糖尿病大课堂教育。

2018-10-19 09:58

患者食欲尚可,无恶心、呕吐,胰岛素泵使用后血糖较前控制稳定。今日遵医嘱予以停用胰岛素泵治疗,改用门冬胰岛素、地特胰岛素降糖治疗。指导患者正确注射胰岛素的方法,告知患者胰岛素注射的注意事项,使用胰岛素降糖时不能随意停用,一定要定期门诊随访,根据血糖情况进行调整。

2018-10-22 11:17

患者现无特殊不适,血糖控制达标,病情已稳定,遵医嘱予以办理出院手续。给予患者饮食和运动个性化指导,戒烟限酒,告知患者出院后监测血糖的方法,出院后口服的降糖药物定时服用。告知患者如果出现饥饿感明显、心慌、疲乏、头晕、大汗、面色苍白等,一定要怀疑低血糖发生。有条件者监测血糖,没有条件者立即进食含糖食物 15～20 g,15 min 监测一次血糖,症状没有缓解者要到医院就诊。

三、案例说明书

(一)教学目标

1. 了解糖尿病酮症酸中毒的辅助检查和诊治要点。
2. 熟悉糖尿病酮症酸中毒的发病机理和诱因。
3. 掌握糖尿病酮症酸中毒的临床表现、急救措施和护理措施。

(二)启发思考题

1. 什么是糖尿病酮症酸中毒?
2. 糖尿病酮症酸中毒的诱因有哪些?
3. 糖尿病酮症酸中毒的临床表现有哪些?
4. 糖尿病酮症酸中毒的急救措施有哪些?

（三）分析思路

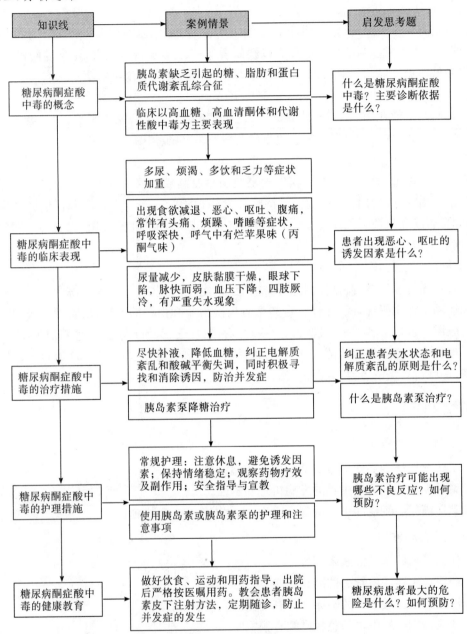

（四）理论依据及分析

1. 什么是糖尿病酮症酸中毒？

糖尿病代谢紊乱加重时脂肪动员和分解加速，脂肪酸在肝脏经 β 氧化产生大量乙酰乙酸、β 羟丁酸和丙酮，三者统称为酮体。血清酮体积聚超过肝外组织的氧化能力时，血酮体升高，称为酮血症，尿酮体排出增多，称为酮尿，临床上统称为酮症。乙酰乙酸和 β 羟丁酸均为较强的有机酸，大量消耗体内备碱，若代谢紊乱进一步加剧，血酮体继续升高，超过机体的处理能力，便发生代谢性酸中毒，称为糖尿病酮症酸中毒。

2. 患者被诊断为糖尿病酮症酸中毒的依据有哪些?

诊断依据:对昏迷、酸中毒、失水、休克的患者,均应考虑糖尿病酮症酸中毒的可能性,尤其对原因不明的意识障碍、呼气有血糖和尿酮味、血压低而尿量仍多者,应及时做有关化验,以争取及早诊断,及时治疗。诊断糖尿病酮症酸中毒需符合以下 3 个条件:高血糖,血糖>13.9 mmol/L;酮体生成;酸中毒(pH<7.3)。糖尿病酮症酸中毒分为轻度、中度和重度。仅有酮症而无酸中毒,称为糖尿病酮症;轻度和中度除酮症外,还有轻度至中度酸中毒;重度是指酸中毒伴意识障碍(糖尿病酮症酸中毒昏迷),或虽无意识障碍,但血清 HCO_3^- 低于 10 mmol/L。糖尿病酮症酸中毒的诊断标准见下表。

糖尿病酮症酸中毒的诊断标准

糖尿病酮症酸中毒	血糖 (mmol/L)	动脉血 pH	血清 HCO_3^- (mmol/L)	尿酮体	血清酮体	血浆有效渗透压	阴离子间隙(mmol/L)	神经状态
轻度	>13.9	7.25~7.30	15~18	阳性	阳性	可变	>10	清醒
中度	>13.9	7.00~<7.25	10~<15	阳性	阳性	可变	>12	清醒/嗜睡
重度	>13.9	<7.00	<10	阳性	阳性	可变	>12	木僵/昏迷

3. 糖尿病酮症酸中毒的诱因有哪些?

感染是糖尿病酮症酸中毒最常见的诱因,占 20%~40%,其中泌尿系统和肺部感染最为常见。糖尿病酮症酸中毒的其他诱因还包括:脑血管意外、心肌梗死、胰腺炎和酗酒,约占10%;严重肾疾病、血液或腹膜透析、静脉内高营养、不合理限制水分;某些药物,如糖皮质激素、免疫抑制药、噻嗪类利尿药、新型抗精神病药物和 β 受体阻断药等。有时在病程早期因误诊而输入葡萄糖溶液或因口渴而大量饮用含糖软饮料等,诱发或促使病情发展恶化。饮食不当、创伤、手术、妊娠、分娩、精神刺激及胰岛素治疗中断或不适当减量也是糖尿病酮症酸中毒的常见诱因。此外,一些患者可无明确诱因。

4. 糖尿病酮症酸中毒的临床表现有哪些?

糖尿病酮症酸中毒早期常无明显表现,随着血清酮酸的积聚增加,逐渐出现一系列症状。早期代偿阶段的临床表现为多尿、口渴、多饮、乏力、疲劳等,原有糖尿病症状加重或首次出现。当发展至失代偿期后,病情迅速恶化,出现食欲减退、恶心、呕吐或腹痛(易误诊为急腹症)、极度口渴、尿量显著增多等症状,常伴有头痛、烦躁、嗜睡、呼吸深快且有烂苹果味(呼气中含有丙酮)、面颊潮红、口唇呈樱红色等。后期患者出现严重失水、尿量减少、皮肤黏膜干燥和弹性差、眼球松软下陷、眼压降低、声音嘶哑、脉搏细速、血压下降、四肢厥冷,并发休克或心、肾功能不全。当病情发展至晚期时,各种反射迟钝甚至消失,终至昏迷。

5. 糖尿病酮症酸中毒的急救措施有哪些?

(1)补液:能纠正失水,恢复血容量和肾灌注,有助于降低血糖和清除酮体。治疗中补液速度应先快后慢,第一小时输入生理盐水,速度为 15~20 mL/(kg·h)(一般成人补液1.0~1.5 L)。随后补液速度取决于脱水程度、电解质水平、尿量等。要在第一个 24 h 内补足预估的液体丢失量,补液治疗是否奏效,要看血流动力学(如血压)、出入量、实验室指标和临床表现。对有心、肾功能不全者,在补液过程中要监测血浆渗透压,并经常对患者的心脏、肾脏、神经系统状况进行评估,以防止补液过多。当糖尿病酮症酸中毒患者血糖≤13.9 mmol/L时,须补充5%葡萄糖溶液并继续使用胰岛素治疗,直至血清酮体、血糖均得到控制。

(2)胰岛素治疗:采用胰岛素静脉输注,用量为0.1 U/(kg·h),若第一小时内血糖下降不足10%,或有条件监测血清酮体,血清酮体下降速度<0.5 mmol/(L·h),且脱水已基本纠正,则增加胰岛素剂量1 U/h。当糖尿病酮症酸中毒患者血糖降至13.9 mmoL/L时,应减少胰岛素输入量至0.05~0.10 U/(kg·h),并开始给予5%葡萄糖溶液,此后需要根据血糖来调整胰岛素给药速度和剂量。

(3)纠正电解质紊乱:在开始进行胰岛素和补液治疗后,若患者的尿量正常,血钾低于5.2 mmol/L,即应静脉补钾,一般在每升输入溶液中加氯化钾1.5~3.0 g,以保证血钾在正常水平。治疗前已有低钾血症,尿量≥40 mL/h时,在补液和胰岛素治疗的同时必须补钾。严重低钾血症可危及生命,若发现血钾<3.3 mmol/L,应优先进行补钾治疗,当血钾升至3.5 mmol/L时,再开始胰岛素治疗,以免发生心律失常、心脏骤停和呼吸肌麻痹。

(4)纠正酸中毒:糖尿病酮症酸中毒患者在注射胰岛素治疗后会抑制脂肪分解,进而纠正酸中毒,一般认为无须额外补碱。但严重的代谢性酸中毒可能会引起心肌受损、脑血管扩张、严重的胃肠道并发症以及昏迷等严重并发症。建议仅对pH<7.0的患者考虑适当补碱治疗。每2小时测定一次血pH,直至其维持在7.0以上。治疗中加强复查,防止过量。

(5)去除诱因和治疗并发症:如休克、感染、心力衰竭、心律失常、脑水肿和肾衰竭等。

(五)案例总结

本案例患者为一名青年男性,有2型糖尿病病史2年,经胰岛素强化治疗一段时间后私自停用胰岛素,血糖不监测。7 h前患者无明显诱因下出现呕吐,呕吐物为咖啡色液体,呕吐物隐血试验示:阴性,急诊拟以"2型糖尿病,呕吐待查"收住我科。入我科测手指末梢血糖为33.3 mmol/L,静脉血检测示二氧化碳结合力9.6 mmol/L,尿酮体++。根据相关检查结果明确诊断为"糖尿病酮症酸中毒",遵医嘱予以补液、小剂量胰岛素治疗和对症处理。患者平时认为自己的身体素质一直很好,此次因血糖升高、频繁呕吐才引起重视,但对糖尿病酮症酸中毒的相关知识并不了解,担心疾病会有遗传倾向,影响儿子健康及以后自己的生育,希望医护人员多予以关心和指导,并表示会积极配合治疗。经胰岛素泵降糖治疗后,患者病情好转出院。

因患者年龄不大,生活完全可以自理,营养状况良好,除血糖不平稳外,无其他不适主诉,易沟通,所以在护理方面没有太大的困难,主要是做好病情的观察和心理护理。在日常护理中,加强与患者和家属的沟通,对患者进行个性化糖尿病饮食宣教,向患者介绍用药的作用和不良反应,如使用胰岛素的不良反应,监测血糖变化;对患者进行心理护理,避免紧张、焦虑情绪影响疾病的恢复。

通过本案例我们总结经验,在临床实践中遇到类似的患者,我们该从哪些方面处理呢?

首先,在整个住院诊疗过程中,要注重与患者的沟通,学会站在患者的角度思考问题。在本案例中,患者经胰岛素强化治疗一段时间后私自停用胰岛素,血糖不监测,突然出现血糖升高,伴有频繁呕吐。既往有糖尿病,无吸烟、酗酒等不良嗜好,入院后遵医嘱给予补液、静注胰岛素等对症治疗,并完善相关检查,帮助疾病诊断。在患者住院期间,通过沟通了解到患者存在的问题有:①患者不知道糖尿病酮症酸中毒的原因。②患者未重视平时的血糖监测。③患者不能重视高血糖对身体的重要影响。④患者担心疾病的预后,害怕影响儿子健康。⑤突然发生的血糖高、频繁呕吐使患者情绪焦虑。⑥患者希望医生或护士能主动告诉自己疾病的诊疗过程。⑦患者希望有人能告诉自己疾病的相关知识。⑧患者希望得到医生、护士的关心,希望他们能耐心地倾听自己的主诉。

其次,作为责任护士,针对患者血糖高、频繁呕吐的症状,要做好病情的观察,观察呕吐物的量、色、性状,及时通知医生处理,做好护理记录。与此同时,我们应从患者的病情和心理状态出发,用理解、同情、共情等方法,将个性化的整体护理贯穿在整个住院过程中。针对患者存在的问题,主要的护理措施是做好健康宣教:①患者入院当天,要向患者介绍频繁呕吐、血糖高时饮食、休息与活动等的注意事项,让患者对疾病有初步的认识。②主动向患者介绍责任护士和床位医生,让患者有问题时能第一时间找对人,及时帮助患者解决问题,增加患者的安全感。③患者入院时和疾病治疗过程中,存在对治疗效果和预后的担心,并担心疾病的遗传倾向会影响到儿子。积极予以相关知识介绍,与家属共同做好对患者的鼓励和安慰,增强治疗疾病的信心,保持情绪稳定。④告知患者药物的作用和可能出现的不良反应。患者住院后使用胰岛素泵治疗,用药过程中密切观察病情变化,予以心电监护,监测患者的生命体征、血糖等变化,倾听患者主诉,及时向医生反映病情。及时宣教胰岛素泵使用的相关注意事项。可与患者分享同病例的治疗情况,增加患者对治疗的信心。⑤加强病房的巡视工作,多问候患者,以表关心,同时从与患者的交谈中发现其不良情绪,做好心理护理。巡视病房时注意观察患者使用胰岛素泵后的反应及注射部位皮肤情况,识别胰岛素泵报警,正确处理报警、高血糖和低血糖等特殊情况。确保胰岛素泵基础量设定无误,餐前大剂量注射无误,准确记录剩余量。

本案例患者以"血糖高、频繁呕吐"为临床表现,其他表现较强烈的即为心理焦虑状态,在护理过程中要学会找出患者的焦虑因素,学习沟通技巧。

(六)课后思考题

1.使用胰岛素的适应证主要有哪些?

2.糖尿病患者的健康教育内容包括哪些?

参 考 文 献

[1]中华医学会糖尿病学分会.中国2型糖尿病防治指南(2017年版)[J].中华糖尿病杂志,2018,10(1):4—67.

[2]付丽娜.2000—2015年我院儿童和青少年1型糖尿病住院患者临床特点探究[D].武汉:华中科技大学,2016.

[3]唐林海,钟兴,杜益君,等.暴发性1型糖尿病与经典1型糖尿病临床特征比较[J].安徽医药,2015,19(6):1099—1102.

[4]刘良红,付丹,陈敏华,等.糖尿病酮症酸中毒合并慢性心功能不全老年患者的护理[J].护理与康复,2015,14(6):550—552.

[5]宿丽娜,刘芳.糖尿病酮症酸中毒的护理体会[J].实用糖尿病杂志,2018,14(1):33.

[6]宋丹秋,张雅婷,郎立娟,等.综合护理干预在糖尿病酮症酸中毒患者中的应用效果[J].中国实用医药,2018,13(3):173—174.

[7]任珊,宫蕊,房雨萌,等.危重患者的血糖监测与管理[J].河北医药,2018,40(12):1823—1827.

[8]田建卿.高血糖致病,低血糖要命 如何把握血糖调节的平衡[J].医师在线,2018,8(11):32—33.

[9]张伊辉.探讨教育指导对提高糖尿病低血糖患者生存质量的有效性研究[J].糖尿病天地,2018,15(6):168.

[10]王国苹.糖尿病酮症酸中毒患者的临床护理要点研究[J].中国继续医学教育,2016,8(27):198—199.

[11]王珊,吴华妹,黄珍影.综合护理在急诊科糖尿病酮症酸中毒患者中的运用[J].糖尿病新世界,2014,19(19):185—186.

第三节　2型糖尿病低血糖昏迷患者的护理

一、案例信息

【摘要】 通过对一例2型糖尿病低血糖昏迷患者进行相关问题分析,了解低血糖昏迷治疗的效果,阐述2型糖尿病低血糖昏迷的发病机制、临床表现和治疗方法。面对这样的患者,我们在临床中如何配合医生处理,如何做好2型糖尿病低血糖昏迷的护理,如何引导学生思考:怎样全面评估患者并采取相应的护理措施,最大程度地减少患者治疗的并发症,提高生活质量,是本文阐述的重点。

【关键词】 2型糖尿病;低血糖昏迷;循证护理

二、案例正文

（一）基本信息

齐＊＊,男性,79岁,已婚,退休。入院时间为2017年12月10日13:46,病史采集时间为2017年12月10日14:00。

（二）护理评估

【健康史】

1.主诉　血糖升高10余年,突发昏迷2 h。

2.现病史　患者于10余年前无明显诱因下出现口干、多饮、多尿、消瘦等症状,检查发现血糖偏高(具体数值不详),在当地医院被诊断为"2型糖尿病",注射胰岛素控制血糖,血糖控制欠佳。2 h前家人发现患者神志不清,唤之不醒,予以糖水口服,约10 min后转醒。

为求进一步诊治,来我院急诊科就诊,急诊查末梢随机血糖为 2.3 mmol/L,急诊拟以"药物性低血糖"收入我科。

3.日常生活形态

(1)饮食:每日三餐,早餐一般为粥和馒头,午餐、晚餐主食 50 g 左右,以米饭为主,辅以蔬菜和肉蛋等,口味清淡。饮水量每日约 1200 mL,以白开水为主。发病以来,饮食控制较严,体重减轻明显。

(2)睡眠:平时睡眠规律,一般晚 9 点左右入睡,早 6～7 点起床,中午习惯午睡 1 h,睡眠质量尚可。发病以来睡眠质量好,较前无明显改变。

(3)排泄:平时小便每日 7～8 次,夜间排尿 2～3 次,小便色清,淡黄色,无泡沫,尿量每日约 2200 mL。大便每日 1 次,为成形软便。发病以来,小便无异常,夜间排尿次数增多,每晚 2～3次,无尿急、尿痛,大便无异常,每日 1 次。

(4)自理及活动能力:平时日常生活完全可以自理,一般早起后空腹晨练半小时,晚餐后散步半小时。发病以来,日常生活尚可以部分自理,但患者年老体弱,常自觉乏力。

4.既往史　有糖尿病和高血压病史 18 年,口服减压药物治疗,血压控制不详,有脑梗死病史 10 余年。否认患有肝炎、结核等传染病,否认手术、外伤、输血史,否认药物和食物过敏史,预防接种史不详。

5.个人史　生于芜湖市,无长期外地居住史,无疫区居留史,无特殊化学品和放射性物质接触史。已婚已育,子女体健。

6.家族史　家族中否认遗传性疾病及类似病史。

7.心理状况

(1)情绪状态:担心自己生病会拖累儿女的工作,有些焦躁。

(2)对所患疾病的认识:一直觉得自己身体很好,以前很少就医,此次因低血糖导致昏迷后,才认识到疾病的严重性,但是对低血糖的表现、病因、诱因、治疗和急救措施等并不了解,也不知道进食少和空腹锻炼会导致低血糖甚至更严重的后果。希望医护人员在上述方面可以给予更详细、具体的指导,并表示会积极配合医生的治疗,尽早好转出院。

(3)重大应激事件及应对情况:近期无重大应激事件。

8.社会状况

(1)社会支持系统:夫妻之间关系融洽,现与老伴生活在一起,家人和睦。发病以来,家人对其病情较为关注,对患者给予足够的关心和照顾。此次入院子女一起陪同前来,家里的事务已经全部安排好,患者可以安心治病。患者在家里参加部分家务劳动,大多数时间是和老伴度过的,偶尔会参与老年大学组织的活动。

(2)经济状况及付费方式:夫妻二人均为退休工人,有稳定的退休金,儿子和女儿家庭经济一般,有城镇职工医保,支付医疗费用方面尚可。

【体格检查】

T 36.4 ℃,P 88 次/分,R 19 次/分,BP 151/77 mmHg。发育正常,消瘦,用平车送入病房,平卧体位。指测血糖 8.6 mmol/L。患者表情自然,言语流利,神志清楚,查体合作,步态正常。胸廓正常,无畸形。双肺叩诊呈清音。双肺呼吸音清,未闻及干湿啰音。心前区无隆起,心前区无异常搏动。心率 88 次/分,律齐,心音有力,P2＞A2。各瓣膜听诊区未闻及病理性杂音,未闻及心包摩擦音。周围血管征阴性。

【辅助检查】

检查项目:急诊生化;肌钙蛋白;肝肾功能＋电解质。

(三)护理计划

日期	患者问题	相关因素	临床表现	护理目标	干预措施	效果评价	评价时间
2017-12-10 16:00	P₁. 血糖异常:低血糖	与饮食不规律、口服药物有关	急诊查末梢随机血糖为2.3 mmol/L	入院后血糖恢复正常	I₁.遵医嘱予以10％葡萄糖溶液500 mL慢滴维持;低血糖纠正可选用葡萄糖溶液静脉滴注[1]。 I₂.每小时监测一次血糖,根据血糖调节滴速;对危重低血糖患者每1～2 h监测一次血糖变化[2]。 I₃.严密观察神志、生命体征等病情变化。 I₄.遵医嘱予以完善相关检查。 I₅.告知患者和家属口服降糖药后规律进餐的重要性,避免空腹锻炼	患者血糖恢复正常	2017-12-10 20:00
2017-12-10 16:00	P₂. 有坠床、跌倒的危险	与低血糖、高血压、年老和视物模糊有关	患者低血糖发生后全身软弱无力,使用降压药可能发生低血压反应	患者住院期间无跌倒、坠床发生	I₁.悬挂防跌倒警示标志,使用床栏,各班加强巡视,告知家属需要不间断陪护。悬挂警示标志可对老年患者跌倒起到有效的预防作用[3]。 I₂.环境:保持地面干燥,防止湿滑,卫生间铺防滑垫。 I₃.积极纠正低血糖和高血压,警惕服降压药可能发生的低血压反应	患者住院期间未发生坠床和跌倒	2017-12-21 11:11
2017-12-11 09:00	P₃. 知识缺乏	与患者年迈、缺乏低血糖防护知识有关	患者对糖尿病低血糖相关知识不是很了解	患者和家属能充分理解相关并发症。降低并发症的发生率	I₁.向患者和家属宣教低血糖防治的相关知识;有效的教育指导可以改善低血糖患者的生存质量[4]。 I₂.加强用药指导,指导胰岛素的用法用量。 I₃.予以动态血糖监测,及时了解病情[5]。 I₄.予以饮食和运动指导	患者基本掌握低血糖的相关知识,嘱其家属进行监督	2017-12-14 16:00
2017-12-11 09:00	P₄. 焦虑	与担心疾病的预后有关	患者精神焦躁,忧心忡忡	患者能正确认识疾病的病程和转归。患者了解疾病的相关自我管理知识,树立配合治疗的信心	I₁.鼓励患者表达内心的感受,认真听取患者倾诉,表示同情,给予安慰;多与老年低血糖患者交流可改善患者的焦虑症状[6]。 I₂.向患者介绍疾病的病因和预后,使其增强战胜疾病的信心,以良好的心态配合治疗[7]。 I₃.提供安静舒适、无不良刺激的住院环境	患者能够正确认识疾病的病程和转归。患者对疾病的相关自我管理知识有所了解。患者配合治疗的信心较前增强	2017-12-12 10:00

续表

日期	患者问题	相关因素	临床表现	护理目标	干预措施	效果评价	评价时间
2017-12-11 23:00	P₅. 睡眠形态紊乱	与患者高龄、环境改变有关	患者不适应环境，入睡困难	患者能够适应新环境，增加患者的归属感。患者的睡眠状态可以改善	I₁. 集中进行各项护理操作和治疗，动作宜轻。 I₂. 保持病房安静，减少白天睡眠时间，除必要的观察和操作外，不宜干扰患者睡眠。个体化全程教育模式（如个体化的饮食运动指导）及创造安静适宜的环境有助于低血糖患者的转归[8]。 I₃. 指导促进睡眠的方法，睡前温水泡脚，水温在 40 ℃左右，时间 15～20 min 即可，泡脚后要擦干脚部，包括趾缝之间	患者能够逐渐适应新环境。患者的睡眠状态较前改善，能够自行入睡	2017-12-12 21:00

（四）护理记录

2017-12-10 14:20

患者因"血糖升高 10 余年，突发昏迷 2 h"而入院，急诊查末梢随机血糖为 2.3 mmol/L，被诊断为"糖尿病低血糖昏迷"。在急诊科予以 50％葡萄糖溶液 40 mL 静脉推注和 10％葡萄糖溶液静脉滴注后由平车推入病房。入住我科时患者神志已转清，对答切题，测末梢随机血糖为 8.6 mmol/L。遵医嘱予以床边心电监护和吸氧（3 L/min），给予全面综合评估，讲解糖尿病低血糖相关知识和住院期间注意事项，强调卧床休息的重要性，并予以床栏防护，以防跌倒和坠床的发生。

2017-12-11 09:48

患者神志清楚，精神尚可，饮食正常，无心慌、出汗、手抖、胸闷、呼吸困难等不适症状。今晨测量末梢空腹血糖为 16.9 mmol/L，早餐后 2 h 血糖为 20.6 mmol/L，遵医嘱停用床边心电监护和氧气吸入，继续监测血糖变化情况。告知患者和家属应定时定量规律进餐，选择低盐、低脂、易消化的糖尿病饮食。

2017-12-12 12:36

患者神志清楚，精神尚可，无头晕、头痛、心慌乏力等不适，末梢空腹血糖为 14.7 mmol/L，早餐后 2 h 血糖为 18.9 mmol/L。遵医嘱继续予以餐前注射门冬胰岛素调节血糖、改善微循环等对症治疗，完善相关检查，嘱患者参加每周一、三、五下午的糖尿病健康讲座。

2017-12-15 10:38

患者神志清楚，呼吸平稳，未诉心慌、出汗等不适。现患者血糖控制尚可，昨日监测 9 点末梢血糖波动在 10.3～15.0 mmol/L 之间。遵医嘱继续予以原降糖方案，给予低血糖预防和急救知识宣教，讲解胰岛素的注射方法和注意事项，给予心理护理，嘱患者保持情绪稳定和良好睡眠。

2017-12-18 10:00

患者今日测量末梢空腹血糖为 8.5 mmol/L，早餐后 2 h 血糖为 9.9 mmol/L。无心慌、出汗、手抖等低血糖症状，告知患者血糖控制目标，再次予以低血糖预防和急救知识宣教，并告知家属陪护老人居住的重要性。

2017-12-21 11:11

患者目前血糖控制尚可,饮食和睡眠正常,无特殊不适主诉。今日测量末梢空腹血糖为 7.9 mmol/L,早餐后 2 h 血糖为 8.6 mmol/L。遵医嘱给予办理出院手续。嘱其出院后继续使用药物和胰岛素,再次告知患者和家属低血糖的危害及防治的注意事项,并指导其胰岛素的注射方法。告知患者出院后每周至少 3 天监测 7 点血糖,有不适情况时随时监测血糖,积极防控低血糖发生。当血糖波动大或出现不适症状时,随时至我科门诊或病房调整药物和胰岛素用量,并告知家属陪护患者的重要性。

三、案例说明书

（一）教学目标

1. 了解低血糖的辅助检查和诊治要点。

2. 熟悉低血糖的发病机制和诱因。

3. 掌握低血糖的临床表现、急救措施和预防措施。

（二）启发思考题

1. 低血糖的诱因有哪些?

2. 低血糖的临床表现有哪些?

3. 请绘制低血糖患者的急救措施流程图。

4. 低血糖患者最主要的护理问题和护理措施是什么?

5. 低血糖的预防措施有哪些?

（三）分析思路

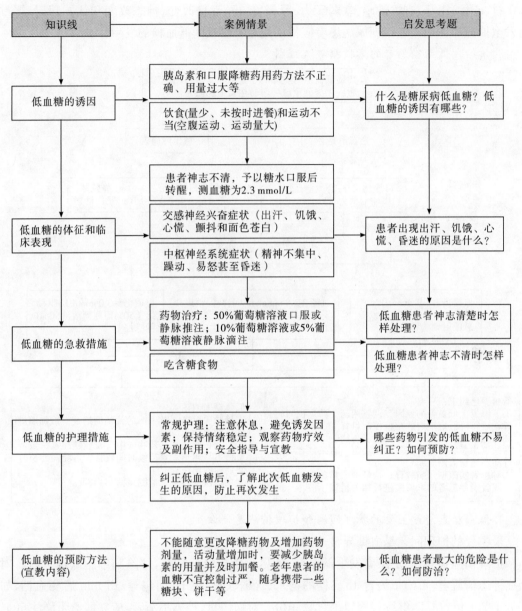

（四）理论依据及分析

1. 低血糖的诱因有哪些？

糖尿病患者低血糖有2种临床类型，即反应性低血糖和药物性低血糖。前者见于少数2型糖尿病患者的患病初期，由于餐后胰岛素分泌高峰延迟，出现反应性低血糖，大多数发生在餐后4~5 h，尤以单纯性进食碳水化合物时显著。后者多见于胰岛素使用不当或过量，以及口服降糖类药物不当。当从动物胰岛素改用人胰岛素时，发生低血糖的危险性增加。

2. 低血糖的临床表现有哪些？

一般血糖低于3.9 mmol/L时出现低血糖症状，但因个体差异，有的患者血糖不低于此值也可出现低血糖症状,因此,观察低血糖的临床表现尤为重要。低血糖的临床表现包括肌肉颤抖、心悸、出汗、有饥饿感、软弱无力、紧张、焦虑、性格改变、神志改变和认知障碍,严重时发生抽搐和昏迷。老年糖尿病患者应特别注意观察夜间低血糖的发生。

3.请绘制低血糖患者的急救措施流程图。

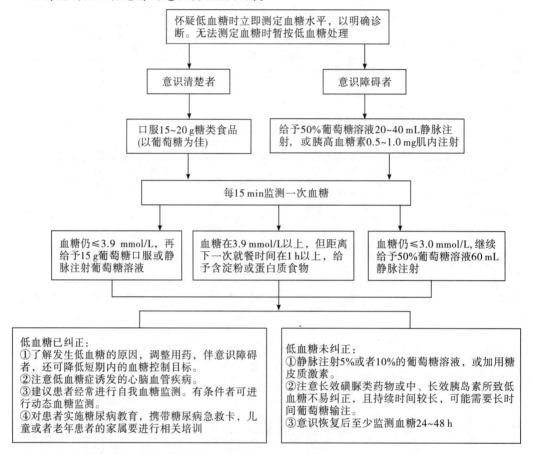

4.低血糖患者最主要的护理问题和护理措施是什么?

最主要的护理问题是血糖异常-低血糖。

护理措施:一旦确定患者发生低血糖,应尽快给予糖分补充,解除脑细胞缺糖症状。对轻症神志清醒者,可给予约含 15 g 糖的糖水、含糖饮料、饼干、面包等,15 min 后测血糖,如仍低于 2.8 mmol/L,继续补充以上食物一份。对病情重、神志不清者,应立即给予静注 50% 葡萄糖溶液 40~60 mL,或静滴 10% 葡萄糖溶液。患者清醒后改为进食米、面食物,以防再度昏迷。反复发生低血糖或较长时间的低血糖昏迷可引起脑部损伤,因此需要给予及时有效的处理。

5.低血糖的预防措施有哪些?

(1)护士应充分了解患者使用的降糖药物,并告知患者和家属不能随意更改降糖药物及增加药物剂量,活动量增加时,要减少胰岛素的用量并及时加餐。容易在后半夜和清晨发生低血糖的患者,制定食谱时晚餐分配适当增加主食或蛋白质含量较高的食物。

(2)老年糖尿病患者的血糖不宜控制过严,一般空腹血糖不超过 7.8 mmol/L、餐后血糖不超过 11.1 mmol/L 即可。

（3）胰岛素注射后应在 30 min 内进餐，病情较重、无法预料患者餐前胰岛素用量时，可先进餐再注射胰岛素，以免患者使用胰岛素后未能按时进食而发生低血糖。

（4）初用各种降糖药时要从小剂量开始，然后根据血糖水平逐步调整药物剂量。

（5）1 型糖尿病作强化治疗时容易发生低血糖，应按要求在患者进餐前后测血糖，并做好记录，以便及时调整胰岛素或降糖药用量。强化治疗时空腹血糖控制在 4.4～6.7 mmol/L，餐后血糖≤10 mmol/L，其中晚餐后血糖控制在 5.6～7.8 mmol/L，凌晨 3 时血糖不低于 4 mmol/L。

（6）指导患者和家属了解糖尿病低血糖反应的诱因、临床表现和应急措施。

（7）患者应随身携带一些糖块、饼干等食品，以便应急时食用。

（五）案例总结

本案例患者为一名老年男性，既往有糖尿病和高血压病史 18 年，口服降压药物治疗，血压控制良好，有脑梗死病史 10 余年，注射胰岛素控制血糖，血糖控制欠佳。本次发病以"低血糖"为单一临床表现，入院后完善相关检查，急诊查末梢随机血糖为 2.3 mmol/L，拟以"药物性低血糖"收入我科。低血糖是指成年人空腹血糖浓度低于 2.8 mmol/L。糖尿病患者血糖值≤3.9 mmol/L 即可诊断为低血糖。低血糖症是一组多种病因引起的以静脉血浆葡萄糖（简称血糖）浓度过低，临床上以交感神经兴奋和脑细胞缺糖为主要特点的综合征。低血糖的症状通常表现为出汗、饥饿、心慌、颤抖、面色苍白等，严重者还可出现精神不集中、躁动、易怒甚至昏迷等。低血糖呈发作性，时间和频率随病因不同而异，症状千变万化。治疗上遵医嘱予以葡萄糖溶液静脉泵入，必要时予以静脉注射 50% 葡萄糖溶液升糖，严密监测血糖变化。在整个诊疗过程中，患者担心自己生病会拖累儿女的工作，有些焦躁。一直觉得自己身体很好，以前很少就医，此次因低血糖导致昏迷后，才认识到疾病的严重性，但是对于低血糖的表现、病因、诱因、治疗和急救措施等并不了解，也不知道进食少和空腹锻炼会导致低血糖甚至更严重的后果。通过与患者的沟通，正确进行健康宣教后，患者的不良情绪明显改善，能积极配合治疗，经过近 2 周的治疗与护理，患者康复后出院。

因患者生活可以部分自理，营养状况良好，除低血糖外无其他不适主诉，易沟通，所以在护理方面没有太大的困难，主要是做好病情的观察和心理护理。在日常护理中，加强与患者和家属的沟通，对患者进行低盐、低脂、易消化饮食宣教，嘱患者定时定量规律进餐。向患者分析此次发生低血糖的原因，给予个体化的健康宣教，告知患者和家属低血糖的危害、急救措施、预防方法等，让患者了解更多的糖尿病自我管理知识；向患者介绍用药的作用及不良反应；对患者进行心理护理，避免紧张、焦虑情绪影响疾病的恢复。

通过本案例我们总结经验，在临床实践中遇到类似的患者，我们该从哪些方面处理呢？

首先，在整个住院诊疗过程中，要注重与患者的沟通，学会站在患者的角度思考问题。在本案例中，患者因"血糖升高 10 余年，突发昏迷 2 h"而入院，既往有糖尿病、高血压、脑梗死病史。入院后遵医嘱给予升血糖等对症治疗，并完善相关检查，帮助疾病诊断。在患者住院期间，通过沟通了解到患者存在的问题有：①患者不知道低血糖的原因。②患者未重视日常自我血糖的管理。③在睡眠方面，患者因不适应新环境而出现入睡困难。④患者不能重视低血糖对生命影响的重要性。⑤患者担心疾病的预后。⑥患者担心自己生病会拖累儿女的工作,情绪焦虑,内心希望能尽快纠正低血糖,找出病因,能有针对性的病因治疗。⑦患者希望医生或护士能主动告诉自己疾病的诊疗过程。⑧患者希望有人能告诉自己疾病的相关知识。⑨患者希望得到医生、护士的关心,希望他们能耐心地倾听自己的主诉。

其次,作为责任护士,针对患者的低血糖症状,要做好病情的观察,密切观察患者的血糖、神志、生命体征等变化,做好护理记录。掌握低血糖的急救措施和急救流程,能及时、有效地配合医生的抢救。与此同时,我们应从患者的病情和心理状态出发,用理解、同情、共情等方法,将个性化的整体护理贯穿在整个住院过程中。针对患者存在的问题,主要的护理措施是做好健康宣教:①患者入院当天,在采取低血糖紧急急救措施,使患者脱离危险后,注重患者此次发生低血糖的原因,给予个体化的健康宣教,告知患者和家属低血糖的危害、急救措施、预防方法等,让患者了解更多的糖尿病自我管理知识等,考虑患者的高血压病史,指导患者按时服用降压药,进低盐、低脂饮食,控制血压,让患者对疾病有初步的认识。②向患者强调日常自我血糖管理的重要性,主动向患者介绍责任护士和床位医生,让患者有问题时能第一时间找对人,及时帮助患者解决问题,增加患者的安全感。③在睡眠方面,患者因不适应新环境而出现入睡困难,针对产生的原因予以对症处理,指导缓解不适的方法,如为患者营造安静、舒适的环境,除必要的观察和操作外,不宜干扰患者睡眠,睡前用温水泡脚等,以改善患者的睡眠质量。④与医生沟通,了解患者的治疗方案,告知患者疾病的诊疗过程、相关检查的意义,取得患者的配合,鼓励患者主动参与诊疗活动,让患者了解疾病知识,与家属共同做好对患者的鼓励和安慰,增强治疗疾病的信心,保持情绪稳定。⑤告知患者药物的作用及可能出现的不良反应,药物治疗为循序渐进的过程,可与患者分享同病例的治疗情况,增加患者对治疗的信心。⑥加强病房的巡视工作,多问候患者,以表关心,同时从与患者的交谈中发现其不良情绪,做好心理护理。

本案例中患者以"低血糖"为单一临床表现,其他表现较强烈的即为心理焦虑状态,在护理过程中要学会找出患者的焦虑因素,学习沟通技巧,学习新的心理护理方法,如聚焦模式、医护患一体化模式等。

(六)课后思考题

1. 老年糖尿病患者为什么极易发生低血糖?

2. 作为护理人员,针对易发生低血糖的患者可以提供哪些人文关爱措施?

参 考 文 献

[1]中华医学会糖尿病学分会. 中国 2 型糖尿病防治指南(2017 年版)[J]. 中华糖尿病杂志,2018,10(1):4-67.

[2]任珊,宫蕊,房雨萌,等. 危重患者的血糖监测与管理[J]. 河北医药,2018,40(12):1823-1827.

[3]赵延慧,邹琴,李晓玲. 老年住院患者跌倒预防的循证实践[J]. 中华现代护理杂志,2016,22(6):818-821.

[4]张伊辉. 探讨教育指导对提高糖尿病低血糖患者生存质量的有效性研究[J]. 糖尿病天地,2018,15(6):168.

[5]陆军.动态血糖监测对糖尿病患者综合治疗依从性的影响 J].齐鲁护理杂志,2017,23(9):53-55.

[6]陈明贞.老年 2 型糖尿病低血糖反应的护理与健康宣教[J].饮食保健,2018,5(37):260.

[7]黄硕果,陆萍静,张素娟,等.2 型糖尿病患者低血糖恐惧感的现状及其影响因素[J].解放军护理杂志,2018,35(7):1-7.

[8]段荣华,徐晓燕,郁红,等.个体化全程教育模式在糖尿病患者中的作用[J].解放军护理杂志,2018,35(13):33-36.

第四节　1 型糖尿病伴视网膜病变患者的护理

一、案例信息

【摘要】　通过对一例 1 型糖尿病伴视网膜病变患者进行相关问题分析,找出 1 型糖尿病与视网膜病变的关系。针对患者的各个方面进行综合评估和精心护理,对提高治疗效果、减少并发症发生、提高生活质量有着重要作用。做好 1 型糖尿病伴视网膜病变患者的护理能减少并发症的发生。

【关键词】　1 型糖尿病;视网膜病变;循证护理

二、案例正文

(一)基本信息

曹＊＊,男性,54 岁,已婚,退休工人,小学文化程度。入院时间为 2018 年 10 月 3 日 13:42,病史采集时间为 2018 年 10 月 3 日 14:00。

(二)护理评估

【健康史】

1.主诉　患糖尿病 11 年,近日出现头晕。

2.现病史　患者 11 年前因反复口干、多饮、多尿就诊于当地医院,被诊断为"1 型糖尿病",后一直予以胰岛素和药物治疗(具体不详),血糖控制不详。2018 年 9 月 30 日中午 12 点左右无明显诱因下出现意识丧失,家人于晚上 7 点发现其躺在沙发上,家中一片狼藉,右眼淤青,当时患者神志清楚,问答正确,反应稍差,吐字不清,无大小便失禁。事后患者丧失上述记忆,并出现上吐下泻等症状,期间出现幻听,自觉有发热、咳嗽、咳痰,伴胸闷、胸痛等不适,期间患者拒绝就医。2018 年 10 月 2 日上午患者出现头晕,精神较差,遂来我院急诊科就诊。查心肌酶谱异常,肌钙蛋白 4.43 $\mu g/L$,血糖 30.2 mmol/L,于我院心内科予以降糖、补液、扩容等治疗后精神状态稍好转。为求进一步调整血糖来我科就诊,我科拟以"1 型糖尿病伴并发症;高血压病 2 级(很高危组)"收住入院。病程中患者神志清楚,精神一般,无呕血、黑便,饮食、睡眠一般,二便尚可。

3. 日常生活形态

(1)饮食:每日三餐,早餐一般为面条和馒头,午餐、晚餐主食 100 g 左右,以米饭为主,辅以蔬菜和肉蛋等,口味清淡。饮水量每日约 1500 mL,以茶水为主。发病以来,明显消瘦。

(2)睡眠:平时睡眠规律,一般晚 10 点左右入睡,早 6 点起床,中午无午睡习惯,睡眠质量尚可。发病以来,睡眠质量一般,较前无明显改变。

(3)排泄:平时小便每日 6～7 次,夜间排尿 1～2 次,小便色清,淡黄色,尿量每日约 2200 mL。大便每日 1 次,为成形软便。发病以来,有肉眼泡沫尿,大便无异常,每日 1 次。

(4)自理及活动能力:平时日常生活完全可以自理,做一些简单的家务,饭后散步。发病以来,日常生活尚可自理。

4. 既往史 有高血压病史 5 年余,一直口服硝苯地平片治疗,血压控制尚可。有糖尿病病史 11 年,口服阿卡波糖片及注射门冬胰岛素 30(早 20 U、晚 12 U)治疗,否认肝炎、结核等传染病史,否认手术、输血、外伤史,否认药物、食物过敏史。预防接种史不详。

5. 个人史 生于芜湖市,无疫区、疫情、疫水接触史。27 岁结婚,育有一子一女,均体健。

6. 家族史 家族中否认遗传性疾病及类似病史。

7. 心理状况

(1)情绪状态:患者有糖尿病病史 11 年,合并高血压、肾功能异常和视网膜病变等慢性并发症,担心影响日后的生活质量,有些焦急。

(2)对所患疾病的认识:一直觉得自己的身体很好,在家很少监测血糖,感到不适时一般自己忍耐,不麻烦家人,直到症状加重后才去医院就诊。此次生病后,认识到疾病的严重性,但是对糖尿病、视网膜病变的表现、病因、诱因和治疗等并不了解。希望医护人员在上述方面可以给予更详细、具体的指导,并表示会积极配合医生的治疗,尽早好转出院。

(3)重大应激事件及应对情况:近期无重大应激事件。

8. 社会状况

(1)社会支持系统:夫妻之间关系融洽,家人和睦。发病以来,家人对其病情较为关注,对患者给予足够的关心和照顾,家里的事务已经全部安排好,患者可以安心治病。患者在家里参加部分家务劳动,照顾家人的饮食起居,大多数时间是和家人度过的。

(2)经济状况及付费方式:夫妻二人已退休,经济收入一般,有城镇职工医疗保险,支付医疗费用方面一般。

【体格检查】

T 36.5 ℃,P 83 次/分,R 20 次/分,BP 122/76 mmHg。发育一般,营养一般,步入病室,平卧体位,神志清楚,查体合作。全身皮肤和黏膜正常,无皮疹。右侧眼眶乌青淤血,右眼充血,双侧瞳孔等大等圆,对光反射正常。胸廓对称、无畸形。双肺叩诊呈清音。肺呼吸音粗,左下肺部闻及少量湿啰音,心前区无隆起,心前区无异常搏动,心尖搏动位于左侧第 5 肋间锁骨中线内 0.5～1.0 cm。心脏相对浊音界左下扩大。

【辅助检查】

检查项目:急诊八项＋心肌酶谱;尿常规;血常规;糖化血红蛋白;空腹 C 肽;尿白蛋白排泄率;肌钙蛋白。

（三）护理计划

日期	患者问题	相关因素	临床表现	护理目标	干预措施	效果评价	评价时间
2018-10-03 13:42	P₁. 心肌缺血、缺氧	患者心肌酶谱、肌钙蛋白高于正常值	患者主诉乏力、心慌	入院后经抗血小板聚集、调脂等对症治疗后主诉症状减轻	I₁.遵医嘱给予密切监测心肌酶谱和肌钙蛋白变化，心内科急会诊[1]。 I₂.遵医嘱给予卧床休息，床边心电监护，氧气持续吸入（2 L/min），告知患者和家属氧气五防注意事项。 I₃.观察心率、呼吸、血压变化，是否有胸痛、胸闷主诉。 I₄.为患者提供安静、舒适的环境，保持病房空气新鲜，定时通风换气。 I₅.耐心向患者解释病情，消除紧张情绪和顾虑	患者主诉症状减轻	2018-10-12 09:00
2018-10-03 13:42	P₂. 舒适的改变	患者主诉乏力、视物模糊。眼底检查示出血	患者主诉视物模糊。眼底检查示出血	入院后经降糖、改善微循环等对症治疗后主诉症状减轻	I₁.休息，在病房内逐渐增加活动量[2]。 I₂.遵医嘱给予改善微循环对症治疗。 I₃.给予降糖治疗和眼科会诊。 I₄.给予心理安慰，缓解其紧张、焦虑情绪，同时交代家属陪护。 I₅.交代患者注意安全，防止跌倒	患者主诉症状减轻	2018-10-12 09:00
2018-10-04 09:00	P₃. 出血	眼底检查示出血	患者诉视物模糊	患者眼部出血得到控制	I₁.积极控制血糖，给予胰岛素餐前皮下注射[3]。 I₂.给予安全知识宣教，交代患者住院期间不能私自外出，做各项检查时由医护人员陪同。 I₃.交代家属床边陪护。 I₄.按时巡视病房，夜间睡眠时使用床栏，防止坠床。 I₅.遵医嘱给予眼科会诊，多食用富含维生素A的食物，如胡萝卜和白菜，补充眼部所需营养，避免运动量过大或过急，以免诱发眼底出血。平时注意用眼卫生，避免熬夜及长时间看电视或手机，定期做眼底检查，监测眼压[4]	患者视物模糊较前改善	2018-10-12 16:00
2018-10-04 09:00	P₄. 知识缺乏	缺乏糖尿病相关知识	患者对糖尿病的相关知识不是很了解	患者基本掌握糖尿病的相关知识，告知家属进行监督	I₁.向患者和家属宣教疾病相关知识。 I₂.加强用药指导，指导胰岛素的用法用量。 I₃.规律监测血糖，及时了解病情，加强血糖的自我检测。 I₄.予以饮食和运动指导，每日控制总热量，保持平衡膳食、食物多样化和少量多餐，定时定量进餐，选择有氧运动，如散步等[5]	患者基本掌握糖尿病的相关知识	2018-10-12 16:00
2018-10-04 09:00	P₅. 焦虑	与担心疾病的治疗效果和预后有关	患者主诉紧张、情绪不稳	增加对治疗的信心，保持情绪稳定	I₁.以视频、图片等形式告知患者治疗方法、疗效以及相关的注意事项[6]。 I₂.重视与家属的沟通，介绍同病房的成功案例和情绪释放疗法，避免家属的不良情绪影响患者[7]	患者精神状态改善，情绪稳定	2018-10-12 16:00

（四）护理记录

2018-10-03 14:00

患者有糖尿病病史 11 年,近日出现头晕,精神较差。用平车推入病房,检验科危急值报告示:肌钙蛋白 4.43 $\mu g/L$,遵医嘱给予下病重通知,同时请心内科急会诊,予以抗血小板等治疗。入院后给予全面综合评估,床边心电监护,氧气持续吸入（2 L/min）,讲解糖尿病相关知识和住院期间注意事项,强调卧床休息的重要性,满足患者住院期间生活需要,防止跌倒和坠床的发生。

2018-10-03 23:08

复查肌钙蛋白示:2.09 $\mu g/L$。

2018-10-04 11:51

患者神志清楚,精神尚可,胸廓对称,双肺呼吸音粗,左下肺闻和少许湿啰音,腹部平软,无压痛及反跳痛,肝肾区无叩击痛,双下肢无对称性凹陷性水肿,足背动脉波动正常,心律齐,各瓣膜区未闻及杂音,无胸痛和背部疼痛。复查心肌酶谱示:肌酸激酶 769 U/L,肌酸激酶同工酶 27 U/L,乳酸脱氢酶 295 U/L,肌钙蛋白示:1.25 $\mu g/L$。根据患者病史,结合患者的实验室检查结果,入院查心肌酶谱、肌钙蛋白高于正常值,考虑急性冠状动脉综合征,遵医嘱给予抗血小板聚集、调脂等对症支持治疗。给予心理护理,告知心电监护和氧气吸入的作用和注意事项。

2018-10-05 10:04

患者神志清楚,精神尚可,体型偏瘦,右侧眼眶淤血较前好转。空腹 C-肽 0.06 $\mu g/L$,餐后 2 h C 肽 0.04 $\mu g/L$;患者的胰岛功能几乎全部丧失,且对胰岛素敏感,1 型糖尿病诊断明确。此次患者因血糖高而入院,内分泌科给予"3+1"方案降糖,同时辅以改善微循环、营养神经等对症支持治疗。密切监测血糖,告知患者血糖监测的意义和监测的时间点。

2018-10-06 11:39

患者神志清楚,精神尚可,无胸痛、胸闷主诉。复查心肌酶谱示:肌酸激酶 309 U/L,肌酸激酶同工酶 18 U/L,乳酸脱氢酶 302 U/L,肌钙蛋白示:0.33 $\mu g/L$。遵医嘱给予密切监测心肌酶谱、肌钙蛋白指标,继续给予抗血小板聚集、调脂等对症支持治疗。告知患者和家属抽血复查的意义,使其积极配合治疗和护理,同时给予安慰和鼓励。

2018-10-08 11:39

患者神志清楚,精神尚可,双肺呼吸音清,无头晕主诉,监测末梢血糖在 3.9～25.0 mmol/L 之间波动,复查肌钙蛋白示:0.15 $\mu g/L$。遵医嘱给予调整胰岛素用量、改善微循环、营养神经等对症支持治疗。告知患者应保持合理饮食、平衡膳食和定时定量进餐。

2018-10-10 10:01

患者目前一般生命体征平稳,入院监测血糖较高,已于昨日调整胰岛素剂量。今日停病重通知,继续予以降糖、改善微循环、抗血小板聚集等对症支持治疗,继续观察病情变化,向患者详细讲解胰岛素笔注射方法、胰岛素保存方式以及低血糖的临床表现和急救措施。

2018-10-12 16:00

患者一般情况尚可,血糖控制尚可,无明显不适主诉,要求出院,给予办理出院。出院后继续采用药物和胰岛素治疗,监测血糖,根据血糖结果调整胰岛素用量,积极防控低血糖,血糖波动小时可自行适当调整,血糖波动大时到内分泌科门诊复查或病房调整。告知患者出院流程,根据出院医嘱详细讲解服药方法和三餐胰岛素注射剂量,并发放血糖监测记录表。

三、案例说明书

（一）教学目标

1. 了解 1 型糖尿病伴视网膜病变的辅助检查和诊治要点。

2. 熟悉 1 型糖尿病伴视网膜病变的发病机制和诱因。

3. 掌握 1 型糖尿病伴视网膜病变的常见症状和护理措施。

（二）启发思考题

1. 什么是糖尿病?

2. 患者被诊断为 1 型糖尿病伴视网膜病变的依据有哪些?

3. 糖尿病伴视网膜病变如何分类?

4. 怎样治疗糖尿病伴视网膜病变?

（三）分析思路

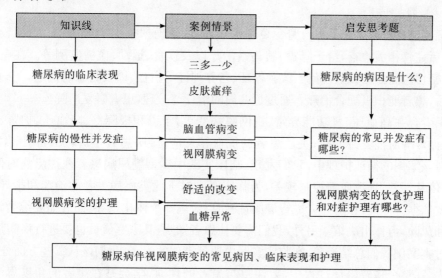

（四）理论依据及分析

1. 什么是糖尿病?

糖尿糖是由多种病因相互作用而引起的一组代谢异常综合征。因胰岛素分泌或作用的缺陷,或两者同时存在而引起碳水化合物、蛋白质、脂肪、水和电解质等代谢紊乱。临床以慢性高血糖为共同特征,随着病程延长,可出现多系统损害,导致眼、肾、神经、心脏、血管等组织和器官的慢性进行性病变,引起功能缺陷和衰竭。

2. 患者被诊断为 1 型糖尿病伴视网膜病变的依据有哪些?

本案例患者就诊的主要原因是有糖尿病病史 11 年,无明显诱因下出现意识丧失。其原因主要是:①胰岛素治疗不适当减量或治疗中断;②饮食不当。该患者的依从性差,饮食不规律,注射胰岛素的量根据自己的食量多少随意调节,患者长期血糖不稳定,从而导致慢性并发症糖尿病视网膜病变的发生。

3.糖尿病伴视网膜病变如何分类?

大部分病程超过 10 年的糖尿病患者可合并程度不同的视网膜病变,这是失明的主要原因之一。视网膜病变分为六期:Ⅰ期微血管瘤,小出血点;Ⅱ期微血管瘤,出血并有硬性渗出;Ⅲ期出现棉絮状软性渗出;Ⅳ期新生血管形成,玻璃体积血;Ⅴ期机化物形成;Ⅵ期视网膜剥离,失明。

4.怎样治疗糖尿病伴视网膜病变?

良好地控制血糖、血压和血脂可预防或延缓糖尿病视网膜病变的进展,突发失明或视网膜脱离者需立即转诊眼科。伴有任何程度的黄斑水肿、重度非增殖性糖尿病视网膜病变及增殖性糖尿病视网膜病变的糖尿病患者,应转诊到对糖尿病视网膜病变诊治有丰富经验的眼科医师处。

激光光凝术仍是高危增殖性糖尿病视网膜病变患者及某些重度非增殖性糖尿病视网膜病变患者的主要治疗措施。轻中度非增殖性糖尿病视网膜病变患者在控制代谢异常和干预危险因素的基础上,可进行内科辅助治疗和随访。

(五)案例总结

本案例患者患成人隐匿性自身免疫性糖尿病,因患糖尿病 11 年伴头晕、精神较差而入院,入院后完善相关检查,给予降糖、胰岛素治疗以及饮食、运动、血糖监测等。在整个诊疗过程中,密切监测血糖,通过降糖、改善循环、营养神经等治疗,以及与患者沟通,正确进行健康宣教后,患者能积极配合治疗。通过近 2 周的治疗与护理,患者康复出院。

该患者合并高血压、肾功能异常、视网膜病变等,予以积极降糖、降血压、护肾、营养神经、改善循环等对症支持治疗,关注患者的低血糖反应,倾听患者主诉,及时向医生反映病情。在对该案例的循证护理中,我们发现,临床实践中 1 型糖尿病患者往往患病时间长、并发症多、依从性差,导致血糖控制较差,为临床医生对于此类疾病患者的治疗和指导提供了一些重要依据。因此,在对患者进行健康宣教时,应选择个体化指导,同时需要综合评价,权衡获益和风险,再作出决策。另外,我们需要让患者知晓,其家庭成员也要进行疾病筛查。

通过本案例我们总结经验,在临床实践中遇到类似的患者,我们该从哪些方面处理呢?

首先,在整个住院诊疗过程中,要注重与患者的沟通,学会站在患者的角度思考问题。在本案例中,患者 11 年前因反复口干、多饮、多尿就诊于当地医院,被诊断为"1 型糖尿病",后一直予以胰岛素和药物治疗。入院后遵医嘱给予降糖、营养神经、改善循环等对症治疗,并完善相关检查,帮助疾病诊断。在患者住院期间,通过沟通了解到患者存在的问题有:①患者不知道发生该疾病的原因。②患者未重视日常工作、生活的环境。③患者不能重视该疾病对生命的重要影响。④患者担心疾病的预后,害怕出现严重并发症。⑤反复发生的症状使患者情绪焦虑,觉得治疗无效,患者内心希望能尽快控制疾病,找出病因,能有针对性的病因治疗。⑥患者希望医生、护士能主动告诉自己疾病的诊疗过程。⑦患者希望有人能告诉自己疾病的相关知识。⑧患者希望得到医生、护士的关心,并希望他们能耐心地倾听自己的主诉。

其次,作为责任护士,要做好病情的观察,观察患者出现的症状,做好护理记录。准备好严重并发症的抢救措施,掌握急救流程,能及时、有效地配合医生的抢救。与此同时,我们应从患者的病情和心理状态出发,用理解、同情、共情等方法,将个性化的整体护理贯穿在整个住院过程中。针对患者存在的问题,主要的护理措施是做好健康宣教:①患者入院当天,要向患者介绍与该疾病有关的饮食、低血糖与活动等注意事项,指导患者按时服用降糖药,正确使用胰岛素,进低盐、低脂糖尿病饮食,让患者对疾病有初步的认识。②主动向患者介绍责任护士和床位医生,让患者有问题时能第一时间找对人,及时帮助患者解决问题,增加患者的安全感。③与医生沟通,了解患者的治疗方案,告知患者疾病的诊疗过程、相关检查的意义,取得患者的配合,鼓励患者主动参与诊疗活动,让患者了解疾病相关知识。④告知患者药物的作用及可能出现的不良反应,药物治疗为循序渐进的过程,可与患者分享同病例的治疗情况,增加患者对治疗的信心。⑤加强病房的巡视工作,多问候患者,以表关心,同时从与患者的交谈中发现其不良情绪,做好心理护理。

(六)课后思考题

1.1 型糖尿病的临床表现有哪些?

2.糖尿病伴视网膜病变的分期有哪些?

3.糖尿病治疗和护理的健康教育内容有哪些?

参 考 文 献

[1]李红,张海玲,张莹.血清心肌酶谱、肌钙蛋白Ⅰ、肌红蛋白与脑钠肽的联合检测对临床诊断急性心肌梗死的意义[J].标记免疫分析与临床,2017,24(2):167-170.

[2]赵春艳.舒适护理模式在糖尿病肾病血液透析患者中的应用效果分析[J].中国医药指南,2018,16(12):237.

[3]杨秋,赵莉,崔素芬,等.电话回访对农村地区糖尿病患者的延续性护理及医疗状况调查研究[J].中西医结合护理(中英文),2018,4(9):7-10.

[4]杨思红.对糖尿病视网膜病变患者进行中医综合护理的效果观察 [J].当代医药论丛,2017,15(23):269-271.

[5]金蕾,朱雯君.运动及营养护理干预对老年慢性病病人血糖和血脂的影响 [J].全科护理,2016,14(7):675-677.

[6]苏惠敏,欧阳丽映,邱方玲.知识、信念、行为干预对糖尿病足患者自我感受负担和负性情绪的影响[J].护理实践与研究,2018,15(16):61-63.

[7]张茵,赵雅莉,徐蕾,等.情绪释放疗法对老年 2 型糖尿病患者自我效能的影响 [J].中华护理杂志,2017,52(10):1207-1210。

第五节　弥漫性甲状腺肿伴甲状腺功能亢进并发粒细胞缺乏症患者的护理

一、案例信息

【摘要】　通过对一例弥漫性甲状腺肿伴甲状腺功能亢进并发粒细胞缺乏症患者进行相关问题分析，了解到弥漫性甲状腺肿伴甲状腺功能亢进的并发症为粒细胞缺乏。要求学生掌握粒细胞缺乏症的护理重点，在护理过程中全面评估患者现有的护理问题和潜在的危险因素，并指导学生对患者实施整体护理。

【关键词】　弥漫性甲状腺肿伴甲状腺功能亢进；粒细胞缺乏症；抗甲状腺药物；心慌；循证护理

二、案例正文

（一）基本信息

宣＊，女性，51 岁，已婚，无业，高中文化程度。入院时间为 2018 年 10 月 19 日 10：13，病史采集时间为 2018 年 10 月 19 日 10：30。

（二）护理评估

【健康史】

1. 主诉　心慌、怕热、多汗 4 年，加重 1 月余。

2. 现病史　患者 4 年前无明显诱因下出现心慌、怕热、多汗、多食，伴体重减轻，无口干、多饮、多尿，无恶心、呕吐，无腹痛，无血便等不适，未重视。1 个多月前上述症状加重，伴上肢抖动、乏力，到当地医院就诊，查甲状腺提示甲状腺功能亢进（患者自述），予以甲巯咪唑 10 mg 每日 3 次口服，未定期复诊。2 周前因"发热"至芜湖市某医院就诊，查粒细胞绝对值为 0，收入院后予以重组人粒细胞刺激因子、头孢哌酮、氟康唑、甲硝唑、阿米卡星等对症治疗后体温恢复正常，复查粒细胞绝对值为 1.5×10^9/L，现患者为求进一步诊疗来我院就诊。病程中，患者精神差，无腹痛、腹泻，食欲正常，小便如常，无尿频、尿急、尿痛等不适。

3. 日常生活形态

（1）饮食：无碘饮食，每日三餐，早餐一般为粥和面食，午餐、晚餐主食 100 g 左右，以米饭为主，辅以蔬菜和肉蛋等，口味清淡，饮水量每日约 2000 mL，以白开水为主。发病以来，饮食未受影响，精神差，体重下降约 3 kg。

（2）睡眠：睡眠质量较差，每日睡眠 4～6 h。

（3）排泄：平时小便每日 4～5 次，夜间排尿 1～2 次，小便色清，淡黄色，无泡沫，尿量每日约 1800 mL，大便每日 1 次，为成形软便。发病以来，大小便无异常，较前无明显改变。

（4）自理及活动能力：平时日常生活可以自理，无需依赖。

4. 既往史　既往有高血压病史 10 余年，最高收缩压 180 mmHg，平时口服氨氯地平控制血压,否认冠心病,否认肝炎、结核等传染病史,有剖宫产和面部黑痣手术史,否认其他手术、输血、外伤史,否认药物、食物过敏史,预防接种按时完成。

5.个人史　生于芜湖市,无长期外地居住史,无疫区居留史,无特殊化学品和放射性物质接触史。否认吸烟、饮酒。已停经,已婚已育,家人体健。

6.家族史　家族中否认遗传性疾病及类似病史。

7.心理状况

(1)情绪状态:担心疾病反复发作,迁延不愈,需长期服药复查,经济上会有压力。

(2)对所患疾病的认识:患者4年前无明显诱因下出现心慌、怕热、多汗、多食,伴体重减轻,未重视。1个多月前上述症状加重,伴上肢抖动、乏力,才到当地医院就诊,一方面认为没什么关系,另一方面对疾病不了解,不想麻烦家人。

(3)重大应激事件及应对情况:近期无重大应激事件。

8.社会状况

(1)社会支持系统:夫妻关系融洽,家人和睦。发病以来,家人对其病情较为关注,对患者给予足够的关心和照顾。此次入院丈夫陪同前来,家里的事务已经全部安排好,患者可以安心治病。

(2)经济状况及付费方式:以丈夫的工作收入为主要经济来源,家庭经济情况一般,已参加新农合,支付医疗费用方面一般。

【体格检查】

T 36.5 ℃,P 80 次/分,R 19 次/分,BP 123/75 mmHg。发育正常,营养一般,步入病室,平卧体位,表情自然,言语流利,神志清楚,查体合作,步态正常。全身皮肤和黏膜无黄染,无皮疹。未见皮下出血。毛发状况正常。皮肤潮湿,弹性正常。全身浅表淋巴结未触及肿大。眼睑正常,眼球无凸出和凹陷,睑结膜无苍白,球结膜无水肿,Stellwag 征(一),von Graefe 征(一),Joffroy 征(一),Mobius 征(一)。双耳耳郭外形正常,无畸形,双侧无乳突压痛,外耳道通畅,无分泌物。鼻外形正常,鼻中隔无偏曲,嗅觉正常,无鼻翼翕动。口唇红润,口腔黏膜光滑,伸舌细颤,腮腺导管开口正常,咽无充血,声音正常。颈软,无抵抗感,气管正中,颈静脉充盈正常,肝颈静脉回流征阴性,颈动脉搏动正常,甲状腺二度肿大,质韧,无压痛,未闻及杂音和震颤。心前区无隆起,可见心尖搏动,心前区无异常搏动。无心包摩擦感。心界正常。心率 80 次/分,律齐,心音有力,P2>A2。各瓣膜听诊区未闻及病理性杂音,未闻及额外心音,未闻及心包摩擦音。

【辅助检查】

检查项目:血常规;血生化;血沉;血凝;尿常规;心电图。

（三）护理计划

日期	患者问题	相关因素	临床表现	护理目标	干预措施	效果评价	评价时间
2018-10-20 10:13	P_1. 活动无耐力	与基础代谢率增高、蛋白质代谢呈负平衡有关	心慌、怕热、多汗	无心慌不适感，活动耐力增强	I_1. 病情重、心功能不全或有严重感染者严格卧床休息。I_2. 保持病房环境安静、整洁、通风和室温恒定。I_3. 做好晨、晚间护理，包括洗漱、进餐和如厕，减少患者活动量，增加休息时间，缓解疲乏[1]。I_4. 遵医嘱使用β受体阻滞剂盐酸普萘洛尔，可减慢心率，降低心肌收缩力[2]	主诉心慌、怕热减轻，活动后无不适感	2018-10-22 11:00
2018-10-20 10:13	P_2. 焦虑	与甲亢所致神经系统兴奋及对本病的知识缺乏有关	主诉紧张、担心、情绪不稳	增加对治疗的信心，保持情绪稳定	I_1. 以视频、图片等形式告知患者[131]碘治疗的方法、疗效和可能造成的不良反应及注意事项[3]。告知患者[131]碘治疗的方法和疗效，能够增强治疗疾病的信心；告知患者可能造成的不良反应及注意事项，可以减轻患者的焦虑情绪。I_2. 给予患者人文关爱和心理护理，从患者角度出发，温柔询问其自觉症状与感受，在家属的配合下，给予语言或非语言的安慰。采用以人文关怀为基础的护理理念，倾听患者的诉说，疏导患者的担忧，充分照顾患者的想法，使患者得到舒适愉悦的身心感受，以积极的态度高质量地配合医护人员的治疗和护理，可促进病情的康复，改善患者的心理感受[4]	患者的精神状态得到改善，情绪稳定	2018-10-22 09:00
2018-10-20 10:13	P_3. 有感染的可能	与粒细胞缺乏有关	多数患者有头昏、疲乏、双下肢沉重、失眠和多梦等症状，有的易感染，如感冒、肺炎和气管炎等；少数可无症状，也无感染	粒细胞缺乏症状缓解，无感染出现	I_1. 停用甲巯咪唑，遵医嘱予以升粒细胞药物[5]、控制心率等对症处理，监测白细胞计数，特别是中性粒细胞数值。I_2. 随时监测体温，观察有无发热，做好清洁、消毒、灭菌工作，避免损伤皮肤和黏膜，如不扯胡须，不用剃须刀刮胡子，不用手指搔抓皮肤，不用肛表测体温和其他损伤性的操作。保持大便通畅，防止因便秘而损伤肠黏膜[6]。I_3. 保护性隔离，患者住双人间，限制探视，住室每天进行紫外线消毒	患者生命体征平稳，粒细胞缺乏症状缓解	2018-10-22 07:55

续表

日期	患者问题	相关因素	临床表现	护理目标	干预措施	效果评价	评价时间
2018-10-20 08:07	P₄.电解质紊乱:低钾血症,血钾2.69 mmol/L	钾代谢异常	神经肌肉兴奋性降低,软弱无力,抬头翻身费力,软瘫,腱反射降低;腹胀、肠鸣音减弱或消失;心功能障碍,表现为心律不齐、心动过速、异位心律、心室纤维性震颤;表情淡漠,定向力差,甚至昏迷	血钾上升	I₁.遵医嘱予以静脉、口服补钾[7]。严格遵守补钾原则,尿少不补钾,成人尿量每小时不得少于30 mL,尿量是最重要的判断因素;浓度不过高,不得高于0.3%;滴速不过快,滴速控制在60滴/分以下;总量不过多,每日补钾量不得高于8 g[8]。 I₂.及时采集血标本,检测电解质。 I₃.密切观察病情变化,定时监测血压、脉搏、呼吸、神志的变化。 I₄.鼓励患者每日多吃富含钾的食物	患者血钾上升	2018-10-26 09:22
2018-10-28 17:01	P₅.并发症:房颤	与甲状腺功能亢进有关	心悸,感到心跳加快,伴有乏力或劳累感;眩晕,头晕眼花甚至昏倒;胸部不适,心前区疼痛,有压迫感或者不舒服;气短,在轻度体力活动或者休息时感觉呼吸困难。有些患者可能没有任何症状	避免发生房颤	I₁.积极治疗原发病,经常观察心率和血压[9],观察心脏节律的变化,如突然出现心率过快、过慢、不齐或有明显心悸、气短、心前区不适、血压下降等,应及时发现,立即就医。 I₂.遵医嘱予以用药,服药期间应定期复查心电图,密切注意其不良反应,如出现身体不适、明显头晕、语言不清、胸闷、不能平卧等症状,应警惕有血栓脱落造成栓塞和心力衰竭的可能,及时到医院检查并尽早处理。 I₃.急性发作期应绝对卧床休息,若发作程度较轻,可以根据原发心脏病状况和体力状态进行适当的活动或休息[10]。 I₄.多吃富含蛋白质和维生素的食物	患者未再出现房颤	2018-10-29 12:00

(四)护理记录

2018-10-19 10:13

患者因"心慌、怕热、多汗4年,加重1月余"而入院。神志清楚,精神差,步入病房,入院后给予全面综合评估,ADL评分16分,VET风险评分2分,心理状态稳定,营养状况正常。

进行入院宣教,讲解疾病相关知识和安全防范等相关注意事项。进行常规检查。

2018-10-20 11:00

患者神志清楚,精神尚可,主诉无心慌、怕热等不适,饮食、睡眠良好,情绪稳定。查血常规示:白细胞 $22.1×10^9/L$,中性粒细胞绝对值 $17.4×10^9/L$,中性粒细胞百分比 78.8%,血红蛋白 96 g/L,血小板 $207×10^9/L$,白细胞较入院前明显升高。拟行摄碘率检查,讲解碘治疗相关知识和注意事项。

2018-10-20 14:33

患者神志清楚,呼吸平稳,检验科危急值示:钾 2.69 mmol/L;予以补钾处理,密切观察患者生命体征,补钾过程中观察输液部位有无渗漏,严格按照补钾原则进行补钾。告知相关知识,予以健康宣教,定期复查。

2018-10-21 10:00

甲状腺功能亢进症基本诊断明确,一般治疗方案包括抗甲状腺药物治疗、[131]碘治疗和手术治疗三种。患者有粒细胞减少病史,原则上首选[131]碘治疗,待患者甲状腺摄碘率和 ECT 结果回报后,决定是否行[131]碘治疗。目前继续予以控制心率等对症处理,继续观察患者病情变化。

2018-10-24 11:00

患者 2 h、6 h、24 h 甲状腺摄碘率高于正常值,甲状腺核素扫描符合甲亢表现,请核医学科会诊,拟明日行[131]碘治疗。告知患者[131]碘治疗的过程、术前准备和术后注意事项。

2018-10-25 14:00

患者入核医学科行[131]碘治疗,予以心理支持,嘱患者勿紧张,保持情绪稳定。告知服用[131]碘后须禁食 2 h,但可以喝水,24 h 内不吃生冷、质硬和刺激性食物。

2018-10-26 10:00

患者神志清楚,精神尚可,无不适主诉。予以[131]碘治疗术后指导,[131]碘治疗后 2 周内应单独住一间房屋,不接触孕妇和婴幼儿,哺乳期妇女须停止哺乳。1 个月内应卧床或室内休息,避免剧烈运动。应禁食海产品等含碘量高的食物,禁烟、酒。避免精神刺激,保持心情愉悦。

2018-10-27 08:00

患者神志清楚,情绪稳定,复查血常规示:血红蛋白 97 g/L,血小板 $145×10^9/L$,中性粒细胞百分比 35.0%,中性粒细胞绝对值 $0.8×10^9/L$。2018 年 10 月 26 日急诊八项示:钠 140.8 mmol/L,钾 4.41 mmol/L,肌酐 20.8 μmol/L,葡萄糖 9.88 mmol/L。遵医嘱予以重组人粒细胞刺激因子注射液,嘱患者注意休息,减少探视,避免感染。

2018-10-28 17:05

患者复查心电图示:异位心律-快心室率房颤。嘱其绝对卧床休息,症状好转后可适当床边活动,遵医嘱予以对症处理,给予心理护理,嘱其保持心平气和。告知可多食富含蛋白质和维生素的食物,不吸烟、少饮酒、少饮浓茶和咖啡等,忌食辛辣刺激性食物。

2018-10-29 12:00

患者神志清楚,精神良好。饮食、睡眠正常,未诉不适。复查血常规示:白细胞 $11.6×10^9/L$,中性粒细胞绝对值 $9.3×10^9/L$,血红蛋白 94 g/L,血小板 $179×10^9/L$。病情稳定,遵医嘱予以今日出院，予以出院指导。嘱其注意休息，劳逸结合，不能劳累，避免各种剧烈运动，无碘饮食，多食高蛋白、高热量、维生素丰富的食物，避免吃辛辣刺激性食物，保持情绪稳定，遵医嘱服药，定期门诊随诊。

三、案例说明书

（一）教学目标

1.了解弥漫性甲状腺肿伴甲状腺功能亢进并发粒细胞缺乏症的病因和发病机制。

2.了解弥漫性甲状腺肿伴甲状腺功能亢进并发粒细胞缺乏症的治疗和护理措施。

3.掌握弥漫性甲状腺肿伴甲状腺功能亢进患者经[131]碘治疗后的观察和护理措施。

（二）启发思考题

1.什么是甲状腺功能亢进症和粒细胞缺乏症？

2.患者被诊断为弥漫性甲状腺肿伴甲状腺功能亢进的依据有哪些？

3.临床上弥漫性甲状腺肿伴甲状腺功能亢进的治疗措施有哪些？

4.弥漫性甲状腺肿伴甲状腺功能亢进并发粒细胞缺乏症的临床表现是什么？

5.什么是放射性碘治疗？

6.放射性碘治疗的注意事项有哪些？

7.该患者最大的危险是什么？如何防治和处理？

（三）分析思路

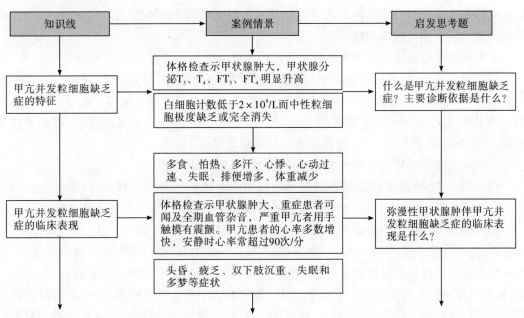

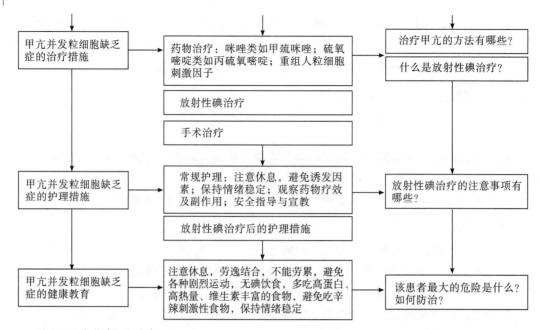

（四）理论依据及分析

1. 什么是甲状腺功能亢进症和粒细胞缺乏症？

甲状腺功能亢进症简称"甲亢"，是由于甲状腺合成、释放过多的甲状腺激素，造成机体代谢亢进和交感神经兴奋，而引起心悸、出汗、进食和便次增多、体重减少的病症。多数患者还同时伴有突眼、眼睑水肿、视力减退等症状。白细胞数低于 $2 \times 10^9/L$ 而中性粒细胞极度缺乏或完全消失称为粒细胞缺乏症。

2. 患者被诊断为弥漫性甲状腺肿伴甲状腺功能亢进的依据有哪些？

根据患者多食、怕热、多汗、心悸、心动过速、失眠、排便增多、体重减少、体格检查示甲状腺肿大等进行诊断，重症患者可闻及全期血管杂音，严重甲亢者用手触摸有震颤。甲亢患者的心率多数增快，安静时心率常常超过 90 次/分，有头昏、疲乏、双下肢沉重、失眠和多梦等症状，白细胞数低于 $2 \times 10^9/L$，中性粒细胞极度缺乏或完全消失。

3. 临床上弥漫性甲状腺肿伴甲状腺功能亢进的治疗措施有哪些？

药物治疗：咪唑类如甲巯咪唑，硫氧嘧啶类如丙硫氧嘧啶；放射性碘治疗；手术治疗。

4. 弥漫性甲状腺肿伴甲状腺功能亢进并发粒细胞缺乏症的临床表现是什么？

白细胞减少症患者多数有头昏、疲乏、双下肢沉重、失眠和多梦等症状，有的易感染，如感冒、肺炎和气管炎等；少数无症状，也无感染，仅在检验时发现。因此，反复感染伴乏力、头昏的患者应检查血白细胞计数和分类计数。然而，粒细胞减少症和缺乏症起病急骤，病情凶险，伴有畏寒、高热、头痛、多汗，常有咽峡炎、扁桃体脓肿和肛周溃疡等，常见原因是患者对药物（氨基比林、保太松等）或化学品（某些化妆品等）过敏，此时检查血白细胞计数和分类计数即可确诊。

5. 什么是放射性碘治疗？

1942 年将放射性碘首次用于甲亢的治疗，它是一种有效的抗甲状腺药。甲状腺细胞对碘化物具有特殊的亲和力，口服一定量的 [131] 碘后，甲状腺会大量吸收。具有损害作用的放射性碘能种入甲状腺组织中，^{131}碘在衰变为^{131}氙时，能放射出 β 射线（占 99%）和 γ 射线（占 1%）。前者的有效射程仅有 0.5～2.0 mm，能选择性地破坏甲状腺腺泡上皮而不影响邻近组织，甲状腺组织能受到长时间的集中照射，其腺体被破坏后逐渐坏死，代之以无功能的结缔组织，从而降低甲状腺的分泌功能，使甲亢得以治愈，达到类似甲状腺次全切除手术的目的。

6. 放射性碘治疗的注意事项有哪些？

治疗前准备：

（1）饮食。对于接受放射性碘治疗的患者，常要求低碘饮食，避免使用含碘药物和食物。这样做是为了消耗体内的储存碘，以增加组织对放射性碘的摄取，增加放射性碘的效力。低碘饮食的时间通常是 7～14 天或稍长一些，低碘的要求是小于 50 μg/d，不同患者的时间长短稍有差异。尽量选择非碘盐食用。避免食用海鲜、海产品，尤其是裙带菜、紫菜、海藻、鱼贝类等，这些都属于高碘食物。还有市面上的熟食，它们通常是腌渍过的。还应避免食用乳制品、烘烤制品、巧克力、豆类和豆制品等。鼓励患者制作低碘饭菜，避免在外饮食。

（2）升高促甲状腺激素（TSH）水平。正常甲状腺滤泡上皮细胞和分化型甲状腺癌细胞的表面表达碘的转运体，在 TSH 的作用下可摄取^{131}碘，所以在治疗前需要升高 TSH 水平。有以下两种方法可以选择：应用重组人促甲状腺激素（rhTSH）外源性补充；患者在治疗前至少 2 周暂停服用左甲状腺素钠片。

（3）预防不良反应。治疗后第一天有些患者会出现恶心症状，可以在治疗前给予患者对抗恶心的药物。

治疗后注意事项：

（1）保护唾液腺。鼓励患者多饮水，可食用酸性糖果，嚼无糖口香糖，按摩唾液腺以刺激唾液腺分泌，因为唾液腺也会吸收放射性碘。

（2）促排泄。没有被甲状腺组织摄取的放射性碘，还可通过粪便、尿液、汗液排出体外。建议使用缓泻剂，减少对患者胃肠道的辐射。经常喝水，多排尿，多洗澡、洗头发，去除汗液排出的放射性碘。

（3）减少放射污染。如在住院期间，要求患者尽量穿病号服，防止汗液污染患者的衣服。患者尽量使用一次性消费物品，否则这些物品也可能会被污染。使用过的东西应当单独并彻底洗净。

（4）减少对他人的辐射。如患者家中有婴幼儿或孕妇，可建议患者治疗后短期住院，与他人保持 2 m 以上的距离，可短暂时间里保持在 1 m 以内。与儿童或孕妇应至少保持 2 m 以上距离 8 天。

（5）怀孕和哺乳。处在哺乳期的患者，应推迟至哺乳结束后再接受放射性碘治疗。放射性碘治疗期间，接受总剂量 ≥ 400 mCi 的男性患者，可能有潜在不育的风险。有专家认为男性治疗后 3 个月可考虑生育，女性治疗后 6～12 个月可考虑生育。

7. 该患者最大的危险是什么？如何防治和处理？

该患者最大的危险是甲亢危象。防治措施：积极地合理控制甲亢，预防危象发生的诱因，可预防或减少危象的发生。内科危象的诱因主要是感染和应激，不适当停用抗甲亢药物，未准备好^{131}碘治疗等；外科危象的诱因主要是术前未充分准备，由甲亢未控制、手术应激引起。早期诊断和及时治疗同预后关系很大，故强调做好危象前期的诊断与治疗。

甲亢危象的紧急处理包括：①迅速抑制甲状腺激素释放：通常用碘化钠静脉滴注或口服复方碘溶液。应用碘剂时应注意：一是碘剂应在使用硫脲类药物 1 h 后使用；二是当急性症状控制后，碘剂可减量，一般用药 3～7 天可停药；三是用碘剂做术前准备的外科手术诱发危象时，再用碘剂无效；四是极少数人对碘有不良反应，如药疹、结膜炎、腮腺炎和中毒性肝炎等。②迅速抑制甲状腺激素合成：一般首选丙硫氧嘧啶 300 mg，每 6 h 口服或鼻饲 1 次，或甲巯咪唑 30 mg，每 6 h 一次。大剂量硫脲类药物可在 1 h 内阻断甲状腺激素合成。③降低周围组织对甲状腺激素的反应：如普萘洛尔口服或静脉滴注，或用利血平肌内注射。④清除血中过多的甲状腺激素，清除措施有换血、血浆去除、血液透析、腹膜透析等。以上措施在其他措施无效时，有条件的医院可试用。⑤对症治疗：如抗感染、纠正水电解质紊乱、吸氧、降温、抗心衰、抗休克治疗等。⑥应用肾上腺糖皮质激素：氢化可的松或地塞米松分次静脉滴注。

（五）案例总结

本案例患者为一名中年女性，既往有高血压病史，长期服用降压药，血压控制良好，本次发病以"弥漫性甲状腺肿伴甲状腺功能亢进并发粒细胞缺乏"为临床表现，入院后完善相关检查。由于患者粒细胞缺乏，容易引起感染，而感染是诱发甲亢危象的诱因，因此治疗上遵医嘱予以重组人粒细胞刺激因子提高粒细胞计数，同时联合[131]碘治疗甲亢。在整个诊疗过程中，因粒细胞增长过慢，患者存在紧张、焦虑情绪，对治疗没有信心。通过与患者的沟通，正确进行健康宣教后，患者的不良情绪明显改善，能积极配合治疗，经过 10 天的治疗与护理，患者康复出院。

因患者年龄不大，生活完全可以自理，营养状况良好，无其他不适主诉，易沟通，所以在护理方面没有太大的困难，主要是做好病情的观察和心理护理。在日常护理中，加强与患者和家属的沟通，对患者进行无碘饮食宣教，嘱患者多卧床休息，减少不必要的探视和活动，从而减少交叉感染的风险；向患者介绍用药的作用及不良反应，如与重组人粒细胞刺激因子有关的偶有肌肉酸痛、骨痛、腰痛、胸痛等现象。出现食欲不振或肝脏谷丙转氨酶、谷草转氨酶升高等不良反应时，监测肝肾功能和血常规；对患者进行心理护理，避免紧张、焦虑情绪影响疾病的恢复。

通过本案例我们总结经验，在临床实践中遇到类似的患者，我们该从哪些方面处理呢？

首先，在整个住院诊疗过程中，要注重与患者的沟通，学会站在患者的角度思考问题。在本案例中，患者主诉"心慌、怕热、多汗 4 年，加重 1 月余"，既往有高血压，入院后遵医嘱给予升粒细胞、治疗甲亢等对症治疗，并完善相关检查，帮助疾病诊断。在患者住院期间，通过沟通了解到患者存在的问题有：①患者不知道粒细胞缺乏的原因。②患者未重视日常生活的环境。③患者不能重视粒细胞缺乏对生命的重要影响。④患者担心疾病的预后。⑤反复发生的粒细胞缺乏使患者情绪焦虑，觉得治疗无效，患者内心希望能尽快升粒细胞，治疗甲亢，能有针对性的病因治疗。⑥患者希望医生、护士能主动告诉自己疾病的诊疗过程。⑦患者希望有人能告诉自己疾病的相关知识。⑧患者希望得到医生、护士的关心，希望他们能耐心地倾听自己的主诉。

其次，作为责任护士，针对患者的粒细胞缺乏症状，要做好病情的观察，观察有无发热、感染的可能,及时通知医生处理发热症状,做好护理记录。准备好甲亢危象的急救措施,掌握急救流程,能及时、有效地配合医生的抢救。与此同时,我们应从患者的病情和心理状态出发,用理解、同情、共情等方法,将个性化的整体护理贯穿在整个住院过程中。针对患者存在的问题,主要的护理措施是做好健康宣教:①患者入院当天,要向其介绍与甲亢有关的饮食、休息与活动等知识,考虑患者的高血压病史,指导患者按时服用降压药,进无碘、低盐、低脂饮食,控制血压,让患者对疾病有初步的认识。②主动向患者介绍责任护士和床位医生,让患者有问题时能第一时间找对人,及时帮助患者解决问题,增加患者的安全感。③与医生沟通,了解患者的治疗方案,告知患者疾病的诊疗过程、相关检查的意义,取得患者的配合,鼓励患者主动参与诊疗活动,让患者了解疾病知识。④告知患者药物的作用及可能出现的不良反应,药物治疗为循序渐进的过程,可与患者分享同病例的治疗情况,增加患者对治疗的信心。⑤加强病房的巡视工作,多问候患者,以表关心,同时从与患者的交谈中发现其不良情绪,做好心理护理。

(六)课后思考题

1. ^{131}碘治疗的适应证主要有哪些?

2. ^{131}碘治疗后的健康教育有哪些?

参 考 文 献

[1]王朝霞,张岷,孙珊珊,等.综合护理对甲亢患者生活质量和心理状况的影响研究[J].实用临床护理学电子杂志,2018,3(41):119.

[2]那彩霞.甲巯咪唑联合普萘洛尔治疗甲亢[J].世界最新医学信息文摘,2018,18(89):336.

[3]郭宝帅,赵雪琦,李晓阳.碘131对甲状腺功能亢进的治疗进展[J].世界最新医学信息文摘,2018,18(43):83-84.

[4]杨少红,尚治新,穆妍.心理干预护理在甲亢患者护理中的应用效果[J].黑龙江医药,2018,31(5):1178-1179.

[5]刘湘茹,胡德龙.甲巯咪唑致粒细胞缺乏合并甲亢危象7例临床分析[J].黑龙江医药,2010,23(3):431-433.

[6]杨善兰.甲亢合并粒细胞缺乏、侵袭性真菌病患者的护理[J].中国实用医药,2015,10(10):197-199.

[7]刘春梅.低钾血症不同补钾途径的护理进展及探讨[J].世界最新医学信息文摘,2016,16(50):250-251.

[8]凌红艳,文亮,肖华,等.重度低钾血症静脉高浓度快速补钾的循证护理[J].世界最新医学信息文摘,2017,17(31):234,236.

[9]屈沛沛,秦婷,李欣.优质护理在房颤患者中的应用观察[J].微量元素与健康研究,2018,35(4):2.

[10]韩晓霞,郭庆玲,冯巧飞,等.1例甲亢并发极快速型房颤患者的护理[J].标记免疫分析与临床,2016,23(5):590-591.

第六节　糖尿病足患者的护理

一、案例信息

【摘要】 通过对一例糖尿病足患者的伤口感染进行治疗和护理,了解糖尿病足的清创方法,阐述糖尿病足的发病机制、临床表现和治疗方法。面对这样的患者,我们在临床中如何配合医生处理,如何做好糖尿病足患者的护理,如何引导学生思考:怎样全面评估患者并采取相应的护理措施,最大程度地减少患者的痛苦,缩短住院病程,是本文阐述的重点。

【关键词】 糖尿病;糖尿病足;足部感染;循证护理

二、案例正文

(一)基本信息

陈＊＊,女性,63 岁,已婚,农民,小学文化程度。入院时间为 2018 年 10 月 8 日 10:08,病史采集时间为 2018 年 10 月 8 日 10:30。

(二)护理评估

【健康史】

1.主诉　有糖尿病病史 16 年,右足背破溃 10 余天。

2.现病史　患者 10 余天前右足背烫伤后出现红肿破溃,患者自行消毒处理,现创面部分结痂,有明显渗液,周围皮肤红肿,压之有疼痛感。患者为求进一步治疗,来我院就诊,拟以"2 型糖尿病、糖尿病足病"收住入院。病程中无寒战、发热、头痛,有头晕,无胸闷气短,无腹痛、腹泻,偶有手足麻木、视物模糊,大便通畅,小便量正常,体重近期无明显下降。

3.日常生活形态

(1)饮食:每日三餐,早餐一般为面条和馒头,午餐、晚餐主食 100 g 左右,以米饭为主,辅以蔬菜和肉蛋等,口味清淡。饮水量每日约 1500 mL,以白开水为主。

(2)睡眠:平时睡眠规律,一般晚 9 点左右入睡,早 6 点起床,中午无午睡习惯,睡眠质量尚可。发病以来,睡眠质量好,较前无明显改变。

(3)排泄:平时小便每日 5～6 次,夜间排尿 1～2 次,小便色清,淡黄色,无泡沫,尿量每日约 2000 mL。大便每日 1 次,为成形软便。发病以来,大小便无异常。

(4)自理及活动能力:平时日常生活完全可以自理,做一些简单的家务,一般早起后洗脸刷牙,吃早饭,饭后散步,晚餐后也会散步半小时。发病以来,因足部行走不便,日常生活需要人照顾。

4.既往史　平素身体健康状况一般,否认高血压、冠心病病史。既往有胆结石病史 10 余年。无传染病史,无输血、外伤史,无药物、食物过敏史。

5.个人史　生于芜湖市,无长期外地居住史,无疫区居留史。适龄婚育,配偶及子女体健。无吸烟、酗酒等不良嗜好。

6.家族史　家族中否认遗传性疾病及类似病史。

7.心理状况

(1)情绪状态:担心自己生病会连累家庭,有些焦虑。

(2)对所患疾病的认识:一直觉得自己身体很好,很少看病,感到不适时一般自己忍耐,不麻烦家人,直到症状加重时才去医院就诊。此次足部感染后,认识到疾病的严重性,但是对糖尿病、糖尿病足的表现、病因、诱因和治疗等并不了解。希望医护人员在上述方面可以给予更详细、具体的指导,并表示会积极配合医生的治疗,尽早好转出院。

(3)重大应激事件及应对情况:近期未遇到重大应激事件。

8.社会状况

(1)社会支持系统:夫妻之间关系融洽,家人和睦。发病以来,家人对其病情较为关注,对患者给予足够的关心和照顾,家里的事务已经全部安排好,患者可以安心治病。患者在家里参加部分家务劳动,照顾家人的饮食起居,大多数时间是和家人度过的。

(2)居住与工作环境:住在农村自家盖的房子里,70 平方米左右,周围是农田,一直以务农为主,年纪大了以后只在门口种点蔬菜,在家做一些简单的家务。

(3)经济状况及付费方式:夫妻二人没有稳定的收入,经济收入一般,已参加新农合,支付医疗费用方面一般。

【体格检查】

T 36.5 ℃,P 100 次/分,R 20 次/分,BP 127/72 mmHg。发育正常,营养一般,步入病室,平卧体位,神志清楚,精神一般,查体合作。胸廓正常,呼吸节律正常,肋间隙正常,胸壁无压痛,无胸骨叩痛。呼吸运动正常,肋间隙未见明显异常。双肺语颤正常,未闻及呼吸音异常,叩诊呈清音。心前区无隆起,心前区无异常搏动,心尖搏动位于第 5 肋间左锁骨中线内 0.6 cm。脊柱正常生理弯曲,活动无障碍,无压痛和叩击痛。无杵状指(趾)。右下肢皮温稍高,右足背动脉搏动弱,右足背可见直径约 3 cm 的破溃面,周围皮肤红肿,有疼痛感。

【辅助检查】

检查项目:肝肾功能;糖化血红蛋白;空腹 C 肽、餐后 C 肽;血沉;血凝常规。

(三)护理计划

日期	患者问题	相关因素	临床表现	护理目标	干预措施	效果评价	评价时间
2018-10-08 10:08	P₁. 疼痛	与足部溃疡、感染有关	患者主诉足部破溃处疼痛难忍	入院后 24 h 内疼痛较前减轻	I₁.足部疼痛时以卧床休息为主,尽量减少走动。 I₂.告知患者可适当抬高双下肢,达到减压目的[1]。 I₃.遵医嘱积极给予抗感染治疗,切开伤口引流,缓解局部肿胀[2]。 I₄.评估患者的疼痛性质,疼痛时转移患者的注意力,如听轻音乐等[3]。 I₅.如不能缓解,则遵医嘱使用止痛药物	入院后 24 h 内主诉疼痛较前减轻	2018-10-09 09:00

日期	患者问题	相关因素	临床表现	护理目标	干预措施	效果评价	评价时间
2018-10-08 11:00	P₂. 感染	与糖尿病足部溃疡有关	右足背可见直径约3 cm的破溃面，有渗液，并伴恶臭。周围皮肤红肿，皮温高	患者入院后足部渗液明显减少，感染症状较前好转	I₁.足部溃疡处切开引流，彻底清除坏死组织，并用碘纱布填塞[4]。 I₂.取足部溃疡处分泌物做细菌培养，根据药敏试验结果选择合适的抗生素用于治疗[5]。 I₃.定期观察足部溃疡处有无渗液、渗液的性质和量(感染的伤口渗液有腐臭味)，并做好护理记录[6]。 I₄.防止交叉感染，治疗和护理时注意洗手，预防多重耐药菌的定植[7]	患者入院后足部渗液明显减少，红肿面积较前缩小	2018-10-18 09:00
2018-10-08 11:00	P₃. 组织完整性受损	与糖尿病足部溃疡有关	右足背可见直径约3 cm的破溃面，有渗液	患者入院后足部渗液明显减少，感染症状较前好转	I₁.足部换药隔天一次。注意观察足部溃疡处渗液的性质和量，保持伤口处敷料干燥，如伤口外部包扎敷料出现潮湿和污染，及时更换[8]。 I₂.使用前列地尔联合依帕司他等改善循环的药物，促进新生肉芽组织生长，促进伤口愈合[9]。 I₃.观察周围皮肤的色泽和温度，观察下肢血运及足背动脉波动情况，避免下肢静脉输液	患者溃疡处可见新生肉芽组织生长，红肿面积较前缩小	2018-10-18 09:00
2018-10-11 11:00	P₄. 焦虑	与担心疾病治疗效果和预后有关	主诉紧张、担心，情绪不稳定	增加对治疗的信心，保持情绪稳定	I₁.以视频、图片等形式告知患者治疗方法、疗效以及相关的注意事项[10]。 I₂.给予患者人文关爱，从患者角度出发，温柔询问其自觉症状与感受，疏导患者的担忧，充分照顾患者的想法，使患者得到舒适愉悦的身心感受。以积极的态度高质量地配合医护人员的治疗和护理，促进病情康复[11]。 I₃.重视与家属的沟通，促进主要照顾者的心理健康水平的提高，避免家属的不良情绪影响患者，进而改善糖尿病足患者的生活质量[12]	患者精神状态改善，情绪稳定	2018-10-19 09:00
2018-10-12 11:00	P₅. 知识缺乏	与缺乏疾病相关预防保健知识有关	对疾病相关预防保健知识不了解	加强健康教育，提高患者对疾病预防保健知识的知晓率	I₁.向患者和家属宣教糖尿病足相关知识;患者掌握糖尿病足的相关知识和护理要点，有利于降低今后再患糖尿病足的风险[13]。 I₂.给予患者个性化的饮食指导，进高蛋白、高维生素、低盐、低脂饮食[14]。 I₃.遵医嘱使用降糖药物，规律监测血糖，及时了解病情，定期随访	患者理解并掌握相关预防保健知识	2018-10-20 14:00

（四）护理记录

2018-10-08 10:08

患者有糖尿病病史 16 年，10 余天前右足背烫伤后出现红肿破溃，自行消毒处理，现创面部分结痂，有明显渗液，并伴恶臭。周围皮肤红肿，压之有疼痛感。患者为求进一步治疗而入院，被诊断为"2 型糖尿病、糖尿病足病"。入院后给予全面综合评估，给予监测血糖、抗感染、局部换药、足分泌物培养＋药敏试验、改善微循环等综合治疗。患者 ADL 评分 4 分,跌倒风险评分 3 分。协助患者生活护理,并予以防跌倒和坠床安全宣教。

2018-10-08 11:00

患者右下肢患处皮温稍高,右足背动脉搏动弱,右足背可见直径约 3 cm 的破溃面,有明显渗液并伴有恶臭,周围皮肤红肿,压之有疼痛感。糖尿病足 Wagner 分级为 2 级(较深的溃疡,常合并软组织炎,无脓肿或骨感染)。请烧伤整形科会诊后,建议患者局部切开引流,彻底清创换药。嘱患者抬高足部,减少局部水肿,并加强营养。

2018-10-09 09:00

患者神志清楚,呼吸平稳,护送患者到伤口造口门诊进行局部切开清创,使用双氧水和生理盐水冲洗后外用银离子敷料,并做患处分泌物的细菌培养。予以心理支持,嘱患者勿紧张,保持情绪稳定。嘱患者进食高蛋白、高维生素、低盐、低脂饮食。

2018-10-09 12:00

患者换药后安返病房,主诉切开引流处疼痛难忍。给予心理护理后缓解不明显,遵医嘱予以止痛药物曲马多 1 片口服。现疼痛较前好转,已能安静午睡。

2018-10-10 11:00

患者生命体征正常,再次进行足部换药,足部感染症状较前好转,现敷料干燥、无渗血,协助生活护理,嘱多饮水,右下肢制动,并告知患者保持双下肢清洁,配合治疗,及时准确地监测血糖。

2018-10-15 21:00

患者神志清楚,精神欠佳,情绪较焦虑,主诉入睡困难。给予患者适当的情感支持,关心、鼓励和陪护患者。指导患者和其他病友聊天、听音乐和广播等,可以帮助患者走出困境,以积极的心态面对疾病。患者能积极配合,情绪稳定。

2018-10-18 09:00

患者神志清楚,精神尚可,换药时可见新生肉芽组织生长,溃疡处渗液减少,局部感染控制,未出现发热、寒战的情况。嘱适量食用蛋白质丰富的食物,避免过饱,少食多餐,保持大便通畅。

2018-10-19 10:00

患者足部溃疡面积缩小,焦虑情绪较前好转,睡眠改善,进食量增加。遵医嘱加强血糖监测,防止血糖过高。

2018-10-21 11:00

患者神志清楚,精神良好。饮食、睡眠正常,未诉不适。血糖控制平稳,局部感染控制,掌握糖尿病足部保健知识。遵医嘱予以今日出院,予以出院指导,遵医嘱口服抗感染药物和降糖药,定时门诊换药,加强自我血糖监测,继续进低盐、低脂糖尿病饮食,内分泌科门诊定期随访。

三、案例说明书

(一)教学目标

1. 了解糖尿病足的病因和发病机制。

2.熟悉糖尿病足 Wagner 分级。

3.掌握糖尿病足的护理措施。

（二）启发思考题

1.什么是糖尿病足？

2.哪些原因会导致糖尿病足？

3.什么是糖尿病足 Wagner 分级？

4.糖尿病足的内科治疗和外科干预治疗措施有哪些？

5.糖尿病足分期清创和敷料的选择有哪些？

6.糖尿病患者足部健康教育有哪些内容？

（三）分析思路

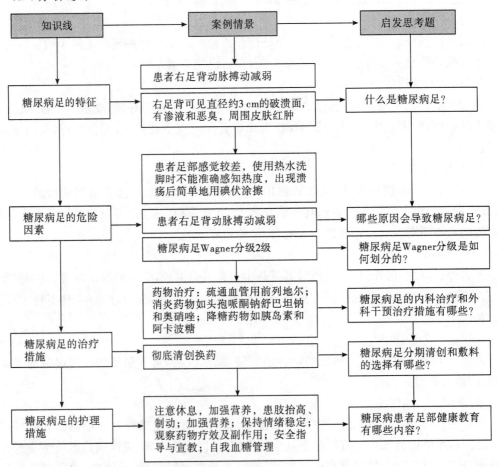

（四）理论依据及分析

1.什么是糖尿病足？

世界卫生组织将糖尿病定义为与下肢远端神经病变和不同程度的周围血管病变相关的足部（踝关节或踝关节以下）感染、溃疡和（或）深层组织破坏。其主要临床表现为足部溃疡与坏疽，是糖尿病患者致残的主要原因之一。

2.哪些原因会导致糖尿病足？

糖尿病足的主要病因是大血管、小血管和微血管病变,周围神经病变及机械性损伤合并感染。常见的诱因有趾间或足部皮肤发痒而搔抓致皮肤溃破、水疱破裂、烫伤、碰撞伤、修脚损伤及新鞋磨破伤等。通过大量临床观察发现,大血管病变、动脉粥样硬化、血栓形成、血管腔阻塞者多导致严重的缺血性干性坏疽或坏死;小血管病变、微循环障碍、周围神经病变合并感染者多导致湿性坏疽或神经溃疡。

3.什么是糖尿病足 Wagner 分级？

糖尿病足 Wagner 分级是第一种且仍应用广泛的糖尿病足伤口经典分类方法,共分为 6级,用 0 级(溃疡前或后)至 5 级(整个足部坏疽)评估溃疡的深度、感染和坏疽表现。所有类型感染最终分为 3 个等级(深伤口脓肿、关节败血症或骨髓炎),描述糖尿病足的范围程度,见下表。

糖尿病足 Wagner 分级法

分级	临床表现
0 级	有发生足溃疡危险因素的足,目前无溃疡
1 级	表面溃疡,临床上无感染
2 级	较深的溃疡,常合并软组织炎,无脓肿或骨感染
3 级	深度感染,伴有骨组织病变或脓肿
4 级	局限性坏疽(趾、足跟或前足背)
5 级	全足坏疽

4.糖尿病足的内科治疗和外科干预治疗措施有哪些？

(1)内科治疗:控制血脂、血压、血糖对于糖尿病足感染的快速愈合非常重要。及时纠正电解质紊乱、心功能不全和肾功能不全;溃疡面较大、感染严重、营养不良、低蛋白者,可给予补充白蛋白、氨基酸等支持治疗。根据细菌培养和药敏试验结果选用合适的抗生素用于治疗。

(2)外科干预治疗:清创和引流;截趾(肢);血管重建术。

5.糖尿病足分期清创和敷料的选择有哪些？

在糖尿病足感染(IDSA2012)指南中,对糖尿病足的不同类型和分期、伤口的清创及敷料选择均有要求,见下表。

糖尿病足分期清创和敷料选择

糖尿病足创面分期	主要针对此期创面的病理特点	推荐此期的清创选择	推荐使用敷料种类
黑期	此期较多的坏死性负荷、细菌性负荷、细胞性负荷	采用外科、自溶性或酶学清创方式	水凝胶敷料、水胶体敷料、外源性胶原酶
黄期	此期存在的感染,过度的炎症反应,大量的炎症渗出液	应用敷料保持相对湿润的创面微环境,对残余坏死组织灵活采用外科、自溶性或酶学清创方式	泡沫敷料、藻酸盐敷料、水胶体敷料或抗菌性敷料

续表

糖尿病足创面分期	主要针对此期创面的病理特点	推荐此期的清创选择	推荐使用敷料种类
红期	此期针对保护和促进创面的肉芽组织生长	使用超薄水胶体敷料、生物蛋白海绵、成纤维细胞生长因子等快速填充创面缺损	超薄水胶体敷料、生物蛋白海绵、成纤维细胞生长因子
粉期	此期针对保护和促进创面的上皮化进程,在创面床准备过程中保持清洁	在创面床准备过程中保持清洁、(半)封闭、相对湿润的创面床	超薄或脂质水胶体敷料、生物蛋白海绵、成纤维细胞生长因子和表皮细胞生长因子

6.糖尿病患者足部健康教育有哪些内容?

(1)足部观察与检查:每天检查患者双足一次,观察足部皮肤有无颜色、温度改变;注意检查趾甲、趾间、足底部有无胼胝、鸡眼、甲沟炎等,是否发生红肿、青紫、水泡、溃疡、坏死等损伤。

(2)保持足部清洁,避免感染:嘱患者勤换鞋袜,每天清洁足部。若足部皮肤干燥,清洁后可涂用羊毛脂,但不可常用,以免皮肤过度浸软。

(3)预防外伤:指导患者不要赤脚走路,以防刺伤;外出时不可穿拖鞋,以免踢伤;选择轻巧柔软、前端宽大的鞋子,鞋子以弹性好、透气和散热性好的棉毛质地为佳;每天检查鞋子,清除可能的异物和保持里衬的平整;对有视力障碍的患者,由他人帮助修剪指甲,避免指甲修剪得太短,应与脚趾平齐,不要用化学药物消除鸡眼或胼胝,应找有经验的足医或皮肤科医师诊治,并说明自己患有糖尿病;冬天使用热水袋、电热毯或烤灯时谨防烫伤,同时注意预防冻伤。

(4)积极控制血糖,说服患者戒烟:发生足溃疡的危险性及足溃疡的发展均与血糖密切相关,血糖值是干预有效与否最敏感的指标。足溃疡的预防教育应从早期指导患者控制和监测血糖开始,同时要说服患者戒烟,防止因吸烟导致局部血管收缩而进一步促进足溃疡的发生。

(五)案例总结

本案例患者既往有糖尿病病史,长期服用降糖药,血糖控制一般,本次发病以足部感染为临床表现,入院后完善相关检查,清创换药。治疗上遵医嘱予以奥硝唑、头孢哌酮钠舒巴坦钠抗菌消炎,同时给予前列地尔改善足部血供;给予胰岛素和阿卡波糖积极地降低血糖。在整个诊疗过程中,因感染严重并反复清创换药,患者存在紧张、焦虑情绪,对治疗没有信心。通过与患者的沟通,正确进行健康宣教后,患者的不良情绪明显改善,能积极配合治疗,经过近2周的治疗与护理,患者足部感染已控制住。

因患者年龄偏大、足部制动、生活完全要人照顾、营养状况欠佳等,所以在护理方面除做好生活护理外,还要做好病情的观察和心理护理。加强与患者和家属的沟通,对患者进行低盐、低脂、高蛋白饮食宣教,嘱患者多休息,抬高患肢,减少活动,防止跌倒与坠床的发生;向患者介绍用药的作用及不良反应,如使用胰岛素有可能发生低血糖反应(心慌、手抖、出冷汗等);及时监测血糖;对患者进行心理护理,避免紧张、焦虑情绪影响疾病的恢复。

通过本案例我们总结经验,在临床实践中遇到类似的患者,我们该从哪些方面处理呢?

在整个住院诊疗过程中,要注重与患者的沟通,学会站在患者的角度思考问题。在本案例中,患者主诉"有糖尿病病史16年,右足背破溃10余天",入院后遵医嘱给予抗感染、降糖等对症治疗,并完善相关检查。在患者住院期间,通过沟通了解到患者存在的问题有:①在心理方面,患者入院时和疾病治疗过程中,存在对治疗效果和预后的担心,并担心疾病的进展会导致截肢。应积极予以相关知识介绍,与家属共同做好对患者的鼓励和安慰,增强治疗疾病的信心,保持情绪稳定。②在并发症护理方面,患者使用胰岛素快速降糖可能会出现心慌、手抖、出冷汗等低血糖反应,严重的话会导致低血糖昏迷。应予以积极监测血糖,注意血糖波动情况,准备一些含糖食品,并给予相应的保护措施,倾听患者主诉,及时向医生反映病情。③在舒适度方面,患者足部溃疡导致难以行走,有恶臭并伴有疼痛等不适感受。针对产生不适的原因予以对症处理,遵医嘱用药,指导缓解不适的方法,如深呼吸、听音乐等,经常开窗通风,尽可能降低患者的不适体验。患者右下肢制动,生活自理能力降低,给予补偿性生活照护,满足患者的生活需要。

本案例中患者以"足部破溃伴感染"为临床表现,其他表现较强烈的即为疼痛、焦虑状态,在护理过程中要学会找出减轻疼痛的办法,学习沟通技巧,学习新护理方法。

(六)课后思考题

1.干性坏疽应选择哪种清创方式?如何选择伤口敷料?

2.糖尿病足神经筛查的方法是什么?

参 考 文 献

[1]史会林. 治疗糖尿病足全身与局部须并重[N]. 健康报,2018-12-25(7).

[2]古意霞,许秋兰. 采用新型敷料治疗糖尿病足的效果观察[J]. 中国现代药物应用,2018,12(15):189－190.

[3]秦晓华,吴苏丹,胡芳,等. 五行音乐疗法对下肢创伤性溃疡病人换药疼痛的影响[J]. 全科护理,2017,15(34):4272－4274.

[4]万兵花. 湿性愈合换药方式在糖尿病足患者中的应用效果[J]. 临床合理用药杂志,2018,11(21):124－125.

[5]刘宇彪,周花玩. 糖尿病足患者感染病原菌及药敏分析[J]. 现代医学与健康研究,2018,2(17),46－48.

[6]杜新艳,刘俊霞,徐宝林. 不同方法处理糖尿病足溃疡的效果观察[J]. 河北医药,2016,38(24):3835－3837,3840.

[7]樊永萍,杨松涛. 多重耐药细菌管理措施在糖尿病足溃疡的运用[J]. 中外女性健康研究,2017(11):92,97.

[8]刘凌云,郭进玲,葛渊. 不同敷料和换药方法治疗糖尿病足溃疡的效果分析[J]:基层医学论坛,2017,21(35):4985－4986.

[9]赵胡娟. 前列地尔联合依帕司他对糖尿病足的治疗效果[J]. 中国社区医师,2018,34(20):50,52.

[10]苏惠敏,欧阳丽映,邱方玲. 知识、信念、行为干预对糖尿病足患者自我感受负担和负性

情绪的影响[J].护理实践与研究,2018,15(16):61－63.

[11]邱菲,李建军,郑洁.人文关怀护理对糖尿病足患者心理状态的影响[J].山西医药杂志,2014,43(20):2466－2468.

[12]朱燕珍.糖尿病足患者主要照顾者心理一致感与照顾负担、社会支持的相关性研究[D].南昌:南昌大学,2018.

[13]邵燕蓉,林嘉鳞,蔡银珠,等.糖尿病病人对糖尿病足认知情况的分析和质量持续改进[J].护理研究,2018,32(23):3796－3798.

[14]彭淑华.个性化饮食干预对2型糖尿病患者血糖的影响[J].世界最新医学信息文摘,2018,18(44):44－45.

第七章 风湿免疫疾病患者的护理

第一节 皮肌炎患者的护理

一、案例信息

【摘要】 通过对一例出现间质性肺炎伴感染和肌无力的皮肌炎患者进行相关问题分析,了解皮肌炎的病因和发病机制,阐述皮肌炎的治疗原则、临床表现和治疗方法。面对这样的患者,我们在临床中如何配合医生处理,如何做好皮肌炎患者的护理,如何引导学生思考:怎样全面评估患者并采取相应的护理措施,最大程度延长患者的生命,提高患者的生存质量,是本文阐述的重点。

【关键词】 皮肌炎;间质性肺炎;感染;肌无力;护理

二、案例正文

(一)基本信息

郭*,女性,42岁,已婚,工人,初中文化程度。入院时间为2018年10月24日11:14,病史采集时间为2018年10月24日12:00。

(二)护理评估

【健康史】

1.主诉 全身散在皮疹伴乏力3月余,胸闷、气喘5天。

2.现病史 患者诉3个多月前无明显诱因下出现面部、双眼睑水肿性红斑、丘疹,伴轻度瘙痒,日晒后皮疹加重,后皮疹逐渐增多,渐累及胸前V字区、背部肩胛区,同时出现肩关节、膝关节处疼痛,下蹲后起立困难,但无肌痛、肌无力。2018年8月就诊于我院皮肤科,住院期间皮肤活检示:(右上肢皮肤活检组织)镜检部分表覆鳞状上皮伴部分区域破溃,代之以炎性渗出坏死组织,其下真皮层皮肤附属器及血管周围有少量淋巴细胞浸润。胸部HRCT示:两肺上叶和下叶多发索条状、小斑片状高密度影,部分呈网状、线状改变,边界模糊,以两肺下叶明显。双侧胸膜增厚、粘连。诊断为"皮肌炎、间质性肺炎",予以甲泼尼龙琥珀酸钠抗感染、调节免疫等对症治疗后好转出院。患者出院后未正规门诊随诊。5天前患者于某医院行右乳腺脓肿切开引流术后突然出现胸闷、气喘,不能活动,无胸痛、咯血、意识障碍等,就诊于我院急诊科,急诊吸氧状态下氧饱和度为89%,拟以"皮肌炎、间质性肺炎加重伴感染"收住入院。

3.日常生活形态

(1)饮食:每日三餐,午餐和晚餐主食各 100 g 左右,以米饭为主,饮食清淡。

(2)睡眠:平日入睡困难,睡眠质量不佳。发病以来,较前无明显改变。

(3)排泄:平时大便每日 1～2 次,为成形软便,小便正常,每日约 2000 mL。

(4)自理及活动能力:平时日常生活完全可以自理,可承担部分轻体力家务劳动,不喜欢早锻炼等体育活动。发病以来,日常生活不能自理,体力明显下降,四肢乏力,一般以卧床休息为主。

4.既往史　既往有高血压病史 3 年余,规律服用氨氯地平治疗,血压控制尚可。2000 年和 2011 年行剖宫产手术,5 天前行右乳腺脓肿切开引流术,否认糖尿病病史,否认肝炎、菌痢、伤寒等传染病史,否认其他手术、输血、外伤史,否认药物、食物过敏史,预防接种史不详。

5.个人史　生于芜湖市,无长期外地居住史,无疫区、疫情、疫水接触史,无矿区、矿山、高氟区、低碘区居住史,无化学性物质、放射性物质、有毒物质接触史。无吸毒史。约 13 岁月经初潮,平素月经规律,经期 5～7 天,周期 28～30 天。26 岁结婚,育有二子,家人体健。

6.家族史　家族中否认遗传性疾病及类似病史。

7.心理状况

(1)情绪状态:担心自己生病不能康复,担心儿子的学习和生活,有些焦虑。

(2)对所患疾病的认识:一直认为自己的身体很好,很少看病,感觉不适时一般自己忍耐,不麻烦家人,直到症状较严重时才去医院就诊。此次生病后,认识到疾病的严重性,但是对皮肌炎的表现、病因、诱因和治疗等并不了解。希望医护人员在上述方面可以给予更详细、具体的指导,并表示会积极配合医生的治疗,尽早好转出院。

(3)重大应激事件及应对情况:近期无重大应激事件。

8.社会状况

(1)社会支持系统:夫妻关系融洽,家人和睦。发病以来,家人对其病情较为关注,对患者给予足够的关心和照顾。此次入院,丈夫和婆婆陪同前来,家里的事务已经全部安排好,患者可以安心治病。

(2)经济状况及付费方式:夫妻二人均为工人,家庭经济状况一般,有城镇职工医保,支付医疗费用方面一般。

【体格检查】

T 36.5 ℃,P 100 次/分,R 18 次/分,BP 138/97 mmHg。发育正常,营养一般,用轮椅推入病室,平卧体位,表情自然,言语流利,神志清楚,查体合作,步态正常。双上肢和后背散在红色皮疹伴破溃,双手 Gottron 疹,颜面潮红。右乳切开引流处敷料干燥,无渗出。双肺呼吸音粗,双下肺可闻及少许湿啰音,以左肺为主。心率 100 次/分,律齐,各瓣膜听诊区未闻及病理性杂音,未闻及额外心音,未闻及心包摩擦音。腹部平坦,未见胃肠型及蠕动波。脐部正常。腹部柔软,无液波震颤,无震水音,未触及腹部肿块。无压痛、反跳痛,肝脾肋下未触及。胆囊肋下未触及。肾未触及。移动性浊音阴性。四肢关节无肿痛,双下肢无明显水肿。双上肢和右下肢肌力 3 级,左下肢肌力 2 级,生理反射存在,病理反射未引出。

【辅助检查】

检查项目:血常规;血生化;血沉;铁蛋白;TORCH 试验;肺功能检查;CT 检查;MRI 检

查;病理检查。

（三）护理计划

日期	患者问题	相关因素	临床表现	护理目标	干预措施	效果评价	评价时间
2018-10-24 11:14	P_1. 感染	与肺部炎症有关	双下肺可闻及少许湿啰音,以左肺为主,双肺叩诊呈浊音。外院 2018 年 10 月 20 日胸部 CT 示:两肺间质性炎症,两侧胸膜轻度增厚。铁蛋白 1020.00 $\mu g/L$	患者两肺炎症吸收,铁蛋白下降,感染得到控制	I_1. 积极治疗原发病,遵医嘱予以激素、抗感染、消炎等对症处理。I_2. 遵医嘱予以大剂量丙种球蛋白冲击治疗。I_3. 加强营养,增强体质,提高免疫力。I_4. 做好消毒工作,病房通风[1],限制探视人员,加强护理。I_5. 保持口腔清洁,做好口腔护理,适时增减衣物,避免受凉,合理休息,预防感染。I_6. 予以床边心电监护,密切监测生命体征。I_7. 定期复查胸部 CT 和铁蛋白	患者肺部感染控制较好,复查肺部 CT 示:磨玻璃影有所吸收。铁蛋白下降	2018-11-14 16:00
2018-10-24 11:14	P_2. 气体交换受损	与患者肺部感染引起呼吸面积减少有关	胸闷、气喘;肺功能检查示:中度限制性肺通气功能障碍,弥散功能降低,残总比升高	血氧饱和度上升,胸闷、气喘症状明显改善	I_1. 保持病房空气新鲜,注意通风,维持适宜的温湿度。I_2. 保持呼吸道通畅,予以低流量鼻导管吸氧,监测血氧饱和度。长期氧疗可有效纠正患者的低氧血症、静息状态下的呼吸困难,还可减轻活动后气喘,增加日间活动,提高运动耐力,延缓病情进展,改善患者生活质量[2]。I_3. 给予心理护理,保持心情顺畅,嘱其卧床休息,减少耗氧。I_4. 床边心电监护,做好病情观察和记录。I_5. 做好呼吸指导,教会患者有效呼吸,指导患者进行呼吸肌功能训练[3]	患者血氧饱和度上升。主诉胸闷、气喘症状明显改善。患者和家属已知晓有效呼吸的方法	2018-11-08 09:15
2018-10-24 11:14	P_3. 活动无耐力	与疾病导致全身乏力有关	下蹲后起立困难;双上肢和右下肢肌力 3 级,左下肢肌力 2 级;ADL 评分 11 分	患者肌力正常,生活自理	I_1. 积极治疗原发病。I_2. 指导其有计划地进行肌肉锻炼,并进行适当的按摩。近期研究表明,锻炼联合免疫抑制剂治疗是一种恢复肌肉功能的安全有效的方法[4]。I_3. 协助其摆放舒适的体位,嘱其卧床休息,宣传防跌倒、防坠床。I_4. 提供心理支持,鼓励其树立战胜疾病的信心。I_5. 家属 24 h 陪护,提供日常生活支持。I_6. 坚持功能锻炼。锻炼应循序渐进,活动量以患者不感觉劳累为宜	双上肢肌力 5 级,右下肢肌力5—级,左下肢肌力 4 级。患者能完成简单的日常活动,ADL 评分 16 分	2018-11-17 17:00

日期	患者问题	相关因素	临床表现	护理目标	干预措施	效果评价	评价时间
2018-10-24 11:14	P₄. 皮肤完整性受损	与免疫功能缺陷引起皮肤损害有关	双上肢和后背散在皮疹伴破溃,双手Gottron疹	破溃处皮肤长好,皮疹颜色变淡	I₁. 破溃处皮肤予以碘伏消毒后外用莫匹罗星。I₂. 针对双手Gottron疹,指导患者注意保暖和个人卫生[5]。I₃. 嘱患者加强营养,勤翻身,勤换衣服,及时更换床单位,保持清洁。I₄. 嘱其勿抓挠,勿用碱性肥皂和化妆品,做好防晒措施。I₅. 做好交接班和护理记录	Gottron疹颜色明显变淡,双上肢和后背红色皮疹伴破溃已结痂	2018-11-20 16:00
2018-10-26 12:00	P₅. 体温过高	与感染有关	体温最高为39.1℃	体温正常	I₁. 遵医嘱予以抗感染治疗。I₂. 予以冰力降温贴物理降温,嘱其多饮水。I₃. 体温正常后注意保暖[6]。I₄. 降温后及时更换衣物。I₅. 护理人员要以和蔼可亲的态度与患者进行沟通与交流,让患者对发热诱因和相关注意事项有明确的了解。与此同时,临床护理人员要鼓励患者树立战胜疾病的信心,主动配合临床治疗[7-8]	体温正常,未再发热	2018-10-26 16:00

（四）护理记录

2018-10-24 11:25

患者因"全身散在皮疹伴乏力3月余,胸闷、气喘5天"而入院,5天前患者于某医院行右乳腺脓肿切开引流术后突然出现胸闷、气喘,不能活动,无胸痛、咯血、意识障碍等,就诊于我院急诊科,急诊吸氧状态下氧饱和度为89%,拟以"皮肌炎、间质性肺炎加重伴感染"收住入院。患者入院时神志清楚,呼吸平稳,ADL评分11分,跌倒危险评估属于中度危险,Braden评分19分,Caprini风险评估3分,属于中度危险,营养状况评估为正常营养状况。患者突发低氧血症、间质性肺炎进展,予以下病重通知,床边心电监护,低流量吸氧,完善相关检查,急查血,开通静脉通道,给予全面综合评估,讲解疾病相关知识和住院期间相关注意事项,加强生活护理,饮食上细嚼慢咽。告知患者需严格按医嘱用药,严禁私自停药或减量。

2018-10-25 12:29

患者神志清楚,精神不佳,主诉仍有胸闷、气喘,但较昨日有所改善,无明显咳嗽、咳痰,夜间低流量吸氧状态下可以平卧。饮食、睡眠一般。T 36.4℃,P 90次/分,R 20次/分,BP 126/93 mmHg,SPO₂ 95%(吸氧),双上肢和右下肢肌力3级,左下肢肌力2级,责任护士指导患者有效呼吸方式及进行被动肌肉锻炼。

2018-10-26 11:46

患者主诉胸闷、气喘有所缓解,但今晨发热,体温最高为39.1℃,无畏寒、寒战,无咳嗽,饮食、睡眠尚可,二便如常,P 105次/分,R 20次/分,BP 109/63 mmHg,SPO₂ 96%(吸氧),

双上肢和右下肢肌力 3 级,左下肢肌力 2 级。遵医嘱予以对症治疗,用冰力降温贴辅助降温,嘱其多饮水,进清淡、易消化饮食,加强心理护理。

2018-10-26 15:00

患者体温降至正常,予以用药宣教,告知药物的具体作用、详细用法和用药后注意事项。

2018-10-30 10:23

患者诉胸闷症状明显改善,左下肢肌力仍较差,行走不便。双上肢红色丘疹,部分顶端结痂,无破溃、渗出,双上肢和右下肢肌力 3 级,左下肢肌力 2 级。予以停病重通知,完善肺功能检查,指导其进行适当肌肉锻炼。

2018-11-07 11:15

为进一步明确患者病因,今日行肌肉活检术。取左大腿适量皮下肌肉组织,局部压迫止血,缝合切口,再次用碘伏消毒,无菌纱布加压包扎,嘱患者切口处勿触水。患者无明显不适,加强皮肤护理,观察活检处有无渗血,嘱其少活动,注意休息。活检术后进行伤口护理和饮食指导。

2018-11-08 11:15

患者左大腿肌肉活检病理结果示:横纹肌未见明确萎缩变性,肌束内未见炎细胞浸润。活检处敷料干燥,未诉特殊不适。

2018-11-17 17:00

患者诉左下肢肌力较前明显好转,可自由行走,双肺呼吸音粗,未闻及明显干湿啰音,Gottron 疹颜色明显变淡,双上肢红色皮疹伴破溃已结痂。右乳切开引流处敷料干燥,无渗出。双下肢无明显水肿。双上肢肌力 5 级,右下肢肌力 5−级,左下肢肌力 4 级,生理反射存在,病理反射未引出。2018 年 11 月 14 日复查胸部 CT 示:两肺炎症较前(2018-11-01)稍好转;双侧胸膜增厚、粘连。加强疾病知识宣教。

2018-11-20 10:37

患者神志清楚,精神良好,主诉胸闷、气促症状改善,复查肺部 CT 示:磨玻璃影有所吸收,氧饱和度上升。Gottron 疹颜色明显变淡,双上肢红色皮疹伴破溃已结痂,双下肢无明显水肿。双上肢肌力 5 级,右下肢肌力 5−级,左下肢肌力 4 级。现患者铁蛋白亦明显下降,临床及实验室指标均改善中。遵医嘱予以今日出院,予以出院指导和宣教,嘱患者注意休息和保暖,避免感染,进清淡饮食,适当锻炼,遵医嘱服药,定期门诊随访。

三、案例说明书

(一)教学目标

1.了解皮肌炎的病因和发病机制。

2.熟悉皮肌炎的治疗原则和治疗要点。

3.掌握皮肌炎的临床表现、主要护理诊断和护理措施。

(二)启发思考题

1.皮肌炎的定义是什么?

2.皮肌炎的 Gottron 疹和眶周皮疹有什么区别?

3.皮肌炎的肌力分级有哪些？该患者如何进行肌力锻炼？

4.该患者低氧血症的病因是什么？

5.该患者的皮肤如何护理？

（三）分析思路

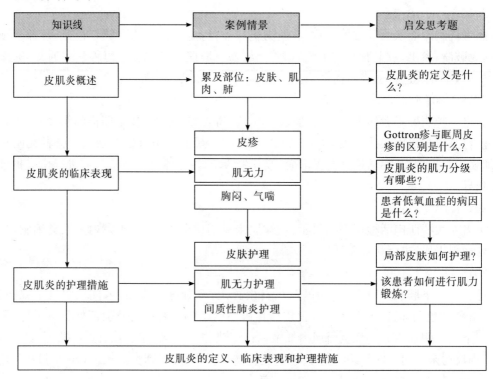

（四）理论依据及分析

1.皮肌炎的定义是什么？

皮肌炎属于自身免疫性结缔组织病，是一种主要累及横纹肌的非化脓性炎症病变，皮肤、肌肉和肺等多系统受累。本案例患者因"全身散在皮疹伴乏力3月余，胸闷、气喘5天"而入院，该患者出现的症状有皮疹、乏力、胸闷和气喘等。

2.皮肌炎的Gottron疹和眶周皮疹有什么区别？

皮肌炎可出现特征性的皮疹，最典型的皮肤表现是眶周皮疹和Gottron疹。Gottron疹出现在关节的伸面，特别是掌指关节、指间关节或肘关节伸面的略微隆起处，表现为紫色、粉色或暗红色丘疹。眶周皮疹表现为上眼睑或眶周的水肿性紫色或红色皮疹，可在一侧或双侧，光照加重。

本案例患者诉3个多月前无明显诱因下出现面部、双眼睑水肿性红斑、丘疹，伴轻度瘙痒，日晒后皮疹加重，后皮疹逐渐增多，渐累及胸前V字区、背部肩胛区。此次入院时双上肢和后背散在红色皮疹伴破溃，双手Gottron疹。

3.皮肌炎的肌力分级有哪些？该患者如何进行肌力锻炼？

国内常用的肌力分级方法：0级，完全瘫痪；1级，肌肉能轻微收缩，但不能活动；2级，肢体能在床面平移，但不能抬起；3级，肢体能抬离床面，但不能对抗阻力；4级，能对抗阻力，但肌力有不同程度减弱；5级，肌力正常。

本案例患者出现不能活动、乏力，查体：双上肢和右下肢肌力3级，左下肢肌力2级。针对该患者的肌力，我们可以协助其进行肌力锻炼。锻炼应循序渐进，活动量由小到大，活动方式由简单到复杂，以患者不感觉劳累为宜。应先协助患者做被动活动、按摩，再指导患者做主动运动，如让患者做上肢伸展、屈伸、旋转运动，下肢可做随意屈伸、行走、散步等。

4.该患者低氧血症的病因是什么？

(1)间质性肺炎急性进展：肺部CT示，10月20日较8月双肺部病变有明显进展，双肺近胸膜处可见"桥征"，小的结节状实变影在8月即存在，新发病变为双肺弥漫分布新鲜渗出样磨玻璃影。该患者入院后铁蛋白和补体升高亦支持肺部病变急性进展，炎症渗出。

(2)合并感染：入院后风疹病毒抗体IgG(＋)，巨细胞病毒抗体IgG(＋)，巨细胞病毒抗体IgM(＋)。

5.该患者的皮肤如何护理？

本案例患者双上肢和后背散在红色皮疹伴破溃，Braden评分19分。针对该患者，我们需要做好皮肤护理，预防压疮的发生。局部要保持干燥，避免擦伤。破溃处皮肤予以碘伏消毒后外用莫匹罗星；加强营养，勤翻身，勤换衣服，及时更换床单位，保持清洁，嘱其勿抓挠，勿用碱性肥皂和化妆品，外出做好防晒措施，做好交接班工作。

(五)案例总结

本案例患者为一名中年女性，既往有高血压病史，规律服用氨氯地平治疗，血压控制尚可。病程3个月，5天前行右乳腺脓肿切开引流术后突然出现胸闷、气喘，急诊吸氧状态下氧饱和度为89％，双上肢和后背散在红色皮疹伴破溃，双手Gottron疹，双肺呼吸音粗，双下肺可闻及少许湿啰音，以左肺为主。双上肢和右下肢肌力3级，左下肢肌力2级，表现为间质性肺炎(急性加重)伴感染。入院后给予完善肺部病原学和右乳分泌物病原学检查，评估肺功能。予以甲泼尼龙琥珀酸钠抗感染治疗，同时予以哌拉西林舒巴坦钠、万古霉素联合左氧氟沙星控制乳腺感染，兼顾复方磺胺甲恶唑预防肺孢子菌肺炎，密切监测。护理上积极予以吸氧，床边心电监护，开放静脉通道，皮肤破溃处予以对症处理，加强生活护理等。①控制感染方面，在积极给予抗感染治疗的同时进行抗病毒治疗，做好换药和医疗垃圾的分类处理。②在皮肤方面，加强皮肤的护理，采取一些防护措施。③在患者日常生活方面，加强日常生活护理，对患者进行高蛋白、高维生素、易消化饮食宣教，等患者症状减轻后，根据患者肌力情况给予肌力锻炼指导，做好防跌倒、防坠床措施。④在心理方面，关心患者，加强沟通，鼓励其积极战胜疾病，避免紧张、焦虑情绪影响疾病的恢复。

患者经医护人员共同协作，康复出院，出院时Gottron疹颜色明显变淡，双上肢和后背红色皮疹伴破溃已结痂，双手指指关节畸形，双上肢肌力5级，右下肢肌力5－级，左下肢肌力4级，能完成简单的日常活动。

通过本案例我们总结经验，在临床实践中遇到类似的患者，我们该从哪些方面处理呢？

首先，在整个住院诊疗过程中，要注重与患者的沟通，学会站在患者的角度思考问题。在患者住院期间，通过沟通了解到患者存在的问题有：①患者不知道胸闷、气喘的原因。②患者未重视日常工作、生活的环境。③患者不能重视胸闷、气喘对生命的重要影响。④患者担心疾病的预后,不能有效控制。⑤反复发生的胸闷、气喘使患者情绪焦虑,患者觉得治疗无效,内心希望能尽快缓解胸闷、气喘症状。⑥患者希望医生或护士能主动告诉自己疾病的诊疗过程。⑦患者希望有人能告诉自己疾病的相关知识。⑧患者希望得到医生、护士的关心,希望医护人员能耐心地倾听自己的主诉。

其次,作为责任护士,针对患者的胸闷、气喘症状,要做好病情的观察,观察血氧饱和度和生命体征的变化,及时通知医生处理胸闷、气喘症状,做好护理记录。掌握急救流程,能及时、有效地配合医生的抢救。与此同时,我们应从患者的病情和心理状态出发,用理解、同情、共情等方法,将个性化的整体护理贯穿在整个住院过程中。针对患者存在的问题,主要的护理措施是做好健康宣教:①患者入院当天,要向其介绍与皮肌炎有关的饮食、休息与活动等知识,考虑患者的高血压病史,指导患者按时服用降压药,进低盐、低脂饮食,控制血压,让患者对疾病有初步的认识。②主动向患者介绍责任护士和床位医生,让患者有问题时能第一时间找对人,及时帮助患者解决问题,增加患者的安全感。③与医生沟通,了解患者的治疗方案,告知患者疾病的诊疗过程和相关检查的意义,取得患者的配合,鼓励患者主动参与诊疗活动,让患者了解疾病知识。④告知患者药物的作用及可能出现的不良反应,药物治疗为循序渐进的过程,可与患者分享同病例的治疗情况,增加患者对治疗的信心。⑤加强病房的巡视工作,多问候患者,以表关心,同时从与患者的交谈中发现其不良情绪,做好心理护理。

个案护理是一个涉及多学科的程序,包括评估、计划、执行、协调等。通过沟通和交流,合理选择可用资源,多学科团队合作对于解决患者的问题具有重要作用。护士在个案管理中承担沟通、协调等多重任务。通过循证解决以下疑惑或矛盾点:第一,乳腺脓肿处无脓液流出,分泌物培养未见异常,如何找出依据证明是右乳感染。患者行右乳腺脓肿切开引流术后已经引流出脓液,此次培养是在抗生素治疗后做的,结合患者的病史综合考虑,患者存在右乳感染。第二,患者出现胸闷、气喘,活动无耐力,氧饱和度为89%,但患者皮肤有皮疹,部分伴破溃,存在压疮和血栓形成的风险,因此在护理过程中注意患者的休息时间,加强皮肤的护理,给予一些防护措施,指导家属为患者做一些肢体的被动运动。

(六)课后思考题

1.为什么本案例患者被诊断为皮肌炎?

2.皮肌炎常见的皮肤病变有哪些?

3.本案例患者的感染主要是肺部感染还是右乳感染?

参 考 文 献

[1]高明珍.皮肌炎伴肺间质纤维化患者的护理体会[J].中国护理管理,2016,16:85-87.

[2]岳慧娟,张培莉,庞敏.长期氧疗对肺部疾病防治作用的研究进展[J].护理研究,2015,29(12):4365-4367.

[3]黄明珍,胡佳琳,刘文杰.皮肌炎合并间质性肺炎并发噬血细胞综合征1例的护理[J].广东医学,2014,35(13):2119.

[4]Nader G A,Dastmalchi M,Alexanderson H et al. A longitudinal,integrated,clinical,histological and mRNA profiling study of resistance exercise in myositis[J]. Mol Med,2010,16: 455—464.

[5]何玉红. 皮肌炎患者受损皮肤的护理[J]. 护士进修杂志,2016,31(1):80—81.

[6]张文英. 发热患者应用退热药物的效果分析及护理对策[J].健康必读,2013(7):138.

[7]庄芹,陈招娣,曾红霓. 发热患者降温方法与时间的观察[J]. 齐鲁护理杂志,2016,12(6):1048.

[8]曹晓明,吕波,王争艳. 中、西医用于外感高热青壮年发汗退热的护理观察[J]. 转化医学电子杂志,2016,3(11):81—82.

第二节　系统性红斑狼疮患者的护理

一、案例信息

【摘要】　通过对一例大剂量激素冲击治疗的系统性红斑狼疮、狼疮性肾炎、胃肠道血管炎患者进行相关问题分析,了解胃肠道血管炎的治疗原理和效果,阐述系统性红斑狼疮、狼疮性肾炎、胃肠道血管炎病的发病机制、临床表现和治疗方法。面对这样的患者,我们在临床中如何配合医生处理,如何做好狼疮性肾炎、胃肠道血管炎的护理,如何引导学生思考:怎样全面评估患者并采取相应的护理措施,最大程度地减少胃肠道血管炎风险,提高患者的生存质量,是本文阐述的重点。

【关键词】　系统性红斑狼疮;狼疮性肾炎;胃肠道血管炎;护理

二、案例正文

（一）基本信息

程＊＊,女性,28 岁,已婚,个体户。入院时间为 2018 年 10 月 6 日 10:00,病史采集时间为 2018 年 10 月 6 日 10:00。

二、护理评估

【健康史】

1.主诉　上腹部疼痛 2 天。

2.现病史　患者于 2 天前无明显诱因下自觉上腹部疼痛,以剑突下疼痛明显,有明显压痛、反跳痛、灼烧感,持续不缓解,放射到肩部和后背部,无恶心、呕吐,曾伴有发热 37.4 ℃,面部水肿,于当地医院治疗,具体治疗不详。现患者为求进一步诊治,来我院急诊科就诊,急诊拟以"腹痛待查"收住我科。病程中患者神志清楚,精神尚可,无咳嗽、咳痰,无胸痛、胸闷。

3.日常生活形态

(1)饮食:每日三餐,早餐一般为米粥和面条,午餐、晚餐主食 100 g 左右,以米饭为主,辅以青菜和鱼肉,口味清淡。饮水量每日约 2000 mL,以白开水为主。发病以来,食欲减退,体重变化不明显。

(2)睡眠:平时睡眠规律,一般晚上 11 点入睡,早上 6～7 点起床,不习惯午睡,睡眠质量好。发病以来睡眠质量差。

(3)排泄:平时小便每日 6～7 次,夜间排尿 1 次或不排,小便色清,无泡沫,尿量约 1500 mL,大便每日 1 次,为成形软便。发病以来,小便无异常,大便 2～3 天 1 次。

(4)自理及活动能力:平时日常生活完全自理,发病以来,因腹痛很少下床。

4. 既往史　既往体健,否认高血压、糖尿病、冠心病等慢性病史,否认病毒性肝炎、结核、菌痢、伤寒等传染病史。否认输血、外伤史。否认头孢类、磺胺类、链霉素、庆大霉素、青霉素等药物过敏史,预防接种史不详。

5. 个人史　生于芜湖市,无长期外地居住史,无疫区居留史,无特殊化学品和放射性物质接触史。无吸烟、饮酒史。已婚已育,家人身体健康。

6. 家族史　家族中否认遗传性疾病及类似病史。

7. 心理状况

(1)情绪状态:担心疾病不能缓解,稍有焦虑。

(2)对所患疾病的认识:一直身体健康,曾有发热病史。这次因腹痛住院感受到疾病的严重性,但是对系统性红斑狼疮、狼疮性肾炎的病因、诱因和治疗不太了解,也不知道饮食方面的注意事项。希望医护人员在上述方面可以给予指导,并表示会积极配合治疗,尽早出院。

(3)重大应激事件及应对情况:近期未遇到重大应激事件。

8. 社会状况

(1)社会支持系统:夫妻关系融洽,与公婆生活在一起,家人和睦。家人对其病情较为关注,此次入院,丈夫一直陪伴。

(2)居住与工作环境:现一家住宅宽敞,周围上学、购物方便,从事个体经营。

(3)经济状况及付费方式:患者已参加新农合,夫妻为个体经营户,收入较稳定,支付医疗费尚不存在多大问题。

【体格检查】

T 37.3 ℃,P 90 次/分,R 20 次/分,BP 137/65 mmHg。发育正常,营养良好,推入病房,平卧体位,急性病容,言语流利,神志清楚,查体合作,步态正常,正力型体型。全身皮肤黄染,无皮疹,未见皮下出血。毛发无稀疏、无脱落,皮肤弹性正常,无水肿,无肝掌,未见蜘蛛痣。黏膜无充血水肿,无溃疡。全身浅表淋巴结未触及肿大。头颅外形正常,头皮正常。眼睑无苍白,眼球无凸出和凹陷,睑结膜无苍白,巩膜黄染。双耳耳郭外形正常,无畸形,双侧无乳突压痛,外耳道通畅,无分泌物。鼻外形正常,鼻中隔无偏曲,嗅觉正常,无鼻翼翕动。口唇红润,口腔黏膜光滑,咽无充血,声音正常。颈软,无抵抗感,气管正中,颈静脉充盈正常,肝颈静脉回流征阴性,颈动脉搏动正常,甲状腺未触及肿大。胸廓正常,呼吸节律正常,肋间隙正常,胸壁无压痛,无胸骨叩痛。双乳房对称,未触及包块。肺部检查:①视诊:呈腹式呼吸,呼吸运动正常,肋间隙未见明显异常。②触诊:语颤正常,双肺未触及胸膜摩擦感。③听诊:双肺未闻及呼吸音异常,满肺语音传导未及明显异常,无干湿啰音,无胸膜摩擦音。

④叩诊:双肺叩诊呈清音。心脏检查:①视诊:心前区无隆起,可见心尖搏动,心尖搏动位于第5肋间左锁骨中线内0.5 cm,心前区无异常搏动。②触诊:无负性心尖搏动,未触及震颤,无心包摩擦感。③叩诊:心界正常。④听诊:心率90次/分,律齐,心音有力,P2＜A2。各瓣膜听诊区未闻及病理性杂音,不可闻及额外心音,未闻及心包摩擦音。大血管和动脉:周围血管征阴性。腹部检查:①视诊:腹部平坦,未见胃肠型及蠕动波。②触诊:腹部饱满,上腹部压痛(＋),无反跳痛;无液波震颤,无震水音,未触及腹部肿块。肝脏肋下未触及。脾脏未触及。肾未触及。脊柱正常生理弯曲,活动无障碍,无压痛和叩击痛。四肢肌力正常,肌张力无亢进,双侧 Babinski 征阴性。

【辅助检查】

检查项目:血常规;血生化;铁蛋白;尿常规;24 h尿蛋白定量;肺部CT;电子胃镜;急诊B超,腹部平扫。

(三)护理计划

日期	患者问题	相关因素	临床表现	护理目标	干预措施	效果评价	评价时间
2018-10-06 17:10	P1. 腹痛	与疾病引起的肠道血运障碍和炎症有关	患者主诉腹痛,肠间隙少许积气、少许小气液平	入院后24 h腹痛好转	I1.遵医嘱予以依普比善[1]抑酸抑酶对症处理。 I2.予以艾司奥美拉唑护胃、头孢哌酮钠舒巴坦钠和激素抗感染及免疫调节治疗。 I3.嘱禁食禁水。 I4.向患者和家属讲解禁食禁水的重要性,以防私自进食。 I5.观察患者腹痛的转归情况:观察腹部体征,有无肠鸣音,有无肛门排气。 I6.了解腹部B超和炎症指标动态。 I7.予以吸氧,床边心电监护,下病重通知	患者能进半流质饮食	2018-10-14 09:30
2018-10-06 11:17	P2. 焦虑	与疾病突然加重、恢复缓慢、疾病迁延不愈有关	患者没有明显腹痛,但不敢下床,且停用依普比善5 min就有强烈的不适感,无阳性体征	病情缓解时患者的焦虑情绪能减减	I1.予以焦虑量表[2]评估患者的焦虑程度,为56分(轻度焦虑)。 I2.向患者讲解疾病的发生发展和转归,避免患者盲目紧张。 I3.介绍成功案例以及同病区同病种、疾病转归较好的患者病情,以增加患者的信心。 I4.通过交谈了解患者产生焦虑的原因,予以针对性缓解	患者的焦虑情绪较前明显好转,焦虑评分降低为31分	2018-10-16 16:05

日期	患者问题	相关因素	临床表现	护理目标	干预措施	效果评价	评价时间
2018-10-07 9:47	P₃. 营养失调	低于机体需要量	红细胞 $2.55×10^{12}$/L，血红蛋白 69 g/L，白蛋白 28.4 g/L	使各项指标明显好转	I₁. 遵医嘱予以促红素、硫酸亚铁补血等对症处理。I₂. 遵医嘱予以白蛋白治疗。I₃. 若能进食，则少食多餐，可进食一些红豆、大枣和高蛋白食物[3]	红细胞 $2.67×10^{12}$/L，血红蛋白 73 g/L，白蛋白 30 g/L	2018-11-05 09:45

（四）护理记录

2018-10-06 17:06

患者因"上腹部疼痛2天"而入院。2018年9月28日血常规检查（住院）示：红细胞 $3.34×10^{12}$/L，血红蛋白92 g/L，红细胞压积0.290，淋巴细胞百分比19.6%。2018年9月28日心肌酶谱示：乳酸脱氢酶238 U/L。2018年9月28日急诊腹部平片示：腹部肠腔少量积气，请结合临床。2018年9月28日床边腹部B超示：餐后胆囊；双肾轻度积水；肝、胰、脾、输尿管未见明显异常急腹症表现；腹腔未见明显积液（请结合临床，必要时超声复查，动态观察）。2018年9月28日心电图示：窦性心律；ST段改变。2018年10月5日免疫全套示：抗Sm抗体弱阳性，抗核抗体阳性，抗ds-DNA抗体阳性。经我科会诊，考虑系统性红斑狼疮、狼疮性肾炎、胃肠道血管炎，转入进一步治疗，入科后遵医嘱予以下病重通知，护理上嘱其进流质饮食。床边心电监护示：窦性心率，律齐。必要时吸氧，家属陪伴，床上大小便，记录24 h尿量，通过交谈了解患者产生焦虑的原因，予以针对性缓解，加强巡视。

2018-10-06 17:10

遵医嘱予以甲泼尼龙琥珀酸钠抗感染、艾司奥美拉唑抑酸、依普比善抑酶，以 4.2 mL/h 持续泵入，左氧氟沙星抗感染，低分子肝素抗凝和补液等对症处理，观察用药效果及药物副作用。

2018-10-09 10:21

2018年10月6日 C3＋C4＋风湿组合＋电解质＋肾功能（住院）＋血脂＋肝功能检查示：补体C3，0.31 g/L，补体C4，0.06 g/L，类风湿因子12.40 IU/mL，抗链O 99.60 IU/mL，C反应蛋白34.65 mg/L，谷丙转氨酶10 U/L，谷草转氨酶23 U/L，白蛋白18.9 g/L，尿素氮5.23 mmol/L，肌酐97.5 μmol/L，血尿酸429.9 μmol/L，总胆固醇3.38 mmol/L，钾4.65 mmol/L。2018年10月7日血常规检查示：白细胞 $7.3×10^9$/L，红细胞 $3.12×10^{12}$/L，血红蛋白84 g/L，血小板 $210×10^9$/L。电解质＋胰腺功能检查示：钙1.69 mmol/L，钾5.98 mmol/L，淀粉酶66.0 U/L，脂肪酶31.3 U/L。系统性红斑狼疮诊断明确，且累及肾脏、胃肠道等多个脏器。系统性红斑狼疮所致胃肠道血管炎为其严重并发症之一，较常累及小肠和结肠，大小血管均可累及，以小动脉受累为最常见。患者腹痛不缓解，遵医嘱予以暂禁食禁水，甲泼尼龙琥珀酸钠500 mg连续3天冲击治疗，告知患者注意保暖，勿受凉，勿去人多的地方，以防感染。

2018-10-10 09：42

患者有二重感染可能，遵医嘱予以伏立康唑抗真菌治疗，并以丙种球蛋白 20 g 静滴，以提高机体免疫力。嘱患者进高蛋白、高维生素饮食，少食多餐。

2018-10-11 10：51

嘱患者尝试少量饮水，饮水后无腹胀、腹痛等表现，大便正常。

2018-10-13 09：30

患者腹痛明显好转，遵医嘱予以停用依普比善治疗。

2018-10-14 10：41

患者未诉明显腹痛、腹胀不适，遵医嘱予以少量流质饮食。

2018-10-15 9：49

患者主诉偶有咳嗽，遵医嘱予以头孢哌酮钠舒巴坦钠抗感染治疗，嘱其多饮水，注意休息，摇高床头，出现胸闷时予以吸氧治疗。

2018-10-20 11：06

患者血钾 3.06 mmol/L，遵医嘱予以补钾处理，嘱其进食宜少量多餐，可以食用橘子、香蕉等含钾高的水果。

2018-10-24 10：03

患者病情较前缓解，遵医嘱予以停病重通知。

2018-10-30 09：47

患者全血减少，遵医嘱予以促红素、硫酸亚铁补血治疗，嘱其可进食一些红豆、大枣、高蛋白食物。

2018-10-31 11：20

遵医嘱予以停一级护理改二级护理，进低盐、低脂饮食，勿暴饮暴食，停甲泼尼龙琥珀酸钠，改口服泼尼松 40 mg 治疗，勿私自停药或减量，以免发生撤药反跳现象。

2018-11-05 09：30

患者神志清楚，精神尚可，双肺呼吸音粗，未闻及干湿啰音；心律齐，未闻及病理性杂音；腹平软，腹部未触及压痛，移动性浊音（一），肠鸣音 3～5 次/分，双下肢无明显水肿。2018 年 11 月 2 日血常规检查示：白细胞 $6.5×10^9$/L，红细胞 $2.67×10^{12}$/L，血红蛋白 73 g/L，血小板 $261×10^9$/L。尿常规检查示：红细胞计数 30/μL，白细胞计数 20/μL，潜血±，尿蛋白＋＋＋，尿微量白蛋白＞0.15 g/L。血凝常规检查示：凝血酶原时间 10.4 s，凝血酶原时间活度 154％，D-二聚体 0.19 mg/L。C3＋C4＋肾功能＋电解质＋血脂＋免疫球蛋白＋肝功能检查示：免疫球蛋白 IgG 5.92 g/L，补体 C3，0.60 g/L，补体 C4，0.16 g/L，谷丙转氨酶 7 U/L，谷草转氨酶 8 U/L，白蛋白 30.5 g/L，尿素氮 3.93 mmol/L，肌酐 51.1 μmol/L，钾 3.94 mmol/L。铁蛋白检查示：320.60 μg/L。2018 年 11 24 h 尿蛋白定量示：24 h 尿蛋白 1.68 g，尿蛋白 1020.8 mg/L。患者复查小便尿蛋白较前明显减少，目前一般情况尚可。遵医嘱予以今日办理出院，嘱注意休息，避免劳累；遵医嘱服药；1 周后门诊复查，出院后勿私自停药或减量，勿暴饮暴食及吃生冷食物，预防复发，忌食海产品、香菜、香芹、菌类食物，有皮疹时注意防晒。

三、案例说明书

（一）教学目标

1. 了解系统性红斑狼疮和胃肠道血管炎的病因、发病机制和病理。

2. 熟悉系统性红斑狼疮和胃肠道血管炎的主要临床表现、实验室和其他检查、治疗要点和护理评估。

3. 掌握系统性红斑狼疮和胃肠道血管炎的常用护理诊断、护理问题、护理措施和依据，注重心理护理和皮肤护理。

（二）启发思考题

1. 系统性红斑狼疮和胃肠道血管炎的诊断依据是什么？

2. 该患者腹痛的原因是什么？全血减少、肾功能检查异常与系统性红斑狼疮和胃肠道血管炎有什么关系？

3. 如何对该患者进行治疗和护理？

（三）分析思路

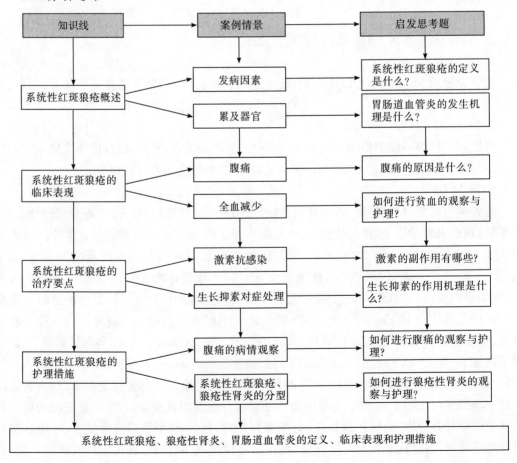

（四）理论依据及分析

1. 该患者突发腹痛的原因和护理要点有哪些？

该患者突发腹痛,肠鸣音消失,考虑突发胃肠道血管炎,入住消化内科。2018 年 10 月 5 日免疫全套示:抗 Sm 抗体弱阳性,抗核抗体阳性,抗 ds-DNA 抗体阳性。经风湿科会诊,转入风湿科。给予抗感染、护胃和补液等对症支持治疗,症状未见明显好转,完善相关检查后考虑系统性红斑狼疮、胃肠道血管炎和狼疮性肾炎。胃肠道血管炎的临床表现主要为腹痛,可伴有恶心、呕吐和发热,有时会出现血便,体检时可见肠鸣音减弱或消失,严重时可有腹膜炎和肠梗阻的征象。患者多隐匿起病,早期症状不明显,消化道造影可见假性肠梗阻、肠腔狭窄、肠黏膜皱襞消失和指纹征。该患者的护理要点包括遵医嘱予以护胃,依普比善抑酸抑酶,激素抗感染、免疫调节治疗,注意观察患者有无肛门排气、腹胀、腹痛,有无肠鸣音,并做好禁食禁水宣教。

2. 长期使用激素会出现哪些副作用？

长期使用激素会出现不良反应,如向心性肥胖、血糖升高、高血压、诱发感染、股骨头无菌性坏死和骨质疏松等,要做好用药护理和并发症的观察。

3. 该患者出现营养失调时该如何护理？

该患者存在全血减少、低蛋白血症,又存在禁食禁水的治疗矛盾,加剧了患者营养不良的问题。护理上注意动态观察患者的各项化验指标,遵医嘱予以输血、输白蛋白等治疗。一旦患者能进食,给予正确指导,在保证不加重胃肠负担的情况下加强营养摄入。

（五）案例总结

本案例患者既往体健,本次发病以"腹痛"为主要临床表现。入院后完善相关检查,患者突发腹痛,肠鸣音消失,考虑突发胃肠道血管炎。2018 年 10 月 5 日免疫全套示:抗 Sm 抗体弱阳性,抗核抗体阳性,抗 ds-DNA 抗体阳性。给予抗感染、护胃和补液等对症支持治疗,症状未见明显好转,完善相关检查后考虑系统性红斑狼疮、胃肠道血管炎和狼疮性肾炎。系统性红斑狼疮所致胃肠道血管炎为其严重并发症之一,较常累及小肠和结肠,大小血管均可累及,以小动脉受累最为常见。组织病理学检查可见血管壁纤维样坏死,肠黏膜糜烂、溃疡或穿孔,肠缺血坏死。护理此患者时,我们应遵医嘱予以护胃,依普比善抑酸抑酶,激素抗感染、免疫调节治疗,注意观察患者有无肛门排气、腹胀、腹痛,有无肠鸣音,并做好禁食禁水宣教。患者因疾病迁延不愈而存在焦虑情况,应了解患者心态,讲解疾病的发生发展和转归,介绍成功案例,以树立患者战胜疾病的信心。经过 1 个月的治疗与护理,患者康复出院。

患者一直身体健康,曾有发热史,这次因腹痛住院才感受到疾病的严重性,但是对系统性红斑狼疮、狼疮性肾炎的病因、诱因和治疗不太了解,也不知道饮食方面的注意事项,平时性格稳重,自我承受能力较强。护理上予以安慰,减轻焦虑情绪,强调禁食禁水的重要性,以及能进食时循序渐进的重要性和暴饮暴食的危害,动态观察疾病的发生发展和转归。

通过本案例我们总结经验,在临床实践中遇到类似的患者,我们该从哪些方面处理呢？

首先,在整个住院诊疗过程中,要注意与患者沟通,学会站在患者的角度思考问题。患者于 2 天前无明显诱因下自觉上腹部疼痛,以剑突下疼痛明显,有明显压痛、反跳痛、灼烧感,持续不缓解,放射到肩部和后背部,无恶心、呕吐,曾伴有发热 37.4 ℃,面部水肿。入院后予以抑酸、护胃、禁食处理等,并积极完善相关检查。患者不了解饮食有节的重要性,入院后加强饮食宣教,反复讲解禁饮禁食的重要性,主动向患者讲述配合医生治疗的重要性。做好心理护理,告知床位医生和护士,使患者有疑问时能及时得到解决。

本案例中,患者以"腹痛"为临床表现,我们发现禁食禁水的重要性。该病为系统性红斑狼疮引起的胃肠道血管炎,大多由饮食不善所引起,随着疾病的进展会导致血运性肠梗阻,外科治疗手段意义不大,主要靠内科药物治疗,对此我们要遵医嘱予以抑酸、护胃、激素免疫调节治疗。护理上要倾听患者主诉,观察腹部体征、肠鸣音、肛门排气等,告知患者出院后遵医嘱服药、合理饮食、定期复查的重要性。

(六)课后思考题

1.什么是系统性红斑狼疮? 狼疮性肾炎及其病例分型是什么?

2.什么是胃肠道血管炎? 其发生机理是什么? 该如何护理?

3.系统性红斑狼疮的常见临床表现有哪些?

4.系统性红斑狼疮的首选治疗药物是什么? 激素的副作用有哪些?

5.系统性红斑狼疮的饮食护理、心理护理和皮肤护理有哪些?

参 考 文 献

[1]赵静,田梅,戴岷.系统性红斑狼疮合并胃肠道血管炎 1 例报告[J].贵州医药,2015,39(4):347—348.

[2]邹杨,刘诚,秦秀,等.血液透析合并乙型肝炎病毒感染患者的焦虑抑郁及生活质量调查分析[J].当代医学,2018,24(32):74—77.

[3]常晶晶,王荣.贫血患者的饮食护理[J].内蒙古中医药,2013,32(2):120—121.

第三节　类风湿关节炎患者的护理

一、案例信息

【摘要】 通过对一例关节肿痛患者进行相关问题分析,找出导致患者关节肿痛的病因为类风湿关节炎,属于自身免疫系统疾病。要求学生掌握类风湿关节炎的常见并发症和护理重点,在护理过程中全面评估患者现有的护理问题和潜在的危险因素,并指导学生对患者实施整体护理。

【关键词】 类风湿关节炎;关节痛;肾上腺糖皮质激素;循证护理

二、案例正文

(一)基本信息

梅＊,女性,56 岁,已婚,退休工人。入院时间为 2018 年 11 月 26 日 18:18,病史采集时间为 2018 年 11 月 26 日 18:30。

（二）护理评估

【健康史】

1. 主诉　反复多关节肿痛 7 年余,加重 2 个月。

2. 现病史　患者 7 年多前无明显诱因下出现双膝关节、双腕关节、双手小关节肿痛,曾就诊于我院,被诊断为"类风湿关节炎",未按时规律复诊,未按医嘱用药,后上述症状反复出现,多于寒冷季节和受凉时出现。2 个月前上述症状加重,双膝关节肿痛明显,左膝关节活动明显受限,双肘关节伸直受限,双腕固定,双手双足畸形。现为求进一步诊治而至我院,门诊拟以"类风湿关节炎"收治入院。

3. 日常生活形态

（1）饮食:每日三餐,主食 100 g 左右,以米饭为主,饮食清淡。

（2）睡眠:平时睡眠规律,睡眠时间为每日 6～7 h,睡眠质量尚可。

（3）排泄:平时大便每日 1～2 次,为成形软便,小便正常,每日约 2000 mL。

（4）自理及活动能力:平时日常生活完全自理,喜欢早锻炼等体育活动。入院时多关节肿痛伴活动受限,ADL 评分 15 分,一般以卧床休息为主。

4. 既往史　平素身体健康一般,10 年前行胆囊切除术,否认高血压、糖尿病、冠心病等病史。既往有类风湿关节炎病史 7 年余。

5. 个人史　生于芜湖市,无长期外地居住史,无疫区居住史。约 13 岁月经初潮,46 岁绝经。26 岁结婚,育有二子,家人体健。

6. 家族史　家族中否认遗传性疾病及类似病史。

7. 心理状况

（1）情绪状态:担心疾病不能康复,担心会残疾,影响儿子的工作和生活,有些焦虑。

（2）对所患疾病的认识:一直认为自己的身体很好,很少看病,感觉不适时一般自己忍耐,不麻烦家人,直到症状较严重时才去医院就诊。此次生病后认识到疾病的严重性,但是对类风湿关节炎的病因、诱因、临床表现和治疗等并不了解。希望医护人员在上述方面可以给予更详细、具体的指导,并表示会积极配合医生的治疗,尽早好转出院。

（3）重大应激事件及应对情况:近期无重大应激事件。

8. 社会状况

（1）社会支持系统:夫妻关系融洽,家人和睦。发病以来,家人对患者给予足够的关心和照顾。此次入院,丈夫陪同前来,患者可以安心治病。

（2）经济状况及付费方式:家庭经济状况一般,有城镇职工医保,支付医疗费用方面一般。

【体格检查】

T 36.3 ℃,P 76 次/分,R 17 次/分,BP 142/93 mmHg,W 45 kg。发育正常,体型消瘦,推入病室,平卧体位,神志清楚,查体合作。胸廓正常,呼吸节律正常,呈胸式呼吸。脊柱正常生理弯曲,活动无障碍,无压痛和叩击痛。全身皮肤湿度正常,弹性正常,左膝关节肿胀。右手掌指关节、右手近端指间关节 2、3、4 痛（＋＋）肿（＋）,左手掌指关节痛（＋）肿（＋）,左手近端指间关节 3 痛（＋＋）肿（－），双腕固定，双肘伸直明显受限，左手尺侧偏斜，双膝关节痛（＋＋）肿（＋＋），皮温高于正常，活动受限，下蹲困难，双踝活动度差。双下肢轻度水肿。

【辅助检查】

检查项目：血常规；血生化；血凝常规；血沉；尿常规；骨密度；CT 检查；X 线检查；腹部 B 超；超声心动图；心电图。

（三）护理计划

日期	患者问题	相关因素	临床表现	护理目标	干预措施	效果评价	评价时间
2018-11-26 18:18	P$_1$. 疼痛	与关节炎性反应有关	多关节肿痛明显，疼痛评分 5 分，X 线提示双膝关节类风湿关节炎，C 反应蛋白 20.25 mg/L，类风湿因子155.80 IU/mL，红细胞沉降率 57.9 mm/h	患者学会减轻疼痛的方法和技术，疼痛缓解或消失	I$_1$. 遵医嘱予以非甾体抗炎药和糖皮质激素抗炎止痛对症处理[1]。 I$_2$. 急性期卧床休息，保持疼痛关节功能位[2]。 I$_3$. 缓解期进行功能锻炼。 I$_4$. 分散注意力。 I$_5$. 监测生命体征和疼痛评分的变化。 I$_6$. 定期复查 X 线和血指标	患者关节肿痛较前明显好转，疼痛评分 3 分	2018-11-27 08:00
2018-11-26 18:18	P$_2$. 躯体活动障碍	与关节疼痛、僵硬、功能障碍有关	左膝关节活动障碍，双肘伸直受限，双腕固定，双手双足畸形，ADL 评分 15 分	关节僵硬和受限程度减轻，增强自我保护能力，提高生活质量	I$_1$. 评估患者关节的畸形程度和关节功能。 I$_2$. 正确按医嘱服药，阻止骨质继续破坏。 I$_3$. 鼓励患者完成力所能和的工作，提供补偿性生活护理。 I$_4$. 注意安全，防止跌倒。 I$_5$. 卧床患者应定时翻身，防止压疮。 I$_6$. 为缓解期患者提供正确的功能锻炼方法[3]	患者关节活动明显好转，生活可自理，ADL 评分 16 分	2018-12-01 12:00
2018-11-26 18:18	P$_3$. 焦虑	与疾病反复发作有关	担心疾病不能康复，担心以后残疾，汉密顿焦虑量表得分 14 分	患者焦虑情绪缓解，积极配合治疗	I$_1$. 评估汉密顿焦虑量表得分[4]。 I$_2$. 予以心理护理，主动关心患者，重视患者感受。 I$_3$. 帮助患者正确认识疾病。 I$_4$. 鼓励家属参与治疗和护理，鼓励患者参与集体活动，寻求社会支持	患者无明显焦虑情绪，汉密顿焦虑量表得分 6 分	2018-12-03 08:00
2018-11-26 18:18	P$_4$. 有废用综合征的危险	与类风湿关节炎反复发作、疼痛和关节功能障碍有关	患者多关节肿痛伴活动受限，生活需依赖他人，ADL 评分 15 分	关节疼痛和受限程度减轻，生活可自理	I$_1$. 教会患者功能锻炼的方法，鼓励患者及时正确地进行功能锻炼。 I$_2$. 患者夜间睡眠时可戴弹力手套以保暖，防止晨僵。 I$_3$. 鼓励并指导患者及早下床活动，鼓励患者独立完成生活活动[5]	患者未发生废用综合征，生活可自理，ADL 评分 16 分	2018-12-01 12:00

续表

日期	患者问题	相关因素	临床表现	护理目标	干预措施	效果评价	评价时间
2018-11-26 18:18	P₅. 知识缺乏	缺乏疾病的治疗、用药和自我护理知识	不了解疾病相关知识和自我护理知识	患者了解疾病相关知识，学会保护关节功能	I₁. 告知患者对疾病切勿悲观失望，学会自我克制，自我调节，树立战胜疾病的信心[6]。 I₂. 讲解疾病相关知识。 I₃. 讲解用药方法和注意事项，提高患者的依从性。 I₄. 向患者讲解功能锻炼方法，教会患者保护关节的方法	患者已基本了解疾病相关知识，表示会坚持治疗，按时规律复查，按医嘱用药，坚持功能锻炼	2018-12-03 08:00
2018-11-26 19:00	P₆. 特殊药物的使用	糖皮质激素类药物的使用	甲泼尼龙琥珀酸钠20 mg静脉滴注	患者掌握药物相关作用，无药物副作用发生	I₁. 严格遵医嘱用药。 I₂. 向患者介绍药物作用及副作用相关知识。 I₃. 严密观察患者有无药物副作用发生[7]	患者已掌握药物相关作用，未发生药物副作用	2018-12-03 08:00

（四）护理记录

2018-11-26 18:30

患者因"反复多关节肿痛7年余，加重2个月"而入院，神志清楚，精神一般，呼吸平稳。入院后给予全面综合评估，ADL评分15分，协助患者更换衣物。跌倒危险评分2分，嘱患者穿防滑鞋，采用床栏保护，告知起床"三步曲"，下床时采用拄拐棍、扶扶手等防护措施，床边大小便。嘱家属床边陪护，向患者宣教防跌倒、防坠床健康知识。Braden压疮风险评分19分，告知患者进低盐、低脂、高蛋白饮食，卧床休息，可取卧位、坐位或半坐位。定时床上翻身，预防压疮。Caprini VTE风险评估3分，患者双下肢轻度水肿，抬高双下肢，告知患者卧床期间可进行床上锻炼，防止静脉血栓的发生。患者疼痛评分5分，嘱患者采用卧位、坐位或半坐卧位，可减轻疼痛，避免肢体负重，在肢体不负重的情况下被动或主动活动四肢。在肘关节和膝关节活动范围内做肌肉的主动静力性收缩运动。对疼痛明显的关节，可采用护腕、护膝、夹板等将关节制动。遵医嘱予以非甾体抗炎药及糖皮质激素调节免疫和抗炎止痛、来氟米特和羟氯喹抗风湿、保肝护胃、增强骨质等对症支持处理。汉密顿焦虑量表得分14分，患者有焦虑情绪，向患者讲解类风湿关节炎的病因、临床表现、治疗和护理等相关知识。嘱患者勿紧张，保持情绪稳定，积极配合治疗，向患者介绍治疗有效的病例。

2018-11-26 19:00

患者多关节疼痛明显，疼痛评分5分。遵医嘱予以甲泼尼龙琥珀酸钠20 mg静脉滴注，嘱患者卧床休息，保持疼痛关节功能位，嘱患者勿紧张。告知甲泼尼龙琥珀酸钠为糖皮质激素类药物，可抗感染、控制疾病，在使用时须严格遵医嘱用药，避免私自减药或停药，以防止撤药反跳现象的发生。用药期间预防感染，防止外伤、骨折等意外发生，定期监测体重、血压、血糖等变化。告知患者长期运用糖皮质激素可出现向心性肥胖，嘱其积极配合治疗。

2018-11-27 08：00

患者关节疼痛症状好转，疼痛评分 3 分。遵医嘱将甲泼尼龙琥珀酸钠 20 mg 静脉滴注（每日 1 次）改为泼尼松 5 mg 口服（每日 3 次），继续予以抗感染、调节免疫、抗风湿对症治疗，以及保肝、护胃、增强骨质等综合治疗。告知进餐时服药或与牛奶同服可减轻胃肠道副作用，患者饮食、睡眠尚可，大小便正常。

2018-11-28 08：00

患者关节疼痛症状明显好转，疼痛评分 2 分。嘱患者在床上做抗阻力练习，床边扶拐站立，练习伸臂屈肘、抬肩握拳运动，每日运动 2 h。患者汉密顿焦虑量表得分 7 分，焦虑情绪明显缓解，嘱患者坚持功能锻炼。

2018-11-29 08：00

患者疼痛评分 2 分，嘱患者坚持功能锻炼。Caprini 风险评分 3 分，嘱患者进低盐、低脂、高蛋白饮食，抬高双下肢。向患者讲解类风湿关节炎的病因、临床表现、治疗和护理等相关知识。告知患者在使用糖皮质激素治疗时需严格按医嘱服药，切勿私自调节药物剂量，以免影响疗效。注意保暖，防止受凉，少去人口密集处。

2018-12-01 12：00

患者关节疼痛症状明显好转，疼痛评分 1 分。患者双下肢无明显水肿，跌倒危险评分 0 分，Braden 评分 22 分，ADL 评分 16 分，Caprini 风险评分 2 分。遵医嘱予以泼尼松 5 mg 每日 2 次口服，继续予以调节免疫、抗感染、抗风湿、保肝护胃、增强骨质等治疗。嘱患者继续进行功能锻炼，坚持服药，切勿私自停药或减量。

2018-12-03 08：00

患者现疼痛评分 0 分。汉密顿焦虑量表得分 6 分。患者基本掌握功能锻炼的方法，了解类风湿关节炎的病因、临床表现、治疗和护理等相关知识，表示会严格按医嘱服药，坚持复查。告知患者需坚持功能锻炼，指导家属予以监督。向患者讲解糖皮质激素药物的作用及常见副作用，告知患者用药过程中如有副作用发生，需及时告知医生。患者暂未有明显药物副作用发生。

2018-12-05 11：00

患者关节肿痛和活动受限症状明显改善，右手掌指关节、右手近端指间关节 2、3、4 痛（－）肿（－），左手掌指关节、左手近端指间关节 3 痛（－）肿（－），双腕固定，双肘伸直受限较前明显好转，左手尺侧偏斜，双膝关节痛（－）肿（－）。疼痛评分 0 分，ADL 评分 16 分，跌倒危险评分 0 分，Braden 评分 22 分，Caprini 风险评分 2 分。今日查血沉、C 反应蛋白降至正常，类风湿因子 121.20 IU/mL，治疗有效。继续予以激素抗感染、抗风湿、调节免疫、保肝护胃等治疗。嘱患者做一些关节负重小的运动，从关节活动转为主动活动。

2018-12-07 10：00

患者被诊断为"类风湿关节炎"，入院后予以非甾体抗炎药和糖皮质激素抗感染、调节免疫，来氟米特和羟氯奎抗风湿，保肝护胃、增强骨质等对症治疗。12 月 5 日查血沉、C 反应蛋白降至正常，类风湿因子 121.20 IU/mL。患者右手掌指关节、右手近端指间关节 2、3、4 痛（－）肿（－），左手掌指关节痛（－）肿（－），左手近端指间关节 3 痛（－）肿（－），双腕固定，双肘伸直受限明显好转，左手尺侧偏斜，双膝关节痛（－）肿（－）。患者疼痛评分 0 分，ADL 评分 16 分,跌倒危险评分 0 分,Braden 评分 22 分,Caprini 风险评分 2 分,一般情况尚可,今日予以办理出院。嘱患者出院后注意休息,坚持功能锻炼,避免过度活动,注意保暖,避免感染。出院后需继续口服药物治疗,告知患者严格按医嘱服药,切勿私自调节药物剂量。坚持定期门诊复查,遵医嘱调整药物治疗。病情复发时及早就医。

三、案例说明书

（一）教学目标

1.了解类风湿关节炎的病因和发病机制。

2.熟悉类风湿关节炎的治疗原则和治疗要点。

3.掌握类风湿关节炎的临床表现、主要护理诊断和护理措施。

（二）启发思考题

1.类风湿关节炎的关节痛症状与骨关节炎的关节痛症状有什么区别?

2.老年类风湿关节炎与中青年类风湿关节炎相比有哪些不同?

3.类风湿关节炎患者如何进行功能锻炼?

4.运用糖皮质激素治疗的患者与运用其他药物治疗的患者在用药指导方面有何不同?

（三）分析思路

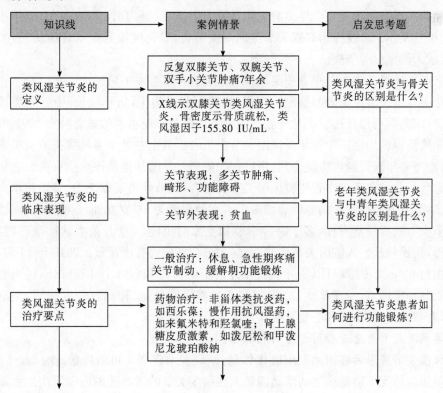

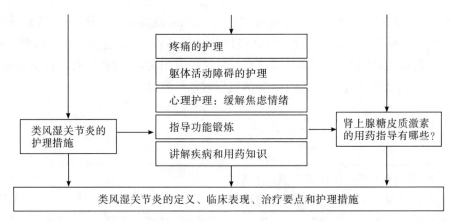

（四）理论依据及分析

1. 类风湿关节炎的关节痛症状与骨关节炎的关节痛症状有什么区别？

骨关节炎为退行性关节病，多见于 50 岁以上人群，主要累及膝、脊柱等负重关节。骨关节炎通常无游走性疼痛，大多数患者血沉正常，类风湿因子呈阴性或低滴度阳性。X 线示关节间隙狭窄，关节边缘呈唇样增生或骨疣形成。类风湿关节炎是一种以累及周围关节为主的多系统性、炎症性、自身免疫性疾病。临床上以慢性、对称性、周围性多关节炎性病变为主要特征，可表现为关节疼痛、肿胀以及功能下降。当炎症破坏软骨和骨质时，出现关节畸形和功能障碍。本案例患者在 7 年多前无明显诱因下出现双膝关节、双腕关节、双手小关节肿痛，病程反复发作。X 线提示双膝关节类风湿关节炎，骨密度检查提示骨质疏松，类风湿因子阳性，故为类风湿关节炎。

2. 老年类风湿关节炎与中青年类风湿关节炎相比有哪些不同？

老年类风湿关节炎患者起病形式缓慢，以隐匿起病为主，病程较长；中青年类风湿关节炎患者急性起病，病程较短。手足肿胀是老年类风湿关节炎患者的显著特点，其关节症状和关节功能障碍程度均重于中青年类风湿关节炎患者。贫血在老年类风湿关节炎患者中更为突出，可能与老年人骨髓再生能力差、蛋白代谢障碍及伴随其他慢性疾病有关。老年类风湿关节炎患者的并发症多于中青年类风湿关节炎患者，关节外表现以乏力、肺纹理增多和肺间质病变多见，并发心血管疾病亦明显增多。本案例患者为 56 岁女性，7 年多前被诊断为"类风湿关节炎"，病程反复发作，多于寒冷季节和受凉时出现，2 个月前症状加重后再次入院。起病缓慢，病程较长。入院时关节症状明显，关节功能障碍程度严重。2018 年 11 月 27 日患者血红蛋白 95 g/L，胸部 HRCT 平扫提示左肺上叶舌段和右肺中叶纤维灶，超声心动图提示升主动脉轻度增宽、左房扩大、二尖瓣和三尖瓣轻度反流、肺动脉轻度高压、左室充盈异常，患者有贫血、肺部病变和心血管疾病发生。

3. 类风湿关节炎患者如何进行功能锻炼？

类风湿关节炎患者在活动期应卧床休息，减轻关节疼痛。可取卧位、坐位或半坐位，在肢体不负重的情况下被动或主动活动四肢。在病变关节的活动范围内做肌肉的主动静力性收缩运动。对疼痛明显的关节可采用护腕、护膝、夹板等将关节制动。练习时不应引起剧烈疼痛，结束后疼痛不宜持续 2 h。重症者应绝对卧床休息，交替仰卧和侧卧，保持关节功能位。好转期可在床上做抗阻力练习、扶拐站立或步行，如伸臂屈肘、抬肩握拳运动。稳定期建议多做一些关节负重小或不负重的运动,关节活动应由被动运动转为主动运动,最后为抗阻力运动。手关节功能操能减轻手关节疼痛,并能缩短晨僵时间,且患者易于接受。

4.运用糖皮质激素治疗的患者与运用其他药物治疗的患者在用药指导方面有何不同?

类风湿关节炎属于慢性病,需长期治疗和服药,而治疗类风湿关节炎的主要用药就是糖皮质激素类药物,过量服用糖皮质激素可导致物质代谢和水电解质代谢紊乱,甚至发生库欣综合征。长期服用糖皮质激素可诱发或加重感染,故患者在用药期间需防止感染的发生。长期服用糖皮质激素可因水钠潴留和血脂升高而引起高血压、动脉粥样硬化,所以在治疗期间应关注心血管系统的变化。长期持续服药的患者若减量过快或突然停药,可引起医源性肾上腺皮质功能不全或停药反跳现象,故停药需严格按医嘱缓慢减量,不可骤然停药。在本案例中已多次向患者告知糖皮质激素药物的作用及副作用,患者住院期间未发生明显的药物副作用。强调坚持正规用药的重要性,在用药过程中勿私自调节剂量。用药期间注意保暖,避免感染。出院后坚持定期门诊复查,遵医嘱调整药物治疗。

(五)案例总结

本案例患者既往有类风湿关节炎病史7年余,此次就诊的原因为反复多关节疼痛伴加重2个月。初步认为是患者未按时规律复诊,未按医嘱用药,造成疾病反复。查体发现右手掌指关节、右手近端指间关节2、3、4痛(++)肿(+),左手掌指关节痛(+)肿(+),左手近端指间关节3痛(++)肿(-),双腕固定,双肘伸直明显受限,左手尺侧偏斜,双膝关节痛(++)肿(++),皮温高于正常,活动受限,下蹲困难,双踝活动度差。通过进一步检查发现,患者X线提示双膝关节类风湿关节炎,骨密度提示骨质疏松,血生化检查提示C反应蛋白20.25 mg/L,类风湿因子155.80 IU/mL,血沉57.9 mm/h。根据患者的病情,综合治疗方案是遵医嘱予以非甾体抗炎药及激素抗感染和调节免疫、来氟米特和羟氯奎抗风湿、保肝护胃、增强骨质等对症处理,完善相关检查,给予全面综合评估。讲解疾病相关知识,宣教防跌倒、防坠床、防压疮、防止血栓形成等措施,给予患者协助更换衣物、如厕等生活护理。经过精心治疗和护理,12月5日复查血指标得知血沉、C反应蛋白降至正常,类风湿因子降至121.20 IU/mL,右手掌指关节、右手近端指间关节2、3、4痛(-)肿(-),左手掌指关节痛(-)肿(-),左手近端指间关节3痛(-)肿(-),双腕固定,双肘伸直受限较前明显好转,左手尺侧偏斜,双膝关节痛(-)肿(-)。患者于12月7日出院。

因患者年龄不大、生活部分自理、易沟通,所以在护理方面没有太大的困难,主要是做好病情的观察和心理护理。在日常护理中,加强与患者和家属的沟通,对患者进行功能锻炼相关知识宣教,嘱患者疾病活动期多卧床休息,保持关节功能位,减少关节受累,从而缓解关节肿痛症状。疾病缓解期进行正确的功能锻炼,防止关节废用,保护关节和肌肉的功能。向患者介绍用药的作用及不良反应,如与糖皮质激素有关的向心性肥胖、高血压、动脉粥样硬化等不良反应,监测肝肾功能;严禁私自停药或减药,对患者进行心理护理,避免紧张、焦虑情绪影响疾病的恢复。

通过本案例我们总结经验,在临床实践中遇到类似的患者,该从哪些方面处理呢?

首先,在整个住院诊疗过程中,要注重与患者的沟通,学会站在患者的角度思考问题。在患者住院期间,通过沟通了解到患者存在的问题有:①患者不知道疾病复发的原因。②患者不了解规律复诊、按医嘱用药的重要性。③患者未重视功能锻炼。④患者担心疾病的预后,害怕发生残疾。⑤关节变形使患者情绪焦虑,患者觉得治疗无效,内心希望能尽快缓解疼痛症状,找出病因,能有针对性的治疗措施。⑥患者希望医生、护士能主动告诉自己疾病的诊疗过程。⑦患者希望有人能告诉自己疾病的相关知识。⑧患者希望得到医生、护士的关心,希望医护人员能耐心地倾听自己的主诉。

其次,作为责任护士,针对患者的关节肿痛症状,要做好病情的观察,及时通知医生处理疼痛症状,做好护理记录。与此同时,我们应从患者的病情和心理状态出发,用理解、同情、共情等方法,将个性化的整体护理理念贯穿在整个住院过程中。针对患者存在的问题,主要的护理措施是做好健康宣教:①患者入院当天,要向患者介绍关节疼痛的原因,指导患者正确进行功能锻炼,在疾病活动期保持关节功能位,避免过度活动疼痛的关节;疾病缓解期进行功能锻炼,防止关节废用。让患者对疾病有初步的认识。②主动向患者介绍责任护士和床位医生,让患者有问题时能第一时间找对人,及时帮助患者解决问题,增加患者的安全感。③与医生沟通,了解患者的治疗方案,告知患者疾病的诊疗过程、相关检查的意义,取得患者的配合,鼓励患者主动参与诊疗活动,让患者了解疾病知识。④告知患者药物的作用及可能出现的不良反应,药物治疗为循序渐进的过程,告知患者坚持规律复诊以及正确按医嘱服药的重要性。可与患者分享同病例的治疗情况,增加患者对治疗的信心,避免患者私自减药或停药。⑤加强病房的巡视工作,多问候患者,以表关心,同时从与患者的交谈中发现其不良情绪,做好心理护理。

本案例中患者以"反复多关节肿痛7年余,加重2个月"为临床表现,其他表现较强烈的即为心理焦虑状态,在护理过程中要学会找出患者的焦虑因素,学习沟通技巧,学习新的心理护理方法,如聚焦模式、医护患一体化模式等。

(六)课后思考题

1.类风湿关节炎患者的关节疼痛与强直性脊柱炎患者的关节疼痛有何不同?

2.老年类风湿关节炎与幼年类风湿关节炎相比有哪些不同?

3.类风湿关节炎患者出院后,医护人员该如何进行慢病管理?

4.类风湿关节炎患者在妊娠期和哺乳期该如何护理?

参 考 文 献

[1]孟璐,岳辉.疼痛专项护理对改善类风湿关节炎患者疼痛及睡眠质量的影响[J].护理实践与研究,2015,12(12):26—27.

[2]李玉,刘俐惠,郭红,等,加拿大安大略护士学会2013年第三版《疼痛评估与管理》临床实践指南简析[J].中华现代护理杂志,2018,24(34):4093—4097.

[3]蔡华清,马绮文,梁燕芳,等.功能锻炼及个性化运动对类风湿关节炎患者生活质量的影响[J].护理实践与研究,2016,13(23):148—150.

[4]Subramanyam A,kedare J,Singh O,et al. Clinical practice guidelines for Geriatric Anxiety Disorders. Indian J Psychiatry. 2018,60(Suppl. 3):S371—S382.

[5]帕丽达·买买提,武云云,茹克亚古丽·买买提,等.综合康复护理干预对废用综合征患

者的效果评价[J].中国康复医学杂志,2018,33(3):340-342.

[6]张丽芬,刘丽娟,王丽娟,等.康复护理在类风湿关节炎病人中的应用[J].全科护理,2018,16(7):802-803.

[7]何静,徐蕾.糖皮质激素治疗类风湿关节炎的管理策略[J].现代药物与临床,2016,31(9):1509-1512.

第四节　痛风患者的护理

一、案例信息

【摘　要】　通过对一例出现痛风石和高尿酸血症的痛风患者进行相关问题分析,了解痛风的发作机理,阐述痛风的临床表现和治疗方法。面对这样的患者,我们在临床中如何配合医生处理,如何做好痛风患者的护理,如何引导学生思考:怎样全面评估患者并采取相应的护理措施,最大程度地减少患者疼痛,提高患者的生存质量,是本文阐述的重点。

【关　键　词】　痛风;痛风石;高尿酸血症;护理

二、案例正文

(一)基本信息

余＊＊,男性,64岁,已婚,农民。入院时间为2018年11月9日10:22,病史采集时间为2018年11月9日11:00。

(二)护理评估

【健康史】

1.主诉　间断左足趾关节疼痛2年余,右腕、双踝关节肿痛6月余,加重3天。

2.现病史　患者2年多前出现左足趾关节疼痛,输液后好转(具体不详),查尿酸升高,最高达780 mmol/L,间断服用双氯芬酸钠缓释片,近2年多间断发作,平均每月一次,未正规治疗。6个多月前患者开始出现右腕、双踝关节肿痛,自服双氯芬酸治疗可缓解,无尿频尿急,无腰痛发热。近3天来患者双踝关节和右腕关节疼痛明显,行走困难,自服药物无好转,为求进一步诊治来我院就诊。门诊拟以"痛风、高血压病、颈椎病、丙型肝炎"收住入院。

3.日常生活形态

(1)饮食:每日三餐,早餐一般为粥和馒头,午餐、晚餐主食100 g左右,以米饭为主,辅以青菜和肉蛋等,口味偏咸。饮水量每日约2000 mL,以白开水为主。发病以来,饮食未受影响,体重无明显变化。

(2)睡眠:平日睡眠尚可,睡眠质量佳。发病时关节疼痛难忍,入睡困难,睡眠较差,每日睡眠3~4 h。

(3)排泄:平时小便每日白天4~5次,夜间1~2次,小便色清,淡黄色,无泡沫,尿量约

1500 mL。大便每日 1 次,为成形软便。发病以来,大小便无异常,较前无明显改变。

(4)自理及活动能力:平时日常生活可以自理,可承担田地劳动,发病时关节疼痛难忍,日常生活不能自理,一般以卧床休息为主。

4.既往史 既往有高血压病史 10 余年,口服吲达帕胺治疗,外院查丙肝抗体阳性,未予治疗,有胆囊切除术史。否认结核、菌痢、伤寒等传染病史,有输血史,否认外伤史,否认药物、食物过敏史,预防接种按时完成。

5.个人史 生于芜湖市,无长期外地居住史,无疫区、疫情、疫水接触史,无矿区、矿山、高氟区、低碘区居住史,无化学性物质、放射性物质、有毒物质接触史。无吸毒史。25 岁结婚,育有一子一女,家人体健。有 35 年吸烟史,每日 20 支,偶尔饮酒。

6.家族史 家族中否认遗传性疾病及类似病史。

7.心理状况

(1)情绪状态:因疾病反复发作、迁延不愈,需长期吃药与复查,经济上颇有压力,情绪焦虑。

(2)对所患疾病的认识:2 年多来疾病反复发作均未予重视,疼痛时自服消炎止疼药,认为痛风就是简单的关节疼痛,不想到医院接受正规的检查和治疗,一方面认为忍忍就过去了,不想麻烦家人,另一方面是对经济压力过于担心。对痛风的表现、病因、诱因和治疗等并不了解,希望医护人员在上述方面可以给予详细、具体的指导,并表示会积极配合医生的治疗,尽早好转出院。

(3)重大应激事件及应对情况:近期未遇到重大应激事件。

8.社会状况

(1)社会支持系统:夫妻关系融洽,家庭和睦。发病以来,家人对其病情较为关注,对患者给予足够的关心和照顾。此次入院,妻子和女儿陪同前来,家里的事务已经全部安排好,患者可以安心治病。

(2)居住与工作环境:小学文化,在家务农,一家两口居住于农村,两层楼房,10 亩田地,空气清新,交通方便,购置生活用品方便。

(3)经济状况及付费方式:夫妻二人均为农民,家庭经济状况一般,已参加新农合,支付医疗费用方面一般。

【体格检查】

T 37.8 ℃,P 91 次/分,R 20 次/分,BP 119/83 mmHg,W 78 kg。发育正常,营养一般,扶入病室,平卧体位,表情自然,言语流利,神志清楚,查体合作。右腕、双踝关节皮温升高,局部肿胀,触痛阳性,无肝掌,未见蜘蛛痣。双肺呼吸音清,未闻及干湿啰音。心率 91 次/分,律齐,心音有力,各瓣膜听诊区未闻及病理性杂音,未闻及额外心音,未闻及心包摩擦音。大血管和动脉周围血管征阴性。腹部平坦,未见胃肠型及蠕动波。脐部正常。腹部柔软,无液波震颤,无震水音,未触及腹部肿块。无压痛、反跳痛,肝脾肋下未触及,胆囊肋下未触及,肾未触及。移动性浊音阴性。脊柱正常生理弯曲,活动无明显受限,胸骨叩击痛(一),骶尾部压痛(一)。四肢及关节无畸形,右腕关节痛(+)肿(++),双踝关节痛(+)肿(++),右腕、双踝关节活动受限,双侧 4 字征阴性,无杵状指(趾),双下肢无水肿。双侧肱二头肌正常,四肢肌力正常,双侧 Babinski 征阴性。

【辅助检查】

检查项目:血常规;血生化;血沉;铁蛋白;输血前常规;尿常规;X线检查;超声心动图; B超。

(三)护理计划

日期	患者问题	相关因素	临床表现	护理目标	干预措施	效果评价	评价时间
2018-11-09 15:00	P₁. 关节痛	与尿酸盐结晶沉积在关节引起炎症反应有关	右腕、双踝关节皮温升高,局部肿胀,触痛阳性	患者关节疼痛缓解,炎症消退	I₁. 积极治疗原发病,遵医嘱予以激素、抗感染、止痛等对症处理。 I₂. 遵医嘱予以降尿酸药物治疗[1]。 I₃. 饮食指导:避免高嘌呤饮食,多饮水,每日饮水量不低于2500 mL。 I₄. 安慰患者,让患者做一些感兴趣的事来转移注意力。 I₅. 定期复查血生化和铁蛋白	患者疼痛较前有所缓解	2018-11-20 09:00
2018-11-09 16:00	P₂. 生活自理能力不足	与患者关节疼痛,拿物、下床行走困难有关	右腕关节痛(+)肿(++),双踝关节痛(+)肿(++),右腕、双踝关节活动受限	患者生活能够自理	I₁. 协助患者洗漱、进食、排泄及完成个人卫生活动等[2]。 I₂. 移动患者时,动作稳、准、轻,以免增加其痛苦。 I₃. 指导并鼓励患者做力所能及的自理活动,如喝水、漱口、吃饭等。 I₄. 教会患者床上活动,指导并协助患者进行功能锻炼,预防关节僵硬或强直。 I₅. 做好皮肤护理,协助患者翻身,预防压疮。 I₆. 置呼叫器于床头,生活物品放置于随手易取处	患者疼痛缓解,生活能够自理	2018-11-15 16:00
2018-11-09 15:00	P₃. 体温高,37.8℃	与关节炎症反应有关	体温为37.8℃	体温降至正常,炎症消退	I₁. 嘱患者卧床休息,注意保暖,多饮水。 I₂. 予以冰力降温贴辅助降温,并继续监测体温的变化[3]。 I₃. 通知值班医生,必要时遵医嘱应用退热药物。 I₄. 加强营养,补充丰富的维生素和优质蛋白质。 I₅. 开窗通风,保持室内空气清新。 I₆. 及时更换汗湿的衣服,以防再次受凉	患者体温降至正常	2018-11-09 19:00
2018-11-15 08:00	P₄. 焦虑	与病情反复、担心治疗费用有关	患者不苟言笑,愁眉苦脸,多有唉声叹气	减轻患者的焦虑情绪,让患者以积极的心态面对疾病	I₁. 认真倾听患者的心声,及时为其答疑解惑,了解患者忧虑的原因,减轻患者的焦虑情绪。 I₂. 详细讲解痛风的检查与治疗,让患者对费用有一定的了解。 I₃. 鼓励家属为患者提供心理支持。 I₄. 关心体贴患者,让患者免去后顾之忧[4]。 I₅. 鼓励患者做自己感兴趣的事情,转移注意力	患者焦虑情绪缓解,配合治疗	2018-11-20 16:00

日期	患者问题	相关因素	临床表现	护理目标	干预措施	效果评价	评价时间
2018-11-10 08:00	P₅. 缺乏痛风相关知识	与患者对痛风的认识不足有关	患者有痛风病史2年余,近6个多月关节反复疼痛,未及时就医,在家自服止痛药	患者能按时服药,门诊规律随诊	I₁. 了解患者的真实想法,减轻患者的疑虑。 I₂. 关心体贴患者,减轻患者焦虑情绪。 I₃. 为患者讲解疾病的相关知识和注意事项,引起患者的重视[5]。 I₄. 发动家属,让家属监督患者	患者对疾病有了一定的理解,表示愿意规律随诊	2018-11-22 09:00

（四）护理记录

2018-11-09 14:47

患者为一老年男性,间断左足趾关节疼痛2年余,右腕、双踝关节肿痛6月余,加重3天,近2年多间断发作,平均每月一次。6个多月前患者开始出现右腕、双踝关节肿痛,自服双氯芬酸治疗可缓解,近3天来患者双踝关节和右腕关节疼痛明显,行走困难,自服药物无好转,门诊拟以"痛风、高血压病、颈椎病、丙型肝炎"收住入院。患者入院时,ADL评分13分,予以协助患者更换衣物。疼痛评分4分,嘱患者采用卧位、坐位或半坐卧位,可减轻疼痛,避免肢体负重,在肢体不负重的情况下被动或主动活动四肢。在肘关节和膝关节活动范围内做肌肉的主动静力性收缩运动。对疼痛明显的关节可采用护腕、护膝、夹板等将关节制动。遵医嘱予以非甾体抗炎药及增强骨质等对症支持处理。跌倒风险评估属于中度危险,嘱患者穿防滑鞋,采用床栏保护,告知起床"三步曲",下床时采用拄拐棍、扶扶手等防护措施,床边大小便。嘱家属床边陪护,演示床边呼叫器使用方法,向患者宣教防跌倒、防坠床健康知识。Braden评分18分,告知患者进食低盐、低脂、高蛋白饮食,应卧床休息,可取卧位、坐位或半坐位。定时床上翻身,预防压疮。Caprini风险评估属于低危险,营养状况评估为正常营养状况。完善相关检查,给予全面综合评估,讲解疾病相关知识和住院期间相关注意事项,提供舒适的住院环境、干净整洁的床单位。修剪指甲,更换病员服,将呼叫器放于患者床头,生活用品摆放在患者随手可取处,协助患者外出检查、下床如厕。汉密顿焦虑量表得分14分,患者有焦虑情绪,告知患者需严格按医嘱用药,严禁私自停药或减量。协助完善相关检查,给予全面综合评估,向患者讲解痛风的病因、临床表现、治疗和护理等相关知识。嘱患者勿紧张,保持情绪稳定,积极配合治疗,向患者介绍治疗有效的病例情况。

2018-11-10 12:20

接获检验科危急值报告示:血尿酸775.4 μmol/L,立即通知值班医生,遵医嘱积极治疗原发病,予以降尿酸对症处理。继续用康乐士冷敷关节红肿部位,并嘱患者多饮水,每日饮水量不低于2500 mL,促进尿酸的排泄,减轻疼痛症状。经过治疗,患者主诉关节疼痛较前有所缓解,从入院的疼痛评分4分降到现在的2分,能自主下床活动。患者汉密顿焦虑量表得分6分,无明显焦虑情绪。患者基本掌握功能锻炼方法,了解痛风的病因、临床表现、治疗和护理等相关知识,表示会严格按医嘱服药,坚持复查。患者情绪稳定,已展笑颜,对治疗方案满意,积极配合治疗。

2018-11-16 14:00

患者输血前常规示:丙肝抗体阳性,遵医嘱邀请感染性疾病科会诊,填报传染病报告卡,做好床边隔离,告知患者和家属注意事项,体温表、血压计专人专用,床边备双层医疗垃圾袋,做好手卫生消毒工作,操作前后均要消毒手,防止交叉感染。患者右腕和双踝关节消肿,皮温下降。疼痛评分1分。

2018-11-17 09:00

复查患者血生化示:血尿酸343.7 μmol/L,较前明显下降,但谷丙转氨酶(163 U/L)、谷草转氨酶(84 U/L)均升高,遵医嘱予以复方甘草酸苷、异甘草酸镁等保肝药物行保肝治疗,并嘱患者注意休息,保持充足的睡眠,养成良好的生活习惯。患者主诉关节疼痛明显好转,指导其进行适当的功能锻炼,如保持关节功能位。嘱患者做一些关节负重小或不负重的运动,关节活动应由被动运动转为主动运动,最后为抗阻力运动,及早下床,床边慢走,做功能锻炼操,活动各个关节,每日15~20 min,以不感到疲劳为宜,暂勿进行强烈的功能训练,勿负重,保护关节,促进关节的恢复。

2018-11-22 09:00

完善肝功能检查,谷丙转氨酶125 U/L,谷草转氨酶50 U/L,较11月17日的检查结果有所下降,继续行保肝治疗。患者右腕、双踝关节疼痛评分0分。生活完全自理。患者行动自如,心情愉悦。

2018-11-23 09:00

患者诊断痛风明确,入院后予以消炎止痛、降尿酸治疗后,关节红肿消退,疼痛缓解,生活完全自理,临床及实验室指标有改善,遵医嘱予以办理出院手续。告知患者需要准备的物品,并做好出院指导,回家后避免劳累,勿做重体力劳动,多饮水,每日饮水量不低于2500 mL,不食用或少食用含嘌呤高的食物,如啤酒、肉汤、火锅、海产品、动物内脏等,多食用含嘌呤低的或不含嘌呤的食物,如谷物、杂粮、蔬菜、水果等。平时保持良好的作息,不熬夜,不乱用药物,出院带药要按时服用,严格遵医嘱用药,不随意停减药物,并按时来院复查,门诊随诊。

三、案例说明书

（一）教学目标

1.了解痛风的发作机理。

2.熟悉痛风患者的护理诊断和相应的护理措施。

3.掌握痛风的临床表现、诊治要点和健康教育。

（二）启发思考题

1.高尿酸血症的定义是什么？

2.痛风石是如何形成的？

3.痛风的治疗原则是什么？

4.痛风疼痛的护理措施有哪些？

（三）分析思路

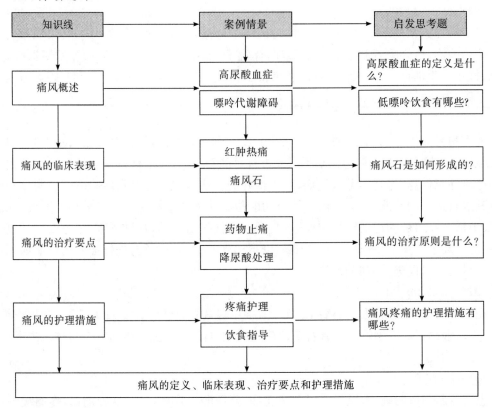

（四）理论依据及分析

1.高尿酸血症的定义是什么？

高尿酸血症是指在正常嘌呤饮食状态下，非同日两次空腹血尿酸水平男性高于 420 μmol/L，女性高于 360 μmol/L。常见的引起高尿酸血症的原因有饮食结构问题、运动减少、排泄减少、体内代谢异常、肾脏不好、尿酸清除能力下降等。

2.低嘌呤饮食有哪些？

低嘌呤饮食包括：①主食类：精致米面及其制品、淀粉、高粱、马铃薯、山芋、通心粉等。②奶蛋类：奶类及其制品、蛋类及其制品。③蔬菜类：青菜类、瓜类、萝卜、土豆、甘蓝、橄榄菜、辣椒、洋葱、大蒜等。④水果类：各种鲜果及干果、果汁、果酱等。⑤饮料：淡茶、碳酸饮料、矿泉水、果冻等。⑥其他：各种油脂和糖类、蜂蜜、鸡鸭猪血、海蜇、动物胶或琼脂制的点心及其调味品。

3.痛风石是如何形成的？

痛风石可见于高尿酸血症和痛风患者。嘌呤代谢障碍产生尿酸过多，尿酸盐以细小针状结晶的形式沉积于软组织，产生慢性炎症和异物反应，导致纤维组织增生形成结节肿。周围被上皮细胞、巨核细胞所包围，有时还有分叶核细胞的浸润，形成异物结节。痛风石最常见于耳轮，亦多见于足趾的第一跖趾关节、指关节、腕关节、肘关节和膝关节等处。痛风石大小不一，小的如芝麻，大的如鸡蛋，触诊有沙砾感，偶尔透过皮肤可以看见黄色的晶体。本案例中,虽然患者关节疼痛 2 年多,但是未出现痛风石,这就体现了宣教的重要性,现在未出现痛风石不代表以后都不会出现痛风石,如果不规律用药、定期复查,痛风反复发作,久而久之痛风石就会形成。

4.痛风的治疗原则是什么?

严格的饮食控制只能使血尿酸值下降 1~2 mg/dL,目前主要采用溶解和排泄尿酸盐、降尿酸药和手术等方法治疗。

(1)碱化尿液:碱化尿液有利于尿酸盐的溶解和排泄,尤其对于预防尿酸性肾结石和痛风性肾病具有重要意义,包括多吃碱性食物和合理应用碱性药物。维持 pH 在 6.2~6.8,有利于尿酸盐结晶排除。

(2)应用降尿酸药物:一般降尿酸药在下列情况下应用:每年发作 3 次以上的急性痛风性关节炎,有痛风石、肾损害表现,或经饮食控制血尿酸仍显著升高>9 mg/dL 者,有痛风家族史者。目前非布司他和立加利仙是主要的降尿酸、减少痛风石药物,保持尿酸低于 300 μmol/L可以减少痛风石。

(3)手术疗法:手术切除痛风石并不能根治痛风石,手术治疗只用于痛风石影响关节功能、压迫神经、影响脏器功能的患者。可切除因尿酸盐侵蚀的坏死指(趾)或矫正畸形的关节,切除巨大的痛风石以减轻肾脏负担。手术宜在血尿酸正常后进行,为防止手术诱发急性痛风性关节炎,最好在术前、术后 1 周内服用非甾体抗炎药物。

5.痛风疼痛的护理措施有哪些?

首先,急性期嘱患者卧床休息,炎症关节制动,遵医嘱应用非甾体止痛药,缓解患者疼痛症状,同时予以降尿酸对症处理。护理上可以对红肿热痛关节进行康乐士冷敷,一方面有消炎的功效,另一方面可以缓解疼痛。其次,在患者的饮食上要减少嘌呤的摄入,增加饮水量,促进尿酸的排泄。此时,不建议患者多运动、锻炼关节功能,以免加重关节炎症。疾病恢复期可适当行床边活动,以不感觉疲劳为度。

(五)案例总结

本案例患者为一名老年男性,间断左足趾关节疼痛 2 年余,右腕、双踝关节肿痛 6 月余,加重 3 天,近 2 年多间断发作,平均每月一次。6 个多月前患者开始出现右腕、双踝关节肿痛,自服双氯芬酸治疗可缓解,近 3 天来患者双踝关节和右腕关节疼痛明显,行走困难,自服药物无好转,门诊拟以"痛风、高血压病、颈椎病、丙型肝炎"收住入院。

患者入院时,ADL 评分 13 分,疼痛评分 4 分,Braden 评分 18 分,Caprini 风险评估属于低危险,营养状况评估为正常营养状况。完善相关检查,给予全面综合评估,讲解疾病相关知识和住院期间相关注意事项,提供舒适的住院环境,汉密顿焦虑量表得分 14 分,患者有焦虑情绪,告知患者需严格按医嘱用药,严禁私自停药或减量。协助完善相关检查,给予全面综合评估,向患者讲解痛风的病因、临床表现、治疗和护理等相关知识。嘱患者勿紧张,保持情绪稳定,积极配合治疗,向患者介绍治疗有效的病例情况。

针对患者的情况,首先选择的治疗方案是控制急性炎症,缓解患者疼痛。其次是对症治疗,给予降尿酸处理。护理上可以使用冷敷疗法,控制关节局部炎症。最后经过精心的治疗和护理,患者很快病情好转出院。

通过这个案例,可以了解痛风的病因和发病机制。大家已经知道造成痛风的根本原因是体内尿酸水平的升高,造成尿酸盐在关节和肾脏部位沉积。通常来说,造成痛风的主要原因包括:①食用过多的肉类和海鲜、饮用过多的啤酒之后,人体的尿酸水平升高,就可能造成尿酸盐沉积。②肥胖导致体内尿酸增加,肾脏无法彻底清除多余的尿酸。③服用了某些药物,药物导致体内尿酸水平升高。④家族史,如果家人患有痛风,那么孩子患病的概率也会增加。

痛风的临床表现分为急性期和缓解期。痛风的急性期常表现为关节红肿热痛,好发于双足跖趾关节,特别是第一跖趾关节较常见。部分患者炎症可累及整个足背和小腿。痛风的缓解期常表现为肾脏损害,如肾功能不全、肾结石等,还可产生皮下结节,若发生破溃,则经久不愈,甚至会出现发热等全身症状。

(六)课后思考题

1. 尿酸是如何产生与排泄的?

2. 高尿酸血症一定是痛风吗?

3. 本案例患者如果有肾脏并发症,该如何进行饮食指导?

4. 如果患者形成了痛风石,经过治疗,痛风石会不会消失?

5. 如果患者出现痛风石,痛风石破溃,应该如何处理? 要告知患者哪些注意事项? 怎样做好宣教工作?

参 考 文 献

[1]朱静.痛风病人的疼痛护理[J].全科护理,2012,10(24):2228-2229.

[2]段海瑛.痛风病人的护理体会[J].临床护理杂志,2006,5(6):45-46.

[3]陶娟,周蓉.使用冰力降温贴降温后复测体温的时间探讨[J].中国伤残医学,2013(1):135-136.

[4]古春梅.ICU患者家属心理探索及支持中国[J].中国社区医师,2011,13(34):315-316.

[5]尹如兰.痛风患者降尿酸治疗依从性现状及其影响因素研究[D].南通:南通大学,2017.

第八章　神经系统疾病患者的护理

第一节　急性脑梗死患者的护理

一、案例信息

【摘要】　通过对一例经急性期给予静脉溶栓、桥接治疗的急性脑梗死患者进行相关问题分析,了解急性脑梗死患者的治疗原理和效果,阐述急性脑梗死的发病机制、临床表现和治疗方法。面对这样的患者,我们在临床中如何配合医生处理,如何做好急性脑梗死患者的围手术期护理,如何引导学生思考:怎样全面评估患者并采取相应的护理措施,最大程度地减少偏瘫等风险,提高患者的生存质量,是本文阐述的重点。

【关键词】　急性脑梗死;静脉溶栓;桥接治疗;循环护理

二、案例正文

(一)基本信息

江＊,男性,40岁,已婚,农民,小学文化程度。入院时间为 2018 年 11 月 16 日 01:32,病史采集时间为 2018 年 11 月 16 日 01:35。

(二)护理评估

【健康史】

1.主诉　右侧肢体无力 4 h(代诉)。

2.现病史　家属代诉 2018 年 11 月 15 日晚上 9 点 30 分患者无明显诱因下出现右侧肢体无力,活动不便,主要表现为行走右偏,右手上抬受限,并伴有口齿不清,沟通困难,伴有头昏,无视物旋转、呕吐,视力下降,经休息后症状不缓解,遂就诊于宁国市某医院,行头颅 CT 检查示:未见出血。血常规检查示:白细胞 4.5×10^9/L,血红蛋白 137 g/L,血小板 124×10^9/L。凝血功能示:纤维蛋白原浓度 1.9 g/L。电解质示:尿酸 423 μmol/L,具体诊治过程不详。现为求进一步诊治,来我院就诊,急诊拟以"急性脑梗死"收住我科。

3.日常生活形态

(1)饮食:每日三餐,午餐和晚餐主食各 100 g 左右,口味清淡。饮水量每日约 1500 mL,以白开水为主。发病以来,食欲好,体重无明显变化。

(2)睡眠:平时睡眠规律,一般晚 10 点入睡,早 7 点起床,午睡 1 h,睡眠质量尚可。发病以来,睡眠正常,较前无明显改变。

(3)排泄:平时小便每日 5～6 次,夜间排尿 1～2 次,尿色清,淡黄色,无泡沫,尿量约 1500 mL,大便每日 1 次,为成形软便。

(4)自理及活动能力:平时日常生活完全可以自理,一般早起和晚餐后都会散步半小时,可承担部分家务劳动,无特殊体育锻炼活动。发病后,右上肢肌力 3 级,右下肢肌力 4 级,左侧肢体肌力正常,四肢肌张力正常。

4.既往史　否认高血压、糖尿病病史,否认患有肝炎、结核、菌痢、伤寒等传染病,无手术、输血、外伤史,无药物、食物过敏史。预防接种按时进行。

5.个人史　生于芜湖市,无长期外地居住史,无疫区居留史,无特殊化学品和放射性物质接触史,否认吸烟和饮酒。适龄结婚,配偶及子女体健。

6.家族史　家族中否认传染性疾病及类似病史。

7.心理状况

(1)情绪状态:担心自己预后不佳,生活不能自理。

(2)对所患疾病的认识:一直认为自己身体很好,很少看病,平时也不麻烦家人,感觉不适时一般自己忍耐,直到症状较严重时,才在家人陪同下前往医院检查。

(3)重大应激事件及应对情况:近期无重大应激事件。

8.社会状况

(1)社会支持系统:夫妻关系融洽,家人和睦,发病以来,家人对其病情较为关注,对患者予以足够的关心和照顾。

(2)经济状况及付费方式:收入稳定,已纳入大病医疗保险体系。

【体格检查】

T 36.3 ℃,P 69 次/分,R 18 次/分,BP 142/96 mmHg。发育正常,营养良好,神志清楚,用平车推入病房,查体合作。全身皮肤和黏膜正常,无皮疹,未见皮下出血,毛发分布正常。皮肤湿度正常,弹性正常,无水肿,无肝掌,未见蜘蛛痣。全身浅表淋巴结未触及肿大。头颅外形正常,头皮正常。双眼、双耳、鼻腔、口腔均未见异常。气管正中,颈静脉充盈正常,肝颈静脉回流征阴性,甲状腺未触及肿大。胸廓正常,呼吸节律正常,肋间隙正常。呼吸运动正常,肋间隙未见明显异常。双肺未触及胸膜摩擦感。双肺未闻及呼吸音异常,满肺语音传导未及明显异常。叩诊呈清音。心前区无隆起,可见心尖搏动,心前区无异常搏动,心界正常。心律不齐,各瓣膜听诊区未闻及病理性杂音,不可闻及额外心音,未闻及心包摩擦音。周围血管征阴性。腹部平坦,未见胃肠型及蠕动波。腹部柔软,无液波震颤,无震水音,未触及腹部肿块。肝脏肋下未触及,胆囊肋下未触及,脾脏未触及,肾未触及。脊柱正常生理弯曲。无杵状指(趾),双下肢无明显水肿。

【辅助检查】

检查项目:血常规;血凝常规;心电图;CT 检查;MRI 检查。

（三）护理计划

日期	患者问题	相关因素	临床表现	护理目标	干预措施	效果评价	评价时间
2018-11-16 01:32	P_1. 焦虑、抑郁	与起病急、程度重，担心疾病治疗效果和预后有关	肢体偏瘫、口齿不清、头昏、精神差	消除恐惧心理。增加对治疗的信心，保持情绪稳定	I_1. 注重患者的心理调节与安抚。 I_2. 向患者介绍溶栓治疗成功的案例，增强治疗的信心与勇气[1]。 I_3. 减轻压力，使其能够积极配合治疗。 I_4. 卧床休息，保持情绪稳定。 I_5. 给予患者人文关爱，从患者角度出发，温柔询问其自觉症状与感受，在家属的配合下，给予语言或非语言的安慰[2]	患者能积极配合治疗和护理，情绪稳定	2018-11-16 01:35
2018-11-16 01:32	P_2. 生活自理缺陷：与右侧肢体无力有关	右上肢肌力3级，右下肢肌力4级，行走右偏，右手上抬受限	走路不稳，生活无法自理，ADL评分10分	满足患者各项生活需要，学会自我护理。患者能适应卧床和生活自理能力降低的状态	I_1. 肢体康复：患者身体情况稳定后，帮助患者进行被动训练，当患者可以自主翻身后，进行床下训练。根据训练情况随时调整训练目标，达到最好的效果，指导家属加强看护[3]。 I_2. 心理疏导：根据患者出现的问题进行心理教育，帮助患者解决问题，使患者能积极地配合治疗	右侧肢体功能较前好转，右上肢肌力4级，其余肢体肌力5级，肌张力正常，生活自理能力提高，ADL评分12分。患者能适应卧床和生活自理能力降低的状态，生活需要得到满足	2018-11-24 10:35
2018-11-16 01:35	P_3. 潜在并发症：出血	与颅内压增高、高灌注有关	无出血，生命体征正常	提高治疗效果，促进患者尽早康复。防止损伤与出血，避免不必要的人员触及	I_1. 做好溶栓过程中的护理[4]。 I_2. 做好心理护理，加强沟通，消除不良情绪。 I_3. 密切观察患者意识、血压、心率、出血等变化情况。 I_4. 进行康复护理和健康教育	患者无出血，肢体功能较前好转，无新发不适主诉	2018-11-24 02:12
2018-11-20 19:00	P_4. 体温过高	与肺部感染、受凉有关	体温升至38.5℃	使患者体温降至正常	I_1. 密切观察生命体征和体温变化。 I_2. 物理降温。 I_3. 药物降温。 I_4. 注意水电解质情况和水分补充[5]。 I_5. 做好基础护理。 I_6. 心理护理	患者体温降至正常	2018-11-22 08:00

（四）护理记录

2018-11-16 01:32

患者为中年男性，家属代诉2018年11月15日晚上9点30分无明显诱因下出现右侧肢体无力，活动不便，主要表现为行走右偏，右手上抬受限，并伴有口齿不清，沟通困难，伴有头昏，无视物旋转、呕吐，视力下降，经休息后症状不缓解。初步诊断为急性脑梗死。由平车推入病房，入院后给予全面综合评估，讲解疾病相关知识和住院期间相关注意事项。患者小便失禁，给予保留导尿，遵医嘱予以下病危通知，床边吸氧、心电监护，患者入院 ADL 评分10 分，高危跌倒（坠床）风险评估为中度危险。

2018-11-16 01:35

患者神志清楚，呼吸平稳，双瞳孔正常，光反射（＋）。床边吸氧、心电监护中，无溶栓禁忌证，有溶栓指证，遵医嘱给予阿替普酶静脉溶栓，严密观察生命体征变化，嘱家属陪护在旁。

2018-11-16 01:50

患者神志清楚，呼吸平稳，双瞳孔正常，光反射（＋）。患者无特殊不适，未见皮肤黏膜出血症状，无喉头水肿，床边吸氧、心电监护中，家属陪护在旁。

2018-11-16 02:10

患者神志清楚，呼吸平稳，双瞳孔正常，光反射（＋）。患者无特殊不适，无黏膜出血症状，无喉头水肿，身体无出血情况，遵医嘱给予患者在局麻下行全脑血管造影术，予以术前护理，护送患者入 DSA 室，予以心理支持，嘱患者勿紧张，保持情绪稳定。

2018-11-16 04:00

患者在医生和家属的陪同下安返病房，神志清楚，呼吸平稳，双瞳孔正常，光反射（＋），生命体征正常，右侧股动脉穿刺处敷料干燥、无渗血，加压包扎中。足背动脉搏动良好，予以沙袋加压 6 h，右腿制动 24 h，指导右下肢进行踝泵运动，约束带保护性约束中。嘱其多饮水，促进造影剂排泄。患者保留导尿在位畅通，妥善固定中，床头悬挂防导管滑脱标志，家属陪护在旁。

2018-11-16 21:40

患者神志清楚，精神尚可，右上肢肌力 3 级，右下肢肌力 4 级，左侧肢体肌力 5 级，肌张力正常，指鼻试验、跟-膝-胫试验正常。遵医嘱予以阿司匹林肠溶片 0.1 g、硫酸氢氯吡格雷片 75 mg、阿托伐他汀钙片 20 mg 口服。治疗上暂予以改善微循环、护胃、预防感染治疗。患者血压偏低，考虑为颈动脉支架刺激窦部引起，治疗上予以加强补液和升压治疗，患者能积极配合，情绪稳定。

2018-11-17 10:30

今日是全脑血管造影术后第一天，患者神志清楚，右下肢制动状态，足背动脉搏动尚可，穿刺口敷料干燥，穿刺部位无红肿、淤斑，患者无新发不适主诉。患者昨日行全脑血管造影术，显示左侧大脑中动脉 M2 段小分支血管闭塞。患者现生命体征平稳，嘱其多饮水，促进造影剂排泄，其余治疗方案不变。遵医嘱停心电监护、吸氧，病危改病重。嘱其进清淡、低盐、低脂饮食，避免过饱，少食多餐，保持大便通畅。

2018-11-19 10:00

患者神志清楚，遵医嘱予以拔除保留导尿，气囊充气完整、无破损，患者无其他特殊不适主诉，家属陪护在旁。

2018-11-19 12:00

患者诉小便可自解。

2018-11-20 10:00

患者情绪稳定,无特殊不适主诉,遵医嘱予以停病重通知,转至一般护理记录单。

2018-11-20 19:00

患者体温 38.5 ℃,予以物理降温、温水擦浴,指导多饮水,密切观察生命体征变化,嘱家属陪护在旁。

2018-11-22 08:00

患者神志清楚,精神尚可,言语流利。体温恢复正常(36.5 ℃),予以饮食宣教,嘱其注意保暖,防受凉,多饮水。

2018-11-24 10:35

患者现右侧肢体功能较前好转,右上肢肌力 4 级,其余肢体肌力 5 级,肌张力正常,无新发不适主诉,拟今日办理出院,嘱:①注意休息,防止受凉,低盐、低脂饮食,适当锻炼。入院发现阵发性房颤,建议心内科继续就诊。②出院带药:阿司匹林肠溶片 0.1 g 规格,每次 1 片,每日 1 次,空腹口服;硫酸氢氯吡格雷片 25 mg 规格,每次 2 片,每日 1 次口服(双联抗血小板聚集治疗 1 个月,注意有无腹痛、黑便和皮肤黏膜出血等);阿托伐他汀钙 20 mg 规格,每次 1 片,每晚 1 次口服(终身服用,如有肝肾功能异常,视情况停药)。③我科门诊随访。

三、案例说明书

(一)教学目标

1.了解急性脑梗死的病因和发病机制。

2.熟悉急性脑梗死的诊断、鉴别诊断和治疗措施。

3.掌握急性脑梗死溶栓治疗的适用证、禁忌证、护理措施和注意事项。

(二)启发思考题

1.什么是脑梗死?

2.患者被诊断为急性脑梗死的依据有哪些?

3.脑梗死的病因和临床表现有哪些?

4.急性脑梗死溶栓术前、术后的护理和注意事项有哪些?

5.急性脑梗死溶栓术后可能出现哪些不适或并发症? 如何预防?

（三）分析思路

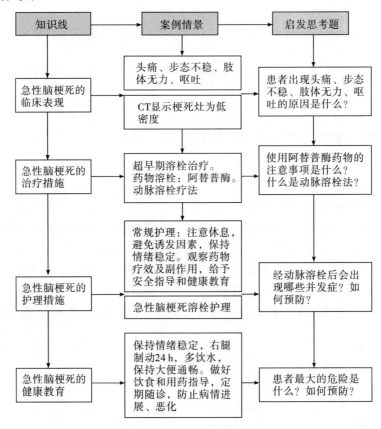

（四）理论依据及分析

1. 什么是脑梗死？

脑梗死又称缺血性脑卒中，是指因脑部血液供应障碍，缺血、缺氧所导致的局限性脑组织的缺血性坏死或软化。脑梗死的临床常见类型有脑血栓形成、腔隙性梗死和脑栓塞等，脑梗死占全部脑卒中的80%。与其关系密切的疾病有糖尿病、肥胖、高血压、风湿性心脏病、心律失常、各种原因的脱水、各种动脉炎、休克、血压下降过快过大等。临床表现以猝然昏倒、不省人事、半身不遂、言语障碍、智力障碍等为主要特征。脑梗死不仅给人类健康和生命造成极大威胁，还给患者、家庭和社会带来极大的痛苦和沉重的负担。

脑梗死作为一种突发性脑部疾病，可发生于任何年龄段，坏死程度因血栓部位和大小不同而有差别。多见于45～70岁中老年人，发病较急，多无前驱症状，局灶性神经体征在数分钟至数小时达到高峰，并且多表现完全性卒中，意识清楚或轻度意识障碍，颈内动脉或大脑中动脉主干栓塞导致大面积脑梗死，可发生严重脑水肿，颅内压增高，甚至脑疝和昏迷，少见痫性发作；椎-基底动脉系统栓塞常发生昏迷，个别病例局灶性体征稳定或一度好转后又出现加重，提示梗死再发或继发出血等。

2. 患者被诊断为急性脑梗死的依据有哪些？

本案例患者因右侧肢体无力4 h而入院，入院NIHSS评分约6分，活动不便，主要表现为行走右偏，右手上抬受限，并伴有口齿不清，沟通困难，伴有头昏，无视物旋转、呕吐，视力下降,经休息后症状不缓解,行头颅 CT 检查示:未见出血;记忆力、计算力、定向力、理解力、判断力查体欠合作,右上肢肌力 3 级,右下肢肌力 4 级,左侧肢体肌力 5 级,肌张力正常。

3. 脑梗死的病因和临床表现有哪些?

临床上常见的有脑血栓形成、脑栓塞等。前者是由于动脉狭窄,管腔内逐渐形成血栓而最终阻塞动脉所致;后者则是因血流中被称为栓子的异常物质阻塞动脉引起,例如某些心脏病心腔内血栓脱落的栓子。

脑梗死的临床症状复杂,它与脑损害的部位、脑缺血性血管大小、缺血的严重程度、发病前有无其他疾病以及有无合并其他重要脏器疾病等有关,轻者可以完全没有症状,即无症状性脑梗死。

脑梗死常见的症状有:①主观症状:头痛、头昏、头晕、眩晕、恶心、呕吐、运动性和(或)感觉性失语甚至昏迷。②脑神经症状:双眼向病灶侧凝视、中枢性面瘫及舌瘫、假性延髓性麻痹,如饮水呛咳和吞咽困难。③躯体症状:肢体偏瘫或轻度偏瘫、偏身感觉减退、步态不稳、肢体无力、大小便失禁等。

4. 急性脑梗死溶栓术前、术后的护理和注意事项有哪些?

(1)溶栓前准备:抽血检验(血常规＋血型、凝血四项和血生化),心电图检查,CT 检查,建立两条静脉通道,给予吸氧和心电监护,备好微量泵、溶栓药物、抢救设施和药品。

(2)溶栓药物用法和用药注意事项。药物阿替普酶(50 mg/支,用量 0.9 mg/kg,总量不大于 90 mg)用法:将阿替普酶溶于专用溶剂中(共 50 mL),抽上液 10%(即 5 mL)静脉推注,于 1~2 min 内推完,余量在 1 h 内泵完。注意事项:严密观察患者有无药物过敏,如发热、寒战、皮疹、瘙痒和过敏性休克。

(3)溶栓观察要点:观察生命体征、意识状态、瞳孔变化、头痛和出血征象,24 h 内绝对卧床,防撞伤,避免插胃管和尿管等。溶栓前严密监测患者生命体征、意识状态和瞳孔变化,尽量排除一切影响因素,嘱患者安静休息,避免紧张、激动等。溶栓开始后 24 h 内密切观察患者病情变化,按要求监测血压和 NIHSS 评分(NIHSS 评分由医生完成),并完成溶栓观察记录单。监测血压和 NIHSS 评分:前 2 h 内每 15 min 一次;2~6 h 每 30 min 一次;6~24 h 每 60 min 一次;溶栓过程中注意观察意识和瞳孔变化,仔细聆听患者主诉(如腹痛、四肢局部疼痛、肿胀、头痛等),发现异常后立即报告医生并配合医生积极处理。出血性病变是早期溶栓治疗最主要的并发症之一,当患者在溶栓 24 h 内出现头痛、呕吐或进行性意识障碍,双侧瞳孔不等大,对光反射迟钝或消失,原有症状加重或出现新的肢体瘫痪时,则提示脑出血的可能,应立即报告医生,并及时采取相应救治措施。

5. 急性脑梗死溶栓术后可能出现哪些不适或并发症?如何预防?

(1)溶栓后遵医嘱复查血常规、凝血四项,继续观察患者生命体征、意识状态、瞳孔变化及有无出血倾向。

(2)溶栓后患者卧床休息 72 h,应加强基础护理,防止坠积性肺炎、压疮等并发症的发生。

(五)案例总结

本病例患者诊断明确,为急性脑梗死,经相应治疗和护理后,好转出院。下面具体介绍病例的基本分析思路,得到一个病例,应着重关注以下几个方面:①患者的主诉和现病史:一般可从症状发展变化情况找到病因。注意患者所表述的症状有什么特点,是否是某些疾病所特有的,该患者的主诉是什么,本次就医的目的是什么。②既往病史:主要了解过去的疾病史,是否是旧病复发,从中捕获有关疾病的诊断信息。③体征和实验室检查结果:患者的辅助检查和实验室化验所得出的结果是诊断疾病的重要依据。了解该患者有哪些阳性检查结果,是否符合急性脑梗死的特征和诊断标准。④治疗经过:了解患者住院期间进行了哪些治疗,所用药物有何特点,术后会出现哪些不适和并发症,如何防治。⑤护理问题与措施:将症状、体征、病史与所学护理理论和护理程序知识结合起来分析是至关重要的,是我们讨论病例正确与否的关键。我们要仔细分析和讨论患者发病的内外在因素,并分析它们之间的相互影响,得出患者的护理需要及制定护理措施。了解该患者在住院治疗过程中存在哪些护理问题,如何根据循证护理采取科学的护理措施。⑥治疗进展:了解急性脑梗死最大的危险是什么,目前最好的防治手段是什么。

通过本案例的学习,需要重点掌握的核心知识点有:急性脑梗死的特征和诊断依据;急性脑梗死的治疗方法;急性脑梗死的症状和体征对患者生理和心理的影响;急性脑梗死治疗原理及术后并发症的观察和防治。

本案例患者因右侧肢体无力4 h而入院,入院后完善相关检查,继续给予抗血小板、改善微循环等治疗。针对患者住院过程中存在的护理问题,采取相关的护理措施。①心理方面:患者入院时和疾病治疗过程中,存在对治疗效果和预后的担心,并担心疾病的遗传倾向会影响到女儿。应积极予以相关知识介绍,与家属共同做好对患者的鼓励和安慰,增强治疗疾病的信心,保持情绪稳定。②并发症护理方面:早发现、早预防,倾听患者主诉,及时向医生反映病情。③舒适度方面:患者有尿潴留、右侧肢体乏力等不适感受,针对产生不适的原因予以对症处理,遵医嘱用药,加强肢体功能锻炼等,指导缓解不适的方法,如深呼吸、听音乐等,尽可能降低患者的不适体验。

(六)课后思考题

1.急性溶栓治疗的适应证主要有哪些?

2.急性溶栓时及溶栓后的观察和护理有哪些?

3.急性脑梗死患者急诊入院时应当采取哪些护理措施?

4.脑梗死后遗症功能恢复的护理措施有哪些?

参 考 文 献

[1]杨晓凤,姜丽梅.阿替普酶静脉溶栓治疗急性脑梗死的观察及护理[J].全科口腔医学电子杂志,2018,5(26):115,121.

[2]张槟.护理干预对提高脑血栓患者治疗疗效的效果评价[J].中国现代药物应用,2018,12(23):161-162.

[3]刘翠娥,张琴.阿替普酶注射溶栓治疗急性脑梗死患者的护理配合[J].实用临床护理学电子杂志,2018,3(43):89,93.

[4]高海燕.15例急性缺血性脑卒中静脉溶栓治疗护理体会[J].中西医结合心血管病电子杂

志,2018,6(35):1—2.

[5]黄秀丽. 急性卒中后发热及相关危险因素的回顾性研究[D]. 济南:山东大学,2013.

第二节　短暂性脑缺血发作患者的护理

一、案例信息

【摘要】　通过对一例因突发左侧肢体发麻无力1次而入院的短暂性脑缺血发作患者进行相关问题分析,了解相关发病原因、疾病预后、检查、治疗和护理措施。

【关键词】　短暂性脑缺血发作;安全护理;饮食护理;护理评估

二、案例正文

（一）基本信息

伍＊＊,男性,56岁,已婚,瓦工,初中文化程度。入院时间为2018年11月12日11:11,病史采集时间为2018年11月12日11:20。

（二）护理评估

【健康史】

1.主诉　突发左侧肢体发麻无力1次。

2.现病史　患者于8月7日饮酒后,坐在椅子上突发左侧下肢发麻无力,并逐渐累及左侧躯干和上肢,持续约1 h后缓解,无头晕头痛、视力下降,无恶心、呕吐,无大小便失禁。后就诊于我院门诊,行头颅磁共振检查示:未见责任病灶,门诊拟以"短暂性脑缺血发作"收住我科。病程中患者一般情况尚可,饮食、睡眠正常,近期无体重下降等。

3.日常生活形态

（1）饮食:每日三餐,早餐一般为粥和馒头,偶尔为面食,午餐、晚餐主食100 g左右,以米饭为主,辅以青菜和肉等,口味重。饮水量每日约2000 mL,以白开水为主。发病以来,食欲好,体重无明显变化。

（2）睡眠:平时睡眠规律,一般晚9～10点入睡,早6～7点起床,中午不休息,睡眠质量尚可,较前无明显改变。

（3）排泄:平时小便每日5～6次,夜间排尿1～2次,小便色清,淡黄色,无泡沫,尿量每日约2000 mL,大便每日1～2次,为成形软便。发病以来,大小便无异常。

（4）自理及活动能力:平时日常生活完全可以自理,一般早起和晚餐后会散步半小时,可承担部分家务劳动,无特殊体育锻炼活动。

4.既往史　有高血压史10余年,服用替米沙坦(每日1片),否认糖尿病病史,否认患有肝炎、结核、菌痢、伤寒等传染病,无手术、输血、外伤史。预防接种按计划进行。

5.个人史　生于芜湖市,无长期外地居住史,无疫区居留史,无特殊化学品和放射性物质接触史,无药物、食物过敏史。不吸烟,每日饮酒约 50 mL。适龄结婚,配偶和子女体健。

6.家族史　家族中否认传染性疾病及类似病史。

7.心理状况

(1)情绪状态:担心自己再次复发,有些焦虑。

(2)对所患疾病的认识:一直认为自己的身体不错,此次生病后,才认识到疾病的严重性,但是对短暂性脑缺血发作病的表现、病因、诱因和治疗等并不了解,也不知道自己的饮食习惯(口味重)会加重病情。希望医护人员在上述方面可以给予更详细、具体的指导,并表示会积极配合医生的治疗,尽早好转出院。

(3)重大应激事件及应对情况:近期无重大应激事件。

8.社会状况

(1)社会支持系统:夫妻关系融洽,现与儿子生活在一起,家人和睦。发病以来家人对其病情较为关注,对患者给予足够的关心和照顾。此次入院,老伴陪同前来,家里的事务已经全部安排好,患者可以安心治病。现一家四口居住在农村,环境良好,交通较方便。

(2)经济状况及付费方式:夫妻二人没有正式稳定的工作,子女有稳定收入,家庭条件中等,已参加新农合,支付费用没有问题。

【体格检查】

T 36.5 ℃,P 82 次/分,R 18 次/分,BP 142/90 mmHg。发育正常,营养良好,神志清楚,查体合作。全身皮肤和黏膜正常,无皮疹。未见皮下出血。毛发分布正常,皮肤湿度正常,弹性正常,无水肿,无肝掌,未见蜘蛛痣。全身浅表淋巴结未触及肿大。头颅外形正常,头皮正常。双眼、双耳、鼻腔、口腔均未见异常。气管正中,颈静脉充盈正常,肝颈静脉回流征阴性,甲状腺未触及肿大。胸廓正常,呼吸节律正常,肋间隙正常。呼吸运动正常,双肺未触及胸膜摩擦感。双肺未闻及呼吸音异常,满肺语音传导未显异常,叩诊呈清音。心前区无隆起,可见心尖搏动,心前区无异常搏动。心界正常,心律齐,各瓣膜听诊区未闻及病理性杂音。未闻及额外心音,未闻及心包摩擦音。周围血管征阴性。腹部平坦,未见胃肠型及蠕动波。腹部柔软,无液波震颤,无震水音,未触及腹部肿块。肝脏肋下未触及,脾脏未触及,肾未触及。脊柱正常生理弯曲。无杵状指(趾),双下肢无明显水肿。

神经系统检查:①高级神经功能:精神一般,言语流利,记忆力、计算力、定向力、理解力、判断力正常。②颅神经:双眼视力、视野粗测正常,双侧瞳孔等大等圆,直径约 3.0 mm,对光反射灵敏,双侧眼球运动正常,无复视,无眼震,双侧额纹对称,双侧鼻唇沟对称,示齿口角无歪斜,双侧听力粗测正常,双侧软腭上抬对称,悬雍垂居中,声音无嘶哑,咽反射存在,转颈、耸肩正常,伸舌居中。③运动与共济:全身肌容积正常,无肌萎缩,未见肌纤维颤动。四肢肌力 5 级,肌张力正常,指鼻试验、跟-膝-胫试验正常。④感觉:双侧深、浅感觉检查未见明显异常。⑤反射(亢进＋＋＋＋,增强＋＋＋,正常＋＋,减退＋,消失－)。a.浅反射:上腹壁:左＋＋,右＋＋;中腹壁:左＋＋,右＋＋;下腹壁:左＋＋,右＋＋,余浅反射未查。b.深反射:肱二头肌反射:左＋＋,右＋＋;肱三头肌反射:左＋＋,右＋＋;桡骨膜反射:左＋＋,右＋＋;膝反射:左＋＋,右＋＋;跟腱反射:左＋＋,右＋＋;病理反射:双侧 Babinski 征阴性。⑥脑膜、神经根刺激征:颈软,Kernig 征、Brudzinski 征均阴性。⑦自主神经:汗腺分泌正常,皮肤划痕试验正常。

【辅助检查】

检查项目:头颅磁共振;血常规;生化常规;餐后 2 h 血糖;糖化血红蛋白;多普勒超声;心电图检查。

（三）护理计划

日期	患者问题	相关因素	临床表现	护理目标	干预措施	效果评价	评价时间
2018-11-12 11:15	P_1. 有跌倒的危险	与可能突发肢体无力、平衡失调有关,跌倒风险评分3分	患者在医院内有跌倒的风险	住院期间不发生跌倒事件	I_1. 评估患者的跌倒风险、预防跌倒意识行为、心理状态、认知能力、教育需求等,告知患者可能发生跌倒的危险因素和要求[1],进行合理有效的健康教育[2]。 I_2. 嘱家属 24 小时陪护,拉起床栏,床边放防跌倒、坠床标志。 I_3. 起床或运动时缓慢,防止体位性低血压。 I_4. 物品摆放合理,设施齐全	未发生跌倒、坠床事件	2018-11-16 10:00
2018-11-12 11:15	P_2. 潜在并发症:脑卒中	与脑供血不足有关	出现责任病灶	住院期间不发生并发症或及时发现并治疗	I_1. 运用 ABCD2 评分预测脑卒中的风险[3]。 I_2. 遵医嘱使用他汀类药物,嘱患者不可自行调整药量或停药[4]。 I_3. 观察患者发作的时间频率和伴随症状。观察患者肢体无力是否改善或加重。 I_4. 积极控制血压和血糖。 I_5. 合理运动,如慢跑和散步,以增加血流量	患者未发生脑卒中,影像学检查未发现责任病灶	2018-11-16 10:00
2018-11-12 11:15	P_4. 焦虑	与担心疾病再次发作有关	担心疾病预后和再次发作	患者情绪较前平稳	I_1. 查找引发患者焦虑的原因,采取陪伴、倾听、安慰等方式。 I_2. 讲解相关知识,消除患者的消极情绪。 I_3. 对患者的肯定性行为给予鼓励。 I_4. 协助患者采取自我修通措施和自我教育[5]	焦虑有所缓解	2018-11-16 10:00

（四）护理记录

2018-11-12 11:15

患者因"突发左侧肢体发麻无力 1 次"步行入我科,来时呼吸平稳,神志清楚,双瞳孔等大等圆,直径约 3.0 mm,对光反射灵敏。患者饮食偏咸,跌倒坠床风险评分 3 分,ADL 评分 16 分。予以低盐、低脂饮食宣教,讲解疾病相关知识和住院期间注意事项,给予安全指导。

2018-11-16 10:00

患者神志清楚,呼吸平稳,未诉不适。遵医嘱予以今日出院,并予以出院指导:①再次予以饮食和安全宣教,清淡饮食,劳逸结合。②嘱其遵医嘱用药,并告知相关药物知识。③积极监测血压变化。④门诊随诊。

三、案例说明书

（一）教学目标

1. 了解短暂性脑缺血发作的病因和发病机制。
2. 熟悉短暂性脑缺血发作的治疗方法和措施。
3. 掌握短暂性脑缺血发作的护理措施。

（二）启发思考题

1. 什么是短暂性脑缺血发作？
2. 短暂性脑缺血发作的临床表现有哪些？
3. 患者被诊断为短暂性脑缺血发作的依据有哪些？
4. 临床上治疗短暂性脑缺血发作的措施有哪些？
5. 短暂性脑缺血发作与脑梗死有哪些区别？

（三）分析思路

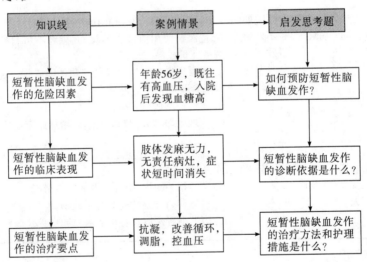

（四）理论依据及分析

1. 什么是短暂性脑缺血发作？

短暂性脑缺血发作（transient ischemic attack，TIA）是由颅内动脉病变导致脑动脉一过性供血不足引起的短暂性、局灶性脑或视网膜功能障碍，表现为供血区神经功能缺失的症状和体征。症状一般持续 10～15 min，多在 1 h 内恢复，最长不超过 24 h，不遗留神经功能缺损症状，影像学检查无责任病灶，但可反复发作。

2. 短暂性脑缺血发作的临床表现有哪些？

（1）一般特点：TIA 好发于中老年人，男性多于女性，患者多伴有高血压、动脉粥样硬化、糖尿病或高脂血症等脑血管危险因素。发病突然，局部脑或视网膜功能障碍，历时短暂，最长时间不超过 24 h，不留后遗症状。由于微栓塞导致的脑缺血范围很小，一般神经功能缺损的范围和严重程度比较有限。偶见新鲜松散的大血栓（如阵发性房颤）阻塞颈动脉后，栓子很快破碎、自溶和血管再通，表现为短暂性、大面积严重脑缺血症状。TIA 常反复发作，血流动力学改变导致的 TIA,因每次发作缺血部位基本相同,而临床表现相似;微栓塞导致的 TIA,因每次发作受累的血管和部位有所不同,临床表现多变。

(2)颈内动脉系统 TIA:神经功能缺损的中位持续时间为 14 min。临床表现与受累血管分布有关。大脑中动脉供血区的 TIA 可出现缺血对侧肢体的单瘫、轻偏瘫、面瘫和舌瘫,可伴有偏身感觉障碍和对侧同向偏盲,优势半球受损常出现失语和失用,非优势半球受损可出现空间定向障碍。大脑前动脉供血区缺血可出现人格和情感障碍、对侧下肢无力等。颈内动脉的眼支供血区缺血表现为眼前灰暗感、云雾状或视物模糊,甚至为单眼一过性黑蒙、失明。颈内动脉主干供血区缺血可表现为眼动脉交叉瘫[患侧单眼一过性黑蒙、失明和(或)对侧偏瘫及感觉障碍]、Horner 交叉瘫(患侧 Horner 征、对侧偏瘫)。

(3)椎-基底动脉系统 TIA:神经功能缺损的中位持续时间为 8 min。最常见表现是眩晕、平衡障碍、眼球运动异常和复视。可有单侧或双侧面部、口周麻木,单独出现或伴有对侧肢体瘫痪、感觉障碍,呈现典型或不典型的脑干缺血综合征。此外,椎-基底动脉系统 TIA 还可出现下列几种特殊表现的临床综合征:①跌倒发作:表现为下肢突然失去张力而跌倒,无意识丧失,常可很快自行站起,系脑干下部网状结构缺血所致。有时见于患者转头或仰头时。②短暂性全面遗忘症:发作时出现短时间记忆丧失,对时间、地点定向障碍,但谈话、书写和计算能力正常,一般症状持续数小时,然后完全好转,不遗留记忆损害。③双眼视力障碍发作:双侧大脑后动脉距状支缺血导致枕叶视皮质受累,引起暂时性皮质盲。

3.患者被诊断为短暂性脑缺血发作的依据有哪些?

患者于喝酒后坐在椅子上突发左侧下肢发麻无力,并逐渐累及左侧躯干和上肢,持续约 1 h 后缓解,无其他不适,门诊头颅磁共振检查显示:未见责任病灶。

4.临床上治疗短暂性脑缺血发作的措施有哪些?

(1)抗血小板治疗:非心源性栓塞性 TIA 推荐抗血小板治疗。发病 24 h 内,具有卒中高复发风险(ABCD2 评分≥4)的急性非心源性 TIA 或轻型缺血性脑卒中患者(NHSS 评分≤3),应尽早给予阿司匹林联合氯吡格雷治疗 90 天。其他 TIA 或小卒中一般单独使用:①阿司匹林(50～325 mg/d);②氯吡格雷(75 mg/d);③阿司匹林和缓释双嘧达莫(分别为 25 mg、1 次/日和 200 mg、2 次/日)。

(2)抗凝治疗:心源性栓塞性 TIA 一般推荐抗凝治疗,可在神经影像学检查排除脑出血后尽早实施。主要包括肝素、低分子肝素、华法林和新型口服抗凝药(如达比加群、利伐沙班、阿哌沙班、依度沙班等)。一般短期使用肝素后改为口服抗凝剂华法林治疗,华法林治疗目标为国际标准化比值达到 2～3,用药量根据结果调整。有高度卒中风险的 TIA 患者应选用半衰期较短和较易中和抗凝强度的肝素;一旦 TIA 转变成脑梗死,可以迅速纠正凝血功能指标的异常,使之符合溶栓治疗的入选标准。频繁发作的 TIA 或椎-基底动脉系统 TIA 及对抗血小板治疗无效的病例也可考虑抗凝治疗。对人工心脏瓣膜置换术后等高度卒中风险的 TIA 患者口服抗凝剂治疗无效时,还可加用小剂量阿司匹林或双嘧达莫联合治疗。

(3)扩容治疗:纠正低灌注,适用于血流动力型 TIA。

(4)溶栓治疗:对于新近发生的符合传统 TIA 定义的患者,即使神经影像学检查发现有明确的脑梗死责任病灶,目前也不作为溶栓治疗的禁忌证。若 TIA 再次发作,临床有脑梗死的诊断可能,不应等待,应按照卒中指南积极进行溶栓治疗。

（5）其他：对有高纤维蛋白原血症的 TIA 患者，可选用降纤酶治疗。活血化瘀性中药制剂对 TIA 患者也可能有一定的治疗作用。

（6）外科治疗和血管介入治疗：对适合颈动脉内膜切除术或颈动脉血管成型支架置入术者，最好在 48 h 内手术，不应延误治疗。

（7）控制危险因素。

5.短暂性脑缺血发作与脑梗死有哪些区别？

大多数 TIA 患者就诊时临床症状已消失，故诊断主要依靠病史。中老年患者突然出现局灶性脑功能损害症状，符合颈内动脉或椎-基底动脉系统及其分支缺血表现，并在短时间内症状完全恢复（多不超过 1 h），应高度怀疑为 TIA。如果神经影像学检查没有发现神经功能缺损对应的病灶，临床即可诊断为 TIA。

TIA 在神经功能缺损症状消失前需与脑梗死鉴别。脑梗死的脑 CT、普通 MRI 等神经影像学检查在发病早期也可正常，但 DWI 检查在发病早期可显示缺血灶，有利于进行鉴别诊断。如果患者的神经功能缺损症状已持续存在超过 1 h，因绝大部分患者均持续存在神经功能缺损对应的缺血灶，通常应考虑脑梗死诊断。由微栓子所致的 TIA，脑组织局部缺血的范围较小，其神经功能缺损的程度一般较轻。因此，对于神经功能缺损范围广泛且程度严重的患者，即使急性脑血管病的发病只有数分钟，也基本不考虑 TIA 的诊断，而应诊断为急性脑梗死，积极进行溶栓筛查和治疗。

（五）案例总结

本案例患者突发左侧下肢发麻无力，并逐渐累及左侧躯干和上肢，持续约 1 h 后缓解，无头晕头痛、视力下降，无恶心、呕吐，无大小便失禁。后就诊于我院门诊，行头颅磁共振检查示：未见责任病灶，门诊拟以"短暂性脑缺血发作"收住我科。病程中患者一般情况尚可，饮食、睡眠正常，大小便无异常，近期无体重下降等。既往有高血压病史，不吸烟，每日饮酒约 50 mL。

患者神志清楚，精神一般，言语流利，记忆力、计算力、定向力、理解力、判断力正常。双眼视力、视野粗测正常，双侧瞳孔等大等圆，直径约 3.0 mm，对光反射灵敏，双侧眼球运动正常，无复视，无眼震，双侧额纹对称，双侧鼻唇沟对称，示齿口角无歪斜。双侧听力粗测正常，双侧软腭上抬对称，悬雍垂居中，声音无嘶哑，咽反射存在，转颈、耸肩正常，伸舌居中。全身肌容积正常，无肌萎缩，未见肌纤维颤动。四肢肌力 5 级，肌张力正常，指鼻试验、跟-膝-胫试验正常。双侧深、浅感觉检查未见明显异常。浅反射：上腹壁：左＋＋，右＋＋；中腹壁：左＋＋，右＋＋；下腹壁：左＋＋，右＋＋，余浅反射未查。深反射：肱二头肌反射：左＋＋，右＋＋；肱三头肌反射：左＋＋，右＋＋；桡骨膜反射：左＋＋，右＋＋；膝反射：左＋＋，右＋＋；跟腱反射：左＋＋，右＋＋；双侧 Babinski 征阴性。脑膜、神经根刺激征：颈软，Kernig 征、Brudzinski 征均阴性。汗腺分泌正常，皮肤划痕试验正常。

患者入院后完善相关检查，并予以控制血管危险因素、抗血小板、调脂、改善循环、控制血压等对症处理，好转后出院。通过本案例的学习，可掌握 TIA 的概念、危险因素、临床表现和治疗要点。护理中重点评估患者的跌倒风险，预防护理并发症，给予健康指导。住院期间和出院后均需指导患者合理饮食与运动，防止疾病复发。

（六）课后思考题

1.常见抗凝药物的副作用有哪些？

2.行手术和介入治疗的适应证有哪些？

参考文献

[1]邢桃红,王朝娟,朱晓敏,等.提高高危住院患者预防跌倒依从性的实践及效果[J].中华护理杂志,2014,49(9):1080－1083.

[2]郭晓贝,王颖.住院病人预防跌倒安全管理策略的研究进展[J].护理研究,2019,33(2):286－289.

[3]王悠,罗勇.ABCD评分系列在TIA患者脑梗死风险预测中的应用进展[J].山东医药,2017,57(43):100－103.

[4]黄立宏,冯小芳,黄流清,等.脑梗死二级预防中他汀类药物的应用情况及中断他汀类药物治疗对预后和复发的影响[J].中国老年学杂志,2017,37(3):631－633.

[5]王红,康小前,祁佳.心理护理干预对青年缺血性脑卒中患者焦虑抑郁共病的影响[J].实用临床医药杂志,2015,19(14):14－16,23.

第三节　脑出血患者的护理

一、案例信息

【摘要】　患者因"突发右侧上下肢无力6 h余"而入院,入院后明确诊断为脑出血、高血压、尿毒症,经积极的脱水降颅压、止血、护胃等对症支持治疗后,病情好转出院。通过对本案例进行分析,了解相关发病原因、疾病预后、检查、治疗和护理措施。

【关键词】　脑出血;高血压;尿毒症;右侧上下肢无力;失语;护理评估

二、案例正文

（一）基本信息

万＊＊,女性,40岁,已婚,无业,小学文化程度。入院时间为2018年11月12日04:16,病史采集时间为2018年11月12日05:00。

（二）护理评估

【健康史】

1.主诉　突发右侧上下肢无力6 h余。

2.现病史　患者于6 h前在起床至客厅喝水时突发右侧上下肢无力,跌倒在地,不能言语,无意识障碍,无肢体抽搐,被家属发现后急诊送至泾县某医院。行头颅CT示:左侧基底节区脑出血,急诊生化示:肌酐 1400 mmol/L。家属为求进一步治疗,将患者送至我院急诊,复查头颅 CT 示脑出血较前片相仿,急诊拟以"脑出血、尿毒症、高血压病"收住我科。病程中患者未进食,大小便未解,近期无体重下降等情况。

3. 日常生活形态

(1)饮食:每日三餐,午餐和晚餐主食各 250 g 左右,以米饭为主。饮水量每日约 300 mL,饮用白开水。发病以来食欲差,未进食。

(2)睡眠:平日睡眠规律,一般晚 9～10 点入睡,早 6～7 点起床,睡眠质量尚可。发病以来嗜睡,睡眠增多。

(3)排泄:平时小便每日 3～4 次,每次量少,全天尿量为 100～150 mL,色深、无泡沫。大便每日 1 次,为成形软便。发病以来大小便未解。

(4)自理及活动能力:平时日常生活完全可以自理,可承担日常家务活动,有打牌习惯。发病以来一直处于绝对卧床中,ADL 评分 5 分。

4. 既往史　有高血压、尿毒症病史 7 年余,2011 年因头晕、血压高、肌酐高,在上海市某医院确诊为尿毒症、高血压。之后在外院积极治疗,具体不详。2012 年 3 月经手术去除腹部脂肪置入腹膜透析管。置管后至今,在家每日规律自行腹膜透析 4 次,并规律服用氨氯地平控制血压及琥珀酸亚铁片、碳酸钙片、骨化三醇软胶囊配合腹膜透析治疗。否认患有肝炎、结核、菌痢、伤寒等传染病,无药物、食物过敏史,无外伤史。预防接种史不详。

5. 个人史　生于宣城市泾县,无长期外地居住史,无疫区居留史,无特殊化学品和放射性物质接触史。无不良嗜好,否认吸烟和饮酒。24 岁结婚,育有一女,配偶和子女均体健。

6. 家族史　有高血压家族史,患者的爷爷和父母亲均有高血压、脑梗死病史。患者爷爷已病逝,父母亲健在。家族中否认传染性疾病。

7. 心理状况

(1)情绪状态:自患尿毒症以来,一直得到丈夫的积极鼓励,配合治疗,所以并没有消极等不良情绪,能坦然接受,心态较好。这次脑出血导致失语,精神不佳,但能积极配合治疗。

(2)对所患疾病的认识:脑出血发病前,一直都保持积极乐观的心态,每天过着和正常人一样的生活,承担家务活,并经常参与娱乐活动,如打牌、跳舞等,即便身上带有腹膜透析管,也能很好地面对生活。发病以后,一直绝对卧床休息中,不能言语,肢体活动障碍,但在丈夫精心的照顾下,积极治疗中,病情渐有好转,情绪也有好转。

(3)重大应激事件及应对情况:近期无重大应激事件。

8. 社会状况

(1)社会支持系统:夫妻关系融洽,一家三口生活在一起,家庭关系和睦。发病以来,家人对其病情较为关注(因女儿在外地求学,所以此次家人善意地隐瞒了母亲生病一事),对患者给予足够的关心和照顾,尤其丈夫给予悉心照顾与陪伴。现居住在泾县县城,周围交通便利。患者平时主要负责家务,偶尔在附近商店打工。

(2)经济状况及付费方式:患者为自由职业者,丈夫为工人,患者为贫困人口,支付医疗费用有经济压力。

【体格检查】

T 36.2 ℃,P 101 次/分,R 17 次/分,BP 180/80 mmHg,W 77 kg。发育正常,营养良

好,正常面容,表情痛苦,神志模糊,不能配合查体。胸廓正常,呼吸节律正常,肋间隙正常,双乳房对称,未触及包块。心前区无隆起,可见心尖搏动,心前区无异常搏动。心界正常。心律齐,各瓣膜听诊区未闻及病理性杂音,不可闻及额外心音,未闻及心包摩擦音。周围血管征阴性。腹部平坦,可见腹膜透析管一根,未见胃肠型及蠕动波。腹部柔软,无液波震颤,无震水音,未触及腹部肿块。肝脏肋下未触及。胆囊肋下未触及。脾脏未触及。脊柱正常生理弯曲。无杵状指(趾),双下肢无明显水肿。

【辅助检查】

检查项目:血生化;尿常规;CT 检查;心电图。

(三)护理计划

日期	患者问题	相关因素	临床表现	护理目标	干预措施	效果评价	评价时间
2018-11-12 08:00	P₁. 有再出血和脑疝的风险	与高血压病史和脑出血疾病的潜在危险有关	入院后血压一直较高,最高达210/130 mmHg	将血压控制在180/105 mmHg以下,积极治疗,缓解脑出血症状	I₁.予以乌拉地尔持续静脉泵入控制血压。 I₂.予以脱水降颅压、止血、护胃支持治疗。 I₃.绝对卧床休息,适当抬高床头,减少不必要的搬动。 I₄.予以心电监护,密切监测生命体征、意识和瞳孔变化。 I₅.讲解疾病诱因,避免一切用力因素[1]	血压较稳定地低于目标值;复查头颅CT示左侧基底节区脑出血较前片吸收	2018-11-27 08:00
2018-11-12 09:00	P₂. 有跌倒、坠床的危险	与肌力下降、意识模糊有关	入院时左侧上下肢肌力为2级;意识模糊	住院期间不发生跌倒	I₁.绝对卧床休息,24小时陪护,床头放防跌倒标志,拉起床栏[2]。 I₂.定时巡视,及时发现危险因素,随时提醒。 I₃.按时按量服药,指导功能锻炼,促进肌力恢复。 I₄.对烦躁患者遵医嘱使用镇静药物	患者住院期间未发生跌倒和坠床	2018-12-03 12:00
2018-11-12 08:00	P₃. 语言沟通障碍	与大脑语言中枢病变或发音器官的神经肌肉受损有关	入院后患者不能言语,运动性失语	积极治疗,保护大脑,促进言语恢复	I₁.指导使用肢体语言表达感受。 I₂.利用口型和声音进行训练,从单音节开始逐步训练[3]。 I₃.指导语言康复训练,练习舌和口腔肌肉的协调运动。 I₄.心理护理	患者仍失语	2018-12-03 17:00

(四)护理记录

2018-11-12 04:30

患者意识模糊,呼吸平稳,双侧瞳孔不等大,左侧直径约2.0 mm,光反应消失,右侧直径约3.0 mm,光反应存在。带入腹膜透析管1根,患者失语。遵医嘱予以下病危通知,床边心电监护,氧气吸入(2 L/min),嘱患者绝对卧床。

2018-11-12 04:55

患者血压 192/110 mmHg,遵医嘱予以生理盐水 50 mL＋乌拉地尔 100mg 以 4 mL/h 的速度持续静脉泵入。每小时监测一次血压,根据血压情况及时调整泵速。

2018-11-12 09:00

患者双侧瞳孔等大等圆,直径约 1.5 mm,光反应迟钝。血压仍稳定在较高水平。

2018-11-17 09:58

患者突发全身颤抖,测体温 38.9 ℃,寒战、高热,予以加盖棉被,遵医嘱予以安痛定 1 支肌注。30 min 后复测体温 40.0 ℃,遵医嘱加用抗生素,每 8 h 一次静脉滴注。

2018-11-17 14:00

患者体温降至正常。

2018-11-19 10:00

患者血压 160/100 mmHg,较稳定,遵医嘱停乌拉地尔泵入。患者生命体征较平稳,遵医嘱停病危改病重通知。

2018-11-20 10:45

患者神志转清,呼吸平稳,双侧瞳孔等大等圆,直径约 1.5 mm,光反应迟钝,仍不能言语。遵医嘱停病重通知。

2018-11-27 12:00

患者仍在住院保守治疗中,一般情况尚可,处于恢复期。常规每 6 h 做一次腹膜透析治疗。

三、案例说明书

（一）教学目标

1. 了解脑出血的定义和治疗方法。

2. 熟悉脑出血的临床表现。

3. 掌握脑出血患者的急救和护理措施。

（二）启发思考题

1. 脑出血的定义及其诊断依据是什么?

2. 脑出血的临床表现有哪些?

3. 脑出血患者最常见的直接死亡原因是什么? 如何配合抢救?

4. 如何指导偏瘫和失语患者康复训练?

5. 如何识别脑出血的早起表现? 该如何预防?

（三）分析思路

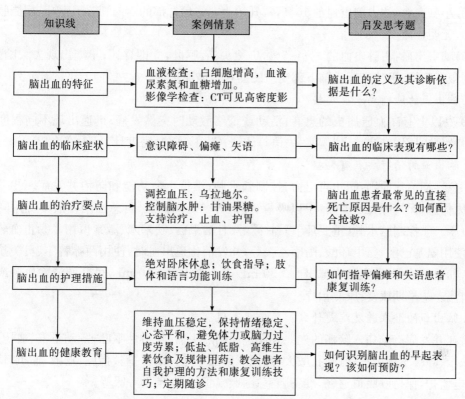

（四）理论依据及分析

1. 脑出血的定义是什么？

脑出血是指原发性非外伤性脑实质内的出血，占急性脑血管病的 20%～30%，年发病率为 60～80/10 万，具有高病死率（30%～40%）、高致残率等特点。

2. 脑出血的病因有哪些？

高血压和动脉粥样硬化（最常见）；颅内动脉瘤（主要为先天性动脉瘤）；脑动静脉畸形；其他病因包括脑动脉炎、Moyamoya 病、血液病等。

3. 脑出血的临床表现有哪些？

发病年龄：50 岁以上高血压患者多见，有年轻化倾向。前驱症状：常无预感，少数有头昏、头痛、肢体麻木和口齿不清等，多在情绪紧张、兴奋、排便、用力和气候变化剧烈时发病。起病形式：起病突然，数分钟至数小时达高峰。临床症状：急性期多表现为突然头痛、呕吐、偏瘫、失语、意识障碍、大小便失禁等。不同部位脑出血的临床表现不同。

（1）壳核出血：最常见，占脑出血的 50%～60%，最常累及内囊而出现偏瘫（92%）、偏身感觉障碍（42%）和偏盲，优势半球出血可有失语。

（2）丘脑出血：占脑出血的 20%，表现为丘脑性感觉障碍、失语、痴呆和眼球运动障碍。

（3）脑干出血：占脑出血的 10% 左右，大多数为脑桥出血，突然发病，交叉性瘫痪，两侧瞳孔极度缩小，中枢性高热，呼吸不规则，病情常迅速恶化，多数在 24～48 h 内死亡。

（4）脑叶出血：占脑出血的 5%～10%，以顶叶多见，以后依次为颞、枕、额叶，40% 为跨叶出血。

(5)小脑出血:约占脑出血的10%,常开始为一侧后枕部的疼痛、眩晕、呕吐、病侧肢体共济失调,无明显瘫痪。

(6)脑室出血:占脑出血的3%~5%,突然头痛、呕吐,立即昏迷;早期出现去大脑强直,脑膜刺激征阳性;迅速出现丘脑下部受损的症状和体征。

4.脑出血的诊断要点有哪些?

50岁以上有高血压病史的患者;活动或情绪激动时突然发病;迅速出现不同程度的意识障碍及颅内压增高症状,伴偏瘫、失语等体征;CT检查(高密度灶)可明确诊断。

5.脑出血的治疗要点有哪些?

①急性期治疗原则:防止再出血;控制脑水肿;维持生命功能和防治并发症。②一般治疗:卧床休息,保持呼吸道通畅,予以吸氧、鼻饲等。③调控血压:急性期一般不应用降压药物降血压。④控制脑水肿(重要环节):甘露醇、甘油果糖、呋塞米、激素慎用。⑤止血药和凝血药:使用氨基己酸、氨甲环酸、酚磺乙胺等;并发消化道出血时,使用西咪替丁、奥美拉唑等静滴。⑥手术治疗:若大脑半球出血>30 mL或小脑出血>10 mL,可开颅清除血肿或血肿穿刺引流。⑦早期康复:康复治疗。

7.脑出血的潜在并发症是什么? 其先兆表现有哪些?

潜在并发症有脑疝。脑疝的先兆表现包括剧烈头痛、喷射性呕吐、躁动不安、血压升高、脉搏减慢、呼吸不规则、一侧瞳孔散大、意识障碍加重等。配合抢救措施:输液、输氧,快速脱水,心电监护,保持呼吸道通畅,准备脑室穿刺、气管切开、辅助呼吸等。

(五)案例总结

本案例患者因"突发右侧上下肢无力6 h余"而入院。急诊拟以"脑出血"收入我科。既往有高血压、尿毒症病史7年余,入院后最高收缩压达210 mmHg。予以乌拉地尔组液静脉泵入调控血压,多年来自行腹膜透析治疗每6 h一次。家族中否认遗传性疾病及类似病史。无吸烟、酗酒等不良嗜好。

患者入院时神志模糊,精神一般,全身皮肤黏膜未见黄染,浅表淋巴结未及肿大,颈软,气管居中,双肺呼吸音清,未闻及干湿啰音;心律齐,未闻及明显病理性杂音;腹平软,无压痛、反跳痛,可见腹膜透析管1根;移动性浊音(一);双下肢无水肿。双侧瞳孔等大等圆,光反应迟钝,双侧眼球运动正常,双侧软腭上抬对称,悬雍垂居中。右侧上下肢肌力2级,患者失语,不能很好地配合查体。

本病例患者诊断明确,为脑出血、高血压、尿毒症,经相应治疗后好转出院。

下面介绍病例的基本分析思路。拿到一个病例,应着重关注以下几个方面:①患者的主诉和现病史。一般可从症状的发展变化情况找到病因。注意观察患者所表现的症状有何特点,是否是某些疾病所特有的,倾听患者的主诉是什么,本次就医的目的是什么。②既往病史。主要了解过去的疾病史,是否是旧病复发,从中捕获有关疾病的诊断信息。③体征和实验室检查结果。患者的辅助检查和实验室化验所得出的结果是诊断疾病的重要依据。了解该患者有哪些阳性检查结果,是否符合脑出血的特征和诊断标准。④治疗经过。了解患者住院期间进行了哪些治疗,所用药物有何特点。⑤护理问题与措施。将症状、体征、病史与所学护理理论和护理程序知识结合起来分析是至关重要的,是讨论病例正确与否的关键。我们要仔细分析和讨论患者发病的内外在因素,并分析它们之间的相互影响,得出患者的护理需要,制定护理措施。了解该患者在住院治疗过程中存在哪些护理问题,如何根据循证护理采取科学的护理措施。⑥治疗进展。了解脑出血疾病最大的危险是什么,该如何配合抢救。

通过本案例学习,重点掌握的核心知识点有:①脑出血的临床表现和诊断依据。②脑出血的治疗方法。③脑出血的用药情况。④脑出血潜在并发症的观察和抢救措施。⑤脑出血患者的护理措施和康复指导。

脑出血是一种高病死率、高致残率的疾病。针对该患者,应给予疾病相关知识宣教:①在高血压方面,给予药物控制血压,密切监测血压变化。②在脑出血方面,积极使用脱水剂,给予止血、护胃支持治疗。③在饮食方面,指导清淡、易消化饮食,限制水的摄入。④在神志和失语方面,给予家属心理护理,使家属积极配合治疗,改善患者的脑部症状,并指导语言功能训练。⑤在安全方面,嘱家属 24 小时陪护,并指导床上功能锻炼。⑥在皮肤方面,每 2 h 翻身一次,为皮肤减压,保持皮肤清洁干燥。经过治疗患者病情平稳,无并发症发生,好转出院。予以出院指导,包括饮食、功能锻炼、用药和按时复诊等。

（六）课后思考题

如何判断脑疝是否发生？ 如何配合抢救？

参 考 文 献

[1]朱路明,王开欣,杨冰. 乌拉地尔治疗高血压脑出血对患者血肿大小的影响[J]. 中国实用神经疾病杂志,2016,19(18):112－114.

[2]谭红. 神经内科患者跌倒原因分析及对策[J]. 世界最新医学信息文摘,2018,18(93):40,44.

[3]黄岩,金灵青. 语言康复训练对脑卒中后偏瘫失语患者语言功能的改善作用[J]. 中国现代医生,2018,56(5):75－78.

第四节　运动神经元病患者的护理

一、案例信息

【摘要】　通过对一例运动神经元病患者进行相关问题分析,了解有关发病原因的各类研究、疾病预后、确诊疾病的辅助检查、需要与之鉴别的疾病类型,掌握护理和诊疗常规。面对此类患者我们的护理重点是什么,存在哪些护理问题,如何全面评估患者并采取相应的护理措施,是本文阐述的重点。

【关键词】　运动神经元病;肌萎缩侧索硬化;护理

二、案例正文

(一)基本信息

张＊＊,女性,46 岁,已婚,无业,高中文化程度。入院时间为 2018 年 11 月 5 日 11:25,病史采集时间为 2018 年 11 月 5 日 11:35。

(二)护理评估

【健康史】

1.主诉　左侧肢体无力 2 年余,进行性加重半年。

2.现病史　患者于 2 年多前无明显诱因下出现左下肢无力,走路不稳,容易摔倒,逐渐累及左上肢,并发现有上下肢肌肉萎缩,伴有肌肉跳动。多次于外院就诊,曾在当地医院被诊断为"腰椎疾病",后发现诊断有误,再就诊于南京市某医院,治疗效果不明显。患者无头晕,无视物旋转、呕吐,无头痛、视力下降,无肢体麻木感,左侧肢体无力,经休息后无缓解,近日自觉轻微言语不清,遂就诊于我院门诊,行头颅 CT 检查示:未见责任病灶。门诊拟以"左侧肢体无力待查"收住我科。

3.日常生活形态

(1)饮食:主食以米饭为主,饮食无特殊,口味清淡。饮水量每日 1500～2000 mL。发病以来饮食无改变,2018 年 11 月 13 日转院后应用激素治疗,体重增加 2.0～2.5 kg。

(2)睡眠:睡眠规律,晚 21～22 点入睡,早 8～9 点起床,睡眠质量好。发病以来,睡眠较前无明显改变。

(3)排泄:大小便正常。

(4)自理及活动能力:发病住院之前与家人一起生活,帮助儿子照顾孩子,分担家务,生活完全自理。爱运动和跳舞,活动量大。发病后左下肢无力导致行走不便,能扶行,生活基本自理。

4.既往史　既往体健,无高血压、糖尿病病史,否认肝炎、结核、菌痢、伤寒史,无药物、食物过敏史,否认手术、外伤、输血史,预防接种按计划进行。

5.个人史　生于芜湖市,无疫区、疫情、疫水接触史,无矿区、矿山接触史,有金属物品接触史。无吸烟、饮酒的习惯,喜欢跳舞、运动。适龄结婚,育有一子,体健。患者曾于2002年至2010年就职于某器械五金公司从事镀金物品的包装工作,2010年为了方便照顾儿子而辞职。2010年重新就业,工作内容是为冰箱制冷压缩机生产配件,在此就职期间患者诉数位同事曾出现过手脚麻木的情况,休息后缓解。2013年为了照顾家庭再次辞职。后一直与丈夫、儿子、儿媳、孙女一起生活,分担家务,照顾小孩,未再工作。

6. 家族史　父母均体健。

7. 心理状况

(1)情绪状态:患者既往体健,对患病原因产生疑惑,但能积极配合治疗,心态很乐观,很健谈。

(2)对所患疾病的认识:自己爱运动,活动量大,爱跳舞,会追求时尚,身体状况一直很好,没有生病住过院。这次发病左腿无力走路,跛行症状也一直不能缓解,左手逐渐不能抬起,有点沮丧,但是逐渐找到应对的方法,行走时搀扶能借力的物体,早晨在左手症状加重之前先梳洗,做好个人形象管理。能接受疾病,积极应对。已经了解到自己所患疾病是一种罕见病例,愿意尝试不同的治疗方法,包括营养神经治疗、激素治疗、中医药联合针灸治疗等。出院后转至上海某医院寻求进一步治疗,不放弃,继续求医。

8. 社会状况

(1)社会支持系统:育有一子,现和丈夫与儿子一家人生活在一起,家庭关系较和谐。发病以来婆婆和父亲轮流来医院照顾,儿子由于工作繁忙较少来看望。父母与公婆均体健,生活完全自理,不需照顾,目前没有担忧的事情,可以安心治疗,一家五口居住在108平方米的房子,周围环境良好,配套设施齐全,生活便利,活动锻炼方便。

(2)经济状况及付费方式:有城镇居民医保,丈夫正常工作,有固定收入,母亲有自己经营的生意,医疗费用均由父母支付,家庭经济状况良好,不担心费用问题。

【体格检查】

T 36.4 ℃,P 70次/分,R 18次/分,BP 100/62 mmHg。神志清楚,精神一般,全身皮肤黏膜未见黄染,浅表淋巴结未及肿大,颈软,气管居中,双肺呼吸音清,未闻及干湿啰音;心律齐,未闻及明显病理性杂音;腹平软,无压痛、反跳痛,肝脾肋下未及,移动性浊音(一);双下肢无水肿。①瞳孔:双眼视力、视野正常,双瞳孔等大等圆,直径约3.0 mm,对光反射灵敏。双侧眼球运动正常,无复视,无眼震。②肌力:左侧上肢肌力4级,左侧下肢肌力3级,右侧上下肢肌力5级,肌张力正常。左侧上下肢肌容积降低,左侧肱二头肌萎缩,左侧腓肠肌萎缩,右侧上下肢无肌萎缩。③感觉:左侧上下肢浅感觉减退,右侧浅感觉和双侧深感觉检查未见明显异常。④面部:双侧额纹对称,双侧鼻唇沟对称,示齿口角无歪斜,双侧听力粗测正常,双侧软腭上抬对称,悬雍垂居中,声音无嘶哑,咽反射存在,转颈、耸肩正常,伸舌居中。

【辅助检查】

检查项目:肌电图检查;颈动静脉+椎动静脉超声;脑脊液常规;脑脊液生化;多肿瘤标志物;甲状腺功能。

（三）护理计划

日期	患者问题	相关因素	临床表现	护理目标	干预措施	效果评价	评价时间
2018-11-05 12:00	P_1. 焦虑	与疾病进展有关,患者多次就诊,症状未缓解	反复询问病情,主诉担心失去行走能力	改善焦虑状态	I_1.协助完善相关检查,完成进一步治疗。I_2.给予心理疏导联合松静疗法[1],缓解焦虑情绪,改善患者睡眠质量。I_3.鼓励患者与病友交流感受[2]	焦虑状态有所改善	2018-11-09 10:00
2018-11-05 13:00	P_2. 疼痛	NRS疼痛评分2分	左侧肢体疼痛,肌束震颤明显	疼痛减轻或不再加重	I_1.遵医嘱用药。I_2.倾听患者的主诉,鼓励表达对疼痛的感受。I_3.指导患者运用冥想法转移注意力[3]	疼痛评分1分	2018-11-10 15:00
2018-11-06 08:00	P_3. 有受伤的危险	与无法稳定行走有关,高危跌倒评分4分	左下肢无力,跛行,需扶墙前行	住院期间不发生跌倒或坠床	I_1.安全知识宣教:指导床栏、走廊扶手的使用方法,建立标准化防跌倒流程[4]。I_2.将生活用品摆放在患者易够到的地方	未发生跌倒	2018-11-13 10:00
2018-11-07 09:00	P_4. 躯体活动障碍	与左侧肢体无力有关	左上肢肌力4级,左下肢肌力3级,左侧肱二头肌萎缩、腓肠肌萎缩	左侧肢体肌力恢复	I_1.指导、帮助患者进行患肢的功能锻炼[5],包括抗阻力训练、耐力训练等。I_2.指导家属进行患肢按摩	左上肢肌力4级,左下肢肌力3级	2018-11-13 11:00
2018-11-09 09:00	P_5. 自我形象紊乱	与舌肌萎缩导致构音障碍、右下肢无力至跛行有关	行走需扶可借力物体,出现轻微言语不清	正确面对自我	I_1.鼓励患者配合治疗,改善症状。I_2.心理支持:加强与患者沟通交流,倾听患者主诉	能接受因疾病所致的身体变化,积极配合治疗	2018-11-13 15:00
2018-11-10 14:00	P_6. 有废用综合征的危险	与进行性肌萎缩有关	发病初期仅有左下肢无力,现累及左上肢	肌力恢复	I_1.鼓励患者在能力范围内进行日常生活活动。I_2.预防失用性肌萎缩[6]	左侧肢体肌力未见恢复	2018-11-13 08:00

（四）护理记录

2018-11-05 11:25

患者因"左侧肢体无力 2 年余,进行性加重半年"由家属扶行入院,神志清楚,呼吸平稳,双侧瞳孔等大等圆,对光反射灵敏。T、P、R 正常,BP 100/62 mmHg。左侧上肢肌力 4 级,下肢肌力 3 级,左侧肢体疼痛评分 2 分,高危跌倒风险评分 4 分,无阳性辅检。予以接待患者入院,妥善安置床单位,介绍病区环境、床位医生和床位护士。指导床栏、扶手、传呼铃等的使用方法,予以患者和家属安全知识宣教,防跌倒和坠床。

2018-11-05 16:00

协助完善床边心电图检查,用屏风遮挡,保护隐私。检查完成后予以晚间护理,整理床单位,保持清洁干燥,指导患者功能锻炼,并予以心理护理,倾听患者主诉。

2018-11-06 08:00

遵医嘱予以维生素 B_1 注射液 2 mL 肌内注射,告知患者用药目的与方法,指导其配合。

2018-11-06 14:00

患者行肌电图检查,嘱家属陪同。

2018-11-06 17:50

患者外出行头颅 MRI 检查,确保陪检到位,用轮椅协助送至检查室。

2018-11-07 08:00

遵医嘱常规肌内注射维生素 B_1 注射液 2 mL,指导患者卧位及正确按压穿刺点方法。

2018-11-07 14:05

患者外出行颈动静脉、椎动静脉超声检查,确认家属陪同,予以安全知识宣教。

2018-11-08 11:00

患者于盐酸利多卡因注射液局麻下行腰椎穿刺术,指导患者术前排空大小便,讲解腰椎穿刺的目的、注意事项等,消除紧张、恐惧心理。指导术后去枕平卧 6 h,告知卧床期间不可抬高头部,可适当转动身体,24 h 内不可淋浴,加强观察。

2018-11-08 17:00

患者穿刺部位敷料干燥、无渗血渗液,暂未发生低颅内压性头痛,生命体征平稳。

2018-11-09 09:00

遵医嘱用药,规范静脉穿刺,指导家属为患者按摩患侧,帮助患者完成踝泵运动等锻炼。

2018-11-10 09:00

家属和患者已掌握患侧功能锻炼方法。

2018-11-12 08:00

疑难病例讨论。患者住院期间以改善血液循环、营养神经等对症治疗为主,但患者症状未缓解,继续讨论治疗方案及明确分型。

2018-11-13 16:00

患者神志清楚,呼吸平稳,双侧瞳孔等大等圆,直径约 3.0 mm,对光反射灵敏,生命体征平稳,拟今日出院,转至上海市某医院进一步治疗。予以出院指导,继续电话回访。

三、案例说明书

(一)教学目标

1. 了解运动神经元病的定义和治疗方法。
2. 熟悉运动神经元病常见的分型和典型临床表现。
3. 掌握运动神经元病的护理措施。

(二)启发思考题

1. 什么是运动神经元病？病变在哪里？
2. 运动神经元病是如何分型的？
3. 患者被诊断为运动神经元病的依据有哪些？
4. 临床治疗运动神经元病的方法有哪些？预后如何？
5. 为什么本案例患者初次就诊被诊断为腰椎疾病？

(三)分析思路

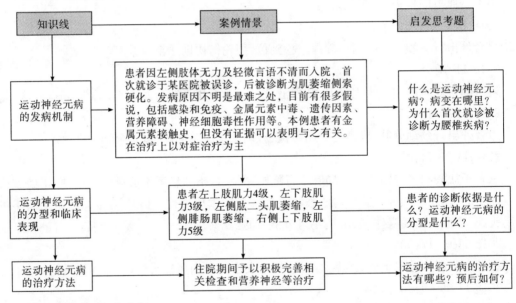

(四)理论依据及分析

1. 什么是运动神经元病？病变在哪里？

运动神经元病是一系列以上、下运动神经元改变为突出表现的慢性进行性神经系统变性疾病，是一组原因不明的慢性进行性损害神经组织的疾病。可能是神经等组织在分化、发育、成熟、衰老等过程中出现一系列复杂的分子生物学障碍，从而表现出结构和功能等方面的变化，目前对这一系列的动态变化尚未完全认识。其发病机制有多种假说，包括遗传机制、氧化应激、兴奋性毒性、神经营养因子障碍、自身免疫机制、病毒感染和环境因素等。目前对此较为集中的认识是：在遗传背景基础上的氧化损害和兴奋性毒性作用共同损害了运动神经元，与发病有关联的因素还有感染和免疫、金属元素、遗传因素、营养障碍、神经递质等。总之，目前对本病的发病机制仍不明确，可能是各种原因引起神经系统有毒物质堆积，特别是自由基和兴奋性氨基酸的增加,损伤神经细胞而致病。2018 年 5 月 11 日,国家卫生健康委员会、国家药品监督管理局等五部门联合发布了《第一批罕见病目录》,其中就包括运动神经元病的最常见类型——本案例患者所患的肌萎缩侧索硬化。

病变部位:神经细胞(细胞体、细胞核、轴突和末梢),也可影响髓鞘等。

2. 运动神经元病是如何分型的?

分型:肌萎缩侧索硬化;进行性肌萎缩;进行性延髓麻痹;原发性侧索硬化。本案例患者的临床分型为肌萎缩侧索硬化。

3. 该患者的诊断依据是什么?

中年以后隐袭起病,病程慢性进行性加重。患者年龄 46 岁,从发病数次就诊至今已有 2 年余,症状逐渐加重。

临床表现典型:上、下运动神经元损害致肌无力、肌萎缩和锥体束征的不同组合。患者左侧上肢肌力 4 级、下肢肌力 3 级,左侧肱二头肌萎缩、腓肠肌萎缩,肉眼可见左侧肱二头肌肌束颤动。

相关检查:①颈动静脉、椎动静脉超声示:颈动静脉未见明显异常,右侧椎动脉内径相对偏细。②头颅 MRI 平扫示:左额叶皮层下斑点样缺血性改变。③肌电图示:异常神经源性损伤。④腰椎穿刺,脑脊液检查示:蛋白偏高。

辅助检查中肌电图有很高的诊断价值[7],呈典型的神经源性损害,脑脊液检查正常或蛋白有轻度偏高,血液检查中血常规正常,肌肉活检可见神经源性肌萎缩的病理改变。

病史或检查显示,症状或体征在一个部位内扩展或者从一个部位扩展到其他部位。本案例患者病程中肌无力由左下肢逐渐扩展到左上肢。

4. 临床治疗运动神经元病的方法有哪些?预后如何?

运动神经元病治疗包括病因治疗、对症治疗和各种非药物治疗。

病因治疗包括抗兴奋性氨基酸毒性、神经营养因子、抗氧化和自由基清除、新型钙通道阻滞剂、抗细胞凋亡、基因治疗和神经干细胞移植。利鲁唑具有抑制谷氨酸释放的作用,每次 50 mg,每日 2 次,服用 18 个月,能延缓病程、延长生存期。也有试用泼尼松、环磷酰胺等治疗本病,但必须复查血象和肝功能,用药后延髓麻痹症状在部分病例中可改善,但对四肢无力、肌萎缩的患者帮助不大。有研究表明,依达拉奉也可用于本病的治疗,依达拉奉是一种用于治疗急性脑梗死的自由基清除剂,能阻滞线粒体的转运孔,上调 bcl-2 表达,减少氧化应激物的生成,延缓疾病进展。总之,在药物治疗上尚无一种药物能有效治愈本病,多种药物联合使用是今后的研究方向[8-9]。本案例患者在我院住院期间主要采用甲钴胺营养神经治疗,由于患者住院时间较短,相关检查没有全部完善时患者就已转院治疗,因此治疗方案没有调整。转院后通过电话回访得知患者正在接受激素治疗以及中医药联合针灸治疗。

对症治疗包括对吞咽、呼吸、构音、痉挛、疼痛、营养障碍等并发症和伴随症状的治疗。吞咽困难者应鼻饲饮食。有呼吸衰竭者可行气管切开并进行机械通气。在对症治疗的同时,要充分注意药物可能发生的不良反应。临床应用时需权衡利弊,针对患者的情况进行个体化用药。本案例患者出现了轻度构音障碍和肌束颤动、肌萎缩,未出现呼吸、吞咽等障碍。

运动神经元病的预后因不同的类型和发病年龄而不同。原发性侧索硬化进展缓慢,预后良好;部分进行性肌萎缩患者的病情可以维持较长时间的稳定,但不会改善;肌萎缩侧索硬化、进行性延髓麻痹以及部分进行性肌萎缩患者的预后差,病情持续进展,多于5年内死于呼吸肌麻痹或肺部感染。

5.为什么本案例患者初次就诊被诊断为腰椎疾病?

由于运动神经元病在早期的临床表现存在较大的差异性,与多种神经系统疾病之间存在相同或相似的临床表现,且缺乏特异性生物学诊断标记,因此诊断较为困难。运动神经元病需要与其他以上、下运动神经元病变为主要症状的疾病相鉴别。

颈椎或腰椎病:颈椎病可有手部肌肉萎缩,压迫脊髓时可致下肢腱反射亢进、双侧病理反射阳性等上、下运动神经元病变的症状和体征,亦可呈慢性进行性病程,两者鉴别有时比较困难。但颈椎病的肌萎缩常局限于上肢,常伴上肢或肩部疼痛,客观检查有感觉功能障碍。腰椎病也常局限于单下肢,伴有腰或腿部疼痛,胸锁乳突肌和胸椎椎旁肌针极肌电图检查无异常。对于老年患者,颈椎病合并腰椎病时,临床与肌电图更易与肌萎缩侧索硬化混淆。

(五)案例总结

本案例患者于2年前无明显诱因下出现右下肢无力,走路不稳,容易摔倒,逐渐累及右上肢,并发现有上下肢肌肉萎缩,伴有肌肉跳动。多次于外院就诊,曾在当地医院被诊断为"腰椎疾病",后发现诊断有误,再就诊于南京市某医院,治疗效果不明显。患者无头晕,无视物旋转、呕吐,无头痛、视力下降,无肢体麻木感,左侧肢体无力,经休息后无缓解,近日自觉轻微言语不清,遂就诊于我院。

患者神志清楚,精神一般,全身皮肤黏膜未见黄染,浅表淋巴结未及肿大,颈软,气管居中,双肺呼吸音清,未闻及干湿啰音;心律齐,未闻及明显病理性杂音;腹平软,无压痛、反跳痛,肝脾肋下未及,移动性浊音(一);双下肢无水肿。双眼视力、视野正常,双瞳孔等大等圆,直径约3.0 mm,对光反射灵敏。双侧眼球运动正常,无复视,无眼震。左侧上肢肌力4级,左侧下肢肌力3级,右侧上下肢肌力5级,肌张力正常。左侧上下肢肌容积降低,左侧肱二头肌萎缩,左侧腓肠肌萎缩,右侧上下肢无肌萎缩。左侧上下肢浅感觉减退,右侧浅感觉和双侧深感觉检查未见明显异常。双侧额纹对称,双侧鼻唇沟对称,示齿口角无歪斜,双侧听力粗测正常,双侧软腭上抬对称,悬雍垂居中,声音无嘶哑,咽反射存在,转颈、耸肩正常,伸舌居中。

患者于2018年11月5日入院,11月6日行维生素 B_1 营养神经治疗,行头颅MRI检查、肌电图检查,11月7日行颈静动脉、椎静动脉彩超检查,11月8日行腰椎穿刺术、脑脊液生化检查,11月13日转院治疗。

该病例比较典型,在治疗上没有特殊措施。运动神经元病的分型之一肌萎缩侧索硬化(即"渐冻症")是尚在研究中的一类罕见病,临床收治的病例不多。本例患者有金属物品接触史,虽然不能确定发病一定与之有关,但是金属中毒是目前研究中明确的发病相关因素,我们在分析一个病例时要寻找"前因后果",发病的"前因"可以从患者的健康资料里获得,包括既往史、现病史和家族史,这些都可为我们提供重要信息。虽然不是所有的疾病都有明确的前因可寻,如自身免疫性疾病、吉兰-巴雷综合征等,但是在询问病史的过程中总有很多细节。发病的"后果"也就是预后,同一种疾病不同的分型,不同性别和年龄的预后都不相同。

患者住院期间,我们要通过临床表现判断可能存在的护理问题,并制订护理计划,进行早期护理措施的干预[10]。

患者此次患病病程较长,先后就诊于当地医院、南京市某医院和我院,症状均未缓解并且有加重的趋势。对于患者个人来说是一个重大的生活事件和心理应激[11],如果只能控制疾病进展而不能缓解和治愈,心理支持就尤为重要。作为护理人员,虽然有时不能去治愈,但可以做到常常给予安慰。在护理方面,我们要防止患者跌倒、坠床,多与患者交流,倾听主诉,了解心理状态,讲解疾病相关知识,帮助患者树立信心,使其配合治疗。遵医嘱进行营养神经治疗并协助完善相关检查。

(六)课后思考题

如何为运动神经元病患者做出院指导?

参 考 文 献

[1]常秀芹,陈秀梅. 心理疏导联合松静诱导训练对截瘫患者焦虑情绪及睡眠质量的影响[J]. 中华物理医学与康复杂志,2019,41(2):146－148.

[2]王莉,朱晓丽,任华,等. 病友团队支持对脑卒中偏瘫患者负性情绪及康复锻炼依从性的影响[J]. 国际精神病学杂志,2017,44(6):1111－1113,1121.

[3]王玉正,罗非. 短期冥想训练研究进展、问题及展望[J]. 中国临床心理学杂志,2017,25(6):1184－1190.

[4]谭慧,谌永毅,陈思涓,等. 住院患者跌倒预防流程的建立与应用[J]. 中国护理管理,2017,17(6):818－821.

[5]舒卫丰. 基于奥马哈系统的组合训练方案对脑卒中患者神经功能和肌力恢复的影响[J]. 齐鲁护理杂志. 2016,22(11):33－35.

[6]周永战,陈佩杰,郑莉芳,等. 废用性肌萎缩的发生机制及治疗策略[J]. 中国康复医学杂志,2017,32(11):1307－1313.

[7]冼珊,邱嘉茗,谢欢欢等. 肌电图对肌萎缩侧索硬化症的早期诊断价值[J]. 现代电生理学杂志,2018,25(1):6－8.

[8]朱银伟,王国军. 肌萎缩侧索硬化症治疗的研究进展[J]. 中国临床神经科学,2018,26(5):564－569.

[9]李栩琳,杨婉琪,王贵彬,等. 肌萎缩侧索硬化症治疗药物研发进展[J]. 中国药理学与毒理学杂志,2018,32(3):223－232.

[10]苗晓慧,耿丹,杨蓉. 肌萎缩侧索硬化病人生活质量研究进展[J]. 护理研究,2016,30(26):3205－3208.

[11]王金垚,杨蓉,耿丹等. 肌萎缩侧索硬化病人自我感受负担现状及影响因素研究[J]. 护理研究,2018,32(2):242－246.

第五节 重症肌无力并发肌无力危象患者的护理

一、案例信息

【摘要】 患者主诉"确诊肌无力1年,气促3h",门诊拟以"重症肌无力"收入院。入院后明确诊断为"重症肌无力",经呼吸机辅助、激素冲击和抗感染等治疗后,患者连续三日脱机后无不适。通过对本案例进行分析,了解相关发病原因、疾病预后、检查、治疗和护理措施。

【关键词】 重症肌无力;肌无力危象;护理

二、案例正文

(一)基本信息

姚﹡,女性,51岁,已婚,公司职员,初中文化程度。入院时间为2018年7月14日17:05,病史采集时间为2018年7月14日18:00。

(二)护理评估

【健康史】

1.主诉 确诊肌无力1年,气促3h。

2.现病史 患者于2017年7月因肢体无力就诊于南京市某医院,确诊为胸腺瘤,并行胸腺瘤切除术。8月出现重症肌无力,快速进展至肌无力危象并发呼吸衰竭,行气管切开、呼吸机辅助呼吸治疗,3个月后成功脱机,拔除气管插管,后一直服用溴吡斯的明和泼尼松激素治疗,现维持量为15 mg/d。今日上午患者感觉稍有头晕不适,下午2点多感觉气促,舌根发硬,全身乏力,尚可行走。患者和家属为求进一步诊治,遂来我院急诊科,拟以"重症肌无力,胸腺瘤切除术后"收住我科。

3.日常生活形态

(1)饮食:每日三餐,早餐一般为粥或面条,午餐、晚餐主食100 g左右,以米饭为主,辅以蔬菜和肉蛋等,口味较清淡,每日饮白开水1500 mL左右。发病以来无体重下降等情况。

(2)睡眠:平日睡眠规律,一般晚10点入睡,早7点起床,午睡1 h,睡眠质量尚可。发病以来,睡眠正常,较前无明显改变。

(3)排泄:平时小便每日5～6次,夜间排尿1～2次,尿色清,淡黄色,无泡沫,尿量每日约1500 mL,大便每日1次,为成形软便。发病以来,大小便无特殊,较前无明显改变。

(4)自理及活动能力:平时日常生活完全可以自理,一般早起和晚餐后都会散步半小时,可承担部分家务劳动,无特殊体育锻炼活动。发病后,四肢肌力5级,肌张力正常。

4.既往史 无高血压、糖尿病病史,否认患有肝炎、结核、伤寒等传染病,无药物、食物过敏史,无输血、外伤史。预防接种按计划执行。

5.个人史 生于芜湖市,无长期外地居住史,无特殊化学品和放射性物质接触史。否认吸烟和饮酒。适龄结婚,配偶和孩子体健。

6. 家族史　家族中否认遗传性疾病及类似病史。

7. 心理状况

(1)情绪状态:担心病情预后,因自己二次复发重症肌无力,担心疾病久治不愈。

(2)对所患疾病的认识:认为自己已二次复发重症肌无力,担心疾病久治不愈,但对重症肌无力的相关知识了解不多,希望医护人员多予以关心和指导,并表示会积极配合治疗,争取早日康复出院。

8. 社会状况

(1)社会支持系统:夫妻关系融洽,育有一子,在外地工作,家庭关系和睦。发病以来,家人对其非常关心,给予充分的陪伴与照顾。患者居住的小区及周围环境优美,购物方便,生活便捷。患者为即将退休人员,工作压力不大。

(2)经济状况及付费方式:患者本人有城镇居民医保,丈夫和儿子收入稳定,家庭经济状况不错,支付医疗费用无压力。

【体格检查】

T 36.7 ℃,P 76 次/分,R 18 次/分,BP 140/100 mmHg。发育正常,营养良好,查体合作。胸廓正常,呼吸节律正常,肋间隙正常,双乳房对称,未触及包块。呼吸运动正常,肋间隙未见明显异常,双肺未触及胸膜摩擦感。双肺未闻及呼吸音异常,双肺语音传导未见明显异常,叩诊呈清音。心前区无隆起,可见心尖搏动。心界正常。心律齐,各瓣膜听诊区未闻及病理性杂音,不可闻及额外心音,未闻及心包摩擦音。周围血管征阴性。腹部平坦,未见胃肠型及蠕动波。腹部柔软,无夜波震颤,无震水音,未触及腹部包块。肝脏肋下未触及,胆囊肋下未触及,肾未触及。

神经系统检查:高级神经功能:神志清楚,精神一般,言语流利,记忆力、计算力、定向力、理解力和判断力正常。颅神经:双眼视力、视野粗测正常,双侧瞳孔等大等圆,直径约3.0 mm,对光反射灵敏,双侧眼球运动正常,无复视,无眼震;双侧额纹对称,示齿口角无歪斜,双侧听力粗测正常,双侧软腭上抬对称,悬雍垂居中,声音无嘶哑,咽反射存在,转颈、耸肩正常,伸舌居中。运动与共济:全身肌容积正常,无肌萎缩、肥大,未见肌纤维震颤。四肢肌力 5 级,肌张力正常,指鼻试验、跟-膝-胫试验正常。感觉:双侧深浅感觉检查未见明显异常。反射(亢进＋＋＋＋,增强＋＋＋,正常＋＋,减退＋,消失一)。浅反射:上腹壁:左＋＋,右＋＋;中腹壁:左＋＋,右＋＋;下腹壁:左＋＋,右＋＋。深反射:肱二头肌反射:左＋＋,右＋＋;肱三头肌反射:左＋＋,右＋＋;桡骨膜反射:左＋＋,右＋＋;膝反射:左＋＋,右＋＋;跟腱反射:左＋＋,右＋＋。病理反射:双侧 Babinski 阴性。脑神经根刺激征:颈软,Kerning 征、Brudzinski 征均阴性。自主神经:汗腺分泌正常;皮肤划痕试验正常。

【辅助检查】

检查项目:血气分析;尿常规;痰培养。

（三）护理计划

日期	患者问题	相关因素	临床表现	护理目标	干预措施	效果评价	评价时间
2018-07-16 12:16	P₁. 生活不能自理	与患者神志不清、四肢肌力下降有关	患者神志转为浅昏迷状态，点头状呼吸，呼吸费力	患者能适应卧床和生活自理能力降低的状态；生活需要得到满足	I₁. 给予患者规范性护理干预，使其和家属能够对重症肌无力有正确的认识，提高患者对治疗和护理的积极性，不断增强患者的日常生活能力，从而提高患者生活质量[1]。I₂. 避免饱餐，注意保暖。I₃. 遵医嘱使用免疫抑制药物	患者神志转清，能适应卧床和生活自理能力降低的状态；生活需要得到满足	2018-07-20 12:00
2018-07-16 13:32	P₂. 恐惧	与患者病情加重、使用呼吸机有关	患者四肢肌力 0 级，呼吸机辅助呼吸，调模式为 A/C 模式，情绪紧张	增强对治疗的信心，保持情绪稳定	I₁. 使用呼吸机辅助呼吸过程中护士需耐心地同患者讲解病情经过，使其认识到气管切开和机械通气的重要性，取得患者信任，进而使其积极配合护理工作[2]。I₂. 医护人员应关心、同情患者，给予心理辅导，帮助其建立战胜疾病的信心，消除不良情绪[3]。I₃. 教会患者使用手语表达其需求	患者神志转清，能主动用手语与家属和医务人员进行简单的沟通，情绪较前好转	2018-07-20 12:00
2018-07-16 12:32	P₃. 呼吸形态改变	与使用人工气道机械呼吸有关	行气管插管，使用呼吸机辅助呼吸	患者能适应现有的呼吸状态，无不适	I₁. 定期检查呼吸机，密切关注呼吸机参数，包括气道压力、潮气量、呼吸频率、吸氧浓度等。根据患者的实际呼吸状态对呼吸机模式进行调整，维持患者正常呼吸[4]。I₂. 给予吸痰（必要时），保持呼吸道通畅	患者能适应现有的呼吸模式，基本呼吸需求得到满足	2018-07-20 12:00
2018-07-26 17:00	P₄. 有感染的可能	与使用抗生素耐药有关	7月26日患者痰培养示：肺炎克雷伯杆菌＋＋＋＋、鲍曼不动杆菌＋＋＋＋、哌拉西林耐药	患者无继发感染发生	I₁. 隔离患者，隔离标志清晰，并予以洗必泰擦浴。I₂. 患者一般诊疗用具专用。诊疗护理放在其他患者之后。尽量固定与患者接触的人员。患者所产生的垃圾均应放在黄色垃圾袋内。特殊菌感染患者使用过的物品严格消毒，部分可焚烧的物品应焚烧[5]。I₃. 严格无菌操作，认真执行手卫生规范。诊疗护理时穿戴防护用具，正确进行手消毒	8月8日患者痰培养示：肺炎克雷伯杆菌＋，多重耐药菌较前减少	2018-08-08 12:00
2018-07-16 17:00	P₅. 营养失调：低于机体需要量	与不能经口进食有关	患者神志转为浅昏迷状态，不能经口进食，予以置入鼻胃管	患者能适应现有的进食方式。鼻饲量能满足患者的基本能量需求	I₁. 指导家属正确的鼻饲方法。I₂. 为患者提供充足的休息时间，保证病房环境安静、整洁，尽量减少光线和噪声的影响，使患者尽快恢复体力[6]，减少不必要的能量消耗	患者神志清楚，精神尚可，鼻饲量能满足患者的基本需求	2018-08-08 12:00

（四）护理记录

2018-07-14 17:05

患者主诉"确诊肌无力 1 年，气促 3 h"，门诊拟以"重症肌无力"收住我科。遵医嘱予以溴吡斯的明、免疫球蛋白、激素抑制自身免疫反应以及抗感染，辅以补钾、补钙、护胃等对症治疗。患者神志清楚，精神一般，心理状态稳定，营养状况正常。进行入院宣教，讲解疾病相关知识和安全防范等相关注意事项。

2018-07-16 03:00

患者神志清楚，呕吐 1 次，为黄色液体。遵医嘱予以继续观察，并予以患者和家属心理支持。

2018-07-16 05:00

患者再次呕吐，家属拒绝常规抽血检查，劝说无效，遵医嘱加强观察。

2018-07-16 06:43

患者诉胸闷不适，遵医嘱予以急查床边心电图，未见明显异常，予以常规吸氧中，并予以患者和家属心理支持。

2018-07-16 07:24

患者胸闷症状未见好转，予以床边备呼吸气囊，遵医嘱予以新斯的明 1 mg 肌注和生理盐水 100 mL 加氢化可的松琥珀酸钠 200 mg 静滴后好转，遵医嘱予以下病重通知，加强巡视。

2018-07-16 12:16

患者神志转为浅昏迷状态，点头状呼吸，呼吸费力，全身多汗，BP 152/87 mmHg，R 22 次/分，SPO_2 89%，遵医嘱予以改面罩吸氧（10 L/min），并予以停病重改病危通知。

2018-07-16 12:32

患者四肢肌力 0 级，患者血气全套示：酸碱度 6.928，PCO_2 160.0 mmHg，血钙 1.01 mmol/L，碱剩余 4.4 mmol/L，碳酸氢根离子 20.5 mmol/L，氧合血红蛋白 93.9%。立即予以碳酸氢钠 100 mL 静滴并行气管插管，置入鼻胃管，保留尿管，使用呼吸机辅助呼吸，调模式为 A/C 模式，呼吸频率为 12 次/分。家属拒绝转入 ICU 进一步治疗。

2018-07-17 15:00

遵医嘱改呼吸机模式为 spont 模式，胸部卧位（床边）摄片示：气管插管，双肺未见明显渗出性病变。

2018-07-18 10:10

患者神志清楚，精神良好。遵医嘱予以试脱机，后诉胸闷不适，情绪紧张，予以呼吸机辅助呼吸，并予以心理支持。

2018-07-21 11:02

患者在医务人员陪同下外出行气管切开，后安返病房，予以妥善固定，使用呼吸机辅助呼吸，调模式为 spont 模式。呼吸道痰多，予以吸痰（必要时）。

2018-07-26 17:00

今日患者痰培养示：肺炎克雷伯杆菌＋＋＋＋、鲍曼不动杆菌＋＋＋＋、哌拉西林耐药，遵医嘱请感染科会诊，加用头孢哌酮钠舒巴坦钠抗感染治疗。

2018-07-28 17:00

协助患者取半卧位，无不适。患者动态心电图示：窦性心动过缓（总心搏数和平均心率低于正常范围）；偶发性早搏；T 波改变。遵医嘱加强观察，并予以调呼吸机，白天为 spont 模式，晚上为 A/C 模式。

2018-08-15 17:00

患者脱机后无不适，多观察。

三、案例说明书

（一）教学目标

1. 了解重症肌无力的病因和发病机制。

2. 熟悉重症肌无力的治疗措施。

3. 掌握重症肌无力的护理及肌无力危象的观察和护理。

（二）启发思考题

1. 什么是重症肌无力？

2. 患者被诊断为重症肌无力的依据有哪些？

3. 临床上重症肌无力的治疗措施有哪些？

（三）分析思路

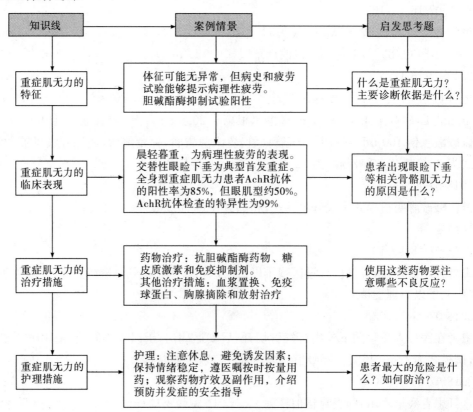

（四）理论依据及分析

1. 什么是重症肌无力？

重症肌无力是自身免疫性神经-肌肉接头疾病,以病理性疲劳(晨轻暮重、活动后加重、休息后减轻)和无力为主要表现,骨骼肌肌群(眼外肌、面肌、球部肌、颈肌、四肢肌、中轴肌和呼吸肌)受累,而中枢神经和周围神经未受累,因此肌容积、腱反射、感觉、自主神经和括约肌正常,病理征阴性。

2. 患者被诊断为重症肌无力的依据有哪些？

根据患者既往有胸腺瘤切除术,并发重症肌无力和肌无力危象史,且患者此次入院伴有气促并累及呼吸肌致呼吸肌无力,肌注新斯的明后好转即可判断。

3. 临床上重症肌无力的治疗措施有哪些？

(1)药物治疗:①抗胆碱酯酶药物:通过抑制胆碱酯酶的活性,使释放至突触间隙的乙酰胆碱存活时间延长而发挥效应。常用药物有溴吡斯的明,60 mg 口服,4 次/日,或溴新斯的明、安贝氯铵等。若发生毒蕈碱样反应,如呕吐、腹痛等,可用阿托品 0.5 mg 对抗,同时辅用氯化钾、麻黄碱等,可加强抗胆碱酯酶药物的疗效。②糖皮质激素:主要通过抑制乙酰胆碱受体抗体的生成,增加突触前膜乙酰胆碱的释放量及促使终板再生、修复而发挥作用。常选用泼尼松 60～80 mg/d 口服,当症状持续好转后逐渐减量维持(5～15 mg/d)。对较危重的患者,特别是已采用呼吸机辅助呼吸的患者,为争取尽快缓解病情,目前多数学者主张先用大剂量甲泼尼龙,1000 mg/d,静滴 5 天,继而改用地塞米松 20 mg/d,静滴 7～10 天,然后改为泼尼松口服,60 mg/d,维持 2～3 周后逐渐减量至继续服用维持量。③免疫抑制剂:首选硫唑嘌呤,适用于不能耐受大剂量激素的重症肌无力患者。每次口服 50～100 mg,2 次/日,一般 4 周后开始起效。亦可选用环磷酰胺或环孢素。

(2)血浆置换:应用正常人血浆或血浆代用品置换重症肌无力患者血浆,以去除患者血液中抗体,虽然起效快,但不持久,一般仅维持 1 周左右,需重复进行。

(3)免疫球蛋白适用于各种类型危象,通常剂量为 0.4 g/(kg·d),静滴,连用 3～5 天。

(4)胸腺摘除和放射治疗:胸腺摘除对于有胸腺增生的患者效果较好,对胸腺瘤也有一定疗效。年轻女性及病程短、进展快的患者为胸腺摘除的适应证,对于年龄较大或因其他原因不适于胸腺摘除者,可行放射治疗。

4. 什么是肌无力危象、胆碱能危象和反拗危象？

重症肌无力所致的肌肉无力严重到需要气管插管来支持通气或保护气道,称作危象。肌无力危象为最常见的危象,由抗胆碱药物剂量不足所致,注射依酚氯铵后症状减轻有助于诊断。胆碱能危象由抗胆碱酯酶药物过量所致,静注依酚氯铵无效或症状加重。患者肌无力加重同时有肌束震颤和毒碱样反应,可伴苍白、多汗、恶心、呕吐、流涎、腹痛和瞳孔缩小等。立即停用抗胆碱酯酶药物,等药物排出后重新调整剂量,或改用皮质类固醇药物。反拗危象由患者对抗胆碱药物不敏感所致,依酚氯铵试验无反应。此时应停用抗胆碱酯酶药物而用输液维持,经过一段时间后,若对抗胆碱酯酶药物敏感,可重新调整剂量,也可改用其他治疗方法。

（五）案例总结

本案例患者因"确认肌无力 1 年,气促 3 h"而入院,入院后完善头部 CT 检查,排除脑器质性病变,予以 1 mg 新斯的明肌内注射,20 min 后观察右眼正视时上睑位于瞳孔上缘 1 mm,考虑诊断为"重症肌无力",给予溴吡斯的明片 60 mg 口服(每日 3 次)对症治疗。患者既往有胸腺瘤切除、重症肌无力、肌无力危象并发呼吸衰竭,行气管切开、呼吸机辅助呼吸治疗史。此次入院患者二次复发重症肌无力,并行气管切开和使用呼吸机,加重了患者的心理负担。重症肌无力为一种容易复发、难以治愈的自身免疫性疾病,故临床上出现呼吸肌受累时,对重症肌无力患者进行专项心理减压护理,有助于缓解患者的心理负担,改善焦虑、抑郁等不良情绪。严格加强患者病情监测,熟练使用呼吸机及调节各参数,做好患者的心理支持,严格执行手卫生,防止交叉感染,严格执行无菌操作,做好患者的气管切开护理和基础护理工作。同时,护士应指导患者和家属掌握疾病相关知识和自我护理方法,帮助分析和消除患者和家属应对的各种因素,落实护理计划,达到最佳治疗效果。

(1)饮食指导。指导患者进食高蛋白、高维生素、高热量、富含钾和钙的软食或半流食,避免干硬或粗糙食物;进餐时尽量取坐位,进餐前充分休息或在服药后 15～30 min 产生药效时进餐;用餐过程中因咀嚼无力,患者往往会感到疲劳,很难连续咀嚼,应指导患者适当休息后再继续进餐;为患者创造安静的就餐环境,减少环境中影响患者进食的不利因素,如交谈、电视声响等;鼓励患者少量慢咽,给患者充足的进食时间,不要催促和打扰患者进食。

(2)活动与休息。患者应建立健康的生活方式,生活有规律,保证充分休息和充足睡眠;根据季节、气候增减衣服,尽量少去公共场所,预防受凉和呼吸道感染。

(3)防止并发症。①预防误吸或窒息:指导患者掌握正确的进食方法,当咽喉、软腭和舌部肌群受累,出现吞咽困难、饮水呛咳时,不能强行服药和进食,以免导致窒息或吸入性肺炎。②预防营养失调:了解吞咽情况和进食能力,记录每天进食量;患者出现摄入明显减少、体重减轻或消瘦、精神不振、皮肤弹性减退等营养低下表现时,应及时就诊。③预防危象:遵医嘱正确服用抗胆碱酯酶药,避免漏服、自行停药和更改药量,防止因药量不足或过量导致危象发生。避免使用影响神经-肌肉接头传递的药物和肌肉松弛剂,以免使肌无力加剧或加重病情。育龄妇女避免妊娠、人工流产,防止诱发危象。

(4)照顾者指导。家属应理解和关心患者,给予精神支持和生活照顾;细心观察和及时发现病情变化,当患者出现肌无力症状加重、呼吸困难、恶心、呕吐、腹痛、大汗、瞳孔缩小时,可能为肌无力危象或胆碱能危象,应立即就诊。

不论何种类型的重症肌无力,除儿童可有自行缓解外,一般可将临床过程分为波动期、稳定期和慢性期。波动期为发病后 5 年内,特别是 1～2 年内,病情有较大波动,易发生肌无力危象,常死于呼吸系统并发症;病程在 5 年以后为稳定期,10 年以上为慢性期,这两期患者极少发生危象,预后较好。

(六)课后思考题

出现重症肌无力和肌无力危象史应如何观察与护理?

参 考 文 献

[1]李红. 规范化护理在重症肌无力患者中的应用效果分析[J]. 中国医药指南,2017,15

（36）：267.

　　[2]凌碧珍,叶绿平,刘玉芳,等. 重症肌无力患者抑郁状况分析及护理[J].当代护士,2015（3）：26－27.

　　[3]梁檬,易启明,刘双云. 12例儿童重症肌无力合并危象的临床护理[J].当代护士,2015（12）：56－57.

　　[4]徐莹莹. 安全护理在重症肌无力患者护理过程中的应用价值[J].安徽卫生职业技术学院学报,2017,16(6)：94－95.

　　[5]陈思,李燕玲,游凤,等. 重症肌无力危象患者呼吸机相关性肺炎的预防及护理[J].中华肺部疾病杂志(电子版),2018,11(4)：509－510.

　　[6]徐小梅. 安全护理在重症肌无力患者护理中的应用价值研究[J].基层医学论坛,2018,22（18）：2524－2525.